教育部人文社會科學研究一般項目成果(10XJC740008)

簡帛醫藥文獻校釋

周祖亮　方懿林　著

學苑出版社

圖書在版編目(CIP)數據

簡帛醫藥文獻校釋/周祖亮，方懿林著. 一北京：學苑出版社，2014.5
ISBN 978-7-5077-4499-6

Ⅰ.①簡…　Ⅱ.①周…②方…　Ⅲ.①簡(考古)-中國醫藥學-醫學文獻-研究-中國②帛書-中國醫藥學-醫學文獻-研究-中國　Ⅳ.①R2

中國版本圖書館 CIP 數據核字(2014)第 073639 號

責任編輯：馬紅治　魏　樺
出版發行：學苑出版社
社　　址：北京市豐台區南方莊 2 號院 1 號樓
郵政編碼：100079
網　　址：www.book001.com
電子信箱：xueyuan@public.bta.net.cn
銷售電話：010-67675512、67678944、67601101(郵購)
經　　銷：新華書店
印 刷 廠：北京市廣内印刷廠
開本尺寸：787×1092　1/16
印　　張：36.25
字　　數：716 千字
版　　次：2014 年 5 月第 1 版
印　　次：2014 年 5 月第 1 次印刷
定　　價：180.00 元

本書出版得到廣西高校人才小高地建設創新團隊項目經費資助(桂教人〔2011〕47號)

序

一個世紀以來，我國各地出土了大量簡帛文獻。特别可喜的是，其中包含了大量《七略》、《漢書·藝文志》歸入“方技”類的醫書。由於這些醫藥文獻大多是佚書，因此對中醫藥史研究具有極大的價值。自這些簡帛醫書被發掘整理以來，不斷有學者進行相關研究，成果非常豐碩。在簡帛醫藥文獻整理與研究方面，主要成果有周一謀、蕭佐桃二位先生《馬王堆醫書考注》(天津科學技術出版社1988年)、馬繼興先生《馬王堆古醫書考釋》(湖南科學技術出版社1992年)、魏啓鵬、胡翔驊二位先生《馬王堆漢墓醫書校釋〔壹〕》和《馬王堆漢墓醫書校釋〔貳〕》(成都出版社1992年)、高大倫先生《張家山漢簡〈脈書〉校釋》(成都出版社1992年)和《張家山漢簡〈引書〉研究》(巴蜀書社1995年)、張延昌、朱建平二位先生《武威漢代醫簡研究》(原子能出版社1996年)、張延昌先生《武威漢代醫簡注解》(中醫古籍出版社2006年)，以及拙著《簡帛藥名研究》(西南師範大學出版社1997年)，等等。雖然目前對簡帛醫藥文獻整理的現有成果不少，但是從文獻整理角度全面清理這些醫藥材料，學術界的工作還做得不夠。廣西中醫藥大學周祖亮博士所著長達60餘萬字的新作《簡帛醫藥文獻校釋》，首次對已經刊佈的各種簡帛醫藥文獻進行全面清理和釋讀，是該批文獻資料研究領域的一項重要成果，可喜可賀。

通讀《簡帛醫藥文獻校釋》全書，亮點不少，兹僅述幾點：

一是首次對已刊佈的簡帛醫藥資料進行全面校釋。作者對所有已公開發佈的簡帛醫藥文獻進行校核和注釋，爲研究者提供了一個頗具學術性和可讀性的簡帛醫藥文獻讀本。書中盡可能全面反映當前有關研究動態，體現出資料性、時代性、前沿性和綜合性特點，所編製的簡帛醫藥文獻醫藥詞語表和研究論著目録，方便讀者瞭解簡帛醫藥文獻的醫藥詞語面貌與出處，以及當前研究狀況。

二是充分參考學術界的整理研究成果。作者在校釋中，能够充分參考學術界各方面對簡帛醫藥文獻的整理研究成果，並列出各家對疑難問題的不同解説，供讀者參考與辨别。特别值得肯定的是，作者注意吸收和參考該領域的最新整理研究成果，如復旦大學出土文獻與古文字研究中心專家重新整理釋讀馬王堆漢墓帛書中有關醫書的成果，還有北京大學所藏西漢竹簡醫書的相關報告。

三是盡可能補充原整理報告的不足。毋庸諱言，部分簡帛醫藥文獻的原整理報告尚存在疏失之處，學術界也多有補正。作者對此同樣作了大量工作，以補充原整理報告的闕失。例如馬王堆漢墓帛書《養生方》有大量殘片(共計 180 餘片)，其釋讀難度很大，整理報告僅將這些殘片匯爲三張圖版，未進行釋讀。作者試着對兩張較大的殘片(81片)進行了編號和初步釋讀，其説不無道理，其結果對殘片的釋讀拼合研究也具有一定價值。

四是在疑難醫藥詞語考釋方面時有新見。簡帛醫藥文獻存在不少疑難詞語，研究者已從不同角度進行考釋，結論卻見仁見智。對這些疑難詞語，作者亦有自己的見解。例如張家山漢簡《脈書》簡 6–7："(病)在腸中，小者如馬戻(矢)，大者如桮(杯)，而堅痛，榣(搖)，爲牡叚(瘕)。"句中的病症名"牡叚(瘕)"，傳世醫籍未見，整理小組亦未注，高大倫先生疑爲"虚瘕"。作者通過考釋"牡"的意義後認爲當指腹中凸起的積塊，這與簡文所言"小者如馬矢"、"大者如杯"、"堅痛"、"搖"等症狀相合。此觀點顯然是具有不可忽視的參考價值。

當然，書中可稱道者還有不少，相信讀者在閱讀之後，定會有不小的收穫。

祖亮自廣西大學碩士畢業後，至廣西中醫藥大學任教，從事"醫古文"、"古醫籍閱讀訓練"等課程的教學和科研工作。後於 2009 年考入西南大學，從余攻讀博士學位，考慮到他是醫學院校的教師，故指導他研究簡帛醫學文獻的辭彙。他學習勤奮，三年後完成了博士論文《簡帛醫籍詞語研究》，受到同行一致好評。並且，在讀期間就獲得了兩項簡帛學方面的科研課題，一是 2010 年度教育部人文社科基金項目，二是2011年度國家社科基金項目。他新近又參與我主持的2012年度國家社科基金重大招標項目《簡帛醫書綜合研究》，至今已發表簡帛醫藥文獻方面的學術論文10多篇。他從余治簡帛僅4年，就收穫這麽多成果，我爲他的成長感到由衷高興，也希望他在今後的治學道路上繼續邁進，脚踏實地，道德文章雙豐收，爲簡帛醫藥文獻的整理研究，乃至簡帛學作出更大的貢獻。

祖亮成書後，幾月前就囑余爲之序。然而由於太忙，行政事務纏身，科研任務繁重，一直拖至今日方才草就，心裏一直有歉意。以上短文，算是我的一些體會，聊以充序。

張顯成

2013年12月12日晨于西南大學竭駑齋

目　　錄

上編　簡帛醫藥文獻校釋

下編　簡帛醫藥文獻疾病藥物詞語匯釋

簡帛醫藥文獻概述

一、簡帛醫藥文獻簡介

自20世紀初以來，我國多地先後出土了大量竹簡、木牘和帛書等古代文獻資料。其中涉及醫藥內容的簡帛文獻數量十分豐富，目前已整理出版的有周家臺秦簡《病方及其他》、《馬王堆漢墓帛書〔肆〕》（共十五種）、張家山漢簡《脈書》與《引書》、《武威漢代醫簡》、阜陽漢簡《萬物》等。其次在里耶秦簡、敦煌漢簡、居延漢簡、居延新簡、張家界古人堤簡牘、羅布淖爾漢簡、額濟納漢簡等竹簡木牘中，也散見有巫醫、醫方等醫藥內容；在江陵望山楚簡、包山楚簡、天水放馬灘秦簡、雲夢睡虎地秦簡也出現了一些記錄疾病的簡牘。另外還有一部分簡牘醫藥資料正在整理之中，迄今尚未正式公佈出版。例如北京大學2009年收藏的西漢竹簡就包括了一部記錄180多個醫方的古醫書，共計711枚竹簡①，2010年入藏的北京大學秦簡也有少量方技類文獻②。2012年成都文物考古研究所在成都老官山一處西漢墓葬中發掘920余支竹簡，其中包括《六十病方》在內的9種醫書，並且包含疑似失傳已久的扁鵲派醫書③。以上這些出土簡帛文獻，不少屬於醫藥佚書，內容非常豐富，包括中醫藥基礎理論、臨床醫學、藥物學、針灸學、養生學、巫醫祝由等。這些簡帛醫藥文書長期埋藏於地下，從載體形制到文字內容都真實保存了古代文獻的原貌，從中可以發掘有價值的醫藥學和語言學信息，爲研究古代的醫藥和語言文字提供了珍貴資料。

下面主要從材料性質、成書時代、基本內容、整理出版情況等方面依次對簡帛醫藥文獻（以下或稱爲"簡帛醫籍"、"簡帛醫書"）進行簡要介紹。

（一）周家臺秦簡《病方》

1993年，湖北省荊州市區關沮鄉周家臺三〇號秦墓出土簡牘390枚。整理小組將簡牘內容分爲《曆譜》、《日書》、《病方及其他》三類。湖北省荆州市周梁玉橋遺址博物館將周家臺三〇號秦墓簡牘和關沮鄉其他墓葬出土的簡牘匯編成

---

① 李家浩、楊澤生《北京大學藏漢代醫簡簡介》，《文物》2011年6期，88-89頁。

② 參見《北京大學新獲秦簡牘概述》，《北京大學出土文獻研究所工作簡報》第3期，2010年10月。

③ 媒體對此有較多報導，如李倩薇《四川發現大量西漢簡牘，扁鵲學派醫書疑似出土》，新華網2013年12月17日；滕楊《出土九部醫書，或爲失傳"扁鵲學派經典"》，《成都晚報》2013年12月17日，16版。

《闗沮秦漢墓簡牘》，由中華書局2001年出版。

《病方及其他》由第309～383號簡組成，内容包括病方、祝由術、農事、日書等。在出土時，其中少數竹簡已遭腐蝕，保存情況不好，簡上的編聯綫已經朽斷，簡序也已散亂。整理小組根據内容歸類，按照病方、祝由術、農事、日書等順序編排，殘缺文字較多而不能識讀的、或者不成完整句的單簡則排在最後。我們基於研究内容之考慮，僅選取其中病方以及部分與疾病有關的祝由術（即309～346號簡、374～379號簡）簡文作爲整理與研究對象，篇題亦相應改稱爲《病方》。據統計，周家臺秦簡《病方》現存醫方20餘個，所載藥物22種。

（二）馬王堆漢墓醫書

1973年底，湖南省長沙市馬王堆三號漢墓（該墓葬時間爲漢文帝12年，即公元前168年）出土了大量帛書，其中包括傳世文獻中未見的古代醫書。整理小組按其性質分列編類，將方技類15種（其中十一種爲帛書、三種爲竹簡、一種爲木簡）集合編成《馬王堆漢墓帛書〔肆〕》，由文物出版社1985年出版。十五種古醫書分别是：

1.《足臂十一脈灸經》。該書是一部古經脈學著作，比較完整地描述了人體十一條經脈的名稱、循行徑路、疾病症候和灸法治療。全書共34行，現存700餘字，分爲兩篇，首篇是“足温（脈）”，依次爲“足太陽脈、足少陽脈、足陽明脈、足少陰脈、足太陰脈、足厥陰脈”六節以及“死與不死候”一節；次篇是“臂温（脈）”，依次爲“臂太陰脈、臂少陰脈、臂太陽脈、臂少陽脈、臂陽明脈”五節。

2.《陰陽十一脈灸經》甲本。該書是一部古經脈學著作，它是在《足臂十一脈灸經》的基礎上，對人體十一條經脈的循行徑路、生理、病理均作了調整和補充。全書共37行，現存680餘字，其内容按照先陽脈、後陰脈的順序進行敍述，依次是足太陽脈、足少陽脈、足陽明脈、肩脈（臂太陽脈）、耳脈（臂少陽脈）、齒脈（臂陽明脈）、足太陰脈、足厥陰脈、足少陰脈、臂太陰脈、臂少陰脈，共十一節。

3.《脈法》。該書是古診斷學著作。由於年代久遠，文字殘損過多，漫漶難識者近半數，現存180餘字，主要内容難以完全明瞭，其中部分文字可據張家山漢簡《脈書》補足。據該書首尾文意可知，應爲師傅傳授徒弟的脈法之書。

4.《陰陽脈死候》。該書是古診斷學著作，約90字。主要論述在三陰脈與三陽脈疾病中所呈現的死亡症狀及有關理論。

5.《五十二病方》。該書是一部古方劑學著作。書中分别敍述52種疾病的治療方法，現存7700餘字。卷首列有目録，每種疾病均作爲篇目標題，書寫在各篇之首。現存文字除了三個疾病名稱因篇目缺文不詳外，其餘四十九種疾病包括了外科、内科、兒科疾病。其中絕大多數是外科疾病，包括各種外傷、動物咬傷、癰疽、潰爛、腫瘤、皮膚病、痔病、疝病、痙病等；其次爲内科疾病，包括癲癇、瘧病、飲食病、淋病等；再次爲兒科疾病，包括嬰兒索痙、嬰兒癲癇、嬰兒瘛瘲。該書部分殘損，從目前可統計的情況來看，現存醫方 283 個，記載藥物 270 多種。在帛書〔肆〕中，《足臂十一脈灸經》至《五十二病方》之間還有一些尚未綴合的殘片，共計 114 張。整理小組對其中較大的 19 條帛書殘文(間附有病名標題)作了釋讀，排在本書之末，内容殘缺不全。

在出土時，以上《足臂十一脈灸經》、《陰陽十一脈灸經》甲本、《脈法》、《陰陽脈死候》、《五十二病方》五種合爲一卷帛書，是高約 24 釐米的半幅帛，埋藏時折成 30 餘層，出土時折疊處均已斷裂；帛書文字書法秀麗，字體近篆，是馬王堆帛書中字體較早的一種，抄寫年代當在秦漢之際。根據日本學者小曾戶洋、長谷部英一、町泉壽郎對《五十二病方》所有帛書反印文關係的考察，復原了該卷帛書的整體結構及當時的折疊方式。根據小曾戶洋等學者的研究，《足臂十一脈灸經》、《陰陽十一脈灸經》甲本、《脈法》、《陰陽脈死候》、《五十二病方》一起寫在兩張帛上，每張帛書寬度爲 48 釐米，長度爲 110 釐米；兩張帛首先背靠背疊在一起，然後以第一張帛爲内側上下對折一次，接着又以"蛇腹折"的方式折疊①；每張帛經折疊後變爲原來的十六分之一大②。據廣瀨薰雄等學者的最新研究結論，亦證明了小曾戶洋等人復原的正確性③。

6.《却穀食氣》。該書是一部充滿道家思想觀念的養生學著作，包括却穀和食氣兩部分内容。原文殘缺較多，字數約爲 478 至 485 字之間(現存 269 字)，主要記載了導引行氣的方法與四時食氣的宜忌。

7.《陰陽十一脈灸經》乙本。該書是一部古經脈學著作，全書共 18 行，現存 810 餘字，内容與甲本近似，殘損情況比甲本嚴重，但是首尾比較完整。其敘述十一經脈的順序也是先陽脈，後陰脈，分別是：足太陽脈、足少陽脈、足陽明脈、肩脈(臂太陽脈)、耳脈(臂少陽脈)、齒脈(臂陽明脈)、足太陰脈、足少陰脈、足厥陰脈、臂太陰脈、臂少陰脈。其順序與《陰陽十一脈灸經》甲本略有不同。

8.《導引圖》。該圖是一幅彩繪在帛上的導引練功圖式。帛長約 100 厘米，寬約 50 厘米。出土時殘缺厲害，經綴合拼複後共有 44 幅小型全身導引圖，分爲上下四層排列，每層各繪 11 幅小圖，每幅原來都有圖名標題。《導引圖》與張家山漢簡《引書》的成書時代相近，兩者關係十分密切。《導引圖》可以視作氣

---

① 蛇腹折：日語，指折疊的形狀像蛇爬行的樣子。

② 關於該卷帛書的折疊方式，可參看小曾戶洋、長谷部英一、町泉壽郎《馬王堆出土文獻譯注叢書——五十二病方》，東京株式會社東方書店 2007 年。廣瀨薰雄《〈五十二病方〉的重新整理與研究》(《文史》第 99 輯，中華書局 2012 年，41-84 頁)亦對此進行了詳細介紹。

③ 廣瀨薰雄《〈五十二病方〉的重新整理與研究》，《文史》(第 99 輯)，中華書局 2012 年，41-84 頁。

功養生學的濫觴。

在出土時，以上《却穀食氣》、《陰陽十一脈灸經》乙本、《導引圖》三種合爲一卷帛書，是高約50釐米的半幅帛，出土後已成殘片，整理小組主要依據浸水痕迹、折疊關係以及該帛本身的經緯紋理等情況，儘可能拼復接原。帛書字體介於篆隸之間，抄寫年代當在西漢初期。

9.《養生方》。該書是一部以養生内容爲主的方劑學著作。全書共分32篇，原書前面爲正文，最末附目録。書中文字缺損較多，現存3300餘字，其内容也較複雜，主要有滋陰壯陽、房中補益、女子用藥、增强體力和治療陰部腫脹等醫方。據統計，該書現存醫方88個，所載藥物150多種。在該書末尾附有一幅女子外陰圖，原圖可能列有女子陰部十二個部位名稱，但現有圖上僅殘存八個部位名稱。在帛書〔肆〕中，整理小組將《養生方》的180餘張大小不等的殘片附在本書之末，未作釋讀。

10.《雜療方》。該書是一部以養生内容爲主的方劑學著作。出土時殘損較多，現存約1000字，主要有四方面内容：一是增强男女性功能的方法；二是産後埋藏胞衣的方法；三是强身益内、抗老延年的方法；四是預防和治療蜮、蛇等毒虫咬傷的方法。據統計，該書現存醫方38個，所載藥物50多種。

11.《胎産書》。該書是一部有關胎産知識的方技類著作。出土時殘損嚴重，現存670餘字。全書分上下兩部分，上部爲二幅彩圖，左爲埋胞圖，右爲人字圖；下部抄寫《胎産書》，主要記載了養胎、埋胞、孕子與産後母子保健等内容。據統計，該書現存醫方16個，所載藥物15種。

在出土時，以上《養生方》、《雜療方》、《胎産書》三書各自成卷，帛書字體都不同程度地接近雲夢睡虎地秦簡字體，抄寫年代當在漢代以前。

12.《十問》。該書爲竹簡，是一部論述房中之術的性醫學著作。全書共101枚簡，2380餘字，分爲十篇，係假托帝王、諸侯、官吏、名醫、術士之間的相互問答，提出了十個有關養生保健(包括生理、病理、服食、呼吸、吐納、房中)的問題，並進行了詳細討論。

13.《合陰陽》。該書爲竹簡，是一部論述房中之術的性醫學著作，部分内容與《養生方》、《十問》、《天下至道談》重合。全書共32枚簡，550餘字，集中討論了兩性交合的準備與過程，以及各種房事活動的要領和房事養生的意義。

在出土時，《十問》與《合陰陽》合捲成一卷，《十問》在内，《合陰陽》在外。簡長23釐米，寬度分0.9和0.6釐米兩種，以0.6釐米的居多。窄簡字體較小，字數較多，其中最多一簡達27字；寬簡字體較大，每簡約20字左右①。《十問》與《合陰陽》兩書的字體介於篆隸之間，抄寫年代當在西漢

① 湖南省博物館、湖南省文物研究所《長沙馬王堆二、三號漢墓·第一卷(田野考古發掘報告)》，文物出版社2004年，74頁。

初期。

14.《雜禁方》。該書爲木簡，屬於古代祝由科方面的著作。全書共 11 枚簡，僅 120 餘字，主要討論怎樣用符咒方法消除災禍、取媚於人，以及治療嬰兒啼哭、惡夢頻繁等疾患。

15.《天下至道談》。該書爲竹簡，是一部論述房中之術的性醫學著作。全書共 56 枚簡，1500 餘字。其中前兩段(12～16 簡)原爲《雜禁方》卷末佚文，約 140 餘字，均爲房中家言，因其下緊連《天下至道談》，整理小組將此兩書統一編號，並把第 12～16 號簡列於《天下至道談》卷首。該書主要論述了八益、七損、十勢、十脩、八道、八動、五音、八觀、五欲等有關房中養生的性保健和性科學等問題，並把它們視作宇宙間最高境界的養生之道。

在出土時，《雜禁方》與《天下至道談》合捲成一卷，《天下至道談》在內，《雜禁方》在外。《雜禁方》11 支簡長 22～23 釐米，寬 1. 1～1. 2 釐米，每簡書寫 13～15 字，字大且稀疏。《天下至道談》56 支簡長 29 釐米、寬 0. 5 釐米左右，字迹規整，每簡字數達 31～34 字。在竹簡上下無字的空白處(距上下端均爲 1 釐米)和竹簡中腰各用二道細繩編聯。《雜禁方》與《天下至道談》兩書的字體介於篆隸之間，抄寫年代當在西漢初期。

以上《養生方》、《十問》、《合陰陽》、《天下至道談》等房中著作爲研究性生理和性心理的專著，是目前世界上研究性醫學的最早專科文獻。該書房中詞語數量較多，涉及性姿勢、性科學、性衛生和性保健等內容，說明了我國古代性醫學的發達。

以上 15 種醫書，從內容上看，部分著作的成書年代要早於《黃帝內經》，而且"都應該是漢代以前的作品"①。各書在出土時都沒有書名，目前所見書名是馬王堆漢墓帛書整理小組根據各自內容添加的。

除了馬王堆三號漢墓出土的醫學佚著外，馬王堆一號漢墓還出土了一些藥物實物。經鑒定，這此藥物包括三類九種，一是植物類藥：茅香、高良薑、桂皮、花椒、薑、藁本、佩蘭；二是動物類藥：牡蠣；三是礦物類藥：朱砂。

(三) 張家山漢代醫簡

1983 年底至 1984 年初，湖北省江陵縣張家山二四七號西漢前期墓葬出土了大批竹簡，內容涉及法律、醫學、天文、遣策等，其中醫學典籍包括《脈書》和《引書》兩種。張家山二四七號漢墓整理小組編著《張家山漢墓竹簡》，由文物出版社 2001 年出版，2006 年該社以同名出版釋文修訂本。

1.《脈書》。該書是一部古經脈學兼病候學著作。全書共 66 枚竹簡，第 1 簡背面題有書名。內容主要分爲三部分：第一部分(2～16 簡)敍述人體各個部位的

① 張顯成《簡帛文獻學通論》，中華書局 2004 年，90 頁。

疾病症狀及相應的 60 多個病症名，被視爲最早的“諸病源候論”；第二部分(17～48 簡)敍述人體經脈走向與所主病症，其所述人體經脈按照先陽脈、後陰脈的順序，名稱依次爲：足太陽脈、足少陽脈、足陽明脈、肩脈(臂太陽脈)、耳脈(臂少陽脈)、齒脈(臂陽明脈)、足太陰脈、足厥陰脈、足少陰脈、臂太陰脈、臂少陰脈，共十一條脈。第三部分(49～66 簡)敍述了與經脈相關的生理機能和疾病特徵。《脈書》部分内容與馬王堆《陰陽十一脈灸經》甲乙本、《脈法》、《陰陽脈死候》基本相同，可以互相補足。因此該書也可視作《陰陽十一脈灸經》、《脈法》、《陰陽脈死候》的綜合本。馬繼興先生根據《脈書》的内容特點，並與馬王堆帛書聯繫起來，將它依次分爲《病候》、《陰陽十一脈灸經》丙本、《陰陽脈死候》乙本、《六痛》、《脈法》乙本等五種醫學古籍①。

2.《引書》。該書是一部導引學著作。全書共 112 枚竹簡，第 1 簡背面題有書名。内容可分爲三部分：第一部分(2～7 簡)闡述一年四季的養生之道，即四季行氣與生活調理；第二部分(8～102 簡)記載數十種導引術式的名稱、動作要領和部分導引術式對身體的功用，以及利用導引術治療疾病的方法；第三部分(103～112 簡)總結導引行氣和健身治病的關連(包括生病原因與預防方法)。《引書》與馬王堆帛書《導引圖》關係密切，該書中的部分疾病名稱亦見於馬王堆《陰陽十一脈灸經》甲本和乙本。

根據出土的墓葬年代推斷，《脈書》和《引書》的抄寫年代不晚於呂后二年(公元前 186 年)，其成書年代應當在更早時期。其中《脈書》和馬王堆《陰陽十一脈灸經》甲乙本可以看作是《黄帝内經・靈樞・經脈》的祖本，其成書年代要早於《黄帝内經》②。

(四) 阜陽漢簡《萬物》

1977 年，安徽省阜陽雙古堆一號漢墓出土一批漢簡。其中有一部類似本草性質的書，整理者當初將其命名爲《雜方》③，後來根據第 1 號簡文的“萬物之本不可不察也”之句，在正式發表時命名爲《萬物》。文化部古文獻研究室、安徽阜陽地區博物館兩部門組成的阜陽漢簡整理組編寫了《阜陽漢簡〈萬物〉》，發表於《文物》1988 年 4 期。

《萬物》竹簡約 200 枚，但殘損嚴重，可釋讀的殘片計 133 片。其内容較爲繁雜，主要包括兩類：第一類爲醫藥衛生方面的内容，包括藥物效用、致病原因、疾病轉歸等；第二類爲物理物性方面的内容，包括物品用途、物理現象或自

① 馬繼興《張家山漢簡〈脈書〉中的五種古醫籍》，《中醫雜志》1990 年 5 期，44-47 頁；《張家山漢簡〈脈書〉中的五種古醫籍(續)》，《中醫雜志》1990 年 6 期，50-53 頁。

② 連劭名《江陵張家山竹簡〈脈書〉初探》，《文物》1989 年 7 期，75-81 頁。

③ 文化部古文獻研究室、安徽省阜陽地區博物館阜陽漢簡整理組《阜陽漢簡簡介》，《文物》1983 年 2 期，21-33 頁。

然現象、動植物的養殖與捕獲等。與《神農本草經》相比，《萬物》顯得更爲原始，遠遠比不上《神農本草經》的成熟與系統。在《萬物》中，還沒有專門的醫方，只是在描述某些藥物效用的同時，順便提及了一些疾病名稱，涉及內科、外科和五官科①。出土阜陽漢簡的墓葬主人是西漢開國功臣夏侯嬰之子夏侯竈，卒於漢文帝前元十五年(公元前 165 年)，由此可以推斷《萬物》的成書年代要早於此時。

(五)《武威漢代醫簡》

1972 年，甘肅省武威縣柏樹公社五畦大隊旱灘坡漢墓出土大批醫簡，共計 92 枚(分别爲木簡 78 枚、木牘 14 枚)。整理小組根據本書內容最初將其命名爲《治百病方》，後來甘肅省博物館、武威县文化館合編成《武威漢代醫簡》，由文物出版社 1975 年出版。

武威漢代醫簡內容主要分爲二類：第一類是關於治療內科、外科、婦科及五官科疾病的醫方，特别是其中有數枚木簡記載了針灸治病的方法和禁忌，這在簡帛醫藥文獻中還是首次發現；第二類是治療男科疾病的醫方。據統計，書中保存較爲完整的醫方有 45 個，藥物 100 餘種。

在武威漢代醫簡的 92 枚簡牘中，木簡計 78 枚，爲松木和楊木所製；木牘計 14 枚，均爲松木所製。簡長一般爲 23～23.4 釐米；簡寬爲 1 釐米和 0.5 釐米兩種規格，其中 1 釐米者 41 枚(稱作第一類簡)，0.5 釐米者 37 枚(稱作第二類簡)。簡文係單行墨書，每行 20～40 字不等。木牘計 14 枚，牘長 22.7～23.9 釐米，寬度不等，厚度爲 0.2～0.6 釐米不等，也是墨書。木牘大多是正反兩面書寫，每面行數不等，一般爲兩行，但亦有多達六行者，僅一牘爲單行書寫；其中有兩枚牘爲單面書寫。該批醫簡的字體爲隸書兼草。

武威漢代醫簡的墓葬年代爲東漢早期，雖然該書的成書年代暫不可考，但是據其墓葬時間推斷，該批醫簡應當在東漢之前就已成書②。

(六) 北京大學所藏漢代醫簡

2009 年，北京大學收藏了一批從海外回歸的西漢竹簡。經整理清點，共編號 3346 個，其中完整簡約 1600 枚，殘斷簡 1700 餘枚，估計原有整簡數在 2300 枚以上。在這批竹簡中，約存醫簡 710 多枚，計 180 餘個醫方。根據簡文內容，大致可以分爲“醫方目録”、“醫方甲”、“醫方乙”和“醫經”幾部分。這批醫

---

① 胡平生、陳力等先生曾對該書的藥物與疾病進行了初步整理和歸納。參見胡平生、韓自强《〈萬物〉略説》，《文物》1988 年 4 期，48-54 頁；陳力《對阜陽漢簡〈萬物〉所載藥物和疾病的整理》，《湖南中醫學院學報》1991 年 2 期，53-55 頁。

② 中醫研究院醫史文獻研究室《武威漢代醫藥簡牘在醫學史上的重要意義》，《文物》1973 年 12 期，23-29 頁。

簡內容十分豐富，主要記載了內科、外科、五官科、婦科、兒科等多個科目疾病的治療方法，包括疾病名稱、症狀、所用藥物、劑量、炮製方法、服藥方法和禁忌等。這些醫方與馬王堆帛書《五十二病方》關係密切，不少內容極爲相似。在少數單方的章末簡正面下部，有“秦氏方”、“泠游方”、“翁壹方”等方題，其中人名應都是古代的名醫①。

目前，該批資料尚未正式出版公佈，對這批醫簡的綜合介紹僅見北京大學出土文獻研究所《北京大學藏西漢竹書概說》，以及李家浩、楊澤生《北京大學藏漢代醫簡簡介》兩文，均發表於《文物》2011 年 6 期。據相關報道，北京大學藏西漢竹簡共分爲七卷出版，其中醫書擬安排在第七卷②。

（七）成都老官山西漢醫簡

2012 年 7 月至 2013 年 8 月，成都文物考古研究所和荊州文物保護中心組成的考古隊，對位於成都市金牛區天回鎮“老官山”的四座西漢時期墓葬進行了搶救性的考古發掘。其中三號墓葬出土醫簡 920 支，分兩處存放。編號爲 M3-121 共 736 支(含殘簡)，根據竹簡長度、擺放位置、疊壓次序和簡文內容，可分爲 9 部醫書；編號爲 M3-137 共 184 支(含殘簡)，內容爲《醫馬書》。

這批竹簡 9 部醫書，除《五色脈診》之外都沒有書名，經初步整理暫定名爲《敝昔醫論》《脈死候》《六十病方》《尺簡》《病源》《經脈書》《諸病症候》《脈數》。其內容涉及內科、外科、婦科、皮膚科、五官科、傷科等。據發掘專家判定，其中《敝昔醫論》《五色脈診》等醫書，極有可能是已經失傳的扁鵲學派經典。另外一部《醫馬書》，屬於首次發現的出土獸醫學專著，填補了我國獸醫史的空白。

同時，三號墓葬還出土了完整的人體經穴髹漆人像，高約 14 釐米，五官、肢體刻畫準確，白色或紅色描繪的經脈綫條和穴點清晰可見，不同部位還陰刻“心”、“肺”、“腎”、“盆”小字。據專家介紹，這個人體經穴髹漆人像應是迄今我國發現的最早、最完整的經穴人體醫學模型。它與墓葬出土的經脈醫書相對照，對解開我國傳統醫學經脈針灸理論的起源具有重要意義。

另外，一號墓葬出土 50 枚木牘，內容分爲官府文書和巫術兩大類。其中巫

---

① 北京大學出土文獻研究所《北京大學藏西漢竹書概說》，《文物》2011 年 6 期，49-56 頁。

② 據北京大學出土文獻研究所《〈北京大學藏西漢竹書[貳]〉(〈老子〉卷)首發式暨學術座談會召開》一文介紹，北京大學藏西漢竹書擬分七卷出版，各卷內容分別是：第一卷《蒼頡篇》；第二卷《老子》；第三卷《周馴》、《趙正書》、子書叢殘；第四卷《妄稽》、《反淫》；第五卷數術類文獻五種，即《荊決》、《六博》、《雨書》、《揕輿》、《節》；第六卷日書類文獻三種，即《日書》、《日忌》、《日約》；第七卷醫方。復旦大學出土文獻與古文字研究中心網站 2013 年 2 月 24 日首發。

術包含了婦女求子術、禳災術等內容。

目前，對該批醫簡資料的介紹，尚未見到正式的考古發掘報告，相關信息主要來自新聞媒體報道。

（八）其他散見醫藥簡牘

在目前已經整理發表或出版的簡牘材料中，也散見一些醫藥資料，主要有里耶秦簡醫藥簡、敦煌漢簡醫藥簡、居延漢簡醫藥簡、居延新簡醫藥簡、張家界古人堤醫方木牘、羅布淖爾漢簡醫藥簡、額濟納漢簡醫藥簡等。

1. 里耶秦簡醫藥簡。2002 年，在湖南省龍山縣里耶古城的始建於戰國而廢棄於秦末的 1 號古井中，出土秦代官署檔案簡牘 38000 多枚，2005 年在北護城壕 11 號坑中出土 51 枚簡牘，這兩批簡牘合稱爲里耶秦簡，內容主要爲官署之間的文書往來和各種籍簿，包括一些藥方。目前，湖南省文物考古研究所編著《里耶秦簡〔壹〕》，收錄第五、六、八層出土的簡牘，由文物出版社 2012 年出版。在第八層出土的簡牘文書中散見一些醫藥簡牘，其中部分醫方與馬王堆《五十二病方》內容相似，但殘損嚴重。筆者曾對其中醫藥簡文進行了勾輯整理①。據統計，《里耶秦簡〔壹〕》所見醫藥簡牘現存醫方 15 個，所載藥物 9 種②。

2. 敦煌漢簡醫藥簡。20 世紀初至 80 年代之間，在河西疏勒河流域漢代邊塞烽隧遺址先後出土了大批漢代簡牘，共計 2484 枚，即敦煌漢簡。其中有一些醫方簡牘，但是殘損嚴重。甘肅省文物考古研究所編著《敦煌漢簡釋文》，由甘肅人民出版社 1991 年出版；又編著《敦煌漢簡》，由中華書局於 1991 年、2001 年兩次出版。

敦煌漢簡醫藥簡是指敦煌漢簡中記敍了醫藥、疾病信息的簡牘。早期，羅振玉、王國維所著《流沙墜簡》曾以“方技類”爲題對其中 11 枚醫藥簡牘作了考論；後來，馬繼興③等先生又進行了搜集整理。它們主要記載了一些疾病、症狀、藥物名稱，除兩枚簡牘文字比較完整外，其他簡牘都有殘損，信息比較零散。據統計，該批醫藥簡牘現存醫方 14 個，所載藥物 29 種。

---

① 方懿林、周祖亮《〈里耶秦簡〔壹〕〉醫藥資料初探》，《中醫文獻雜誌》2012 年 6 期，10-13 頁。

② 據《里耶秦簡〔壹〕》的《凡例》和《前言》介紹，里耶秦簡按出土的層次分，共有十七層，擬分爲五部出版，目前所出僅是第一部。根據整理小組對簡文內容的分類，除“藥方”外，在“書傳類”下的“司法文書”中包括“診書”、“病書”；有醫療吏員或機構的設置，如醫療機構“黔首醫課”、專職醫者“遷陵醫靜”。在《里耶秦簡〔壹〕》所收錄的五、六、八層出土簡牘中，只有第八層才見醫藥簡。至於其他尚未公佈出版的簡牘還有多少醫藥簡，暫不得而知。

③ 馬繼興《出土亡佚古醫籍研究》，中醫古籍出版社 2005 年，1-4、12-14 頁。

3. 居延漢簡和居延新簡醫藥簡。居延漢簡(含新簡)是指出土地點位於漢代張掖郡居延縣的簡牘,它既包括1927至1930年間發掘的居延漢簡(約11000枚),又包括1972至1982年間發掘的居延新簡(近20000枚)。在這兩批簡牘中,有一些醫方木簡,但是多爲零篇殘簡。中國社會科學院考古研究所編著《居延漢簡甲乙編》,由中華書局1980年出版;甘肅省文物考古研究所、甘肅省博物館、文化部古文獻研究室、中國社會科學院歷史研究所編著《居延新簡——甲渠候官與第四燧》,由中華書局1994年出版。

居延漢簡醫藥簡是指居延漢簡中記敍了醫藥、疾病信息的簡牘,趙宇明[①]、李戎[②]、馬繼興[③]、裘錫圭[④]等先生進了搜集整理。它們記載了較多的疾病、症狀名稱,但是部分簡牘殘損厲害,信息零散。據統計,該批醫藥簡牘現存醫方10個,所載藥物14種。

居延新簡醫藥簡是指居延新簡中記敍了醫藥、疾病信息的簡牘,馬繼興[⑤]、孫其斌[⑥]等先生和筆者[⑦]曾進行了搜集整理。這些簡牘主要記載了"傷臟"、"瘠身"等疾病,以及"除熱"、"出矢鏃"等醫方,但是殘損嚴重。據統計,該批醫藥簡牘現存醫方16個,所載藥物26種。

4. 張家界古人堤醫方木牘。1987年,湖南省張家界市古人堤出土木簡和木牘90枚。其中有一塊署名曰"治赤穀(?)方"的漢代木牘,正面記錄藥物15種,諸藥後附有劑量,反面記有簡要的藥物加工方法。湖南省文物考古研究所、中國文物研究所編寫成《湖南張家界古人堤簡牘釋文與簡注》,發表於《中國歷史文物》2003年2期。從目前已整理公佈的簡帛醫書來看,它是所見藥物數量最多的單則醫方。

5. 羅布淖爾漢簡醫藥簡。1927-1930年間,北京大學黄文弼先生隨西北科學考察團前往我國西北地區進行考察發掘,於1930年在吐魯番、樓蘭等地發現了一些木簡,共計71枚。其成果在《羅布淖爾考古記》、《羅布淖爾漢簡考釋》等論文中刊佈,兩文後收入黄文弼《西北史地論叢》,由上海人民出版社1981

① 趙宇明、劉海波、劉掌印《〈居延漢簡甲乙編〉中醫藥史料》,《中華醫史雜誌》1994年3期,163-166頁。

② 李戎《居延漢簡醫、藥、傷、病簡文整理研究報告》,《醫古文知識》2001年4期,15-18頁。

③ 馬繼興《出土亡佚古醫籍研究》,中醫古籍出版社2005年,5-8頁。

④ 裘錫圭《居延漢簡中所見疾病名稱和醫藥情況》,《中醫藥文化》2008年6期,16-19頁。

⑤ 馬繼興《出土亡佚古醫籍研究》,中醫古籍出版社2005年,9-11頁。

⑥ 孫其斌、蘇建兵《〈居延新簡〉中的醫藥簡》,《甘肅中醫》2002年4期,17-19頁。

⑦ 周祖亮、方懿林《居延新簡所記醫藥信息述略》,《中醫文獻雜誌》2011年2期,1-4頁。

年出版。在羅布淖爾漢簡中，有一枚正、反兩面均有文字的醫藥殘簡。

6. 額濟納漢簡醫藥簡。1990–2002 年間，內蒙古自治區文物考古研究所在額濟納旗漢代烽燧遺址進行考古調查清理時，共採獲 500 餘枚漢代木簡。後經整理，內蒙古自治區文物考古研究所魏堅主編成《額濟納漢簡》，由廣西師範大學出版社 2005 年出版。在額濟納漢簡中，尚殘存一枚藥方簡牘。

在以上散見醫學簡牘文獻中，里耶秦簡是秦代早期作品，敦煌漢簡醫藥簡、居延漢簡醫藥簡、居延新簡醫藥簡、羅布淖爾漢簡醫藥簡、額濟納漢簡醫藥簡則是西漢中期至東漢中後期的作品，張家界古人堤醫方木牘是東漢前期作品。

以上所述簡帛醫藥文獻，分別出土于我國長江流域和西北地區，它們的應用價值高，使用範圍廣，口語性强。其中醫藥語言詞彙數量大，形式多樣，意義豐富，既反映了秦漢時期語言詞彙、傳統醫藥的歷史面貌與成就，又包含了古代人們對疾病認識、治病療疾方法、處方施藥經驗等傳統醫藥理論與歷史文化信息，具有特殊研究價值。

二、簡帛醫藥文獻研究述評

自上世紀七八十年代以來，隨着簡帛醫藥文獻的相繼大量出土，各種文獻的圖版與釋文不斷被整理公佈，學術界對它們的研究逐漸深入，成果十分豐富。下面分專著、論文兩部分對簡帛醫藥文獻研究現狀進行簡要介紹，並略作評價與展望。

（一）簡帛醫藥文獻研究專著

到目前，在簡帛醫藥文獻研究方面已有多部專著出版，它們或是對某一種或幾種簡帛醫書進行校理、釋譯和綜合研究，或是就簡帛醫書的某一個方面進行考論和研究。

1. 對某一種或幾種簡帛醫書進行校理、釋譯與綜合研究。周一謀、蕭佐桃《馬王堆醫書考注》（天津科學技術出版社 1988）、馬繼興《馬王堆古醫書考釋》（湖南科學技術出版社 1992）、魏啓鵬、胡翔驊《馬王堆漢墓醫書校釋（壹）、（貳）》（成都出版社 1992）、魯兆麟、黃作陣《馬王堆醫書》（遼寧科學技術出版社 1995）、严健民《五十二病方注補譯》（中醫古籍出版社 2005）等對馬王堆醫書作了程度不同的綜合考釋和整理。高大倫《張家山漢簡〈脈書〉校釋》（成都出版社 1992）和《張家山漢簡〈引書〉研究》（巴蜀書社 1995）分別對張家山漢簡醫書作了考釋校理。張延昌、朱建平《武威漢代醫簡研究》（原子能出版社 1996）、張延昌《武威漢代醫簡注解》（中醫古籍出版社 2006）兩書對武威醫簡進行了注釋、分析和考論。張壽仁《醫簡論集》（蘭臺出版社 2000）、鄭剛《出土醫藥文獻語言研究集》（汕頭大學出版社 2005）分別匯集了張氏、鄭氏關於簡帛醫書的各種研究論文。馬繼興《出土亡佚古醫籍研究》（中醫古籍出版社 2005）對包括簡帛醫書、敦煌醫書等各類出土醫藥文獻進行了較爲詳細的介紹。

此外，日本學者赤堀昭《武威漢代醫簡研究》（載《東方學報》第50期，1978）對武威醫簡進行了釋譯整理，赤堀昭《五十二病方》（京都大學人文科學研究所1985）以及小曽戸洋、長谷部英一、町泉壽郎《馬王堆出土文獻譯注叢書——五十二病方》（東京株式會社東方書店2007）對馬王堆《五十二病方》進行了釋譯整理，等等。

2. 就簡帛醫書的某一個方面進行考論和研究。周世榮《馬王堆養生氣功》（湖南科學技術出版社1990）、周一謀《中國古代房事養生學》（今日中國出版社1990）和《馬王堆簡帛與古代房事養生》（岳麓書社2005）、長青（張顯成）《馬王堆漢墓帛書房事養生典籍》（西北大學出版社1993）等對馬王堆醫書中的氣功養生和房中養生文獻作了整理、研究和介紹。韓健平《馬王堆出土古脈書研究》（中國社會科學出版社1999）對馬王堆經脈文獻進行了深入探討。張顯成《簡帛藥名研究》（西南師範大學出版社1997）對簡帛醫書的藥物名稱作了全面整理和分類，並對許多不見於傳世文獻的藥物異名進行了逐一考釋。周世榮《馬王堆導引術》（岳麓書社2005）比較系統地研究了馬王堆的導引圖式。日本學者江村治樹《馬王堆出土醫書字形分類索引》（關西大學文學部編，有紦書房1987）對馬王堆醫書的字形給予分類，編排成索引，等等。

另外，還有部分專著只是某些篇章論及簡帛醫書的相關問題，如廖育群《岐黄醫道》（遼寧教育出版社1991年）等。但是，因研究者的學術背景差異，以上這些專著研究的側重點各有不同，它們或者着重于對簡帛醫藥文獻的校注與詞語考釋，或者側重探討其醫藥理論，爲簡帛醫書的釋讀解決了不少難題。而且，限於當時的學術條件和個人力量等原因，這些成果研究的系統性、全面性和深入度都還有所不夠。

（二）簡帛醫藥文獻研究論文

對簡帛醫藥文獻進行研究的單篇論文數量更加豐富。其中既有綜合性研究的文章，又有以文字釋讀、醫藥名物考證爲內容的專題文章，還有探討其醫藥理論和臨床價值的論文。下面分綜合考論、語文學研究、醫藥學研究、其他研究四個方面予以簡要介紹。

1. 綜合考論。研究者從不角度出發，對簡帛醫書的某一方面進行綜合論釋。成果主要有：裘錫圭《馬王堆醫書釋讀瑣議》（《湖南中醫學院學報》1987年4期）、《馬王堆三號漢墓"養生方"簡文釋讀瑣議》（《湖南考古輯刊》第四輯，1987）指出了馬王堆醫書整理小組釋文的多處疏失，對《十問》和《雜禁方》兩種文獻的繫聯問題作了考論。李零《馬王堆房中書研究》（《文史》第35輯，中華書局1992）對馬王堆房中文獻的內容和術語作了系統論述。張光裕、陳偉武《簡帛醫藥文獻考釋舉隅》（《湖南省博物館館刊》第一輯，2004）考釋了簡帛醫書的多個疾病、藥物、導引名稱。李建民《馬王堆漢墓帛書〈禹藏埋胞圖〉箋證》

(《中央研究院歷史語言研究所集刊》第65本第4分冊，1994)以帛書的“禹藏埋胞圖”爲對象，探討漢代埋胞的禮俗。李建民《中國古代“禁方”考論》(《中央研究院歷史語言研究所集刊》第68本第1分冊，1997)聯繫傳世醫籍對簡帛醫書的禁方作了綜合考論。日本學者廣瀨薰雄《〈五十二病方〉的重新整理與研究》(《文史》第99輯，中華書局2012)、周波《馬王堆帛書〈養生方〉、〈雜禁方〉校讀》(《文史》第99輯，中華書局2012)等借助現代技術，對馬王堆醫書作了重新校理與釋讀，它們是對簡帛醫書綜合整理的最新成果。

2. 語文學研究。包括文字研究、辭彙研究、語法研究三方面。簡帛醫書文字古奥，詞語古樸，口語化程度高，真實反映了上古漢語的面貌與特點，引起了語言研究者的關注。

(1) 文字研究。研究者主要從文字角度出發，對簡帛醫書各種文字現象進行分析研究。成果主要有：崔錫章《〈五十二病方〉語言初探》(《陝西中醫》1984年3期)分析了馬王堆醫書的三種假借字類型。李書田《〈五十二病方〉的文字通用及意義研究》(《四川中醫》1992年1期)、張顯成《從馬王堆醫書俗字看簡帛俗字研究對後世俗字及俗字史研究的意義》(《湖南省博物館館刊》第一輯，2004)、孫啓明《〈五十二病方〉“人病馬不癇”之“不”字談》(《中華醫史雜誌》2001年4期)等討論了馬王堆醫書的用字現象。王輝《〈武威漢代醫簡〉疑難字求義》(《中華醫史雜誌》1988年2期)從文字學角度對武威醫簡的幾個疑難字詞進行了解讀。何茂活等《武威漢代醫簡中的古今字和異體字》(《河西學院學報》2003年6期)和《武威漢代醫簡中的通假字和訛誤字》(《甘肅聯合大學學報》(社會科學版)2004年3期)、徐莉莉《武威漢代醫簡異體字考》(《天津師範大學學報》(社會科學版)2005年1期)、張顯成《〈武威醫簡〉異體字初探》(《中國文字研究》第六輯，廣西教育出版社2005)等深入分析了武威簡的古今字、通假字、異體字和訛誤字。何茂活等《〈武威漢代醫簡〉用字的構形模式分析——武威醫簡用字“六書”分析之一》(《廣州大學學報》(社會科學版)2007年5期)和《從〈武威漢代醫簡〉説“轉注”和“假借”——武威醫簡用字“六書”分析之二》(《河西學院學報》2009年1期)、何茂活《武威醫簡用字與今習用字偏旁歧異類析》(《甘肅中醫學院學報》2010年5期)等從“六書”角度對武威醫簡的用字現象作了詳細剖析。

(2) 辭彙研究。研究者或從詞彙學的宏觀角度，或從詞語研究的微觀角度，對簡帛醫書進行分析研究。成果主要有：李學勤《“冶”字的一種古義》(《語文建設》1991年11期)、何茂活《〈武威漢代醫簡〉“父且”考辨》(《中醫文獻雜誌》2004年4期)、張俊之《古醫方中“分”之“等份”義的形成》(《西昌學院學報》(社會科學版)2008年3期)、段禎《〈武威漢代醫簡〉“和”“合和”正義》(《甘肅中醫學院學報》2010年1期)和《〈武威漢代醫簡〉“行解”義證》(《中醫文獻雜誌》2010年2期)等探討了簡帛醫書部分詞語的古義。張麗君《〈五十二病方〉藥物量詞舉隅》(《古漢語研究》1998 年 1 期)、張顯成《馬王堆醫書中的新興量詞》(《湖南省博物館館刊》第二輯，岳麓書社 2005)、張俊之等《帛書〈五十二病方〉數量詞研究》(《簡帛語言文字研究》第一輯，巴蜀書社 2002)和《出土醫方中的多音節量詞》(《西昌學院學報》(社會科學版) 2009 年 4 期)等對簡帛醫書的數量詞語作了研究。孟蓬生《〈五十二病方〉詞語拾零》(《中國語文》2003 年 3 期)、張光裕等《戰國楚簡所見病名輯證》(《中國文字學報》第一輯，商務印書館 2006)、何茂活《武威醫簡同源詞例解——兼以〈五十二病方〉爲證》(《甘肅中醫學院學報》2012 年 1 期)等對簡帛醫書的部分詞語進行了輯證。李書田《以馬王堆古醫書補〈漢語大字典〉條目之不足》(《吉林中醫藥》2008 年 3 期)、《以馬王堆古醫書補〈漢語大字典〉義項之不足》(《河南中醫》2008 年 10 期)與《以馬王堆古醫書補〈漢語大字典〉書證之不足》(《中醫文獻雜誌》2008 年 3 期)、李貴生《從武威漢代醫簡看〈說文解字〉的編纂動因及其價值》(《甘肅中醫學院學報》2010 年 6 期)、張正霞《帛書〈五十二病方〉的漢語史價值——從爲〈漢語大字典〉補充語料出發》(《重慶文理學院學報》(社會科學版)2010 年 5 期)等對簡帛醫書在大型語文辭書編纂方面的價值作了比較系統的論述。

(3) 語法研究。研究者從不同角度對簡帛醫書所見的一些語法現象進行考察和分析。成果主要有：徐莉莉《〈馬王堆漢墓帛書〔肆〕〉所見稱數法考察》(《古漢語研究》1997 年 1 期)、陳近朱《〈馬王堆漢墓帛書〔肆〕〉"數·量·名"形式發展探析》(《中文自學指導》2003 年 5 期)對馬王堆醫書所見的稱數結構進行了分析。段禎《淺談〈武威漢代醫簡〉中的量詞及其分佈特徵》(《甘肅中醫學院學報》2009 年 2 期)和《芻論〈武威漢代醫簡〉中的量詞用法》(《甘肅中醫學院學報》2009 年 4 期)分別探討了《武威醫簡》量詞的面貌及其分佈特徵和用法。梁銀峰《先秦漢語的新兼語式——兼論結果補語的起源》(《中國語文》2001 年 4 期)通過對《五十二病方》的窮盡性的考察，搜羅其中"新兼語式"和"准動補結構"的例證，以此來討論動補式起源問題。梁銀峰《帛書〈五十二病方〉和〈武威漢代醫簡〉中的特殊使役句及其在後世的演變》(《古文字研究》第 24 輯，中華書局 2002)分析了簡帛醫書使役句的特殊類型。孟美菊等《帛書〈五十二病方〉"者"字用法淺析》(《黔西南民族師範高等專科學校學報》2002 年 2 期)討論了《五十二病方》的"者"字用法。肖賢彬《〈馬王堆漢墓帛書〉所反映的上古動補式》(《遼寧大學學報》(哲學社會科學版)2005 年 4 期)以《五十二病方》等出土文獻爲證據，說明了至少在戰國時期已經出現動補結構，並對動補式、"令"字句及狀中結構三者的關係作了新的詮釋。張正霞《〈武威漢代醫簡〉構詞法分析》(《寧夏大學學報》(人文社會科學版)2004 年 1 期)、《帛書〈五十二病方〉聯合式復音詞》(《樂山師範學院學報》2005 年 1 期)和《帛書〈五十二病方〉偏正式復音詞論析》(《内江師範學院學報》2010 年 9 期)、陳榮傑《周家台秦簡〈病方及其它〉構詞法分析》(《樂山師範學院學報》2005 年 9 期)等分別論述了《武威醫簡》、《五十二病方》和《病方及其它》的構詞法。鄧統湘《張家山漢簡〈脈書〉副詞用法調查》(《宜賓學院學報》2005 年 7 期)、常儷馨《張家山醫簡虛詞整理研究》(《簡帛語言文字研究》第四輯，巴蜀書社 2010)等對張家山漢簡醫書的虛詞進行了詳盡性統計與分析。另外，日本學者大西克也《帛書〈五十二病方〉的語法特點》(《馬王堆漢墓研究文集》1994)、余劍《張家山漢簡〈脈書〉、〈引書〉修辭舉要》(《簡帛語言文字研究》第五輯，巴蜀書社 2010)、房相楠《〈周家台秦簡・病方及其它〉短語研究》(《簡帛語言文字研究》第六輯，巴蜀書社 2012)等就簡帛醫書的某些語法現象或修辭現象作了探討。

3. 醫藥學研究。包括醫學研究、方劑學研究和藥物學研究三方面。簡帛醫書不僅反映了先秦兩漢時期的醫藥成就，其中部分醫方和藥物至今還有較大的實用價值。由於馬王堆醫書和武威醫簡兩部典籍發現及刊佈時間早，內容多，因此已有醫藥學研究成果主要集中於這兩批典籍的研究。

(1) 醫學研究。研究者主要從經脈學、針灸學和治療疾病的方法等方面入手，探討簡帛醫書的醫學成就。

對馬王堆醫書的醫學研究，成果主要有：李鼎《從馬王堆漢墓醫書看早期的經絡學說》(《浙江中醫學院學報》1978 年 2 期)、闞曉光等《馬王堆醫書脈診水準初探》(《江蘇中醫》1995 年 12 期)等論述了馬王堆醫書的經脈學成就。何宗禹《馬王堆醫書中經絡針灸研究資料探討》(《中華醫史雜誌》1980 年 2 期)、王家鶩等《馬王堆醫書針灸學成就初探》(《湖南中醫雜誌》2003 年 6 期)等探討了馬王堆醫書的針灸學成就。孔祥序《對帛書〈五十二病方〉外治法初探》(《成都中醫學院學報》1981 年 2 期)、董漢良《馬王堆漢墓帛書〈五十二病方〉中關於癃閉證治的探討》(《北京中醫學院學報》1983 年 3 期)、潘遠根等《從〈五十二病方〉看先秦時期痔瘺科成就》(《中華醫史雜誌》1983 年 3 期)、肖成福《先秦〈五十二病方〉痔痰疾病初探》(《中國醫藥學報》1989 年 5 期)、陳少明《〈五十二病方〉中的肛腸疾病釋疑與學術探討》(《上海中醫藥雜誌》2009 年 6 期)、鄧丙戌《〈五十二病方〉記載的鮮藥外治皮膚病經驗》(《中國中西醫結合皮膚性病學雜誌》2010 年 9 期)等對馬王堆醫書的外科治療成就作了探討。焦一鳴等《淺述〈五十二病方〉汗法的運用》(《杏苑中醫文獻雜誌》1994 年 1 期)、周大成《〈五十二病方〉中所見麻風病的口腔表徵》(《口腔醫學》1991 年 1 期)等論述了馬王堆醫書的其他醫學成就。張慎斌《馬王堆古方香袋防病觀察》(《貴陽中醫學院學報》1992 年 3 期)運用馬王堆醫書所載香袋預防疾病方法，通過臨床試驗，取得良好效果。楊金生等《〈五十二病方〉醫療器物與技術之研究》(《中華醫史雜誌》2005 年 1 期)對《五十二病方》所載醫療器物和醫療技術醫進行了研究。

對武威醫簡的醫學研究，成果主要有：朱久育等《略論武威漢代醫簡中耳鼻喉科成就》(《甘肅中醫學院學報》1991 年 2 期)、張定華《武威醫簡中的中醫男科學成就》(《甘肅中醫》1992 年 5 期)、薛媛《〈武威漢代醫簡〉中的針灸學特點》(《甘肅中醫》1996 年 3 期)、孫其斌等《〈武威漢代醫簡〉中的推拿手法》(《蘭州醫學院學報》2002 年 2 期)、張延昌等《武威漢代醫簡中的針灸、推拿學成就》(《甘肅中醫》2005 年 12 期)、張延昌等《〈武威漢代醫簡〉的内科學成就》(《甘肅中醫》2005 年 6-7 期)等分别介紹了武威醫簡的五官科、男科、内科、針灸推拿等方面的成就。田雪梅等《〈武威漢代醫簡〉之瘀方治療類風濕關節炎 42 例》(《中醫研究》2009 年 9 期)、王福林《〈武威漢代醫簡〉方藥治療寒濕型痹證驗案舉隅》(《甘肅中醫》2010 年 7 期)、王福林等《〈武威漢代醫簡〉方藥治療坐骨神經痛驗案》(《北京中醫藥大學學報》2011 年 7 期)等將武威醫簡的方藥運用於臨床實踐，做到了古爲今用。同樣，沈則民等《〈武威漢代醫簡〉中瘀方的臨床應用》(《浙江中醫雜誌》2002 年 8 期)分析了武威醫簡所載瘀方的組方規則，並將其應用於臨床實踐。張延昌《從〈武威漢代醫簡〉治久咳方談肺腎關係》(《甘肅中醫學院學報》1992 年 4 期)和《淺談〈武威漢代醫簡〉中的活血化淤》(《甘肅中醫》1994 年 3 期)、張延昌等《淺談〈武威漢代醫簡〉對痛證的論述》(《甘肅中醫學院學報》1994 年 4 期)等從不同角度探討了武威醫簡的醫學價值。另外，毛照海等《武威漢代醫簡辯證論治理論思想初探》(《中國中醫基礎醫學雜誌》2009 年 8 期)、田雪梅等《武威漢代醫簡辯證治痹思想探析》(《中醫研究》2011 年 8 期)則對武威醫簡所反映的辯證思想進行了研究。

(2) 方劑學研究。簡帛醫書的醫方數量多，研究者選擇部分至今還有較大實用性的醫方藥物，重點探討它們的方劑學價值。

對馬王堆醫書方劑的研究，成果主要有：王心東等《〈五十二病方〉中人部藥的應用初探》(《中國醫藥學報》1990 年 1 期)對《五十二病方》9 種人部藥物的應用範圍、特點、組方配伍進行了解析。談宇文《〈五十二病方〉蛇傷方藥簡析》(《湖南中醫學院學報》1999 年 3 期)從治療手段、用藥效果、補益方法三方面，對《五十二病方》蛇傷方藥加以探討，尋找蛇傷治療方藥的源頭。叢春雨《論醋在敦煌遺書、馬王堆古醫方中的臨床應用》(《敦煌研究》2000 年 2 期)從臨床應用角度探討了馬王堆古醫方和敦煌醫學遺書中醋的運用機理。潘文等《淺談烏頭在〈五十二病方〉中的應用》(《國醫論壇》2000 年 6 期)對《五十二病方》的 11 首用烏頭作藥物的醫方進行詳細分析。焦一鳴等《試述〈五十二病方〉中黄芪、白蘞的運用》(《江西中醫藥》2005 年 3 期)對《五十二病方》用黄芪、白蘞兩味藥物治療疽病的情況作了討論。周一謀《談馬王堆醫書中的食療食補方(上)》和《談馬王堆醫書中的食療食補方(下)》(《食品與健康》1995 年 5、6 期)從滋補健美、强身益力、延年益壽、固精壯陽等角度對《養生方》的食療食補醫方進行了分類歸納。

對武威醫簡方劑的研究，成果主要有：張延昌《〈武威漢代醫簡〉痹證方藥考》(《甘肅中醫》1991年4期)對武威醫簡治療痹證的醫方藥物進行了整理和分析。張延昌等《武威漢代醫簡中外、婦、五官科方藥及應用》(《甘肅中醫》2005年11期)將武威醫簡的13首外科醫方、2首婦科醫方、3首五官科醫方作了歸納整理，並對其臨床價值進行探討。姜良鐸等《〈武威漢代醫簡〉方藥臨床應用價值初探》(《中華醫史雜誌》2006年1期)對武威醫簡中治療麻風病、風濕病、久泄、久痢、久咳方藥的應用價值進行探討，並將醫簡方藥與《傷寒雜病論》的相關方藥進行了比較。張昌瑞等《武威漢代醫簡中骨傷科方藥及應用探析》(《甘肅醫藥》2008年2期)對武威醫簡中骨傷科醫方的選藥、配伍、劑型、用法進行探析，並對它們的臨床運用情況作了概述。王福林《〈武威漢代醫簡〉方藥治療寒濕型痹證驗案舉隅》(《甘肅中醫》2010年7期)通過武威醫簡的治傷寒遂風方、治痹手足雍腫方的臨床實踐運用，證明其臨床療效。

(3) 藥物學研究。簡帛醫書所涉及的藥物學內容全面，範圍較廣。研究者從藥物原料、劑量、基原、炮製方法、用藥特點、用藥禁忌等角度出發，或進行比較研究，或進行其他專題研究。

在藥物學比較研究方面，研究者主要從醫藥角度出發，討論不同醫籍的藥物學成就，或以此探討出土醫籍的成書的先後順序，或以此探析傳世醫籍的方藥淵源。成果主要有：萬芳等《〈萬物〉與〈五十二病方〉有關藥物內容的比較》(《中國醫藥學報》1990年5期)、朱玲《〈萬物〉與〈五十二病方〉的藥物學比較》(《中醫藥學報》2007年5期)就兩種醫籍的藥物種類與選材、加工炮製、劑型劑量、組方及服用方法、主治與功用等方面進行比較，認爲《萬物》的成書年代要早於《五十二病方》。陳力等《從〈萬物〉和〈五十二病方〉看春秋戰國時期藥物學發展狀況》(《湖南中醫學院學報》1997年2期)通過兩種醫籍的藥物品種、加工炮製方法等分析，認爲兩部醫籍代表了當時藥物學發展的最高水準，反映了先秦時期的藥物學由零散記載向系統化、專門化整理的過渡。趙光樹等《〈武威漢代醫簡〉與〈五十二病方〉的藥物學比較研究》(《中國中藥雜誌》2000年11期)對兩部醫書的炮製、製劑、用藥方法進行比較，以此證明前者比後者的藥學成就更高，藥學思想更爲進步。尚志鈞《〈五十二病方〉與〈肘後方〉勘比分析(上)》和《〈五十二病方〉與〈肘後方〉勘比分析(下)》(《中醫臨床與保健》1989年1、2期)通過對《五十二病方》與《肘後方》所載方藥名物、功用、治療方法、禁忌等方面的比較，論述了前者是後者方藥的淵源。張延昌等《〈武威漢代醫簡〉與〈傷寒雜病論〉方藥淵源》(《中華醫史雜誌》2006年2期)通過對《武威漢代醫簡》與《傷寒雜病論》的方藥淵源比較，認爲《傷寒雜病論》充分吸收了包括《武威漢代醫簡》在內的前代醫書的醫學、藥物學成就。

其他藥物學專題研究，成果主要有：張振平《從帛書〈五十二病方〉看先秦藥學的發展》(《山東中醫學院學報》1979年1期)、《談馬王堆古醫書中的膏劑》(《山東中醫學院學報》1981 年 1 期)對馬王堆醫書所見藥物劑型進行了分析。尚志鈞《〈五十二病方〉中藥物製備工藝考察》(《馬王堆醫書研究專刊》第一輯,1981)、《〈五十二病方〉藥物炮製概況》(《中國中藥雜誌》1982 年 6 期)對《五十二病方》的藥物炮製資料作了歸納。李鐘文《〈五十二病方〉中膏脂類藥物的探討》(《馬王堆醫書研究專刊》第一輯,1981)對《五十二病方》膏脂類藥物的名稱、來源、用途、主治功用作了論述。馬繼興《馬王堆漢墓醫書中藥物劑量的考察》(《中國中藥雜誌》1981 年 3 期)、《馬王堆古醫書中有關采藥、制藥和藏藥的記述》(《中醫雜誌》1981 年 7 期)、《馬王堆漢墓醫書的藥物學成就》(《中醫雜誌》1986 年 5-8 期)對馬王堆醫書藥物的時代背景、品種、數目、名稱、功用、配伍、劑量、使用方法、與本草學著作的關係等相關問題進行了闡述。談宇文《〈五十二病方〉方劑學試探》(《江蘇中醫雜誌》1985 年 3 期)探討了《五十二病方》的方劑學成就。梁茂新《從〈五十二病方〉看先秦時期的藥學成就》(《中醫研究》1988 年 4 期)概述了《五十二病方》藥物學內容和成就。黃代秀等《〈五十二病方〉中幾種輔料在制藥上的應用》(《中藥通報》1988 年 7 期)對 13 種藥物輔料在《五十二病方》中的應用方法作了歸納。李和平《〈五十二病方〉中油膏法的應用》(《甘肅中醫學院學報》1992 年 4 期)考察了《五十二病方》油脂類劑膏的製作與應用。朱玲《〈五十二病方〉劑型考釋》(《中藥材》2007 年 12 期)對《五十二病方》的 8 種藥物劑型作了考釋。張延昌《武威漢代醫簡出土文物對藥學貢獻考證》(《中醫藥學刊》2003 年 7 期)從藥物名稱、炮製、用藥方法三方面對武威醫簡的藥物學貢獻作了論述。張延昌等《武威漢代醫簡的中藥學成就》(《甘肅中醫》2005 年 8、9 期)從七個方面對武威醫簡的中藥學成就進行概述。李大卓《武威醫簡用藥特點探析》(《光明中醫》2008 年 11 期)分四個方面對武威醫簡的用藥特點作了探析。謝宗萬《關於漢簡〈萬物〉中所載藥物基原的思考》(《中國中藥雜誌》2001 年 12 期)探討了《萬物》55 味藥物的得名緣由,總結歸納它們的藥物基原。

4. 其他研究。包括簡帛醫書的成書時代、抄寫時代和養生文化研究,其中後者以房中養生文化研究爲主。

(1) 簡帛醫書的成書時代和抄寫時代研究。集中在對馬王堆醫書成書時代和抄寫時代的探討,主要成果有:蕭佐桃《從〈黃帝內經〉探討〈五十二病方〉的成書年代》(《馬王堆醫書研究專刊》第一輯,1981)、錢超塵《馬王堆醫帛書抄寫年代考》(《陝西中醫》1982 年 5 期)、楊鶴年《試論〈五十二病方〉爲秦醫方書抄本——兼及〈武威漢代醫簡〉》(《古籍論叢》30-39 頁,福建人民出版社 1982)、孫啓明《從〈詩經〉古文字推測帛書〈五十二病方〉的成書年代》(《中華醫史雜誌》1986 年 4 期)、尚志鈞《從藥產地看〈五十二病方〉的產生時代》(《湖南中醫學院學報》1986 年 4 期)、龍月雲《馬王堆醫書訓釋考——從“殹”字考成書年代》(《中華全國首屆馬王堆醫書學術討論會論文專集》,1990)、趙璞珊《馬王堆三號漢墓出土竹簡〈十問〉著作時代初議》(《上海中醫藥雜誌》1991年11期)、張正霞等《帛書〈五十二病方〉成書年代考證》(《文物春秋》2007年6期)、陳紅梅《馬王堆醫書抄錄年代研究概況》(《中醫文獻雜誌》2009年6期)和《帛書〈五十二病方〉成書年代新探》(《圖書館工作與研究》2011年5期),等等,以上論文主要探討了《五十二病方》、《十問》等醫書的成書年代。

(2) 簡帛醫書的養生文化研究。主要是對簡帛醫書所包含的古代房中養生文化、養生理念等的研究。周浩禮等《馬王堆房中書的性養生理論及其文化內涵》(《中國性科學》2002年3期)、朱越利《馬王堆帛簡書房中術產生的背景》(《中華醫史雜誌》1998年1期)、《馬王堆帛簡書房中術的理論依據(下)》和《馬王堆帛簡書房中術的理論依據(下)》(《宗教學研究》2003年2、3期)等探討了馬王堆醫書房中書的房中養生思想理念和文化背景。蔡鐵如《馬王堆醫書對心身醫學的貢獻》(《中醫雜誌》1998年5期)、杜正勝《從眉壽到長生——中國古代生命觀念的轉變》(中央研究院歷史語言研究所集刊第66本第2分冊,1995)等對簡帛醫書所反映的養生長壽思想觀念作了較深入的研究。

近年來,也有不少博士、碩士學位論文以簡帛醫書爲對象,進行相關問題研究,其中數量較多的是西南大學(含原西南師範大學),其次是上海中醫藥大學。

西南大學的博碩學位論文主要有:周祖亮《簡帛醫籍詞語研究》(西南大學博士學位論文2012)對簡帛醫書的醫藥詞語作了較詳細的分類研究;王建民《〈馬王堆漢墓帛書〉〔肆〕俗字研究》(西南師範大學碩士學位論文2002)對馬王堆醫書的異體字進行了綜合研究;張正霞《〈五十二病方〉構詞法研究》(西南師範大學碩士學位論文2003)探討了《五十二病方》的構詞方法;何麗敏《馬王堆史書、醫書通假字研究》(西南大學碩士學位論文2007)對馬王堆醫書中的通假字作了窮盡性列舉與研究;吳婷《〈武威醫簡〉形聲字研究》(西南大學碩士學位論文2009)分析了武威醫簡的形聲字。以上這些博士、碩士學位論文,以簡帛醫書的語言文字研究爲主。

上海中醫藥大學的博碩學位論文主要有:劉慶宇《簡帛疾病名研究》(上海中醫藥大學博士學位論文2007)對簡帛醫書所見的疾病名稱作了綜合研究;丁媛《從出土簡帛看中國早期時空醫學思想》(上海中醫藥大學碩士學位論文2009)以簡帛醫書爲切入點,綜合分析了我國早期的時空醫學思想;張本瑞《出土簡帛外治法文獻釋讀與研究》(上海中醫藥大學碩士學位論文2011)對簡帛醫書的外治文獻進行了分類整理與研究。以上這些博士、碩士學位論文,內容多爲簡帛醫書的醫學研究。

另外,韓健平《馬王堆古脈書研究》(北京大學博士學位論文1996)對馬王堆的四種古脈書進行了全方位研究,後來形成《馬王堆出土古脈書研究》專著,由中國社會科學出版社1999年出版。張俊之《秦漢簡帛方劑文獻量詞研究》

（四川師範大學碩士學位論文 2003）對簡帛醫書的劑量詞語進行了多角度研究。孔慧紅《〈五十二病方〉與巫術文化》（陝西師範大學碩士學位論文 2006）對《五十二病方》所見用巫術治療疾病的方法進行了初步探討。陳魏俊《武威漢代醫簡疑難詞考論》（中山大學碩士學位論文 2006）對武威醫簡的疑難詞語作了詳細考釋。樊普《建國以來全國各地出土的醫藥史料》（廈門大學碩士學位論文 2006）對建國以來全國各地出土的醫藥文獻進行整理、考述與分析。于文霞《〈五十二病方〉和〈武威漢代醫簡〉副詞比較研究》（華東師範大學碩士學位論文 2007）比較研究了簡帛醫書中兩部方劑書中的副詞。劉欣《馬王堆醫書〈五十二病方〉校讀與集釋》（復旦大學碩士學位論文 2010）利用已有研究成果對《五十二病方》進行重新校讀與集釋。張雷《馬王堆帛書〈五十二病方〉研究》（安徽大學碩士學位論文 2010）對《五十二病方》作了較綜合的考評與研究。杜鋒《〈五十二病方〉及其所載"茱萸"相關藥名考辨》（北京中醫藥大學碩士學位論文 2011）對《五十二病方》中所載"茱萸"及其相關藥名進行了研究。管駿捷《馬王堆古醫書病名、藥名例釋》（華東師範大學碩士學位論文 2011）對馬王堆醫書的 5 個病名、41 個藥名進行分析討論。羅寶珍《簡帛病癥文字研究》（福建師範大學博士學位論文 2011）考察了簡帛病癥文字的異構、通假、異寫、同形等現象，運用古文字考釋方法並結合傳統醫藥文獻對簡帛病癥文字進行疏證。再者，呂亞虎《戰國秦漢簡帛文獻所見巫術研究》（陝西師範大學博士學位論文 2008）對包括簡帛醫書祝由方在內的簡帛巫術資料進行了廣泛研究，後來形成同名專著，由社會科學出版社 2010 年出版。

在國外，亦有簡帛醫書研究方面的學位論文。其中比較有影響的學位論文是美國學者夏德安《五十二病方：翻譯和綜述》（加利福尼亞大學博士學位論文 1982）對馬王堆醫書《五十二病方》進行釋譯，並系統綜述與評價了有關研究現狀。

除了以上有關簡帛醫書的研究成果之外，在簡帛醫書研究方面還有一些科研項目獲得各類資助，產生系列研究成果。馬繼興主持完成"馬王堆古醫書考釋"（國家自然科學基金項目 1987）和"出土發掘亡佚古醫藥典籍與中國傳統文化的研究"（國家社科基金項目 1993），張如青主持完成"新出土簡牘涉醫文獻整理與研究"（國家社科基金項目 2008），張顯成主持"簡帛醫書綜合研究"（國家社科基金重大項目 2012），周祖亮主持"秦漢簡帛醫學詞彙研究"（國家社科基金項目 2011）和"基於語料庫的簡帛醫藥文獻詞彙研究"（教育部人文社科基金項目 2010），方成慧主持"簡帛醫藥詞語匯釋及詞典編纂"（教育部人文社科基金項目 2013），方勇主持"秦簡牘醫學文獻的整理與研究"（教育部人文社科基金項目 2013），何茂活主持完成"武威漢代醫簡語言文字研究"（甘肅省社科基金規劃項目 2009）等，均對簡帛醫藥文獻的某一方面作了比較深入的整理與研究，都發表了相關成果。

（三）簡帛醫藥文獻研究評價與展望

如果從敦煌漢簡醫藥簡、居延漢簡醫藥簡的發現時間算起，簡帛醫藥文獻的出土至今已歷一個世紀；如果從武威漢代醫簡、馬王堆漢墓醫書的挖掘時間算起，這些大宗簡帛醫藥文獻材料的重新面世也已達40餘年。

1. 研究評價。縱觀簡帛醫藥文獻的研究歷程，雖然早在1914年，羅振玉、王國維的《流沙墜簡》就對敦煌漢簡醫藥簡進行了初步研究，但是對簡帛醫藥文獻進行大規模的研究，是始於上世紀70年代。40多年來，對簡帛醫藥文獻的研究，大致可分爲兩個階段：

第一階段是自上世紀70年代中後期至90年代末期，簡帛醫書的研究成果十分豐富，但是主要集中於簡帛醫書的文獻整理、醫藥學成就介紹和詞語考釋，這是簡帛醫藥文獻研究的高峰期，表現在研究人員所屬領域廣泛、研究成果豐富。

第二階段是新世紀以來的10餘年間，相對於其他簡帛文獻的研究熱潮而言，簡帛醫藥文獻研究則顯得較爲冷清，學界主要着眼于簡帛醫藥文獻的方藥特點和臨床價值探討，研究者以中醫藥領域的從業人員爲主，成果也相對較少。究其原因，一是該領域近期尚未有大宗的出土醫藥文獻公佈出版，二是原有簡帛醫書的文字考釋、釋文校注等方面已有比較成熟的研究成果。

應當承認，從事簡帛醫藥文獻研究是一項“成本”較高的差事。由於簡帛醫書距今年代久遠、書寫材料特殊，有自身的諸多特點，因此要求從事簡帛醫藥文獻的研究人員需要同時具備語言文字、中醫藥以及其他相關學科等多學科的理論知識與研究方法，才能有效地進行深入研究，從而達到精准之目的。但是，由於研究人員難以同時具備文醫兼通、古今並舉的學術素養，導致跨學科研究方面做得十分不夠，因此在相關研究成果中還存在一些問題。而且，簡帛醫藥文獻的兩個研究階段也反映出對這批文獻的研究缺乏持續性。

2. 研究展望。鑒於簡帛醫藥文獻的特殊價值和研究現狀，我們認爲，有必要充分使用跨學科的研究方法，綜合運用中醫學與中藥學、語言文字學、文獻學、歷史學、考古學、統計學等交叉學科知識，在充分利用已有研究成果的基礎上，對簡帛醫書的內容進行分類研究和比較研究，加强臨床研究，以使簡帛醫書研究更加系統全面深入，從而促進中醫藥史、漢語史的研究，同時爲現代醫學研究和臨床實踐提供參考資料。

如今，簡帛醫藥文獻的新材料還不斷被發掘整理，如北京大學2009年收藏的西漢竹簡醫書，2012年成都老官山西漢醫簡等。雖然對簡帛醫藥文獻的整理研究成果豐碩，但是由於出土醫學文獻研究的特殊性、複雜性與艱巨性，難以畢其功於一役。目前隨着文獻整理技術的更新和工作的深入，部分簡帛醫藥文獻的舊材料得到重新整理，如湖南省博物館、復旦大學出土文獻與古文字研究中心等單位組成的整理小組對馬王堆漢墓帛書進行重新整理釋讀，這自然包括了對馬王堆古醫書的重新整理，目前已取得系列研究成果。可以預見，隨着簡帛醫書新材料的不斷問世和舊材料的重新整理，今後在簡帛醫藥文獻領域將出現新的研究高潮。

校釋凡例

一、本書以《關沮秦漢墓簡牘》(中華書局2001)的《病方及其他》、《馬王堆漢墓帛書〔肆〕》(文物出版社1985)、《張家山漢墓竹簡》(文物出版社2001)的《脈書》和《引書》、阜陽漢簡《萬物》(載《文物》1988年4期)、《武威漢代醫簡》(文物出版社1975)等大宗簡帛醫藥文獻爲藍本,以及《里耶秦簡〔壹〕》(文物出版社2012)、《敦煌漢簡》(中華書局2001)、《居延漢簡》(中華書局1980)、《居延新簡》(中華書局1994)、張家界古人堤簡牘(載《中國歷史文物》2003年2期)、羅布淖爾漢簡(載黄文弼《西北史地論叢》,上海人民出版社1981)、《額濟納漢簡》(廣西師範大學出版社2005)等文獻中的散見醫藥簡牘爲原始材料,並依據原簡帛圖版和各種相關文獻對整理者的釋文進行校核,故對原釋文時有修正。

二、簡帛醫藥文獻釋文按照原來各書的排列編號,參照各自底本用阿拉伯數字(小號)依次標出,於每簡或每行最後一字右下旁注明簡號或行第號。

三、簡帛醫藥文獻釋文盡可能用通行字體排印。異體字、假借字一般隨文注出正體字和本字,外加( )號。簡文或帛書原有錯字,一般在釋文中隨注正字,外加〈 〉號。簡文或帛書原字模糊,不易識別,擬訂釋文後加(?)表示該字存疑。

四、簡文或帛書原有殘泐,可據殘筆或文例釋出的字,釋文外加方框(如甲)。不能釋出的字,用□號表示,並根據簡帛文獻格式推定字數,一“□”表示一字,如果原文殘缺較多,字數依位置估計,不一定都符合原狀。帛書中原文塗去的廢字,釋文用○代替。簡帛原文模糊不清,無法認讀,字數不能推定的,用⊡號表示。簡文或帛書殘損,字數無法推定的,用▨號表示。

五、簡文或帛書原有脱字,或者簡帛殘損致有脱文,爲了便於閱讀,原整理小組進行了擬補,外加【 】號。簡文或帛書的衍文,釋文照錄,在注釋中予以説明。

六、簡文或帛書原有表示重文或合文的“=”、“⺀”號,釋文不用該符號,直接寫出文字,並出注説明。原有表示句讀的勾識(如√、∟等),釋文省去。原有表示篇章題的黑方塊和表示分條分段的圓點,釋文省去(個別有提示句讀作用的圓點符號仍然保留)。釋文另加標點符號。

七、爲便於了解各種醫藥文獻内容,在注譯前對各書均有簡要的説明與介紹。爲了便于説明,注釋中對通假字、異體字(含俗字)、古今字等,統一用“同”注明。

八、凡需作注的字、詞、句,均在原文該句之後的右上角用圓圈數字標明,並在注釋欄目相應的序號後作注。

1. 對原文中的錯别字、通假字、古今字，注釋條目中僅出示其改正後的字體(特殊情況下，原字與改正後的字體一同標出)。

2. 注釋的内容包括：一是對字、詞、句作出詳解，改正原釋文的錯誤，指出重文符號，删去衍文；二是對各家已有之解釋，擇善而从；或列出諸説，供讀者參考。

3. 原文重復或多次出現的疑難字詞，一般都隨文作注。但對部分常見的詞語，只在首次出現時注釋。

4. 注釋所引論著，有的以簡稱形式出現，如《説文解字》簡稱爲《説文》、《備急千金要方》簡稱爲《千金要方》等。

5. 注釋中引用他人著述觀點，盡量注明作者與時間。如果所引著作爲多人合著，爲簡便計，僅列第一作者姓名。

九、對簡帛醫書的原文，逐句譯成現代漢語；有時出於文義和前後文關係之考慮，譯文與原文或依或違。

1. 原文中的部分病症名稱與專門術語，學術界對其具體含義尚存在較大爭議，還有待詳細考證，這些詞語在譯文中仍依原樣予以保留。

2. 因簡帛殘損，原文中的部分文字留空，或句子殘缺不全，譯文在盡量保持句意完整的同時，對句意不明者用“……”標示。

上編

簡帛醫藥文獻校釋

一、周家臺秦簡《病方》

二、馬王堆漢墓醫書

三、張家山漢代醫簡

四、阜陽漢簡《萬物》

五、武威漢代醫簡

六、其他散見醫藥簡牘

一、周家臺秦簡《病方》

說　明

1993年，湖北省荊州市區關沮鄉周家臺三〇號秦墓出土簡牘390枚。整理小組將簡牘内容分爲《曆譜》、《日書》、《病方及其他》三類。湖北省荊州市周梁玉橋遺址博物館將周家臺三〇號秦墓簡牘和關沮鄉其他墓葬出土的簡牘匯編成《關沮秦漢墓簡牘》，由中華書局2001年出版。

本書原名爲《病方及其他》，由309～383號簡組成，内容包括病方、祝由術、農事、日書等。在出土時，其中少數竹簡已遭腐蝕，保存情況不好，簡上的編聯綫已朽斷，簡序也已散亂。整理小組根據内容歸類，按照病方、祝由術、農事、日書等順序編排，對於殘缺文字較多而不能識讀的、或者不成完整句的單簡則排在最後。

本次注譯僅選取其中病方以及部分與疾病有關的祝由術内容，即309～346號簡、374～379號簡的文字，篇題亦改稱爲《病方》。

本書原文以湖北省荊州市周梁玉橋遺址博物館編著的《關沮秦漢墓簡牘·周家臺三〇號秦墓簡牘·病方及其他》爲底本，並參照圖版進行校釋。

校　釋

取肥牛膽盛黑叔（菽）中①，盛之而係（繫），縣（懸）陰所，乾。用之，取十餘叔（菽）置鬻（粥）中而歓（飲）之，已腸辟（澼）②。不已$_{309}$，復益歓（飲）之。鬻（粥）足以入之腸③$_{310}$。

【校注】

①牛膽：藥物名。《本草綱目》卷五〇謂牛膽“除心腹熱渴，止下痢”。黑菽：即黑豆。《本草綱目》卷二十四：“黑大豆……入藥，治下痢臍痛。”

②已：痊愈。《廣雅·釋詁一》：“已，癒也。”腸澼：痢疾。《素問·通評虚實論》記載了“腸澼便血”、“腸澼下白沫”、“腸澼下膿血”三種疾病。吳謙《醫宗金鑑·雜病心法要訣·痢疾總括》：“腸澼、滯下，古痢名。”

③粥足以入之腸：指用足量的粥將黑豆送入腸胃。

【釋譯】

將黑豆放入肥牛膽内，盛滿之後再繫結起來，懸挂在避光陰暗的地方，讓它乾燥。需要用藥的時候，從牛膽内取十來顆黑豆放在粥中，飲服，可以治療痢疾。如果疾病不愈，再加量飲服。飲粥之量應足以送黑豆入腸胃。

溫病不汗者①，以淳酒漬布②，歓(飲)之$_{311}$。

【校注】

①溫病：疾病名，是感受四時不同的溫邪所引起的多種急性熱病的總稱。溫病種類較多，常見的有風溫、春溫、濕溫、暑溫、冬溫、溫毒等。《素問·六元正紀大論》："初之氣，地氣遷，氣乃大溫，草乃早榮，民乃厲，溫病乃作。"

②淳酒漬布：用濃酒浸泡布條。淳酒，濃度高的酒，簡文或寫作"醇酒"。布，此處不明是何種布條。在馬王堆漢墓醫書中，多見取女子月經布浸泡後用來治病的記載。

【釋譯】

患溫病而不出汗，用高濃度的酒浸泡布條，並飲服酒。

取車前草實①，以三指竄(撮)②，入酒若鬻(粥)中③，歓(飲)之，下氣④$_{312}$。

【校注】

①車前草實：即車前子。《神農本草經》謂其"主氣癃，止痛，利水道小便，除濕痹"。

②三指撮：古代藥物劑量名，原係用拇、食、中三個手指撮取藥物的一種估量單位，主要用於表示顆粒、粉末類藥物的劑量。到漢代，以四圭爲一撮。《說文·手部》："撮，四圭也。一曰兩指撮也。"段玉裁注："此蓋醫家用四圭爲撮之說。"桂馥義證："兩指當爲三指。兩指爲拈，三指爲撮。"《玉篇·手部》："撮，三指取也。"《素問·病能論》："以澤瀉、朮各十分，麋銜五分，合以三指撮爲後飯。"張仲景《金匱要略》載風引湯："取三指撮。"

③若：或。

④下氣：濁氣由穀道泄出，俗稱放屁。吳謙《醫宗金鑑·雜病心法要訣·諸氣辨證》："上氣氣逆蘇子降，下氣氣陷補中宣。"注："下氣爲清氣下陷……然清氣下陷，下氣不甚臭穢，惟傷食下氣，其臭甚穢。"張家山漢簡《脈書》第7號簡稱爲"得氣"。

【釋譯】

取車前子三指撮，放入酒或粥内，飲服，利於排氣。

以正月取桃橐(蠹)矢少半升[①]，置淳酒中，溫，歓(飲)之，令人不單(憚)病[②]313。

【校注】

①桃蠹矢：即桃树蛀蟲屎。《本草綱目》卷二十四："桃蠹蟲……糞主治辟溫疫，令不相染，爲末，水服，方寸匕。"少半升：即三分之一升。《史記・項羽本紀》："漢有天下太半，而諸侯皆附之。"斐駰集解："韋昭曰：凡數三分有二爲太半，一爲少半。"該劑量名亦見於馬王堆帛書《五十二病方》153 行"筴(策)蓂少半升"。

②憚病：害怕生病。《說文・心部》："憚，忌難也。"

【釋譯】

取正月的桃中蛀蟲屎三分之一升，放在濃酒內，加熱後飲服，讓人不害怕自己會生病。

取新乳狗子[①]，盡鬺(煮)之。即沐[②]，取一匕以殽沐[③]，長髮314。

【校注】

①新乳狗子：剛出生的小狗。

②即沐：將要洗頭髮。沐，洗頭髮。《說文・水部》："沐，濯髮也。"

③殽：混合。《說文・殳部》："殽，相雜錯也。"

【釋譯】

取剛出生的小狗，完整地煮熟。將要洗頭髮時，取一匕湯液用來混合洗頭，可以生髮。

去黑子方[①]：取稾(藁)本小弱者[②]，齊約大如小指[③]。取東〈柬〉灰一升[④]，漬之[⑤]。沐(和)稾(藁)本東〈柬〉315灰中，以靡(摩)之，令血欲出。因多食葱，令汗出。桓(恒)多取櫌桑木[⑥]，燔以爲316炭火，而取牛肉剝(劙)之[⑦]，小大如黑子，而炙之炭火，令溫勿令焦，即317以傅黑子，寒輒更之318。

【校注】

①黑子：痣。《廣韻・職韻》："痣，黑子。"該方所敘爲去除黑痣的方法。

②藁本小弱者：藁本的嫩莖。藁本，藥物名，《神農本草經》謂其"主婦人疝瘕、陰中寒腫痛、腹中急，除風頭痛，長肌膚，悅顏色"。

③齊：即劑，相當於"份"。《周禮・天官・亨人》："亨人掌共鼎鑊，以給水火之齊。"鄭玄注："齊，多少之量。"馬王堆帛書《五十二病方》"乾騷(瘙)"篇下有"犁(藜)盧(蘆)二齊，烏豙(喙)一齊，礜一齊，屈居□齊，芫華

（花）一齊”。

④柬灰：即欄灰，可以用來去色。《考工記·㡛氏》：“涑帛以欄爲灰，渥淳其帛。”鄭玄注：“渥以欄木之灰，漸釋其帛也。”

⑤漬：濕潤。此處是指讓欄灰濕潤一段時間，目的是去掉灰中的一些碱性。《廣韻·寘韻》：“漬，浸潤。”

⑥檯桑木：即柔桑枝。本方燒桑木爲炭火以炙牛肉治療黑痣。《本草綱目》卷六謂桑柴火“拔毒止痛，去腐生肌”。整理小組指出，此句及以下爲另一去黑子方。

⑦劙：切割。揚雄《方言》卷十三：“劙，解也。”王貴元（2009）指出，簡文“剝”爲“剝”字之誤釋，《五十二病方》“顛（癲）疾”篇下有“即以刀剝其頭”，“牡痔”篇下有“先剝之”，此兩處“剝”字寫法與本條該字全同。剝，切割。

【釋譯】

去除黑痣的方法：取藁本的嫩莖，份量捆束起來像手小指般大。再取欄灰一升，浸泡一段時間，再把藁本混合在欄灰中，用以磨擦黑痣，讓裏面的血快要流出來。接着多吃葱，讓汗液流出來。經常取大量柔桑枝，燒成炭灰，再用刀將牛肉切割剖開，讓它像黑痣一樣大小，用炭火燒烤牛肉，使它熱而不焦，然後敷在黑痣上，待其冷卻後再換一塊。

乾者[①]，令人孰（熟）以靡（摩）之[②]，令欲出血，即以并傅[③]，彼（被）其上以□枲絮[④]。善布清席[⑤]319，東首臥到晦，朔復到南臥。晦起[⑥]，即以酒賁（噴），以羽漬[⑦]，稍去之[⑧]，以粉傅之320。

【校注】

①乾者：整理小組指出，此方上闕，從內容看，疑亦係去黑子方。原釋文“乾者”前有省略號。

②熟：反復。馬王堆漢墓醫書中該字常見。王貴元（2009）認爲，簡文“孰”爲“執”字誤釋。執，拿。

③并：同時。王貴元（2009）認爲，并通“瓶”，指小盆；並指出下文第352號簡“即斬豚耳，與腏以并涂囷廥下”句中的“并”與此同義。

④枲絮：麻絮。《説文·木部》：“枲，麻也。”《説文·糸部》：“絮，敝緜也。”“枲絮”亦見於馬王堆帛書《五十二病方》第37行“傷痙”篇。

⑤布：陳設。《廣雅·釋詁一》：“布，列也。”

⑥晦：日暮，傍晚。與下句“朔”（淩晨、清晨）相對。《莊子·逍遙遊》：“朝菌不知晦朔，惠蛄不知春秋。”郭象注：“朔，旦也。”《白虎通·三正》：“（夏）以平旦爲朔……（殷）以雞鳴爲朔……（周）以夜半爲朔。”王貴元（2009）認

爲，“東首臥到晦，朔復到南臥。晦起”之間斷句有誤，當改爲“東首臥，到晦。朔復到，南臥，晦起”，全句義爲頭朝東躺下，一直躺到傍晚，第二天清晨來到時，再頭朝南躺下，一直到傍晚。

⑦潰：沾染。此處指用羽毛將酒液塗均。

⑧稍：逐漸。《玉篇・禾部》：“稍，漸也。”

【釋譯】

（黑痣）乾燥者，讓人反復磨擦，達到血即將流出的狀態，接着同時敷藥，用……麻絮覆蓋在上面。仔細鋪設好乾淨的席子，頭朝東睡到傍晚，清晨再頭向南睡。傍晚起床後，就用酒噴（黑痣），再用羽毛將酒液塗均，然後逐漸擦除酒液，用粉末敷抹。

人所恒炊（吹）者①，上橐莫以丸礜②，大如扁（蝙）蝠矢而乾之。即發，以□四分升一321 歙（飲）之③。男子歙（飲）二七，女子欲〈飲〉七322。

【校注】

①所：表示假設關係，相當於“若”、“如果”。王引之《經傳釋詞》卷九：“所，猶若也，或也。”吹：此指當哮喘。《玉篇・口部》引《聲類》：“出氣急曰吹。”

②橐莫：藥物名，疑即橐吾。馬王堆帛書《五十二病方》“狂犬齧人”篇下有“冶礜與橐莫，醯半音（杯），飲之”。帛書整理小組指出，橐莫應即橐吾，《神農本草經》載款冬“一名橐吾”，但《急就篇》和《武威漢代醫簡》第80簡都有款冬、橐吾同見，當爲二物。款冬有治療咳喘之功效，《神農本草經》稱款冬花“主欬逆上氣，善喘，喉痹，諸驚癇，寒熱邪氣”。魏啓鵬（1992）認爲，橐莫即橐廬、托廬，爲枸杞之別名。礜：礜石。《說文・石部》：“礜，毒石也。”《玉篇・石部》：“礜石，出陰山，殺鼠，蠶食則肥。”《神農本草經》謂其“主寒熱，鼠瘺，蝕創，死肌，風痹，腹中堅。”《本草綱目》卷一〇稱其“氣味辛，大熱，有毒”。

③□四分升一：四分之一升……。□，該殘字左半爲“酉”，据馬王堆帛書《五十二病方》，疑爲“醯”字。

【釋譯】

如果人經常患哮喘，用橐莫與礜石糊丸，像蝙蝠屎一樣大小，晾乾。哮喘即將發作時，用四分之一升醋調服。男子服十四丸，女子服七丸。

叚（瘕）者①，燔劍若有方之端②，卒（淬）之醇酒中③。女子二七，男子七，以歙（飲）之，已323。

【校注】

①瘕：指腹內因病形成的積塊。《玉篇·疒部》："瘕，腹中病。"《諸病源候論·瘕病候》："瘕病者，由寒溫不適，飲食不消，與臟氣相搏，積在腹內，結塊瘕痛，隨氣移動是也。言其虛假不牢，故謂之爲瘕也。"《素問·骨空論》："任脈爲病，男子內結七疝，女子帶下瘕聚。"

②有方：古代一種長兵器，是一種鋒利的器物。《居延漢簡甲篇》第60號簡："持有方一，劍一。"該詞亦見於《居延新簡》和傳世文獻。

③淬：藥物炮製方法。此處指將金屬燒紅後，立刻浸入酒中。

【釋譯】

患腹內積塊，焚燒劍或有方的尖端，再浸入濃酒中。女子用十四份，男子用七份，飲服，瘕病即痊愈。

治痿(痿)病①：以羊矢三斗，烏頭二七②，牛脂大如手③，而三溫鬵(煮)之④，洗其□$_{324}$，已痿(痿)病亟甚⑤$_{325}$。

【校注】

①痿病：即痹病，指身體某一部分萎縮或失去機能而不能行動。《說文·疒部》："痿，痹也。"段玉裁注："古多痿、痹聯言，因痹而痿也。"

②烏頭：即烏喙塊根的母根，亦名草頭烏。《神農本草經》謂其"主中風，惡風，洗洗出汗，除寒濕痹，欬逆上氣，破積聚寒熱"。

③牛脂：牛油。《本草綱目》卷五十謂其"主治諸瘡、疥癬、白禿"。

④三溫煮：多次加熱煮沸。《玉篇·水部》："溫，漸熱也。"

⑤已痿病亟甚：治愈嚴重的痹病。整理小組指出，本條簡文係由原篇丙組46號和乙組72號兩段殘片拼接而成，接合處能密合，且乙組72號簡上的上道編聯綫痕迹也前後簡編聯綫痕迹平齊，說明本簡未缺損文字。

【釋譯】

治療痹病：取羊屎三斗，烏頭十四顆，加上如手掌大小的牛油，多次加熱煮沸，清洗……，能夠治愈嚴重的痹病。

已齲方①：見東陳垣②，禹步三步③，曰："臯④！敢告東陳垣君子，某病齲齒，笱(苟)令某齲已，請$_{326}$獻驪牛子母⑤。"前見地瓦⑥，操；見垣有瓦，乃禹步，已，即取垣瓦貍(埋)東陳垣$_{327}$止(址)下⑦。置垣瓦下，置牛上，乃以所操瓦蓋之，堅貍(埋)之。所謂"牛"者，頭虫也⑧$_{328}$。

【校注】

①齲：即蛀牙，俗稱蟲牙。《釋名·釋疾病》："齲，齒朽也。"

②東陳垣：東邊的舊牆。王貴元(2009)指出，患齲齒而求助東陳垣，可能是因爲牙齒排列，其形如牆。

③禹步：古代巫師作法術時模仿大禹行走形態的一種步行方法。《尸子·廣澤》："禹於是疏河決江，十年不窺其家，足無爪，脛無毛，偏枯之病，步不能過，名曰禹步。"揚雄《法言·重黎》："昔者姒氏治水土，而巫步多禹。"李軌注："姒氏，禹也。治水土，涉山川，病足，故行跛也。禹自聖人，是以鬼神、猛獸、蜂蠆、蛇虺莫之螫耳，而俗巫多效禹步。"《玉函秘典》："禹步法，閉氣，先前左足，次前右足，以左足並右足，爲三步也。"該詞在馬王堆帛書的祝由方中亦多次出現，張家山漢簡《引書》所述導引術式中也有"禹步"。

④皋：正式說話前的發聲詞，是古代祈禱、禁咒等儀式活動中的一種口頭儀式，目的在於引起所呼對象的注意。《禮記·禮運》："升屋而號，告曰：'皋！某復。'"孔穎達疏："皋者，引聲之言也。"

⑤驪牛子母：黑色母牛。《小爾雅·廣詁》："驪，黑色。"牛子母，同"子母牛"。《周易·說卦》："坤爲地，爲母，爲布，爲釜，爲吝嗇，爲子母牛。"高亨注："子，讀爲牸。《廣雅·釋獸》：'牸，雌也。'牸母牛即牝牛之俗稱也。"

⑥地瓦：王貴元(2009)認爲，疑即地面排水用瓦，也可能指牝瓦。

⑦址：指牆基。

⑧頭虫：疑指人頭上的虱子。王貴元(2009)認爲，似指天牛。《本草綱目》卷四十一載"天牛"條曰："此虫有黑色如八字，似水牛角，亦有一角者。"又："色黑，背有白點。"

【釋譯】

治療蛀牙的方法：見到東邊舊牆，按照禹步法行走三步，祝念道："皋！稟告東邊舊牆大人，某人患蛀牙，如果讓某人的蛀牙痊愈，願獻黑色母牛。"向前看見地瓦，拾起；看見牆上有瓦，行禹步，停下來之後，接着取牆瓦埋在東邊舊牆基下。把牆瓦放在下面，把黑色母牛放在上面，再用所拿的瓦將其蓋住，埋牢實。所謂"牛"，是指人頭上的虱子。

已齲方：以叔(菽)七，稅(脫)去黑者。操兩瓦，之東西垣日出所燭[①]，先貍(埋)一瓦垣止(址)下，復環禹步三$_{329}$步，祝曰[②]："嘑(呼)！垣止(址)，笱(苟)令某齲已，予若叔(菽)子而徼之齲已[③]。"即以所操瓦而蓋□$_{330}$。

其一曰：以米亦可。男子以米七，女子以米二七$_{331}$。

【校注】

①燭：照亮。《玉篇・火部》："燭，照也。"

②祝：咒，祈禱。是原始醫學與原始宗教的遺習，用祝禱與符咒治病。後世稱符咒禳病爲祝由術。

③徼：求取，謀求。《玉篇・彳部》："徼，要也，求也。"整理小組指出，"徼"字不很清楚。張光裕(2004)認爲，疑此條祝由辭僅至"予若叔(菽)子"，後文"而徼之，齲已"非祝由辭。可參。

【釋譯】

治療蛀牙的方法：用豆七顆，脫去黑皮。手持兩片瓦，來到東西牆邊的太陽所照之處，先將一片瓦埋在牆基下，再圍繞它按禹步法行走三步，祝念道："呼！牆基，如果讓某人的蛀牙痊愈，會給你豆子而换取蛀牙病痊愈。"接着用所拿的瓦片蓋住……。

另一種方法：用米也行。男子用米七粒，女子用米十四粒。

已齲方：見車，禹步三步，曰："輔車車輔[①]，某病齒齲，笱(苟)能令某齲已，令$_{332}$若毋見風雨。"即取車轄(舝)[②]，毋令人見之，及毋與人言。操歸，匿屋中，令$_{333}$毋見[③]，見復發$_{334}$。

【校注】

①輔車車輔：原簡第一個"車"字下有重文符號。輔，綁在車輪外旁用以夾轂的兩條直木。

②車舝：即車轄。指車軸兩端扣住軎的插栓。《說文・舛部》："舝，車軸耑鍵也。"慧琳《一切經音義》卷十七："轄，又作舝、鎋二形。"

③令毋見：不能讓他人看見。原簡"見"字下有重文符號。

【釋譯】

治療蛀牙的處方：看見車，按照禹步法行走三步，祝念道："輔車車輔，某人患蛀牙，如果能讓某人蛀牙痊愈，就讓你不受風吹雨淋。"接着取下車軸兩端的插栓，不能讓人看見，也不要與人說話。拿着車軸的插栓回家，藏在家裏，不能讓他人看見，讓人看見蛀牙就會復發。

病心者，禹步三，曰："皋！敢告泰山[①]，泰山高也，人居之，□□之孟也[②]。人席之[③]，不智(知)$_{335}$歲實[④]。赤隗獨指[⑤]，搕某叚(瘕)心疾[⑥]。"即兩手搕病者腹$_{336}$；"而心疾不智(知)而咸戴[⑦]。"即令病心者南首臥，而左足踐之二七$_{337}$。

【校注】

①敢告泰山：原文“泰”、“山”兩字下均有重文符號。

②孟：指排行最大的。《説文·子部》：“孟，長也。”

③席：憑藉，倚仗。《古今韻會舉要·陌韻》：“席，資也，因也。”

④歲實：指年歲。王貴元(2009)指出，“歲”爲“幾”字誤釋。幾實，指隱微的實情。《説文·幺部》：“幾，微也。”不知幾實，指心病不知道前面説的這些道理。

⑤隗：高峻貌。《玉篇·阜部》：“隗，高也。”整理小組指出，“隗”字左側不清。

⑥搕：敲擊。《玉篇·手部》：“搕，打也。”王貴元(2009)指出，搕乃“揰”字。《説文·手部》：“揰，舉手下手也。”徐灝注：“舉手下手者，言舉其手俯而下之耳。”

⑦而：你。知：痊愈。揚雄《方言》卷三：“知，愈也。南楚病愈者謂之差，或謂之間，或謂之知。知，通語也。”戴：大。《説文·大部》：“戴，大也。”陳斯鵬(2008)認爲，戴讀爲“夷”。

【釋譯】

心胸部位患病，按照禹步法行走三步，祝念道：“皋！敢告泰山，泰山高啊，人居住在上面，……排行最大。人倚仗着它，不知道是何年歲。紅色的山峰高高地指向天空，敲擊某人腹中的結塊等胸心疾患。”接着用兩手敲擊患者的腹部，説“你胸心疾患不痊愈而全部變大”。接着讓患者頭朝南躺下，用左腳踩踏患者腹部十四下。

操杯米之池，東鄉(嚮)①，禹【步三】步，投米，祝曰：“皋！敢告338曲池，某癰某波(破)②。禹步擯房(芳)楘(糜)③，令某癰齹(數)去④339。”

【校注】

①東嚮：即“嚮東”。《諸病源候論·白髮候》：“嚮東者，嚮長生之術。”

②某癰某破：指某人的癰瘡已經潰破。《莊子·列御寇》：“秦王有病招醫，破癰潰痤者，得車一乘。”王貴元(2009)認爲，原文“波”之本義是水湧流，“某癰某波”即某癰是某波，義謂癰源於曲池之波，故求助於曲波。

③擯芳糜：即投撒芳香的飯食。《集韻·文韻》：“擯，拭也。”王貴元(2009)指出，此義與此句義不符。《睡虎地秦墓竹簡·詰咎》：“殺虫豸，斷而能屬者，濆以灰，則不屬矣。”又：“鬼嬰兒恒爲人號曰：‘鼠(予)我食。’是哀乳之鬼。其骨在外者，以黄土濆之，則已矣。”　“濆”義爲揚撒。“擯”義同“濆”，“擯芳糜”説的就是上文的“投米”。芳糜，即芳糧，本指芳香的飯食，此處實指一杯水和一把米。《九店楚簡》中有“芳糧”，如“君昔受某之聶幣，

芳糧”。桬，見於《龍龕手鏡·木部》，爲“麓”之異體字，麓此處假借爲“祿”。《周禮·春官·天府》：“若祭天之司民司祿。”鄭玄注：“祿之言穀也。”

④數：迅速。《爾雅·釋詁下》：“數，疾也。”

【釋譯】

拿一杯米來到池塘邊，朝東方向，按照禹步法行走三步，把米投入池塘，祝念道：“皋！敢告曲池，某人患癰瘡已經潰破。現在行着禹步撒送芳香的飯食，讓癰瘡迅速消除。”

禹步三，汲井，以左手袤〈牽〉繘①，令可下免甕（罋）②，□340下免繘甕（罋）③，左操杯，鯖甕（罋）水④；以一杯盛米，毋341下一升。前置杯水女子前，即操杯米，禹步【三步】342，祝曰：“皋！敢告鬻（粥）⑤。”□步⑥，投米地，祝投米曰：“某有子三旬⑦343，疾生⑧。”即以左手撟杯水歙（飲）女子⑨，而投杯地，杯□□⑩344

【校注】

①繘：汲水用的繩索。揚雄《方言》卷五：“繘，自關而東周、洛、韓、魏之間謂之綆，或謂之絡，關西謂之繘。”郭璞注：“汲水索也。”

②免罋：牽引着陶罋。免，同“挽”。《玉篇·手部》：“挽，引也。”罋，指陶製畜水器。

③□：該殘字右側爲“卩”，整理小組指出，疑爲“即”字。

④鯖：整理小組指出，疑讀爲“清”，義爲澄清。王貴元（2009）認爲，罋水是從井中打出的水，不必澄清，而且釋“清”與前一句“左操杯”語義不能聯貫，疑讀爲“倩”，取也。可參。

⑤鬻（粥）：原釋文爲“鬻”，該字在本書共出現4次，其餘3次皆寫作“鬻（粥）”，爲照顧體例一致，故改。

⑥□步：當爲“禹步”。

⑦某有子三旬：整理小組指出，本簡綴接有待研究，下段“有子三旬”係原編丙組中清理出來的一段殘簡，按其長度、簡上文字疏密、形體大小均不能與該組其他殘簡相拼接，卻能與本簡下端殘缺長度相合，但該段殘片中部有一竹節，兩端已萎縮變窄，因而與其上段殘簡結合處不能密合。

⑧疾生：指患病。王貴元（2009）認爲，疾當訓爲“急速”。

⑨撟：舉起，端起。

⑩杯□□：整理小組指出，此條不全，可能下有缺簡。

【釋譯】

按照禹步法行走三步，從井中打水，用左手牽着打水用的繩索，讓手可以從下方挽着陶甕，接着從下面挽住汲水繩與陶甕，左手拿起一個杯子，從陶甕中取一杯水；用另一個杯子裝米，不必裝一升米。把一杯水放置在女子前面，拿起另一杯米，按照禹步法行走三步，祝念道："皋！敢告粥。"又行禹步，把米投在地上，對着地上的米祝念道："某人有子女三十歲，患有疾病。"接着用左手端起水杯讓女子喝，喝完後把水杯摔到地上，杯……

馬心[①]：禹步三，鄉(嚮)馬祝曰："高山高郭[②]，某馬心天，某爲我已之[③]，并□待之。"即午畫$_{345}$地[④]，而最(撮)其土，以靡(摩)其鼻中$_{346}$。

【校注】

①馬心：整理小組認爲，疑指馬的某種疾病。心讀爲"駸"。《說文·馬部》："駸，馬行疾也。"馬駸，即指使馬疾行的方術。陳斯鵬(2008)認爲，指馬匹行爲失常、瘋狂不聽控制一類的病態。

②郭：指城牆。

③某馬心天，某爲我已之：此句含義不明。陳斯鵬(2008)認爲，疑當斷爲"某馬心，天某，爲我已之。""天"疑讀爲顛仆之"顛"，"顛某"是說馬因病瘋而把主人摔倒了。方勇(2012)指出，"天"讀爲"瘨"，即"癲"字，"心天"是表示馬的某種疾病名，應即"心癲"，指馬患心癲狂之病，不適應長驅。此說可參。

④午：縱橫交錯。《玉篇·午部》："午，交也。"《儀禮·大射》："度尺而午。"鄭玄注："一縱一橫曰午，謂畫物也。"午畫地：即在地上畫出一橫一縱的兩條交叉的直綫。

【釋譯】

(治療)馬心(的方法)：按照禹步法行走三步，向着馬祝念道："高山高牆，有一匹馬患了癲狂病，幫我治愈它，同時……對待它。"然後在地上畫出一橫一縱的兩條交叉的直綫，撮取一些泥巴，塗抹在馬的鼻子內。

以給、顛首、沐□歆[①]，并，參(三)煴(溫)鬻(煮)之，令☐$_{374}$

取柬灰一斗，淳毋下三斗[②]，孰(熟)□而鬻(煮)☐$_{375}$

北鄉(嚮)，禹步三步，曰："嘑(呼)！我智(知)令某瘧[③]，令某瘧者某也。若笱(苟)令某瘧已，□□□□□言若[④]$_{376}$

【校注】

①以給、顛首、沐□歆：因簡文前後均闕，句意不明。整理小組指出，歆字疑从"界"，本簡與下簡從簡文字形上看，可能相聯繫。顛首，疑指頭微微抖

動、搖曳。該詞亦見於阜陽漢簡《萬物》第66號簡，當爲藥物名，但是具體所指不明。

②淳：即沃，澆注。《禮記・内則》："淳尸盥，宗人授巾。"鄭玄注："淳，沃也。"《説文・水部》："渓，溉灌也。"段玉裁注："渓，隸作沃。自上澆下曰沃。"

③令某瘧：原簡"令"、"某"、"瘧"字下各有重文符號。瘧，疾病名，特徵是寒戰、壯熱、出汗、定期發作。按臨床證候分：如發熱而汗自出爲風瘧；壯熱煩渴爲暑瘧；胸悶泛惡、身痠肢重爲濕瘧；先寒後熱、寒重熱輕爲寒瘧；先熱後寒、熱重寒輕爲溫瘧；只熱不寒爲瘴瘧；只寒不熱爲牝瘧；眩暈嘔逆、痰盛昏迷爲痰瘧；久瘧體虚爲虚瘧；久瘧脾臟腫大爲瘧母；一日一發爲單日瘧；二日一發爲間日瘧；三日一發爲三日瘧，又稱三陰瘧。

④□□□□□言若：整理小組指出，原簡字迹不清，並有重文符號，爲"□₌□₌□言若"。後亦有缺簡。

【釋譯】

以給、顛首、沐□歙，混合，反復加溫煎煮，使……

取欄灰一斗，澆淋時不要下三斗……

向北，按照禹步法行走三步，説："呼！我知道使某人患瘧病，使某人患瘧疾的人是某。你如果讓某人的瘧疾痊愈……

并命和之[①]。即取守室〈宮〉二七[②]，置梮中，而食以丹[③]，各盡其復(腹)，□377

塞，勿令遮[④]，置□後數宿，□之乾，即出，冶，和合樂(藥)□□歙(飲)食[⑤]，即女子□□378。

女杯復產□□之期曰益若子乳[⑥]379。

【校注】

①并命和之：整理小組指出，此條前後均有缺簡。張光裕(2004)指出，圖版中"命"字右下角模糊，似無"卩"旁，當釋爲"合"。可从。合和，混合調和。

②守宮：即蜥蜴，又名石龍子。《神農本草經》謂石龍子"主五癃邪，結氣，破石淋，下血，利小便水道"。陳偉(2002)指出，周家臺秦簡《日書》中的合文"營宮"即二十八宿"營室"、《病方及其他》的"守室"即"守宮"，此處"宮""室"屬於同義互換，"守室"可能是"守宮"的異名而不一定是誤寫。"守宮"亦見於馬王堆帛書《養生方》。

③丹：即硃砂。

④遮：散開。《玉篇・辵部》："遮，散走也。"

⑤和合藥：調和混合藥物。原釋文爲“和合樂”，樂當讀爲“藥”。

⑥女杯復產□□之期曰益若子乳：整理小組指出，此條前有缺簡。王貴元(2009)指出，推想此方爲女子下奶水方。

【釋譯】

……同時將它們混合調和。然後取守宫十四條，放在棡木容器内，用硃砂喂養，讓它們都吃飽……

塞住，不要讓它們散開，在……後放幾晚，……乾燥後，然後取出來，粉碎，與……藥混合服食，然後讓女子……

女杯再生產……的時期，叫做益若子乳。

二、馬王堆漢墓醫書

總　說

1973 年底，湖南省長沙市馬王堆三號漢墓(墓葬時間爲漢文帝 12 年，即公元前 168 年)出土了大量帛書，其中包括傳世文獻未見的古代醫書。整理小組按其性質分編，將方技類 15 種(其中三種爲竹簡、一種爲木簡)合編成《馬王堆漢墓帛書〔肆〕》，由文物出版社 1985 年出版。

《馬王堆漢墓帛書〔肆〕》內容十分豐富，包括中醫藥基礎理論、臨床醫學、藥物學、針灸學、性醫學、氣功、保健等，約兩萬餘字。馬王堆漢墓醫書共由十五部分組成，依次爲：

1.《足臂十一脈灸經》
2.《陰陽十一脈灸經》甲本
3.《脈法》
4.《陰陽脈死候》
5.《五十二病方》
(以上五種合爲一卷帛書)
6.《却穀食氣》
7.《陰陽十一脈灸經》乙本
8.《導引圖》
(以上三種合爲一卷帛書)
9.《養生方》
10.《雜療方》
11.《胎產書》
(以上三種帛書各自成卷)
12.《十問》
13.《合陰陽》
(以上兩種合爲一卷竹簡)
14.《雜禁方》(木簡)
15.《天下至道談》(竹簡)
(以上兩種合捲成一卷)

以上第一卷帛書字體近篆，抄寫年代當在秦漢之際；第二卷帛書及四種竹木簡字體介於篆隸之間，抄寫年代當在漢初；後三卷帛書字體都不同程度地接近雲萝睡虎地秦簡，抄寫年代當在漢代以前。以上各書在出土時都沒有書名，目前所見書名是馬王堆漢墓帛書整理小組根據各自内容添加的。

馬王堆漢墓醫書的問世，填補了我國醫學史上的某些空白，爲研究漢代以前的醫藥學發展情況提供了珍貴的資料。

帛書原有殘泐，可據殘筆釋出的字，帛書〔肆〕原釋文沒有外加方框符號，或直接以【 】號出示，現按簡帛釋文的通行符號更改。

以下醫書原文以馬王堆漢墓帛書整理小組編著的《馬王堆漢墓帛書〔肆〕》（文物出版社 1985 年）爲底本，並參照圖版和相關研究成果，進行綜合校釋。

（一） 足臂十一脈灸經

說　明

該帛書是迄今爲止我國發現最古的一部經脈學著作，書中比較完整地論述了人身十一條脈的名稱、循行徑路、生理病理和灸法治療。全書分兩篇，首篇爲“足温(脈)”，依次爲足太陽脈、足少陽脈、足陽明脈、足少陰脈、足太陰脈、足厥陰脈六節及死與不死候一節。次爲篇“臂温(脈)”，依次爲臂太陰脈、臂少陰脈、臂太陽脈、臂少陽脈、臂陽明脈五節。

本帛書共 34 行，它和《陰陽十一脈灸經》甲本、《脈法》、《陰陽脈死候》、《五十二病方》抄在同一幅長帛上。原缺書名標題，馬王堆漢墓帛書整理小組根據其内容特點命名爲《足臂十一脈灸經》。

校　釋

1. 足

足泰(太)陽温(脈)①：出外踝婁(婁)中②，上貫膊(腨)③，出於䐃(郄)④；枝之下脾⑤；其直者貫[臀]⑥，夾(挾)脊，[出]【項】$_{1}$，上於豆(脰)⑦；枝顔下⑧，之耳⑨；其直者貫目内漬(眥)⑩，之鼻$_{2}$。

其病⑪：病足小指(趾)廢⑫，膊(腨)痛，䐃(郄)䜌(攣)，脽痛⑬，産寺(痔)，要(腰)痛，夾(挾)脊痛，□痛，項痛，手痛$_{3}$，顔寒，産聾，目痛，尪(鼽)浻(衄)⑭，數瘨(癲)疾⑮。諸病此物者⑯，皆久(灸)泰(太)陽温(脈)$_{4}$。

【校注】

①脈：原文爲“温”。馬王堆帛書《足臂十一脈灸經》全用“温”字。帛書整理小組指出，“温”字也見於《古璽文字徵》附錄所收戰國璽印，可能是戰國古文的一種寫法。

②外踝婁中：指踝關節外側骨隆起的空穴處。婁，空穴之處。《說文·女部》：“婁，空也。”段玉裁注：“中空曰婁。”婁中，即凹陷處，周一謀(1988)指出，相當於後世所言崑崙穴部位。

③腨：即小腿後部隆起的腓腸肌，俗稱小腿肚。

④郤(䣛)：膝關節後面的膕窩部。劉慶宇(2010)認爲，郤即膕的異體字。《廣韻·麥韻》：“膕，曲腳中也。”劉玉環(2013)指出，圖版該字當釋爲“䣛(膝)”。

⑤枝之下䏶：支脈到達臀部。之，到、去。䏶，未見於字書。周一謀(1988)認爲，䏶疑爲“臀”的異體字。孫啓明(1990)指出，䏶與“髀”、“髀”形極相近，皆通作“髀”。《說文·骨部》：“髀，股也。”帛書《導引圖》有“引髀(髀)痛”。馬繼興(1992)認爲，䏶是“胂”字形訛，通作“胂”，指脊部。劉玉環(2013)指出，圖版“䏶”字右邊的豎筆不是原字固有的筆劃，而是帛書經水浸泡從前面的帛上滲過來的筆迹，右邊的構件當爲“复”，整字即“腹”字，“下腹”即小腹，下文第10行作“少腹”。

⑥直：讀爲“植”。醫籍中“植”與“枝”相對。植爲經脈主幹，即主脈；枝爲經脈分支，即支脈。貫臀：原釋文爲“貫□”，馬繼興(1992)據《陰陽十一脈灸經》補，可从。

⑦脰：即頸項，頸後部。《說文·肉部》：“脰，項也。”周一謀(1988)認爲，原文“豆”當是“頭”的省筆字，而不是“脰”的省筆字。

⑧顔：額頭。帛書整理小組指出，帛書“顔”字，原均寫作“顔”，該字形亦見於張家山《脈書》。帛書〔肆〕的釋文還存在多例將某個字的異體形式徑直寫作通行字的情況，例如“䣛”改作“膝”、“歓”改作“飲”、“衞”改作“衝”、“無”改作“无”、“煙”改作“烟”、“亘”改作“恒”、“閒(癇)”改作“間(癎)”、“巳”改作“已”、“尉”改作“熨”，等等。

⑨之耳：到過耳朵部位。

⑩內眥：內眼角。指上下眼瞼在鼻側連結處。與下文“外眥”相對。

⑪其病：指足太陽脈所主的病症。原文“病”字下有重文符號，以下六處“其病”的意義與格式均相同。

⑫𤺺：痿𤺺。《陰陽十一脈灸經》多用“痹”，《黃帝內經》多用“不用”。

⑬脽：臀部。《說文》小徐本：“脽，尻也。”《漢書·東方朔列傳》：“結股腳，連脽尻。”顔師古注：“脽，臀也。”周一謀(1988)指出，此處圖版是“脾”字，非“脽”字，脾即臀的異體字。

⑭鼽衄：流清鼻涕和鼻血。鼽，鼻流清涕。衄，鼻内流血。

⑮數瘨疾：指瘨疾頻繁發作。瘨疾，指精神抑鬱、神經錯亂之症。《難經·二十難》："重陽者狂，重陰者瘨。"又《五十九難》："瘨疾始發，意不樂，僵仆直視。"

⑯諸病此物者：凡是屬於此類病症。物，類。《玉篇·牛部》："物，類也。"

【釋譯】

足太陽脈，從外踝的空穴處出來，向上穿過小腿肚，再向上到達膝關節後面膕窩部。支脈前往臀下而去，它的主幹貫穿臀部，從兩旁鉗住脊柱，經過後頸部，上行到項部；支脈從前額下邊到達耳部，它的主幹通過内眼角，到達鼻部。

足太陽脈所主的病症是：足小趾麻痹，小腿肚疼痛，膝膕窩痙攣，臀部痛，產生痔瘡，腰痛，從兩旁鉗住背脊疼痛，……痛，後頸痛，手痛，前額發冷，耳朵聾，眼睛痛，鼻流清涕，流鼻血，精神病頻繁發作。凡是出現這一類症狀，都可以灸足太陽脈來治療。

足少陽温（脈）：出於踝前，枝於骨間①，上貫膝（膝）外兼（廉）②，出於股外兼（廉），出脅；枝之肩薄（髆）③$_{5}$；其直者貫腋，出於項、耳，出湛（枕）④，出目外漬（眥）$_{6}$。

其病：病足小指（趾）次【指（趾）】廢，胻外兼（廉）痛，胻寒，膝（膝）外兼（廉）痛，股外兼（廉）痛，脾（髀）外兼（廉）痛，脅痛，□$_{7}$痛⑤，產馬⑥，缺盆痛⑦，瘻（瘻）⑧，聾，湛（枕）痛，耳前痛，目外漬（眥）痛，脅外穜（腫）。諸【病】此物者，皆$_{8}$久（灸）少陽温（脈）$_{9}$。

【校注】

①骨間：指脛骨和腓骨之間。

②外廉：外側緣。廉，古代解剖學術語，即側面。《儀禮·鄉飲酒禮》："設席於堂廉東上。"鄭玄注："側邊曰廉。"

③肩髆：肩和臂膊。

④枕：指枕骨，位於頭頂部後方。《素問·骨空論》："頭横骨爲枕。"

⑤□痛：按照脈行的部位，當爲"肩痛"。馬繼興（1992）認爲，可補爲"頭頸痛"。

⑥產馬：指腋下惡氣，俗稱狐臭。馬，同"瘍"。帛書《五十二病方》有"治瘍"。《说文·疒部》："瘍，目病。一曰恶氣着身也；一曰蝕創。"帛書整理小組認爲，馬爲腋下所生堅而不潰的癰疽，稱爲"馬刀"、"馬刀挾癭"，即瘰癧。

⑦缺盆：經穴名，指鎖骨上窩處，其形狀像無蓋之盆，空虛如缺。皇甫謐

《針灸甲乙經》卷三："缺盆，一名天蓋，在肩上横骨陷者中。"

⑧瘻：頸部癰腫。《說文·疒部》："瘻，頸腫也。"周一謀（1988）指出，"瘻"和後一字"聾"應是一種病，疑是膿耳致聾，如慢性中耳炎之類。

【釋譯】

足少陽脈，從外踝前出来；有一支脈穿過脛骨、腓骨間；脈的主幹朝上貫穿膝部外側，再進到大腿外側，再上行到前胸的側面；一條支脈前往肩部與臂膊，它的主幹貫穿腋下，向上行到項與耳部，行進到枕骨，又行進到外眼角。

足少陽脈所主的病症是：足小指和次指麻痹，小腿外側痛，小腿感到寒冷，膝關節外側痛，大腿外側痛，股骨大轉子部外側痛，胸側痛，肩痛，腋下發出臭氣，鎖骨上窩處疼痛，頸項癰腫，耳朵聾，枕骨痛，耳前痛，外眼角痛，前胸之側痛。凡是出現這一類症狀，都可以灸足少陽脈來治療。

足陽明温（脈）：循胻中①，上貫厀（膝）中，出股，夾（挾）少腹②，上出乳內兼（廉），出膉（嗌），夾（挾）口③，以上之鼻$_{10}$。

其病：病足中指（趾）廢，胻痛，厀（膝）中穜（腫），腹穜（腫），乳內兼（廉）痛，□外穜（腫），頯痛④，烎（鼽）洧（衄），數$_{11}$熱汗出⑤，脞（脞）瘦⑥，顏寒。諸病此物者，皆久（灸）陽明温（脈）$_{12}$。

【校注】

①循：沿着，依次。《說文·彳部》："循，行順也。"

②少腹：即小腹。《釋名·釋形體》："自齊（臍）以下曰水腹，水汋所聚也；又曰少腹，少，小也，比於齊（臍）以上爲小也。"

③挾口：在口部的兩旁。亦見於《靈樞·經脈》。

④頯：顴部。《說文·頁部》："頯，權也。"段玉裁注："權者，今之顴字。"

⑤數熱汗出：頻繁發熱出汗。《素問·熱論》有"陽明主肉，其脈俠鼻絡於目，故身熱"的記敘。

⑥脞瘦：大腿消瘦。帛書整理小組指出，"脞"字日文訓釋爲股，即大腿上部與腰相連的部分。趙有臣（1987）認爲，原文"脞"是朘的音近通假字，《說文·肉部》："朘，赤子陰也。"脞瘦，即是陰痿。馬繼興（1992）認爲，瘦讀爲"搔"，指大腿瘙癢。

【釋譯】

足陽陽脈，在小腿外側正中開始循行，向上通過膝關節正中，直達大腿部，再沿着小腹部兩側向上，經過乳房內側，到達咽喉，環繞口唇，向上達到鼻部。

足陽陽脈所主的病症是：足中趾麻痹，小腿痛，膝關節腫脹，腹部腫大，乳房內側痛，……外側腫脹，顴部疼痛，流鼻涕和鼻血，頻繁發熱出汗，大腿消瘦，額部發涼。凡是出現這一類症狀，都可以灸足陽明脈來治療。

足少陰温(脈)：出内踝窶(婁)中，上貫膊(腨)，入胎(郄)，出股，入腹，循脊内【上】兼(廉)①，出肝，入胠②，毄(繫)舌【本】③13。

其病：病足熱，膊(腨)内痛，股内痛，腹街④、脊内兼(廉)痛，肝痛，心痛，煩心，洇□□□□⑤14，舌輅(坼)，□旦(癉)，尚(上)氣，□□，數腸(喝)⑥，牧牧耆(嗜)臥以欬⑦。諸病此物【者，皆久(灸)】足少陰【温(脈)】15。

【校注】

①上兼(廉)：原文此處殘損，原釋文作“□兼(廉)”，馬繼興(1992)據《陰陽十一脈灸經》補正，可从。

②胠：腋下部，側胸部上方。《説文·肉部》：“胠，亦下也。”段玉裁注：“亦、腋，古今字。”《素問·咳論》：“轉則兩胠下滿。”張介賓注：“胠，腋下脅也。”

③舌本：帛書此處殘損，原釋文作“舌□”，周一謀(1988)、馬繼興(1992)均據《陰陽十一脈灸經》補正，可从。

④腹街：古醫籍中所指人體部位名，指腹股溝中央，沿肚臍兩旁上行的部位。腹街爲四種“氣街”的一種。《靈樞·衛氣》：“請言氣街：胸氣有街，腹氣有街，頭氣有街，脛氣有街……氣在腹者，止之背腧與沖脈於臍左右之動脈者。”《靈樞·經脈》所記“氣街”則指腹股溝的氣沖穴部位。滑壽《十四經發揮》：“氣沖，一名氣街。”張介賓《類經》：“氣街，即氣沖也，在毛際兩旁，鼠鼷上一寸。”關於“氣街”命名之義，楊上善《黄帝内經太素》卷八：“街，衢道也。足陽明脈及足少陽脈氣所行之道，故曰氣街。”

⑤洇□□□□：《靈樞·經脈》記足少陰脈所生病有“咽腫上氣，嗌乾及痛”。洇，讀爲“咽”。

⑥數喝：指頻繁哮喘。《靈樞·經脈》記足少陰脈所生病有“咳唾則有血，喝喝而喘”。《素問·生氣通天論》：“煩則喘喝。”王冰注：“喝，謂大呵出聲也。”帛書整理小組認爲，喝指聲音嘶啞。《廣雅·釋言》：“喝，嘶也。”

⑦牧牧：即默默、昧昧，指昏昏沉沉，神志不清。周一謀(1988)認爲，指沉默不語、神氣萎頓之狀。劉釗(1994)指出，牧牧應讀作“瞢瞢”。《説文·目部》：“瞢，目不明也。”又作“眊眊”。《玉篇·目部》：“眊，不明貌。”原文第一個“牧”字下有重文符號。

【釋譯】

足少陰脈，從内踝後的凹陷處出來，向上穿過小腿肚，進入膝膕窩，行進到大腿部出來，進入腹部，沿着脊柱的內側向上，到達肝臟，經過腋下部，向上與舌根相連接。

足少陰脈所主的病症是：足部發熱，小腿肚內側痛，大腿內側痛，腹股溝和脊拄內側痛，肝痛，心痛，心煩躁，咽部……，舌面燥裂，……頻繁哮喘，昏昏沉沉，神志不清，愛睡覺，咳嗽。凡是出現這一類症狀，都可以灸足少陰脈來治療。

足泰(太)陰温(脈)①：出大指(趾)内兼(廉)骨蔡(際)②，出内踝上兼(廉)，循胻内【兼(廉)，上】厀(膝)内兼(廉)③，出股内兼(廉)$_{16}$。

其病：病足大指(趾)廢，胻内兼(廉)痛，股内痛，腹痛，腹張(脹)，復□④，不耆(嗜)食，善意(噫)⑤，心【煩】⑥$_{17}$，善肘(疛)⑦。諸病此物者，皆久(灸)足泰(太)陰温(脈)$_{18}$。

【校注】

①足泰(太)陰温(脈)：整理小組的原釋文爲“足泰(太)陽温(脈)”，當爲抄寫與印刷之誤。

②際：會合，連接。《説文·𨸏部》：“際，壁會也。”段玉裁注：“兩牆相合之縫也。引申之，凡兩合皆曰際，際取壁之兩合，猶取門之兩合也。”

③上厀(膝)内兼(廉)：帛書此處殘損，原釋文作“□膝内兼(廉)”，周一謀(1988)、馬繼興(1992)均據《陰陽十一脈灸經》補正，可从。

④復□：周一謀(1988)據《陰陽十一脈灸經》太陰脈的是動病有“食欲嘔”、《靈樞·經脈》太陰脈的是動病有“食則嘔”，將此處補釋爲“復嘔”，可參。

⑤噫：即噯氣。胃裏的積氣因阻鬱上升而有聲稱爲噫，俗稱飽嗝。《説文·口部》：“噫，飽食息也。”

⑥心煩：帛書此處殘損，原釋文作“心□”，馬繼興(1992)據《陰陽十一脈灸經》補正，可从。

⑦疛：指心跳過速、心悸之類的心腹疾病。《説文·疒部》：“疛，小腹病。”段玉裁注：“小，當作心，字之誤也。隸書心或作小，因僞爲小耳。《玉篇》云：‘疛，心腹疾也。’仍古本也。”《吕氏春秋·盡數》：“處腹則爲長(脹)爲疛。”高誘注：“疛，跳動，皆腹疾。”

【釋譯】

足太陰脈，起於足大趾内側的骨縫處，經過内踝上側，再沿着小腿内側，經過膝關節内側，到達大腿内側。

足太陰脈所主的病症是：足大趾麻痹，小腿內側痛，大腿內側痛，腹痛，腹脹，復……，不想吃東西，常常噯氣，心煩，經常心跳過速。凡是出現這一類症狀，都可以灸足太陰脈來治療。

足帣(厥)陰温(脈)：循大指(趾)間以上，出胻內兼(廉)①，上八寸，交泰(太)陰温(脈)②，循股內③，上入脞(脞)間$_{19}$。

其病：病脞(脞)瘦，多弱(溺)，耆(嗜)飲，足柎(跗)穜(腫)④，疾畀(痹)⑤。諸病此物者，【久(灸)】帣(厥)陰温(脈)$_{20}$。

【校注】

①循大趾間以上：從足大趾中部出來向上行走。此處原釋文斷句作"循大指(趾)間，以上出胻內兼(廉)"。周一謀(1988)指出，斷句應作"循大指間以上"爲宜，可从。

②交：交叉，相交。

③循股內：帛書此處殘損，原釋文作"□股內"，周一謀(1988)據《靈樞·經脈》"循股陰入毛中"之句補釋，可从。

④跗：足背部。《玉篇·足部》："跗，足上也。"

⑤疾痹：患痹病。

【釋譯】

足厥陰脈，從足大趾中部出來向上行走，到達小腿內側，在內踝上八寸處和足太陰脈相交叉，再沿着大腿內側，進入到大腿內部。

足厥陰脈所主的病症是：大腿消瘦，小便頻數，特別想喝水，足背浮腫，身患痹症。凡是出現這一類症狀，都可以灸足厥陰脈來治療。

皆有此五病者①，有(又)煩心，死。三陰之病亂②，不過十日死。揗温(脈)如三人參舂③，不$_{21}$過三日死。温〈温(脈)〉絶如食頃④，不過三日死。煩心，有(又)腹張(脹)，死。不得臥，有(又)煩心，死。唐(溏)泄$_{22}$恒出，死。三陰病雜以陽病，可治。陽病北(背)如流湯⑤，死。陽病折骨絶筋而无(無)陰病⑥$_{23}$，不死$_{24}$。

【校注】

①五病：指足厥陰脈所生的脞瘦、多溺、嗜飲、足跗腫、疾痹五種病症。

②三陰之病：此指足太陰、足少陰、足厥陰三條陰脈所生的病症。

③揗脈如三人參舂：所切之脈就像三個人一起搗臼一樣混亂。揗，切案。參舂，指雜亂無章地搗臼。三人參舂，形容多人亂搗臼之狀。《素問·三部九候

論》："上下左右之脈相應如參舂者病甚。" 王冰注："如參舂者，謂大數如鼓，如參舂杵之上下也。"

④脈絕如食頃：指脈搏停止跳動長達約一頓飯的時間。食頃，一頓飯的時間。

⑤背如流湯：指背部大汗淋漓。此爲亡陽之兆。

⑥折骨絕筋：指身體受嚴重外傷。參見帛書《陰陽脈死候》、張家山漢簡《脈書》。无(無)：原釋文直接寫作"無"，據圖版改。

【釋譯】

凡是有上述足厥陰脈所生的五種病症，再加上心煩症狀，就會死亡。足部三條陰脈的病症錯綜複雜同時出現，過不了十天就要死亡。所切之脈就像三個人一起搗臼一樣混亂，過不了三天就要死亡。脈搏停止跳動長達一頓飯的時間，不出三天就要死亡。心煩又兼腹脹，將要死亡。不能入睡，又心煩意亂，將會死亡。反復大便溏瀉，將要死亡。足三陰脈的病症中雜有陽病症狀，可以治療。足三陽脈的症狀兼見，背部大汗淋漓不止，將會死亡。足三陽脈的病症兼見，並有骨折、筋斷等症而沒有混雜陰病症狀，就不會死亡。

2. 臂

臂泰(太)陰温(脈)：循筋上兼(廉)，以奏(湊)臑內①，出夜(腋)內兼(廉)，之心②。

其病：心痛，心煩而意(噫)。諸病25此物者，皆久(灸)臂泰(太)陰温(脈)26。

【校注】

①湊臑內：到達肱部內側。裘錫圭(1987)指出，原文"奏"即表示向、趨向。《漢書·金日磾列傳》："日磾奏廁心動。"顏師古注："奏，向也。"臑，即肱部，指肩部以下、肘部以上的部分。《靈樞·經脈》："下循臑內。"馬蒔注："膊內肱處，謂之臑。肩肘之間也。"

②之：到。

【釋譯】

臂太陰脈，從臂筋內側的前緣開始循行，到達肱部內側，再向上經腋窩內側，抵達心臟。

臂太陰脈所主的病症是：心痛，心煩和噯氣。凡是出現這一類症狀，都可以灸臂太陽脈來治療。

臂少陰温（脈）：循筋下兼（廉）①，出臑内下兼（廉），出夜（腋），奏（湊）脅。

其病：脅痛。諸病【此】物者，皆【久（灸）】$_{27}$臂少陰【温（脈）】$_{28}$。

【校注】

①筋下廉：指臂筋内側後緣。

【釋譯】

臂少陰脈，從臂筋内側的後緣開始循行，到達肱部内側的後緣，再向上到腋下，然後抵達側胸部。

臂少陰脈所主的病症是：側胸部疼痛。凡是出現這一類症狀，都可以灸臂少陰脈來治療。

臂泰（太）陽温（脈）：出小指，循骨下兼（廉）①，出臑下兼（廉），出肩外兼（廉），出項□□□【目外漬（眥）】。

其病$_{29}$：臂外兼（廉）痛。諸病此物者，皆久（灸）臂泰（太）陽温（脈）$_{30}$。

【校注】

①骨下廉：當指肘骨外側後緣。

【釋譯】

臂太陽脈，從手小指出來，沿着肘骨外側緣，上行於肱部外側緣，再向上到達肩部外側，至項部，……到達外眼角。

臂太陽脈所主的病症是：臂部外側疼痛。凡是出現這一類症狀，都可以灸臂太陽脈來治療。

臂少陽温（脈）①：出中指，循臂上骨下兼（廉），奏（湊）耳。

其病：產聾，【頰】痛②。諸病【此物者，皆】$_{31}$久（灸）臂少陽之温（脈）$_{32}$。

【校注】

①臂少陽脈：即手陽明脈。《陰陽十一脈灸經》作“耳脈”。

②頰：面頰，指臉兩側從眼到下頜部分。

【釋譯】

臂少陽脈，從手中指出來，沿着上肢肘骨外側後緣，行走於橈骨的小指側緣，直達耳部。

臂少陽脈所主的病症是：耳聾，面頰痛。凡是出現這一類症狀，都可以灸臂少陽脈來治療。

臂陽明温(脈)[①]：出中指間，循骨上兼(廉)，出臑外兼(廉)上，奏(湊)膭(枕)[②]，之口。

【其】病：病齒【痛】，□□□□$_{33}$。【諸】病此物者，皆久(灸)臂陽明温(脈)。

上足温(脈)六[③]、手【温(脈)五】[④]$_{34}$。

【校注】

①臂陽明脈：即手陽明脈。《陰陽十一脈灸經》作“齒脈”。

②枕：指枕骨。

③足脈六：指以上所述足太陽、足少陽、足陽明、足少陰、足太陰、足厥陰等六條經脈。

④手脈五：指以上所述臂太陰、臂少陰、臂太陽、臂少陽、臂陽明等五條經脈。

【釋譯】

臂陽明脈，從手中指中部出來，沿着肘骨外側前緣，行經肱部外側前緣，向上到達枕骨，止於口部。

臂陽明脈所主的病症是：牙痛……。凡是出現這一類症狀，都可以灸臂陽明脈來治療。

以上共計有足脈六條，手脈五條。

（二）陰陽十一脈灸經(甲本)

説　明

本書是繼《足臂十一脈灸經》之後、《靈樞・經脈》之前的一部古經脈學著作。它在《足臂十一脈灸經》的基礎上，對人體十一條經脈的循行徑路、生理、病理均作了調整和補充，爲後來《黄帝内經》經脈學説奠定了基礎。但是該書没有出現“經脈”一詞，仍以“脈”字統稱，並且只採用灸法。

本書共37行，其内容根據先陽脈、後陰脈的順序依次是：足太陽脈、足少陽脈、足陽明脈、肩脈(相當臂太陽脈)、耳脈(相當臂少陽脈)、齒脈(相當臂陽明脈)、足太陰脈、足厥陰脈、足少陰脈、臂太陰脈、臂少陰脈，共十一節。本帛書原缺書名及篇目，馬王堆漢墓帛書整理小組根據本書内容特點命名爲《陰陽十一脈灸經》甲本。

本書的古傳本有三種，分别是：馬王堆漢墓帛書二種，即甲本與乙本；張家山漢墓竹書一種，收入《脈書》中，稱爲丙本。其中以《脈書》保存最爲完整。

校　釋

【鉅陽眽(脈)[①]：潼外踝婁中[②]，出胎(郄)中，上穿賑(臀)，出猒(厭)中[③]，夾(挾)脊，出於項，□頭角[④]，下顏，夾(挾)$_{35}$䪼(頞)[⑤]，毄(繫)目内廉。是動則病[⑥]：潼(腫)，頭痛[⑦]，□□□□脊痛[⑧]，要(腰)以(似)折，脾(髀)不可以運，膕$_{36}$如結】，腨如【裂，此】爲踝蹶(厥)[⑨]，是鉅陽眽(脈)【主治。其所産病：頭痛，耳聾，項痛，耳$_{37}$彊[⑩]，】瘧，北(背)痛，要(腰)痛，尻痛，肨(痔)，胎(郄)痛，腨痛，【足小指(趾)痹，爲十】二病$_{38}$。

【校注】

①鉅陽脈：即太陽脈，指足太陽脈。下文少陽脈、陽明脈同。鉅，大。《禮記·三年問》："創鉅者其日久。"鄭玄注："鉅，大也。"帛書整理小組指出，本帛書篇首缺損，據《導引圖》前《陰陽十一脈灸經》乙本補，兩本都缺去的字，盡可能據《靈樞·經脈》補足，本篇以下缺文同例。帛書原圖版缺第35、36兩行，釋文係依字數推算。

②潼：疑讀爲"踵"，因循、沿襲。或謂此處"踵"指腳後跟。

③厭中：即髀厭，相當於股骨之大轉子部位。《素問·氣穴論》："兩髀厭分中兩穴。"王冰注："謂環銚穴也，在髀樞後，足少陽、太陽二脈之會。"

④頭角：即額角，指額前髮際向左右下方曲折的部位。

⑤䪼：同"頞"，鼻梁。《説文·頁部》："頞，鼻莖也。亦作䪼。"

⑥是動則病：與下文"其所產病"是兩類疾病，即《黄帝内經》與《難經》中的"是動病"和"所生病"。對這兩類疾病的區别，有多種解説。主要有：

a. 《難經·二十二難》："經言是動者，氣也；所生病者，血也。邪在氣，氣爲是動；邪在血，血爲所生病。氣主煦之，血主濡之，氣留而不存者，爲氣先病也；血壅而不濡者，爲血後病也。故先爲是動，後所生病也。"以"是動"爲氣病，"所生"爲血病。

b. 張志聰《黄帝内經靈樞集注》卷二第十以"是動"爲"病生於外"，"所生"爲"病生於内"。即"是動病"是由外邪影響經脈所發生的病狀，"所生病"是由本經脈自生出現的病狀。

c. 徐大椿《難經經釋·二十二難》以“是動”爲“本經之病”，“所生”爲“旁及他經”之病。

d. 郭兵權(1980)認爲，“是動病”是原發性的病狀，“所生病”是繼發性的病狀。

e. 郭靄春(1991)認爲，“是動”是此經的異常變動，指本經受外邪擾動而生的(病症)；“所生”與“是動”相對，特指本經臟腑自身所主，由内而生的(疾病)。

f. 廖育群(1991)認爲，同一種經脈的“是動病”與“所生病”多有雷同，兩者並非疾病分類，“所生病”位於“主治”之後，是出自對“是動病”進行注釋的人，對已列“是動病”的照搬或補充。

g. 彭堅(1993)認爲，“是動則病”爲《脈法》“是主動，疾則病”之縮略語。疾，指脈動失常。“其所產病”是某條經脈的動脈搏動雖正常而仍可出現的病症。

⑦腫，頭痛：指腫脹和頭痛兩種病症。馬繼興(1992)指出，根據張家山《引書》的“衝(衝)頭”，此處當爲“衝頭痛”，即逆氣上衝而導致的頭痛。

⑧□□□□脊痛：馬繼興(1992)據張家山《引書》補作“項似拔，脊痛”。

⑨踝厥：病症名。指由於足太陽脈受外邪侵襲而引起的疾病，常見四肢寒冷，實爲氣衰於下，逆行於上所致。張家山《引書》作“踵厥”。

⑩耳彊：本書原缺，據乙本補釋。張家山《脈書》爲“灊强”。魏啓鵬(1992)指出，當爲“項彊”，指後頸部强硬僵直。《醫學心悟·太陽經證》：“太陽病，則項脊强也。”馬繼興(1992)補釋爲“枕彊”，指後頭頸部肌肉强直。

【釋譯】

足太陽脈，沿着外踝後與足後跟之間的空穴處出來，行至膝膕窩，經大腿部後方向上穿過臀部，再由股骨大轉子處出來，行走於脊柱正中的兩側，上行到後頸部，再由前髮際兩側的額角，然後向下到達前額中央，沿着鼻柱的左右兩側，又向内上方聯繫到内眼角而終止。該脈被外邪侵擾，會出現下列症狀：周身腫脹，頭痛，……脊背疼痛，腰痛好像被折斷的感覺，大腿不能隨意曲伸活動，膝膕部好像被繩子束縛着，小腿肚好像要裂開，這就是踝厥病。以上各種症狀都要以足太陽脈爲主來治療。本脈自生的病變有：頭痛，耳聾，後頸痛，後頭頸部肌肉强直，瘧疾，脊背痛，腰痛，臀部痛，生痔瘡，膝關節痛，小腿肚痛，足小趾麻痹，共十二種病症。

【少】陽眽(脈)：毄(繫)於外踝之前廉，上出魚股之【外①，出】□上②，【出目前③。】是動則病：【心與脅痛$_{39}$，不】可以反稷(側)，甚則无(無)膏④，足外反⑤，此爲陽【蹶(厥)】⑥，是少陽【眽(脈)主】治。

其所產病：□□□，【頭$_{40}$頸】痛，脅痛，瘧，汗出，節盡痛，脾(髀)【外】廉【痛，□痛】，魚股痛⑦，【厀(膝)外廉】痛，振寒⑧，【足中指(趾)】$_{41}$踝〈𨁈(痹)〉，爲十二病$_{42}$。

【校注】

①魚股：人體部位名，不見於傳世醫，從下文“所產病”的髀、魚股、膝等部位的順序看，魚股位於髀、膝之間。整理小組認爲，指股部前面的股四頭肌，屈膝時狀如魚形。

②出□上：中間一字甲本、乙本均缺，張家山《脈書》作“出脅上”。

③出目前：指止於眼部下方。甲本、乙本同，張家山《脈書》作“出耳前”。

④无(無)：原釋文直接寫作“無”，據圖版改。

⑤足外反：指腳向外翻。魏啓鵬(1992)指出，後脫“熱”字，當从《靈樞·經脈》、《素問·至真要大論》作“足外反熱”，即足外側灼熱。然而，根據《陰陽十一脈灸經》甲本、乙本和《脈書》，“足外反熱”的“熱”字可能爲衍文。

⑥陽厥：指突然受刺激過度導致善怒發狂的疾病。

⑦魚股痛：乙本作“股痛”。

⑧振寒：惡寒戰慄。

【釋譯】

足少陽脈，繫結在外踝前緣，上行，穿過大腿外側，從脅部出來，止於眼部下方。該脈被外邪侵擾，會出現下列症狀：心和脅痛，不能翻身，更嚴重的則會全身皮膚粗糙失去潤澤，足向外翻，這就是陽厥病，以上各種病症都要以足少陽脈爲主來治療。本脈自生的病變有：……痛，頸項疼痛，胸側疼痛，瘧疾，出汗，全身關節痛，髖關節外側痛，……痛，大腿外側痛，膝部外側痛，惡寒顫抖，足中趾麻痹，共十二種病症。

陽明眽(脈)：【毄(繫)】於骭骨外廉①，循骭而上，穿臏(髕)②，出魚股【之外廉，上】穿【乳】，穿頰，【出目外】$_{43}$廉，環【顏】□③。是動則病：洒洒病寒④，喜龍〈伸〉⑤，婁(數)吹(欠)，顏【黑，病穜(腫)，病至則惡人與火，聞】$_{44}$木音則傷〈惕〉然驚，心腸〈惕〉⑥，欲獨閉戶牖而處⑦，【病甚】則欲【登高而歌，棄】衣【而走⑧，此爲】$_{45}$骭蹶(厥)，是陽明眽(脈)主治。其所產病：顏痛，鼻肍(鼽)，領〈頷〉【頸痛，乳痛，】心與胠痛$_{46}$，腹外穜(腫)，陽(腸)痛，厀(膝)跳⑨，付(跗)□□[⑩]，【爲】十【病】47。

【校注】

①骭骨：脛骨。《廣韻·諫韻》："骭，脛骨。"

②髕：膝蓋骨。《說文·骨部》："髕，膝耑也。"

③環顏□：環繞於額部正中……。張家山《脈書》無缺字，僅有"環顏"。

④洒洒病寒：指病人身體疼痛、發冷的症狀。《素問·診要經終論》："令人洒洒時寒。"王冰注："洒洒，寒貌。"《素問·脈解》："陽明所謂洒洒振寒者，陽明者，午也，五月盛陽之陰也，陽盛而陰氣加之，故洒洒振寒也。"洒，讀作"xiǎn"。王雲路(1995)指出，《諸病源候論》中有多處"洗洗"，是記音詞，表示痛貌，也可作"稀稀"、"洒洒"，其本字當是"痛"，《集韻·未韻》："痛，痛貌。"原文"洒"字後有重文符號。

⑤喜伸：喜歡伸展腰肢。魏啓鵬(1992)認爲，伸同"呻"，指因病呻吟。

⑥病至則惡人與火，聞木音則惕然驚，心惕：病發時討厭見到人和火光，聽到树木發出的響聲就驚恐不安，心跳不安。《素問·脈解》："所謂甚則厥，惡人與火，聞木音則惕然而驚者，陽氣與陰氣相薄，水火相惡，故惕然而驚也。"《靈樞·經脈》："聞木音則惕然而驚，心欲動。"心惕，《脈書》作"心惕然"。裘錫圭(1987)認爲，原文"心腸"可讀爲"心動"，指心蕩。

⑦欲獨閉戶牖而處：想關窗閉户一人獨自居處。《素問·脈解》："所謂欲獨閉戶牖而處者，陰陽相薄也，陽盡而陰盛，故欲獨閉戶牖而居。"

⑧病甚則欲登高而歌，棄衣而走：病情嚴重時想登上高處放聲高歌，脫棄衣服而奔跑不停。《素問·脈解》："所謂病至則欲乘高而歌，棄衣而走者，陰陽復爭而外並于陽，故使之棄衣而走也。"

⑨膝跳：膝蓋僵直。《說文·足部》："跳，蹶也。"又："蹶，僵也。"

⑩跗□□：張家山《脈書》作"跗上踝〈踝(痹)〉"。

【釋譯】

足陽明脈，繫結在脛骨外側，順着脛骨向上，穿過膝蓋骨，從大腿外側出來，向上穿過乳根，經過面頰部，從外眼角出來，環繞於前額正中……。該脈被外邪侵撓，會出現下列症狀：全身冷得發抖，喜歡伸展腰肢，不斷打呵欠，前額呈黑色，身體浮腫，病發時討厭見到人和火光，聽到树木發出的響聲就驚恐不安，心跳不安，想關窗閉户一人獨自居處，病情嚴重時想登上高處放聲高歌，脫棄衣服而奔跑不停，這就是骭厥病，以上各種病症都要以足陽明脈爲主來治療。本脈自生的病變有：額部疼痛，鼻流清涕，額頭和頸部疼痛，乳房痛，心痛和側胸部痛，腹部腫脹，腸痛，膝蓋僵直，足背麻痹，共十種病症。

肩眽(脈)：起於耳後，下肩，出臑外【廉】，出臂【外，腕上】，乘手北（背）。是【動則病：嗌痛[①]，頷穜（腫）】，不可以顧，肩$_{48}$以（似）脫，臑以（似）折，是肩脈（脈）主治。【其所産病】：領〈頷〉痛，【喉痹，臂痛[②]，肘】痛，爲四病$_{49}$。

【校注】

①嗌痛：此處兩字甲本、乙本和《脈書》均缺，帛書整理小組據《靈樞·經脈》手太陽脈補。

②臂痛：據乙本補，張家山《脈書》作“肩痛”。

【釋譯】

肩脈，從耳後起始，下行，經過肩部，進入肱部内側，從臂外手腕上出來，登上手背。本脈被外邪侵擾，會出現下列症狀：咽喉疼痛，頸項腫痛，不能夠自由運轉反顧，肩如同脫落一樣疼痛，肱骨像被折斷，以上各種病症都要以肩脈爲主來治療。本脈自生的病變有：頸項疼痛，喉嚨閉塞不通，臂痛，肘外側痛，共四種病症。

耳脈（脈）：起於手北（背），出臂外兩骨之間，【上骨】下廉，出【肘中】，入耳中。是動則病：耳聾$_{50}$煇煇脖脖[①]，嗌穜（腫），是耳脈（脈）主治。其所産病：目外漬（眥）痛，頰痛[②]，耳聾，爲三病$_{51}$。

【校注】

①耳聾煇煇脖脖：耳聾，聽力不好。煇煇脖脖，形容聽力模糊。楊上善《黄帝内經太素》卷八作“渾渾淳淳”，並注曰：“耳聾聲也。”原文“煇”、“脖”兩字後均有重文符號。張家山《脈書》此處缺“聾”。

②頰：即顴骨後側。滑壽《十四經發揮》：“耳以下曲處爲頰。”

【釋譯】

耳脈，從手背起始，上行，由臂外側尺骨、橈骨之間出来，沿着橈骨下緣，從肱骨出来後，進入耳内。該脈被外邪侵擾，會出現下列症狀：耳聾而聽不清楚，咽喉腫，以上各種病症都要以耳脈爲用主来治療。本脈自生的病變有：外眼角痛，顴骨後側痛，耳聾，共三種病症。

齒脈（脈）[①]：起於次指與大指上，出臂上廉，入肘中，乘臑，【穿】頰，入齒中，夾（挾）鼻。是【動】$_{52}$則病：齒痛，朏（䪼）穜（腫）[②]，是齒脈（脈）主治。其所産病：齒痛，朏（䪼）穜（腫），目黄，口乾，臑痛，爲五【病】$_{53}$。

【校注】

①齒脈：《足臂十一脈灸經》作“臂陽明脈”。《靈樞·經脈》作“大腸手陽明之脈”。

②頔腫：眼眶下沿腫脹。頔（zhuō），顴骨。《說文·頁部》：“頔，頭頡頔也。”《廣韻·薛韻》：“頔，面秀骨。”《集韻·沒韻》：“頔，面顴。”

【釋譯】

齒脈，起始於食指和大拇指之上，上行，沿着上肢外側前緣，進入肘部，登上肱部，穿過顴骨，進入牙齒中，終止於鼻部兩側。該脈被外邪侵擾，會出現下列症狀：牙齒痛，眼眶下沿腫大，以上各種病症都要以齒脈爲主來治療。本脈自生的病變有：牙齒痛，眼眶下沿腫大，眼黃，口渴，肱部痛，共五種病症。

大（太）陰眽（脈）①：是胃眽（脈）殹（也），彼（被）胃，出魚股陰下廉，腨上廉，出內踝之上廉。是動則病：上$_{54}$走心②，使復（腹）張（脹），善噫，食欲歐（嘔），得後與氣則怢（快）然衰③，是鉅陰眽（脈）主治④。其所【產病】$_{55}$：□□，心煩，死；心痛與復（腹）張（脹），死；不能食，不能臥，强吹（欠）⑤，三者同則死；唐（溏）泄，死；【水與】$_{56}$閉同，則死，爲十病$_{57}$。

【校注】

①太陰脈：即足太陰脈。下文厥陰脈、少陰脈同。

②上走心：指胃氣逆沖於心。此處與張家山《脈書》同，原釋文據乙本補作“上當走心”。

③得後與氣則快然衰：在拉了大便和放屁後，才會產生舒服感。後，此指大便。氣，矢氣，指放屁。《黃帝內經》作“得後與氣，則快然如衰”。楊上善《黃帝內經太素》卷八作“得後出餘氣則快然如衰”。衰，指人患鼓脹病時排泄之後的輕鬆感覺。

④鉅陰脈：即足太陰脈。

⑤强欠：想打哈欠而打不出。楊上善《黃帝內經太素》卷八：“將欠不得欠，名曰强欠。”

【釋譯】

足太陰脈，即胃脈，覆蓋住胃，下行，從大腿魚股背後下側出來，行進到小腿肚上緣，止於內踝上側。該脈被外邪侵擾，會出現下列症狀：胃氣逆沖於心，腹內發脹，常常噯氣，一進食就想嘔吐，只有在排解大便和放屁之後，才會產生舒服感，以上各種病症都要以足太陰脈爲主来治療。本脈自生的病變有：……兼有心煩，死；心痛和腹脹，死；吃不下食物，不能安睡，想打呵欠而打不出，这三種症狀同時出現則爲死症；大便溏泄，死；水腫與尿閉同時出現則爲死症，共十種病症。

厥陰眽(脈)：㲃(繫)於足大指(趾)菆(叢)【毛】之上，乘足【跗上廉】，去內腂(踝)一寸，上【腂(踝)】五寸而【出大(太)陰之後】$_{58}$，上出魚股內廉，觸少腹①，大漬(眥)旁②。是動則【病：丈】夫隤(癩)【山(疝)③，婦人則少腹穜(腫)，要(腰)痛】$_{59}$不可以卬(仰)，甚則嗌乾，面疵④，是厥陰眽(脈)主治。【其】所產病：熱中⑤，【瘩(癃)⑥，隤(癩)，扁(偏)山(疝)，四病】$_{60}$有而心煩⑦，死，勿治殹(也)。有陽眽(脈)與之俱病，可治殹(也)$_{61}$。

【校注】

①觸少腹：抵達小腹。《靈樞·經脈》作"抵小腹"。

②大眥旁：即內眼角旁邊。此處乙本作"大資旁"。張家山《脈書》作"夾綿旁"。

③癩疝：指陰囊下墜而疼痛。帛書《五十二病方》有"腸隤(癩)"篇。

④面疵：即面有病色。此處與乙本同，張家山《脈書》作"面驪"。

⑤熱中：疾病名。指熱邪滯結於腸胃不得散發，又稱內熱。

⑥瘩(癃)：此處乙本爲"降(癃)"，張家山《脈書》爲"瘩(癃)"。《素問·宣明五氣》："膀胱不利爲癃，不約爲遺弱(溺)。"

⑦四病：原釋文爲"□□"，現據文意補。張家山《脈書》作"五病"，但簡文所列僅四病，應缺一病。

【釋譯】

足厥陰脈，繫結在足大趾背的聚毛之處上面，登上足背上緣，在距內踝前一寸處，上行至離內踝五寸處，交叉到太陰脈後面，往上，從大腿魚股內側出来，抵達小腹，到達內眼角。該脈被外邪侵擾，會出現下列症狀：男子陰囊腫大，婦人小腹腫脹，腰痛而不能前俯後仰，嚴重的會出現咽喉乾渴，面有病色，以上各種病症都要以足厥陰脈爲主來治療。本脈自生的病變有：熱邪滯留於腸胃而不得散發，小便不通，陰囊腫大，氣疝，四種病症同時出現而又心煩不安者，爲死症，不必再治療。若是有陽脈病與它們同時出現，則可以治療。

少陰眽(脈)：㲃(繫)於內腂(踝)外廉，穿腨，出胎(郄)中央，上穿脊之內廉，㲃(繫)於腎，夾(挾)舌①。【是動則病：】$_{62}$悒(喝)悒

(喝)如喘②，坐而起，則目瞙(眡)如毋見③，心如縣(懸)，病飢④，氣【不足】，善怒，心腸〈惕〉，恐【人將捕之,】$_{63}$不欲食，面黭(黯)若灺(炧)色⑤，欬則有血，此爲骨蹶(厥)，是少【陰】眽(脈)主【治】。其所【產病:】□□□□【口熱】⑥$_{64}$，舌柝(坼)，嗌乾，上氣，饐(噎)，嗌中痛，癉，耆(嗜)臥，欬，音(瘖)⑦，爲十病。【少】陰之眽(脈)，【久(灸)則强食產肉⑧，緩帶,】$_{65}$皮(被)髮，大丈(杖)，重履而步，久(灸)幾息則病已矣⑨$_{66}$。

【校注】

①挾舌：當指歸結於舌根。張家山《脈書》作“挾舌本”。

②喝喝如喘：即喘息而帶嘶啞之聲，相當於哮喘。《素問·生氣通天論》：“煩則喘喝。”王冰注：“喝，謂大呵出聲也。”此處乙本缺，張家山《脈書》作“悒悒如亂”。如，連詞，相當於“而”。原文第一個“㰤(喝)”字後有重文符號。

③眡：視力模糊。楊上善《黄帝内經太素》卷十：“目眡眡如無所見。”其注：“今少陽病，從坐而起，上引於目，目精氣散，故眡眡如無所見也。”

④病飢：指有饑餓感但不想吃東西。

⑤面黯若炧色：面色像蠟燭燒過後的焦炭一樣黑暗。原文“黭”也可指暗黑。《說文·黑部》：“黭，果實黭黯，黑也。”又《火部》：“炧，燭盡也。”

⑥口熱：原釋文爲“□□”，據《脈書》補全。

⑦瘖：即口啞，失音病。《說文·疒部》：“瘖，不能言也。”

⑧强食產肉：努力增加進食量，促使肌肉生長。產，生長。劉吉善(2001)認爲，强食即食氣(氣功導引)而使身體充沛，產肉指肢體柔和，進而爲少陰經脈的針灸治療能順利得氣而墊鋪好理想的基礎。

⑨幾息：將近結束。《爾雅·釋詁下》：“幾，近也。”乙本作“希息”。帛書整理小組注，幾息應即“既息”，《周易·歸妹六五》釋文：“幾，荀作既”，可爲旁證。周一謀(1988)認爲，“灸幾息則病已矣”指艾灸的火星才息滅，病就好了，是形容療效優越的誇張之詞。已：痊愈。按，復旦大學出土文獻與古文字研究中心對馬王堆醫書進行重新整理時，將“已”全部隸作“巳”，讀作“已”。

【釋譯】

足少陰脈，繫結在内踝外緣，上行，穿過小腿肚，進入膝窩中央，向上穿過脊柱内側，聯綴在腎上，歸結於舌根。該經脈被外邪侵擾，會出現下列症狀：頻頻哮喘，坐下後起身時，兩眼昏花好像什麼都看不見，心像被懸吊着，有饑餓感但不想進食，心氣不足，容易發怒，心中驚恐不安，與害怕被捕的人心情相似，不想吃東西，面色灰暗得像燈燭灰燼，咳唾中有血，這是該脈逆厥而上形成的骨厥病，以上各種病症都要以足少陰脈爲主來治療。本脈自生的病變有：……口熱，舌頭乾燥開裂，咽喉乾燥，氣逆壅上而呼多吸少，進食困難，咽喉痛，濕熱，喜歡躺臥，咳嗽，說不出話，共十種病症。足少陰脈，如果用灸法治療，就應該讓患者努力增加進食量，促使肌肉生長，鬆緩衣帶，散開頭髮，扶着大拐杖，穿上沉重的鞋子，緩步而行，當灸療過程將近結束時，患者的病也就快治愈了。

臂鉅陰脈(脈)：在於手掌中，出內陰兩骨之間①，上骨下廉，筋之上，出臂【內陰，入心中】67。是動則病：心滂滂如痛②，缺盆痛，甚則交兩手而戰③，此爲臂蹷(厥)，【是臂鉅陰脈(脈)主】68治。其所產病：胷(胸)痛，瘛(脘)痛，【心痛】④，四末痛⑤，叚(瘕)⑥，爲五病69。

【校注】

①出內陰兩骨之間：乙本同此，張家山《脈書》爲“出臂內陰兩骨之間”。

②滂滂：張家山《脈書》作“彭彭”，即膨膨，形容胸腔內脹滿的狀態。《廣韻·庚韻》：“膨，脹貌。”《集韻·庚韻》：“膨、脝，大腹。”馬繼興(1992)認爲，形容心跳劇烈而伴有跳動之聲。《漢書·衛青列傳》：“出車彭彭。”顔師古注：“彭彭，衆車聲也。”第一個“滂”字下有重文符號。如：相當於“然”。

③甚則交兩手而戰：形容由於痛苦、恐懼或寒冷而引起的全身發抖，即戰慄、寒慄症狀。

④心痛：原文脫，爲帛書整理小組補出。張家山《脈書》此處亦爲“心痛”。周一謀(1988)指出，古人胸、心二字常混用，本條“所產病”已有“胷(胸)痛”，不當再有“心痛”，據《足臂十一脈灸經》的“心煩”和《靈樞·經脈》的“煩心”，此處補爲“心煩”更恰切。

⑤四末：四肢。《左傳·昭公元年》：“風淫末疾。”杜預注：“末，四支也。”楊上善《黃帝內經太素》卷九：“四末，謂四肢，身之末也。”

⑥瘕：即腹內積塊，無固定形狀，或脹或痛。

【釋譯】

臂太陰脈，起始於手掌心，上行到臂內側尺骨和橈骨之間，沿着肱骨下側，順着臂筋內側前緣，行進到上肢內側，注入心中。該經脈被外邪侵擾，會出現下列症狀：胸部脹痛，鎖骨上窩痛，嚴重的患者兩手交叉抱於胸前而顫抖不已。這就是臂厥病，以上各種病症都要以臂太陰脈爲主来治療。本脈自生的病變有：胸痛，胃脘痛，心痛，四肢痛，腹部出現脹痛而游移不定的積塊，共五種病症。

臂少陰脈(脈)：起於臂兩骨之間之間①，之下骨上廉，筋之下，出臑內陰。【入心中②。是動則病：心】70痛，益(嗌)渴欲飲，此爲臂蹶(厥)，是臂少陰脈(脈)主治。其所產【病：脅】痛，爲【一病】71。

【校注】

①之間之間：帛書整理小組指出，後兩字“之間”爲衍文。

②入心中：原本缺，據乙本和《脈書》補。

【釋譯】

臂少陰脈，起始於臂部尺骨、橈骨之間，沿着尺骨上側，順着臂筋下側，從肱部內側出來，再進入心臟。該經脈被外邪侵撓，會出現下列症狀：心痛，咽喉乾渴而想喝水，這就是臂厥病，以上各種病症都要以臂少陰脈爲主來治療。本脈自生的病變有：胸側部疼痛，只有一種病症。

(三) 脈 法

說 明

《脈法》是古診斷學著作，全文僅三百餘字，抄錄在《陰陽十一脈灸經》甲本之後。由於年代久遠，文字殘損過多，漫漶難識者近半數，主要內容難以完全明瞭。根據該書首尾文意，應爲師傅傳授徒弟的脈法之書。到目前爲止，它是所能見到的最早提出人體氣與脈的關係，以及確立了治病“取有餘而益不足”的虛實補瀉概念的古醫籍。本書原缺題名，馬王堆帛書整理小組根據此書原文首句“以脈法明教下”，遂命是名。

《脈法》的內容主要表現爲兩方面：一是說明“氣”的傳導徑路，以及利用灸法根據全身各脈所主不同病候所採取的導氣治療原則，提出了砭刺癰腫不當容易發生的四種損害；二是介紹在癰腫有膿時用砭石刺破血脈，以排除膿血的治療手段，以及根據脈搏診察疾病的方法。

校 釋

以脈(脈)法明教下，脈(脈)亦聽(聖)人之所貴殹(也)。氣殹(也)者，到下一□□□□□□□□□□□□72焉。聽(聖)人寒頭而煖足，治病者取有餘而益不足殹(也)。□上而不下，□□□□□□□73過之□，會〈當〉環而久(灸)之。病甚，陽上於環二寸而益爲一久(灸)。

氣出胳(郤)與肘，□一久(灸)而□$_{74}$。用碧(砭)啓脈(脈)者必如式，壅(癰)穜(腫)有膃(膿)，則稱其小大而□□之。□□有四【害】：膃(膿)深$_{75}$碧(砭)輚(淺)，謂上〈之〉不遝，一害；膃(膿)輚(淺)而碧(砭)深，胃(謂)之過，二害；膃(膿)大【而碧(砭)小】，□□而大□$_{76}$□□，三【害；膃(膿)】小而碧(砭)大，胃(謂)之碧(砭)□，碧(砭)□者，石食(蝕)肉殹(也)，四害。□□□□□喜殹(也)。□$_{77}$□□□□□□□□□□□□□□□□膃(膿)小□□□□□□□□□此□$_{78}$□□□□□□□□□□□□□□□□走而求之□□□□□□□□□$_{79}$□者不□□□□□□□□□□□□□□□□□□□□□□□□□□$_{80}$□虛則主病它脈(脈)□此□□則□□它脈(脈)□□□□□□□□□□□□□【足】$_{81}$之少陰，臂之大(太)陰、少陰。氏□□□則□此□□□□□□□□□□□□□□$_{82}$脈(脈)之縣(玄)，書而熟學之。季子忠謹，學□□□□見於爲人□□□□□□$_{83}$言不可不察殹(也)$_{84}$。

參考張家山漢墓竹簡《脈書》内容，可將帛書《脈法》補釋完整，以下對補釋後的《脈法》進行校釋。

以脈(脈)法明教下①。脈(脈)亦聽(聖)人之所貴殹(也)②。氣殹(也)者，到下而【害】上③，【從煖而去清】$_{72}$焉④，聽(聖)人寒頭而煖足。治病者取有餘而益不足殹(也)⑤，【氣】上而不下，【則視有】$_{73}$過之脈(脈)⑥，會〈當〉環而久(灸)之。病甚，陽上於環二寸而益爲一久(灸)⑦。氣出胳(郤)與肘之脈(脈)而【碧(砭)之】⑧$_{74}$。

【校注】

①以脈法明教下：用脈法的知識來傳授弟子使之學習掌握診斷和治療的技術。古醫籍中應有《脈法》，但已亡佚。《素問·五運行大論》："《脈法》曰：'天地之變，無以脈診。'"補釋之文與原釋文的行數編號略有差異，原釋文是72～84行，而補釋之文是72～83行。帛書整理小組指出，《脈法》第79、80兩行也可能是一行。

②貴：重視。

③到下：張家山《脈書》作"利下"，指對身體下部有益。

④從煖而去清：指追隨溫暖和遠離寒涼。此處帛書原缺，據《脈書》補。

⑤取有餘而益不足：指以瀉法治療實證，以補法治療虛證。取有餘、益不足

的治療原則，在《黄帝内經》和《難經》中都有較多論述。《素問·骨空論》："不足則補，有餘則瀉。"《靈樞·寒熱病》："損有餘，益不足。"《難經·八十一難》："經言，無實實虚虚，損不足而益有餘。"

⑥有過之脈：指脈搏超過正常範圍，即患病的經脈。

⑦病甚：病情嚴重。陽上：陽氣爭上。此處指陽氣爭上而使頭頸劇痛的嚴重患者。

⑧氣出郄與肘之脈：指足太陽脈和齒脈（即臂陽明脈）。張家山《脈書》有"氣壹上壹下，當胎（郄）與胕（跗）之脈而祀（砭）之"之句。

【釋譯】

現在將脈法知識明白地傳授給弟子。經脈是受到學問道德淵博的人高度重視的。人體内的氣，往往有益於身體下部而有害於身體上部。因爲體内之氣的本性具有追隨温暖和遠離寒涼特性，所以智慧長者的治病養生法則是：讓頭部顯露在衣服之外使之耐寒，讓下肢隱匿在衣服之内使之保温。治療疾病也要注意把握減少有餘而補充不足的原則。陽氣上注而不循歸於下，就應當觀察那些超過正常範圍的脈搏，並應圍繞疾病所生之處進行灸療。對於陽氣爭上而使頭頸劇痛的嚴重患者，還可以在該施灸部位的上方二寸處再增加一個部位施用灸法。氣繞膝間的足太陽脈病與氣繞肘間的臂陽明脈病，則要用砭石瀉血治療。

用砮（砭）啓眽（脈）者必如式①。雍（癰）穜（腫）有膿（膿），則稱其小大而【爲】之【砮（砭）②。砮（砭）】有四【害】，膿（膿）深【而】$_{75}$砮（砭）輚（淺），胃（謂）之不遝③，一害；膿（膿）輚（淺）而砮（砭）深，胃（謂）之過，二害；膿（膿）大【而砮（砭）小，胃（謂）之澰，澰者惡】$_{76}$【不畢】④，三【害；膿】小而砮（砭）大，胃（謂）之砮（砭）⑤，砮（砭）者傷良肉殹（也），四害。膿（膿）【多而深者，上黑】而大；【膿（膿）少$_{77}$而深者，上黑而小；膿（膿）多而輚（淺）者，上白而大】；膿（膿）少【而】輚（淺）【者，上白而小，此不可不】察殹（也）。有$_{78}$膿（膿）者不【可久（灸）】殹（也）。

【校注】

①用砭啓脈者必如式：用砭石刺破血脈進行治療的時候，必須遵循一定的規則。砭，即砭石。啓脈，開啓脈的孔穴而瀉之。如式，遵循法則。《説文·工部》："式，法也。"

②稱：度量，權衡。《廣雅·釋詁一》："稱，度也。"

③不遝：不及，指灸刺時濃腫深而砭石刺入淺的一種失誤。《説文·辵部》："遝，迨也。"揚雄《方言》卷五："迨、遝，及也。東齊曰迨，關之東西曰遝或

曰及。"

④湅者惡不畢：收斂的結果是使膿腫的穢垢不能全部排除。湅，讀爲"斂"，收斂，指灸刺時濃腫大而砭石小的一種失誤；魏啓鵬(1992)認爲，讀爲"儉"，指不足。惡，指膿穢。畢，完結。

⑤砭：讀爲"泛"，泛濫，指灸刺時濃腫小而砭石大的一種失誤。

【釋譯】

凡是用砭石開啓脈氣的時候，必須遵循一定的規則。癰腫之後往往會引起化膿，就應當考察膿腫程度的大小深淺來確定具體施用砭法的手術。用砭石刺破血脈治療癰腫有四種害處：膿腫的部位很深，但砭刺的位置很淺，叫做不及，這是一害；膿腫的部位很淺，但砭刺的位置過深，叫做太過，這是二害；膿腫的面積很大，但砭刺的區域過小，叫做收斂，收斂的結果是使膿腫的穢垢不能全部排除，這是三害；膿腫的面積很小，但砭刺的區域很大，叫做泛濫，它損傷了健康的肌肉組織，這是四害。凡是膿液量多，位於身體深層的，其外觀多呈現黑色，其病變的面積大。凡是膿液量少，也位於身體深層的，其外觀也呈現黑色，其病變的面積則小。凡是膿液量多，而位於身體淺層的，在膿腫部位的外觀多呈現白色，其病變的面積也大。凡是膿液量少，也位於身體淺層的，在膿腫部的外觀上也呈現白色，其病變的面積則小。在治療之前，這些情況都不能不仔細觀察。凡是癰腫已出現化膿時，就不能用灸法來治療。

相眽(脈)【之道】，左□□□走而求之，右【手直踝而簞之[①]。它脈】盈，此$_{79}$獨虛，則主病。它眽(脈)汩，此獨□[②]，則主【病】。它眽(脈)【靜，此獨動，則主病。夫眽(脈)固有勭(動)者，骭】$_{80}$之少陰[③]，臂之大陰、少陰，氏主【勭(動)，疾】則【病】[④]。此【所以論有過之眽(脈)殹(也)，其餘謹視當脈之過$_{81}$[⑤]。】眽(脈)之縣(玄)[⑥]，書而孰(熟)學之，季子忠謹[⑦]，學□□□□見於爲人☐$_{82}$言不可不察殹(也)$_{83}$。

【校注】

①左□□□走而求之，右手直踝而簞之：此兩句可據《素問・三部九候論》補，其曰："以左手足上，上去踝五寸按之，庶右手足當踝而彈之，其應過五寸以上蠕蠕然者不病。"意思是用左手湊近病人内踝按着，用右手指在在踝上輕輕叩彈，醫生以左手感受脈搏的情況。走而求之，《脈書》作"走而按之"。走，讀爲"奏"，湊近。簞，讀爲"彈"，彈叩；馬繼興(1992)認爲，簞讀爲"探"，同"撣"，義爲探摸。

②它脈汩，此獨□：《脈書》作"它脈滑，此獨衛(澀)"。汩，滑。《淮南子・原道》："混混滑滑。"高誘注："滑，與汩同。"

③骭之少陰：指足少陰脈。骭，指小腿骨。

④氏主動，疾則病：指上句所言三條脈在正常的生理狀態下經常維持跳動，但是脈搏的跳动迅速加剧就會產生疾病。氏主動，《脈書》作“是主動”。疾，迅疾。

⑤當脈之過：指全身十一條經脈所主的病候。當，相應。《禮記·檀弓下》：“衰與其不當物也。”孔穎達疏：“當，猶應也。”

⑥玄：幽深奥秘。

⑦季子：幼子，小子。原指兄弟中年齡最小者，此指初學者。

【釋譯】

診察脈象的方法是：用左手湊近患者的足內踝上方按着，用右手指在踝上彈叩，以感受與探求脈搏的情況。如果其他脈象呈充實滿盈之狀，只有這一條脈象呈現虛弱無力，則說明犯有疾病。如果其他脈象呈現滑動流利之狀，只有這一條脈象呈現滯澀不暢，則說明患有疾病。如果其他脈象呈平靜和緩之狀，只有這一條脈象呈現搏動不寧之狀，則說明患有疾病。在脈象中本來有以動爲常態的，如足少陰脈、臂太陰脈和臂少陰脈。這些脈都是以動爲宜，如果跳動速度過於迅疾，就會產生疾病。這些例證，都是用來討論、研究超過正常範圍的脈搏，其餘則要根據全身十一條脈各自所主的病候，細心觀察。脈法的道理幽深奥秘，記下來反復學習。初學者都要忠誠謹慎地學習……表現在爲人上……發言不能不事先觀察。

（四）陰陽脈死候

說　明

《陰陽脈死候》抄於《陰陽十一脈灸經》甲本的尾部，全文約一百字。本段文字原缺題名，帛書整理小組根據其中心內容，將它命名爲《陰陽脈死候》。

《陰陽脈死候》主要論述在三陰脈與三陽脈疾病中所呈現的死亡症狀及有關理論。本書認爲三陽脈屬於天氣，主外、主生，三陽脈病一般不至於致死，其中只有折骨裂膚，才有死的可能性（稱爲“一死”）。三陰脈屬於地氣，主內、主殺，其病多爲臟腐腸爛，常易引起死亡（稱爲“五死”）。並分別敘述“五死”的具體症狀和體徵。

校　釋

凡三陽[①]，天氣殹（也），其病唯折骨列（裂）膚一死。凡三陰[②]，地氣殹（也），死脈（脈）殹（也）。【陰】病而亂，則【不】$_{85}$過十日而死。三陰貸（腐）臧（臟）煉（爛）腸而主殺，□□五死[③]：唇反人盈[④]，則肉【先死；齦齊齒長[⑤]，則】$_{86}$骨先死；面黑，目環（睘）視褎（衺）[⑥]，則氣先死；汗出如絲，傅而不流[⑦]，則血先〇死；舌掐（陷）橐卷[⑧]，【則筋】$_{87}$先死。五者扁（徧）有，則不沽〈活〉矣$_{88}$。

【校注】

①三陽：指人體三陽之脈，即太陽脈、少陽脈、陽明脈。

②三陰：指人體三陰之脈，即太陰脈、少陰脈、厥陰脈。古人認爲，三陽之脈主外像天，三陰之脈主內像地。故有“凡三陽，天氣也”、“凡三陰，地氣也”之說。

③□□五死：張喜德（1987）補釋爲“病凡五死”。

④唇反人盈：指嘴唇外翻，人中盈滿。與張家山《脈書》同，《靈樞·經脈》作“肌肉軟，則舌萎人中滿；人中滿則唇反；唇反者，肉先死。”

⑤齦齊齒長：原文此處殘損，原釋文無，據張家山《脈書》補。《靈樞·經脈》作“肉軟卻，故齒長而垢，髮無澤；髮無澤者，骨先死。”

⑥目睘視褎：眼珠發直，目光歪斜。《說文·目部》：“睘，目驚視貌。”《脈書》作“目圜視雅”。雅，讀爲“雅”，義爲歪斜。

⑦汗出如絲，傅而不流：汗出細如絲綫，附着在皮膚表面而不流動。傅，讀爲“附”。朱駿聲：“傅，假借爲附。”

⑧舌陷橐卷：舌頭捆卷，睾丸卷縮。橐，即“槖”，指陰囊。《說文·木部》：“槖，囊也。”原釋文將“橐”讀爲“卵”，帛書整理小組認爲，“橐”从卵从橐省，是人體名稱“卵”之專字。《脈書》作“舌捆橐拳（卷）”。《靈樞·經脈》作“筋急則引舌與卵，故唇青舌卷卵縮，則筋先死”。

【釋譯】

凡是三陽脈，像自然界天之陽氣，三陽脈所生病變，只有在筋骨折斷、皮肉撕裂的情況下，才會導致死亡。凡是三陰脈，像自然界地之陰氣，屬於死脈。如果三陰脈病同時出現混雜現象，那麽不出十天，病人就會死亡。三陰脈所生病變，會使人五臟腐敗、腸胃潰爛，導致死亡。三陰脈所生的病變大致有五種死亡徵兆：口唇外翻，人中腫滿，是肌肉先死的徵兆；牙齦軟縮，牙齒變長，是骨先死的徵兆；顔面黯黑，眼珠發直，目光歪斜，是氣先死的徵兆；汗出細如絲綫，附着在皮膚表面而不流動，是血先死的徵兆；舌頭捆陷，睾丸卷縮，是筋先死的徵兆。五種徵兆同時出現，就沒有救活的希望了。

（五）五十二病方

説　明

本書是一部古方劑學著作。書中分別記述了52種疾病的治療方法。卷首列有目録。每種疾病均作爲篇目標題，記在各篇之首。現今除三個病名篇目缺文不詳外，其餘四十九種絕大多數是外科疾病，包括各種外傷、動物咬傷、癰疽、潰爛、腫瘤、皮膚病及痔病等。其次爲内科疾病，包括癲癇、痙病、瘧病、飲食病、疝病、淋病及寄生蟲病等。再次爲兒科疾病，包括嬰兒索痙、嬰兒癲癇、嬰兒瘛瘲。全書共記載疾病100餘種，現存醫方280多個，藥物250餘種。

本書原缺書名，馬王堆漢墓帛書整理小組根據本書目録之末所記“凡五十二”及全書内容特點，將它命名爲《五十二病方》。

在本書之末，原帛書尚附記有多條醫方佚文(間附有病名標題)，殘缺不全。根據其書寫字體與本書之不同，可知在全書抄録後，他人或有續增。

目　録

1. 諸傷
2. 傷痙
3. 嬰兒索痙
4. 嬰兒病閒(癇)
5. 嬰兒瘛(瘈)
6. 狂犬齧人
7. 犬筮(噬)人
8. 巢(臊)者
9. 夕下
10. 毒【烏豙(喙)】
11. 瀶(蜃)
12. 【蛭食(蝕)】
13. 【蚖】
14. 【尤(疣)】者
15. 【顛(癲)疾】
16. 【白處】
17. 大帶
18. 冥(螟)
19. □蠸者
20. □者
21. 㾓
22. 人病馬不閒(癇)
23. 人病【□】不閒(癇)
24. 人病羊不閒(癇)
25. 人病蛇不閒(癇)
26. 諸食病

27. 諸□病
28. 瘩（癃）病
29. 弱（溺）□淪者
30. 【膏】弱（溺）
31. 【穜（腫）】橐
32. 腸隤（㿗）
33. 脈者
34. 牡痔
35. 牝痔
36. 朐養（癢）
37. 雎（疽）病
38. 【□】□
39. 【□闌（爛）者】
40. 【胻膫（燎）】
41. 【胻傷】
42. 【加（痂）】
43. 【蛇齧】
44. 【癰】
45. 【鬃】
46. 【蟲蝕】
47. 【乾騷（瘙）】
48. 久【疕】
49. 蠱
50. 鬾〈魃〉
51. 去人馬尤（疣）
52. 治瘑
凡五十二①

【校注】

①凡五十二：整理小組指出，"二"字殘缺，但細察帛書，上面一横沒有叉筆，不可能是"五"字，中間沒有與上下等長的横筆，也不可能是"三"字。

校　釋

1. 諸傷

【諸傷】①：□□膏、甘草各二，桂、畺（薑）、椒□□□□□□□□□□□□□□□□□□□□□□$_{1}$□□毀一垸（丸）音（杯）酒中②，飲之，日壹飲，以□其⧄$_{2}$

【一】，□□□□朐③，令大如荅④，即以赤荅一斗并【冶】⑤，復冶□□□□□□□□□□□□□$_{3}$孰（熟）□□□【飲】其汁⑥，汁宰（滓）皆索⑦，食之自次（恣）殹（也）⑧。痛斬⧄$_{4}$⑨

一，冶齊（薺）【實】⑩，□淳酒漬而餅之⑪，煏瓦鬵炭□□□□□□□□□□□□□□漬□$_{5}$煏之如□⑫，即冶，入三指最（撮）半音（杯）溫酒□□□□□□□□□□□□□□□□□□者$_{6}$百冶⑬，大□者八十，小者【卌】⑭，冶精$_{7}$⑮。

一，燔白鷄毛及人髪⑯，冶【各】等⑰。百草末八灰⑱，冶而□□□□□□□一垸（丸），溫酒一音（杯）中○⑲[8]，飲之[9]。

【校注】

①諸傷：兩字原脱，據目録補。從全文内容看，應指各種金刃、竹木、跌打所引起的出血、感染、瘀血等外傷。

②毀：搗碎，粉碎。廣瀨薰雄（2012）指出，根據該句“椒”下一字的殘筆，當是“朱”字，該藥物名可補爲“朱（茱）臾（萸）”。《五十二病方》用桂、薑、椒、茱萸等藥物組合的醫方又見於“雎（疽）病”篇（第271、275行）。

③朐：一種屈形的乾肉。《説文·肉部》：“朐，脯挺也。”段玉裁注：“挺，即脡也。”《儀禮·士虞禮》：“朐在甫。”鄭玄注：“朐，脯及乾肉之屈也。”严健民（2005）將“□□□□朐”補釋爲“傷痛取某朐”。

④荅：小豆。《説文·艸部》：“荅，小尗（菽）也。”《廣雅·釋草》：“小豆，荅也。”

⑤冶：粉碎，把藥物研成細末。此處圖版殘損，整理小組未釋，據文意補。

⑥其汁：原文“汁”字下有重文符號。

⑦汁滓皆索：將藥汁和藥滓全部吃下。索，完盡。《廣雅·釋詁一》：“索，盡也。”

⑧食之自次（恣）殹（也）：原釋文爲“食之自次（恣）”。殹（也），圖版中該字下部略殘，原釋文隸作“解”，並與下句“痛”連讀。廣瀨薰雄（2012）認爲，結合《五十二病方》第334行“殹”之字形，此處“解”當改釋爲“殹”。此説可从。

⑨斬：截斷，切割。

⑩薺實：薺菜籽，又名蓁。《爾雅·釋草》：“蓁，薺實。”實，圖版該字餘左上半部“[illegible]”，整理小組未釋，據文意隸作“實”；陳劍（2013）認爲當隸作“石”。

⑪□淳酒漬：據文意，可補釋爲“以淳酒漬”。餅：製作成餅狀。

⑫煏瓦鬵炭：指用陶製的烹器焙烤成炭。煏，焙烤、用火烘乾。《説文·火部》：“煏，火乾也。”鬵，大鍋。《説文·鬲部》：“鬵，大釜也。一曰：鼎大上小下若甑曰鬵。”揚雄《方言》卷五：“甑，自關而東謂之甗，或謂之鬵。”

⑬溫酒：熱酒。周一謀（1988）指出，“酒”後第一個殘缺字當爲“中”字。

⑭卌：四十。帛書整理小組指出，該字據對頁反印文補。

⑮冶精：指碎細。周一謀（1988）認爲，即精冶，指精工細研。魏啓鵬（1992）認爲，精與下文“令”同義，此處指見效。

⑯白鷄毛：藥物名。《神農本草經》稱爲“雞翮羽”，《本草綱目》卷四十八謂雞翮羽“白雄雞者良”。按，帛書〔肆〕中“鷄”、“雞”的字形基本相同，

但是整理小組對該字的隸定卻分爲兩種字形：一是寫作“鷄”，共25見；二是寫作“雞”，共3見。《說文·隹部》：“雞，知時畜也。从隹，奚聲。鷄，籒文雞，从鳥。”雖然“鷄”、“雞”兩字的音義完全相同，是異體字關係，但是，在同一部文獻中，不管用哪個字形，應該統一。廣瀨薰雄(2012)指出，從圖版字形上看，此處釋爲“雞”更加標準。

⑰各等：指藥物配伍時，白鷄毛與人髮兩藥用量相等。

⑱百草末八灰：百草末的用量是白雞毛灰、頭髮灰的八倍。百草末，又名百草霜。魏啓鵬(1992)認爲，八讀爲“炦”，指百草末經火氣化後所餘下的灰，亦即百草霜。《本草綱目》卷七以百草霜爲竈突或煙囱内的墨灰，謂其“止上下諸血”。《漢書·禮樂志》：“百末旨酒布蘭生。”顏師古注：“百末，百草華之末。旨，美也。以百草華末雜酒，故香且美也。”廣瀨薰雄(2012)指出，“灰”當釋爲“亦”，並認爲“以百草華末雜酒”的方法與本方相似。

⑲冶而□□□□□□□一垸(丸)，溫酒一音(杯)中：周一謀(1988)指出，“一垸(丸)”前面可以補一“毀”字，全句是“冶而□□□□□□毀一垸(丸)溫酒一音(杯)中”。劉欣(2010)認爲，“中”字後的“○”當釋爲“而”。廣瀨薰雄(2012)指出，該句當斷讀爲“百草末八亦冶而□□□□□□□一垸(丸)溫酒一音(杯)中而飲之”。

【釋譯】

治療各種外傷的藥方：……油脂、甘草各兩份，肉桂、乾薑、蜀椒、茱萸……揉碎藥丸後放在一杯酒裏，飲服，每天飲一次，以……

一方：……乾肉脯，使它像小豆一樣大小，同時以赤小豆一斗混合研末，再將……研成細末，煮熟……喝藥汁，把藥滓和藥液全部吃下。每次服用的藥量隨意不拘。疼痛，截斷……

一方：將薺菜籽研末，用醇酒浸泡後製成餅狀，放在陶器中焙烤成炭末……，再浸濕……焙烤如前，同時研末。每次取三指撮的藥末放入半杯溫酒中飲服……要研成細末，大的……八十，小的四十，研成碎細。

一方：焙烤相等數量的白雞毛和人髮，然後研末。再取百草霜，用量是白雞毛灰、頭髮灰的八倍，研末……打破一丸放到一杯溫酒中，飲服。

一，以〈已〉刃傷，類(燔)羊矢，傅之$_{10}$。

一，止血出者，燔髮，以安(按)其痏①$_{11}$。

一，令傷者毋痛，毋血出，[取]故蒲席厭□□□[燔]□□□□痏②$_{12}$。

一，傷者血出，祝曰：“男子竭，女子截③。”五畫地□之④$_{13}$。

一，令傷毋般(瘢)，取彘膏、□衍并冶⑤，傅之$_{14}$。

一，以男子洎傅之⑥，皆不般（瘢）$_{15}$。

一，金傷者，以方（肪）膏⑦、烏豙（喙）□□，皆相□煎，鉇（施）之⑧$_{16}$。

一，傷者，以續𢿙（斷）根一把⑨，獨□長支（枝）者二廷（梃）⑩，黃鈐（芩）二梃，甘草□廷（梃），秋烏豙（喙）二□□$_{17}$□□□者二甌⑪，即并煎□孰（熟），以布捉取⑫，出其汁，以陳緼□□傅之⑬$_{18}$。

【校注】

①按：按壓。痏：毆傷，泛指傷口。《說文・疒部》："痏，疻痏也。"朱駿聲通訓定聲："凡毆傷，皮膚青黑無創瘢曰疻，有創瘢曰痏。"周一謀（1988）將"燔□□□□痏"補釋爲"燔之，以按其痏"。

②故蒲席：即敗蒲席。《名醫别錄》："敗蒲席，平，主筋溢惡瘡。"陶弘景注："燒之。"猒：足量，極度。《集韻・豔韻》："猒，足也。"

③竭：乾涸，此處指血凝結而停止出血。䣼：本義是醋漿，《說文・酉部》："䣼，酢漿也。"周一謀（1988）指出，此處䣼爲"截"字之誤寫，義爲截斷、阻斷。馬繼興（1992）則疑"䣼"假借爲"裁"。魏啓鵬（1992）認爲，醋爲酸，主收斂，此處指女子出血也逐漸收斂。蔡偉（2009）認爲"䣼"、"在"古音極近，可以假借，表示終盡。《爾雅・釋詁下》："求、酋、在、卒、就，終也。"邢昺疏："皆謂終盡也。"

④五畫地：即"午畫地"，指在地上畫縱橫交錯的符號。"午畫地"見於周家臺秦簡《病方》345～346簡。《玉篇・午部》："午，交也。"《儀禮・大射》："度尺而午。"鄭玄注："一縱一横曰午，謂畫物也。"帛書整理小組認爲，"五畫地"是在地上畫五下。睡虎地秦簡《日書》甲種《盜者篇》亦有"五畫地"，饒宗頤（1982）引《道藏》所載"禹步"資料"用白堊畫作九星，斗間相去三尺，從天罡起，禹步隨作一次第之，居魁前逆之"，認爲"日書敘禹步，即五畫地，想亦用白堊畫於地上作北斗狀。"周一謀（1988）將"五畫地□之"補釋爲"五畫地唾之"。

⑤彘膏：即豬油。《說文・彑部》："彘，豕也。"揚雄《方言》卷八："豬，北燕朝鮮之間謂之豭，關東西或謂之彘，或謂之豕。"衍：足量。

⑥男子洎：當爲男子排出的體液，即精液。《證類本草》卷十五引《嘉祐本草》載，陶弘景云："人精與鷹屎，亦滅瘢。"趙有臣（1985）、裘錫圭（1987）均認爲，應指男子的鼻涕。但是古今文獻中未見以鼻涕入藥的記載。

⑦肪膏：動物油脂。

⑧施：此指用藥外敷，塗藥。《普濟方》以烏喙爲末，入輕粉少許，臘豬油和擦，治一切諸瘡未破者，與此方相似。

⑨續斷根：即續斷。《神農本草經》有續斷莖，謂其治“金創、癰傷、折趺，續筋骨”。把：草木類藥物的形態單位。陶弘景《本草經集注·序例》：“云某草一束者，以重三兩爲正；云一把者，重二兩爲正。”

⑩獨□：疑爲“獨活”。《神農本草經》謂其“主風寒所擊，金瘡止痛”。梃：長形枝幹狀藥物量詞。《說文·木部》：“梃，一枚也。”後世醫書對某些藥物一梃的度量作了規定，如《醫心方》卷三引《極要方》“生葛根一梃，長一尺，徑三寸。”

⑪甌：相當於杯。《說文·瓦部》：“甌，小盆也。”《玉篇·瓦部》：“甌，椀小者。”

⑫以布捉取：用布袋包裹藥物榨汁。捉取，榨取。

⑬陳縕：指舊麻絮。《禮記·玉藻》：“縕爲袍。”鄭玄注：“縕，故絮也。”

【釋譯】

一方：治療金刃外傷，將羊糞焙烤成炭，外敷傷處。

一方：止外傷出血法。用人的頭髮焙烤成炭，把炭末按壓在出血的傷口上。

一方：讓受到外傷的局部不痛和停止出血，取敗蒲席足量……焙烤……外敷傷口。

一方：受外傷的人流血不止，念祝由詞道：“男子血凝結而停止，女子出血也逐漸收斂。”念完，在地上畫縱横交錯的符號。

一方：爲了使其傷口不留瘢痕，可以用豬油和……足量混合研末，外敷傷口。

一方：用男子精液外敷傷口，同樣不會留下瘢痕。

一方：受金刃外傷的患者，用動物性油脂、烏喙……，煎煮後，外敷傷口。

一方：外傷，取續斷根一把，獨活地上部分的長枝二梃，黄芩二梃，甘草……梃，秋天挖掘的烏喙二顆，……者兩小盆。將以上各種藥一起煎煮，用布袋包裹藥物加壓榨汁，滲出藥液，再用舊麻絮……，外敷於傷處。

【一】，□者①，治黄黔（芩）與□□□□□㕙膏□□之，即以布捉【取】，□□□□□□□□□$_{19}$泥之②$_{20}$。

一，久傷者，薺（齏）杏霝〈覈（核）〉中人（仁）③，以職（膱）膏弁④，封痏⑤，虫（蟲）即出⑥。【嘗】試⑦$_{21}$。

一，稍（消）石直（置）溫湯中⑧，以洒癰⑨$_{22}$。

一，令金傷毋痛方⑩，取鼢鼠⑪，乾而治；取㕙（鮧）魚⑫，燔而冶；□□、薪（辛）夷、甘草各與【鼢】$_{23}$鼠等⑬，皆合撓，取三指最（撮）一⑭，入溫酒一音（杯）中而飲之。不可，財益藥⑮，至不癰而止[16]。【令】[17]24。

【校注】

①□者：據前一方，該處可補釋爲“傷者”。

②浘：原義爲水流貌，此處指用藥水沖洗患處。《玉篇·水部》：“浘浘，水流貌。”

③齏：切細，引申爲粉碎。或寫作“韲”，指把藥物研成粉末。《韻會·齊韻》：“齏，碎。”杏核中仁：即杏仁，《神農本草經》作“杏核人”，謂其主治“金瘡”。

④臓膏：指黏油脂。弁：讀爲“并”，調和。帛書整理小組認爲，該字“在帛書醫書中義爲調和，疑爲即後世的拌字”。

⑤封：指將藥物塗滿傷口或塞入孔穴。《廣雅·釋宮》：“封，塗也。”

⑥虫(蟲)：原釋文直接寫作“蟲”，據圖版改正。帛書整理小組指出，帛書蟲、虫兩字已經混淆。

⑦嘗試：指醫方經過試用而有療效。王充《論衡·須頌》：“今方技之書在竹帛……若言‘已驗’、‘嘗試’，人爭刻寫，以爲珍秘。”

⑧消石：礦物類藥物，又名芒硝。

⑨洒癰：沖洗癰傷潰爛處。洒，沖洗、清洗。《說文·水部》：“洒，滌也。”按，復旦大學出土文獻與古文字研究中心對馬王堆醫書進行重新整理時，將方藥書中的“洒”全部隸作“洇”，讀爲“洒”或“洗”。

⑩令金傷毋痛方：里耶秦簡 8－1057 簡載“治令金傷毋癰方”，內容與該方相似。

⑪鼢鼠：即鼴鼠。《名醫別錄》稱其“主癰疽、諸瘻蝕惡瘡、陰䘌、爛瘡”。

⑫鮧魚：鮎魚。《廣韻·齊韻》：“鮧，鮎也。”“鮧魚”亦見於《名醫別錄》、《本草經集注》，稱其“主治百病”。

⑬□□：李家浩(2011)指出，北大醫簡“治令金傷毋痛方”用到長石、薪(辛)夷、甘草三味藥，結合帛書殘存筆畫，據此兩殘字可補爲“長石”無疑。按，里耶秦簡 8－1057 號簡“治令金傷毋癰方”有“……石、薪(辛)夷、甘草”，亦可證帛書殘字當爲“長石”。《神農本草經》謂長石“主身熱，四肢寒厥，利小便，通血脈，明目去翳眇，下三蟲，殺蠱毒”。等：等量。

⑭三指撮一：即一個單位的三指撮，又稱爲三指一撮。在馬王堆醫書有“三指撮一”、“三指一撮”、“三指三撮”、“三指撮至節”、“三指撮到節一”、“三指小撮”、“三指大撮”、“三指大撮一”、“三指大撮三”、“節三”（三指撮三節）等劑量表示形式。

⑮財益藥：適足增加藥量。財，帛書整理小組指出，《荀子·王制》注：“與裁通。”在此義爲適當、適量。周一謀(1988)指出，亦同“才”。徐莉莉(1996)認爲，財指適足。

⑯至不癰而止：李家浩（2011）指出，北大醫簡該方句末爲“至不痛而止”，可證此處“癰”應該讀作“痛”。

⑰令：指藥效良好。《爾雅·釋詁上》：“令，善也。”

【釋譯】

一方：外傷，取黄芩末和……豬油……放進布袋中加壓，濾出藥汁……用藥汁沖洗傷口處。

一方：陳舊外傷，可將杏仁研碎，以黏油脂調和，塗敷在傷口上，可把傷口内的蟲子驅出。此方經過應用療效好。

一方：把芒硝溶解于溫水中，用以沖洗傷口。

一方：金刃外傷止痛方：取鼷鼠，殺死晾乾研末，取鮎魚焙烤成炭，研末，再取長石、辛夷、甘草三藥分别和鼷鼠等量，將以上諸藥混合攪拌。取三指撮藥末，放入一杯溫酒裏，飲服。如果服藥效果不明顯，再適足增加藥量，直到不再疼痛，即停止服藥。此方靈驗。

一，令金傷毋痛，取薺孰（熟）乾實①，爒（熬）令焦黑，冶一；林（朮）根去皮，冶二，凡二物，并和②，取三$_{25}$指最（撮）到節一③，醇酒盈一衷桮（杯），入藥中，撓飲。不者④，酒半桮（杯）。已飲，有頃不痛$_{26}$。復痛，飲藥如數⑤。不痛，毋飲藥⑥。藥先食後食次（恣）⑦。治病時，毋食魚、彘肉、馬肉、桑$_{27}$蟲⑧、葷、麻○洙采（菜）⑨，毋近内⑩，病已如故⑪。治病毋時⑫。壹治藥⑬，足治病。藥已治⑭，裹以$_{28}$繒臧（藏）⑮。治林（朮）⑯，暴（曝）若有所燥，冶。令$_{29}$。

【校注】

①薺熟乾實：成熟乾燥的薺菜籽。薺菜有止血和消腫解毒的療效。

②并和：混合調和。

③三指撮到節一：即一份三指撮到節的藥量。三指撮到節，即三指撮中的一大撮。節，拇、食、中三指的關節。

④不者：不飲酒的人。

⑤飲藥如數：按照前面的方法服藥。數，方法。

⑥藥：原文該字下有重文符號。

⑦藥先食後食次（恣）：在飯前飲藥還是在飯後飲藥隨意。疑爲上句“飲”下省略了重文符號，可補爲“【飲】藥先食後食次（恣）”。

⑧桑蟲：原釋文爲“黿、蟲（虫）”，分别指黿、蛇兩類動物。劉釗（1997）指出其謬，認爲應釋作“桑蟲”。此説可从。“桑蟲”見於《本草圖經》，《千金要方》作“桑蠍”，《名醫别錄》作“桑蠹蟲”。桑蟲爲天牛科昆蟲或其近緣昆

蟲的幼蟲，乾燥的蟲體呈長筒形而略扁，顏色為乳白色或淡黃色，嘴部為黃褐色或黑褐色，胸部三節，前胸較膨大，無足，腹部十節，可在冬季于桑、柳、柑橘等樹幹中捉取到。桑蟲在醫書中常用作發藥，不利於傷口的愈合。

⑨葷、麻洙菜：薑蒜葱、麻洙菜等。麻洙，古菜名，製作方法不詳，亦見於《武威漢代醫簡》。

⑩近內：行房事。內，女色。

⑪病已如故：病愈後即可像往常一樣。

⑫治病毋時：治療不拘四季節令。毋時，不受季節時間限制。

⑬壹治藥：製作一次藥物的分量。原釋文爲“壹冶藥”，據圖版改正。按，里耶秦簡 8-1243 簡亦作“壹(壹)治藥”。

⑭藥已治：藥物已經製好。原釋文爲“藥已冶”，據圖版改正。按，里耶秦簡 8-1243 簡亦作“藥已治”。

⑮裹以繒藏：用絲織品將藥物包裹收存起來。繒，絲織品的總稱。《說文·糸部》：“繒，帛也。”里耶秦簡 8-1243 簡爲“裹以繪藏”。

⑯治朮：白朮藥物的製作方法。

【釋譯】

一方：金刃外傷止癰藥方：取乾燥成熟的薺菜籽，在火上乾炒，使之焙成焦黑色，研末後取用一份，再取白朮的根，剝去外皮，研末後取用二份，將以上二藥混合調和。取一份三指撮到節的藥末，放入一個盛滿醇酒的中等大小的杯子裏，攪拌混和，飲服。不能飲酒的人，可以只用半杯酒。在喝完藥酒後不長的時間即可止痛，如果再痛，可仍按上法服藥。如果不痛，就不要再喝藥，服藥時間飯前飯後隨意。在治病期間，要禁食魚肉、豬肉、馬肉、桑蟲，各種葷菜(如薑、蒜等)和麻洙菜等食物，禁止行房事，待病愈後即可像往常一樣。用此法治療不拘時間，任何季節均可。製作一次藥物的分量必須要滿足整個治療過程的需要。藥物已經製好暫不用時，可用絲織品包裹收存起來。白朮的製作方法，在陽光下晾曬使其充分乾燥後，研成粉劑。此方靈驗。

2. 傷痙

傷痙①：痙者，傷，風入傷，身信(伸)而不能詘(屈)②。治之，爊(熬)鹽令[黃]，取一斗，裹以布，卒(淬)醇酒中，入$_{30}$即出，蔽以市(韍)③，以尉(熨)頭④。熱則舉，適下⑤。爲□裹更【尉(熨)，尉(熨)】寒，更爊(熬)鹽以尉(熨)⑥，尉(熨)勿$_{31}$絕。一尉(熨)寒汗出⑦，汗出多，能詘(屈)信(伸)，止。尉(熨)時及已尉(熨)四日內，□□衣⑧，毋見風，過[四]日自$_{32}$適。尉(熨)先食後食次(恣)⑨。毋禁[⑩]，毋時。令[33]。

【校注】

①傷痙：本篇是指治療由於受風、寒及外傷等原因所引起痙病之醫方。《說文·疒部》："痙，强急也。"痙病主要是以肌肉强直爲主的症候群，包括小兒驚風、破傷風、高熱所引起的全身肌肉痙攣症狀以及癲癇病等。周一謀（1988）、魏啓鵬（1992）認爲，傷痙即破傷風，又名金瘡痙，多因外傷而中風邪，傷或愈或未愈即發寒發熱，顔面肌肉痙攣，牙關緊閉，舌頭强直，口噤，流涎等症狀。如《諸病源候論·金瘡中風痙候》："夫金瘡痙者，此由血脈虚竭，飲食未復，未滿月日，榮衛傷穿，風氣得入，五臟受寒，則痙。其狀：口急背直，搖頭馬鳴，腰爲反折。須臾大發，氣息如絕，汗出如雨，不及時救者，皆死。"痙，或寫作"痓"。《素問·厥論》："手陽明少陽厥逆，發喉痹，嗌腫，痓。"林億注："按全元起本痓作痙。"張介賓注："謂手臂肩項强直也。"原文"痙"字下有重文符號。

②身伸而不能屈：身體肌肉强直而不能弯曲。

③韍：古代一種服飾，相當於後世的圍裙。此指一種用熟皮製作而成的蔽膝。原文"市"即"韍"字。《說文·市部》："市，韍也，上古衣蔽前而已，市从象之。"《釋名·釋首飾》："韍，韠也。韠，蔽膝也，所以蔽前膝也。"

④尉（熨）頭：熨貼頭部。原釋文爲"熨頭"，據圖版改正。本段中的"尉（熨）"共九處，原釋文都直接寫作"熨"。

⑤熱則舉，適下：太烫則将盐包擡起，等溫度适中再把盐包放下溫熨。

⑥更熬鹽以尉（熨）：再次用火燒鹽繼續溫熨。原文"尉"字下有重文符號。

⑦一熨寒汗出：一經溫熨可以使患者充分發汗。原文"汗"、"出"兩字後均有重文符號。

⑧□□衣：依上下文意，此句當指不要換衣服。周一謀（1988）補釋爲"毋更衣"。

⑨熨先食後食恣：指藥熨在飯前飯後均可。

⑩毋禁：沒有禁忌。

【釋譯】

傷痙，得了痙病的患者是由於受到外傷，風邪由傷口進入體内，引起患者肌肉强直而不能彎曲。治療的方法是：把鹽放在鍋裏用火焙成黃色，取這種熱鹽一斗用布包裹起來，趁熱迅速放入醇酒中，馬上取出來，再用圍裙隔着溫熨頭部。如果患者感覺太燙，將鹽布包稍微抬起，等溫度適中後再把將包向下接着溫熨……。如果鹽布包溫度變冷，可再一次用火燒鹽繼續溫熨，不要停止。這種熨法可以使患者充分發汗，由於大量出汗，能够使身體自由屈伸，則可以停止溫熨。在施用這種溫熨法時和在已經溫熨後的四天之內，不要換衣服，不要受風，過了四天之後自然舒適。溫熨的時間在飯前飯後均可，沒有任何禁忌，也不限於任何季節。此方靈驗。

一，傷而頸(痙)者，以水財煮李實①，疾沸而抒②，浚取其汁③，寒和④，以飲病者⑤，飲以□□$_{34}$故⑥。節(即)其病甚弗能飲者，强啓其口，爲灌之。節(即)毋李實時□□□□□□$_{35}$煮炊，飲其汁，如其實數⑦。毋禁。嘗【試】。令$_{36}$。

一，諸傷，風入傷⑧，傷癰痛，治以枲絮爲獨(韣)□□□傷⑨，漬□□□□□彘膏煎汁□$_{37}$□□沃⑩，數□注，下膏勿絕，以歐(驅)寒氣⑪，□□□□舉□□□□□⑫，以傅傷空(孔)，蓐(蔽)□$_{38}$休得爲□□□□□□□□□□□□□□□□□□□□癰□□□□□⑬$_{39}$。傅藥先食後食次(恣)。毋禁，毋時。□礜不□□□盡□⑭$_{40}$。

【校注】

①財煮李實：煮數量適足的李子。李實，即李子。《名醫别録》有“李核人”。

②疾沸而抒：當水大沸時將水汲出。疾沸，水大沸。抒，汲出。《説文·手部》：“抒，挹也。”

③浚：挹取、汲出。《説文·水部》：“浚，抒也。”段玉裁注：“抒者，挹也，取諸水中也。”

④寒和：冷卻到合適溫度。

⑤以飲病者：讓患者飲服。

⑥飲以□□故：周一謀(1988)補釋爲“飲以多爲故”，指讓病者盡量多飲。

⑦如其實數：其用量與李子的數量相同。

⑧風入傷：原文“傷”字下有重文符號。

⑨以枲絮爲韣□□□傷：此句應指用碎麻絮製作成包套，放置在傷口上。《説文·韋部》：“韣，弓衣也。”此處泛指包裹。

⑩漬□□□□□彘膏煎汁□□□沃：此句應指用某種溶液浸濕，再用某種藥物和豬油共同煎膏後，趁其溫度尚未全退時，在傷口處進行沖洗。沃，沖洗。

⑪驅寒氣：驅除體内寒氣。

⑫□□□□舉□□□□□：此句當指沖洗到一定程度就可以把包套拿起來。

⑬休得爲：不能夠做。此句應指敷藥後的禁忌事項。

⑭礜：即礜石。《神農本草經》謂其“主寒熱，鼠瘻，蝕創，死肌，風痹，腹中堅”。

【釋譯】

一方：由於受外傷而引起的痙病，可把數量適足的成熟的李子果實放在水裏煎煮，用猛火將水煮滾沸後即將水傾倒出來，然後加壓榨出其果汁，待其冷卻到溫度適宜時，給患者飲服。每次飲服以……爲限度。如果患者病情較重，出現牙闗緊閉症狀而不能飲藥時，也一定要强迫地掰開患者的口齒，把藥汁灌下去。如果在治療時找不到李子……，將其加熱煎煮後再把這種藥汁喝下，其用量相同于用李子的數量。這種療法沒有任何禁忌。已經應用有效。靈驗。

一方：在受到各種外傷後，又被風邪侵入體内，傷口化膿而疼痛，治療的方法可用碎麻絮製成包套，放置在傷口上。用……浸濕，再用……藥物和豬油共同煎膏後，趁其溫度尚未全退時，在傷口處進行沖洗。沖洗時要連續進行，不要中斷，可以驅除體内寒氣。……沖洗到一定程度就可以把包套拿起來，外敷傷口，並用手巾將傷口遮蓋保護起來。應用此法要禁止……。敷藥時間在飯前或飯後均可，沒有什麼禁忌，也不拘任何時節……

一，傷而頸(痙)者，小剸一犬①，瀕與薛(糱)半斗②，毋去其足，以□并(瓶)盛③，漬井𪇯□□□$_{41}$出之④，陰乾百日⑤。即有頸(痙)者，冶，以三指一撮，和以溫酒一音(杯)，飲之$_{42}$。

一，傷脛(痙)者，擇薤一把⑥，以敦(淳)酒半斗者(煮)潰(沸)，【飲】之，即溫衣陜(夾)坐四旁⑦，汗出到足，乃【已】$_{43}$。

一，冶黃黔(芩)、甘草相半，即以彘膏財足以煎之⑧。煎之潰(沸)，即以布足(捉)之，予(抒)其汁，□傅□⑨$_{44}$。

【校注】

①剸：切斷。《廣雅·釋詁一》："剸，斷也。"

②瀕與糱半斗：指用半斗穀芽作爲配料。瀕，同"倗"，輔助。帛書整理小組認爲，瀕疑讀爲"堋"，滿；糱，蘖米、穀芽。孫啓明(1994)認爲，瀕即蝴，屬於飛蟲之類。趙有臣(1985)認爲，糱乃蝗蟲爲災之稱，此處即蝗蟲，並舉醫方說明蝗蟲有解痙之功用。

③以□瓶盛：用某一類瓶子裝着。

④井𪇯□：當指井底的泥土。井𪇯，井底。𪇯，讀爲"斷"。前文17行"續斷根"即寫作"續𪇯根"。下文61行有用"井上罋𪇯處土"治療犬傷的記載。

⑤陰乾：將藥物放透風而日光照不到的地方，讓其慢慢地變乾。

⑥薤：即薤白，又稱葱白。《神農本草經》謂其"主金瘡，瘡敗"。

⑦溫衣夾坐四旁：穿上能保持溫度的衣服把身體四周嚴密地包裹起來。魏啓鵬(1992)認爲，溫衣指烘熱衣服。

⑧財足：數量適足。煎之：原文"煎"、"之"兩字後均有重文符號。

⑨□傅□：周一謀(1988)補釋爲"以傅傷"。

【釋譯】

一方：由外傷引起的痙病，可以把一隻完整的狗剁成小塊，不去掉足爪，用半斗穀芽作爲配料，盛在一個瓶子中，浸入井底，……再把它拿出來，使之陰乾一百天後研末。如果有痙病患者，每次服用一個三指撮的劑量，用溫酒一杯調和，飲服。

一方：患有痙病的人，取葱白一把放入醇酒半斗中，煮沸後飲服。喝完酒後應當立刻穿上棉衣把身體四周嚴密地包裹起來，使之全身大汗淋漓，即可痊愈。

一方：將研成粉末的黄芩與甘草各一半，再將適足的豬油煎煮。煎煮讓其沸騰，待其冷卻後再用布包裹加壓過濾，取出其液汁，外敷於患處。

3. 嬰兒索痙

嬰兒索痙①：索痙者，如產時居濕地久，其肎（肎）直而口釦（拘）②，筋攣（攣）難以信（伸）。取封殖（埴）土冶之③，□□$_{45}$二，鹽一，合撓而烝（蒸），以扁（遍）尉（熨）直肎（肎）攣筋所④。道頭始⑤，稍□手足而已。尉（熨）寒□□$_{46}$復烝（蒸）⑥，尉（熨）乾更爲。令$_{47}$。

【校注】

①嬰兒索痙：古病名。相當於撮口、臍風、噤風，即新生兒破傷風，係嬰兒出生後斷臍不潔，外邪感染所致，以全身各部發生强直性痙攣、牙關緊閉、面呈苦笑狀爲特征。帛書整理小組認爲，當爲婦女在孕產時所患的一種痙病，古人認爲其病因由胎兒引起，故稱“嬰兒索痙”，但在傳世醫籍中不見此名稱。其在孕期所致之痙，名“子癇”或“子冒”；其在產後所致之痙，名爲“產後中風痙”。前者如《諸病源候論·妊娠痙候》：“體虛受風而傷太陽之經，停滯經絡，後複遇寒濕相搏，發則口噤背强，名之爲痙，……亦名子癇，亦名子冒也。”後者如《諸病源候論·產後中風痙候》：“產後中風痙者，因產傷動血脈，臟腑虛竭，飲食未復，未滿日月。榮衛虛傷，風氣得入五臟，傷太陽之經，復感寒濕，寒搏於筋則發痙。其狀：口急噤，背强直，搖頭馬鳴，腰爲反折。須臾大發，氣急如絕，汗出如雨，手拭不及者，皆死。”原文“索”、“痙”兩字後均有重文符號。

②肎直而口拘：肌肉强直和口噤。肎直，肌肉强直。肎，今寫作爲“肯”。《說文·肉部》：“肎，骨間肉。肎肎，箸也。”段玉裁注：“肎肎，附着難解之貌。”口拘，即撮風，指唇口收緊，撮如魚口。施謝捷（1991）認爲，原文“釦”當爲“唫”字之異構或訛變，與“噤”通用。《說文·口部》：“唫，口急也。”又：“噤，口閉也。”馬繼興（1992）認爲，口拘爲口閉不作聲，即口噤。《素問·至真要大論》：“筋肉拘苛。”王冰注：“拘，急也。”

③封埴土：即蟻穴丘土，爲一種質地細膩的黄色粘土。封，指蟻穴處積聚起來的泥土。揚雄《方言》卷十：“封，場也。楚郢以南，蟻土謂之封。”《說文·

土部》:“埴，粘土也。”《本草綱目》卷七有“蟻蛭土”、“蟻封”等藥名，指螞蟻做窩時堆在穴口的小土堆。魏啓鵬(1992)認爲，殆爲東壁土。陶弘景《本草經集注》卷五:“東壁土治小兒風臍。”《新修本草》載東壁土“刮取用之，亦療小兒臍風”。

④尉(熨):原釋文爲“熨”，據圖版改正。本段中的“尉(熨)”共三處，原釋文都直接寫作“熨”。

⑤道頭始:從頭部開始。道，從、由。

⑥尉(熨)寒□□:周一謀(1988)補釋爲“尉(熨)寒更爲”。

【釋譯】

嬰兒索痓:索痓這種疾病是由於產婦在分娩時逗留在潮濕地方的時間太長，因而引起嬰兒肌肉强直，唇口收緊，撮如魚口，全身肌肉緊縶，伸展困難。治療時取蟻穴丘土研末，……二份和鹽一份，混合攪拌，蒸熱，再在肌肉强直和筋脈攣急的部位溫熨。從頭部開始，向下依次熨至手、足部結束。溫熨時逐漸冷卻……，要繼續蒸熱，反復施用。此方靈驗。

4. 嬰兒病間(癇)

嬰兒病間(癇)方[①]:取雷尾〈戻(矢)〉三果(顆)[②]，冶，以豬煎膏和之。小嬰兒以水【半】斗，大者以一斗，三分和[③]，取$_{48}$一分置水中，撓，以浴之[④]。浴之道頭上始，下盡身，四支(肢)毋濡[⑤]。三日一浴[⑥]，三日已[⑦]。已浴，輒棄其$_{49}$水圂中[⑧]。間(癇)者，身熱而數驚，頸脊强而復(腹)大。□間(癇)多衆，以此藥皆已[⑨]$_{50}$。

【校注】

①嬰兒病癇:即胎癇，指初生兒百日內所發的癇症。症狀爲患兒百日內頻繁發抽，身熱面青，牙關緊閉，腰直身僵，睛斜目閉，多啼不乳。《玉篇·疒部》:“癇，小兒瘨病。”唐以前，癲與癇在古醫書中多指同一種疾病，只是患者的年齡有別而已。《諸病源候論·癇候》:“十歲以上爲癲，十歲以下爲癇。”《千金要方》卷十四引徐嗣伯云:“大人曰癲，小兒則爲癎，其實則一。”到了近世，才將癲和癇分爲兩種病症。李挻《醫學入門》卷五:“癇與癲狂相似，但癇病時發時止，……癲狂久經不愈……”

②雷矢:即雷丸的別名，是一種蕈類植物。《神農本草經》謂其“主殺三蟲，逐毒氣，胃中熱，利丈夫，不利女子。作膏摩，治小兒百病”。《普濟方》所載雷丸膏、《太平聖惠方》所載雷丸浴湯都可治小兒風癇熱病。

③三分和:將雷丸與豬膏的混合物分爲三份。

④浴之:原文“浴”、“之”兩字後均有重文符號。

⑤濡：沾染，沾濕。

⑥三日一浴：每天洗一次。帛書整理小組指出，“三”爲衍文。廣瀨薰雄(2012)認爲，“三”當釋作“而”，非衍文。

⑦已：原文該字下有重文符號。

⑧圂：廁所。《說文·囗部》：“圂，廁也。”

⑨□癇多眾，以此藥皆已：指用這種藥治愈了很多的嬰兒癇病患者。周一謀(1988)將“□癇多眾”補釋爲“病癇多眾”。

【釋譯】

治療嬰兒癇病的處方：取雷丸三粒，研成細末，與煎熱的豬油相混合。爲患病的小嬰兒準備半斗水，大嬰兒準備一斗水。將雷丸膏分爲三份，取其中一份放到水裏攪拌，作爲藥水洗浴患兒。洗浴的方法是從頭部開始，逐次向下，直到全身軀幹部洗完爲止，但四肢不要洗。用此法每天洗浴一次，三天就可以治好。每次洗完的水就倒到廁所裏。嬰兒癇病的症狀是：全身發熱，頻頻驚厥，頸項和脊部肌肉强直，腹部膨大。曾有很多的嬰兒癇病患者，均用這種藥治療治愈。

5. 嬰兒瘛(瘈)

嬰兒瘛(瘈)①：嬰兒瘛(瘈)者，目繲(繫)睋(斜)然②，脅痛，息瘻(嚶)瘻(嚶)然③，戻(矢)不○化而青④。取屋榮蔡⑤，薪燔之而□$_{51}$匕焉。爲湮汲三渾⑥，盛以棓(杯)。因唾匕⑦，祝之曰：“噴者豦(劇)噴，上○○○○○○$_{52}$如箕(彗)星，下如脂(衃)血⑧，取若門左，斬若門右⑨，爲若不已，磔薄(膊)若市⑩。”因以匕周揞$_{53}$嬰兒瘛(瘈)所⑪，而洒之棓(杯)水中，候之，有血如蠅羽者，而棄之於垣。更取水$_{54}$，復唾匕朵(漿)以揞，如前。毋徵⑫，數復之，徵盡而止。令$_{55}$。

【校注】

①嬰兒瘈：即小兒瘈瘲，俗稱“抽風”，爲小兒驚風之症。瘈，筋急攣縮；瘲，筋緩縱伸。即手足時伸時縮，抽動不止，是熱極生風、肝風內動的症狀。《素問·玉機真藏論》：“病筋脈相引而急，病名曰瘈。”王冰注：“陰氣內弱，陽氣外燔，筋脈受熱而自跳掣，故名曰瘈。”《說文·疒部》：“瘛，小兒瘛瘲病也。”段玉裁注：“今小兒驚病也。瘛之言掣也，瘲之言縱也。”原文“嬰”、“兒”、“瘛”三字後均有重文符號。

②目繫斜然：目睛上翻而斜視。目繫，指眼內深處。《靈樞·經脈》：“肝足厥陰之脈，……連目繫。”張介賓注：“目內深處爲目繫。”

③息嚶嚶然：呼吸時痰聲漉漉。原文第一個“瘻(嚶)”字下有重文符號。

④矢不化而青：大便稀薄，完穀不化。青，同“清”，稀薄；馬繼興(1992)

認爲，青指藍黑色。

⑤屋榮蔡：屋檐上的雜草。榮，指屋檐。《説文·木部》："榮，……一曰屋梠之兩頭起者爲榮。"《儀禮·士冠禮》："夙興設洗，直于東榮。"鄭玄注："榮，屋翼也。"蔡，雜草。《説文·艸部》："蔡，草也。"

⑥渱汲：渱汲水，即地漿。《名醫别録》："地漿，寒。主解中毒，煩悶。"陶弘景注："此掘黄土地作坎，深三尺，以新汲水沃入攪濁，少頃取清用之，故曰地漿，亦曰土漿。"《千金要方》卷二十四："掘地作坑，以水沃中，攪之令濁，澄清飲之，名地漿，亦曰土漿。"《本草綱目》卷五："地漿作於牆陰坎中，爲陰中之陰，能瀉陽中之陽也。"三渾：多次攪濁。

⑦唾匕：吐唾枇。唾，巫術活動中慣用的口頭儀式。早期的巫醫常用吐唾法來治療疾病。《靈樞·官能》："疾毒言語輕人者，可使唾癰咒病。"匕，同"枇"，木製杓子，古代用於祭祀，巫醫祝由時也用到。

⑧上如彗星，下如衃血：上面像雪白的彗星，下面像赤黑的污血。《説文·血部》："衃，凝血也。"《素問·五藏生成》："赤如衃血者死。"王冰注："衃血，謂敗惡凝聚之血，色赤黑也。"

⑨取若門左，斬若門右：在門的左邊逮捕你，在門的右邊將你斬首。若，你，此處指病魔。周一謀（1988）認爲，該句意爲取掉你左邊的門，砍壞你右邊的門。

⑩爲若不已，磔膊若市：如果你不停止作祟，砍碎你的肉，讓你暴屍於集市示衆。《説文·肉部》："膊，切肉也。"

⑪周揗：周身撫拭。揗，同"揗"。《説文·手部》："揗，摩也，一曰摹也。"

⑫毋徵：無效。徵，效驗。

【釋譯】

嬰兒瘛病：患有瘛瘲病的嬰兒，眼球向外上方翻轉斜視，側胸部疼痛，呼吸時痰聲漉漉，大便稀薄，完穀不化。取屋檐上的雜草，燒灰存性……將地漿水反復攪濁，盛在杯中。隨後吐唾枇匙，念祝由詞道："噴者劇噴，上面像雪白的彗星，下面像赤黑的污血，在門的左邊逮捕你，在門的右邊將你斬首，如果你不停止作祟，將砍碎你的肉，讓你暴屍於集市示衆。"再拿枇匙在患兒周身撫拭。同時用杯子裏的水清洗枇匙，靜候一段時間，待杯中有如蒼蠅翅狀的血塊，就將杯中的水潑到牆根。然後重新取水，仍吐唾枇匙，用枇匙來撫拭患兒周身，步驟如前法。如果沒有治療效果時，反復多次操作，直到見效爲止。此方靈驗。

6. 狂犬齧人

狂犬齧人[1]：取亘（恒）石兩[2]，以相靡（磨）殹（也），取其靡（磨）如麋（糜）者[3]，以傅犬所齧者，已矣$_{56}$。

一，狂【犬】齧人者，孰(熟)澡(操)湮汲[④]，注音(杯)中，小(少)多如再食浖(漿)[⑤]，取竈末灰三指最(撮)□□57水中[⑥]，以飲病者。已飲，令孰(熟)奮兩手如□□間手□道□□□□□□□58□□□狂犬齧者□□□莫傅[⑦]59。

一，狂犬傷人，冶礜與橐莫[⑧]，醯半音(杯)，飲之。女子同藥。如□☐[⑨]60。

【校注】

①狂犬齧人：即瘋狗咬傷人。《說文・齒部》："齧，噬也。"與下文"犬噬人"分開，說明當時對狂犬病已有較清楚的認識。

②恒石：即長石。圖版字形爲"亘石"，原釋文直接寫作"恒石"。《神農本草經》謂長石"主身熱，四肢寒厥，利小便，通血脈，明目，去翳眇，下三蟲，殺蠱毒"。魏啓鵬(1992)認爲，當爲黑石，即石膽，又名膽矾。《本草綱目》卷十引《濟急方》有"膽矾末傅之"治療狂犬咬傷的記載。

③糜：本義爲糜爛，此指粉末。

④熟操：反復攪拌。熟，善、精，此處引申爲反復；馬繼興(1992)認爲，此處義爲迅速。

⑤再食漿：指飲兩次漿酒的藥量。漿，古代一種略帶酸味的淡酒。《說文・水部》："漿，酢漿也。"

⑥竈末灰：指竈内的柴灰，又名百草霜。《千金要方》卷二十五治療狂犬齧人有"取竈中熱灰以粉瘡中，帛裹繫之"記載。帛書整理小組認爲，竈末灰即伏龍肝。周一謀(1988)將該句殘字補釋爲"之音(杯)"。

⑦熟奮兩手：反復舉起兩手。《廣韻・問韻》："奮，揚也。"

⑧橐莫：藥物名。亦見於周家臺秦簡《病方》第321號簡"上橐莫以丸礜"。帛書整理小組認爲，橐莫應即橐吾，《神農本草經》載款冬花"一名橐吾"，但《急就篇》、《武威漢代醫簡》80簡都有款冬、橐吾同見現象，當爲二物。或謂款冬指其花，橐吾指其全草。魏啓鵬(1992)認爲，橐莫即"橐盧"、"托盧"，爲枸杞之別名。严健民(2005)指出，橐是地名，莫是一種菜名，橐莫是指秦漢吳地巢湖地區生長的莫菜。

⑨如□☐：原釋文爲"如☐"，圖版中"有"字後面一殘字上半部爲"麻"，筆畫清晰可見。

【釋譯】

瘋狗咬人的處方：取兩塊長石互相磨擦，然後取其磨擦下來的粉末，敷在瘋狗咬過的傷口上，可以治愈。

一方：被瘋狗咬傷的人，反復攪拌地漿水，然後倒進杯裏，其用藥量猶如飲兩次漿酒之量，再取竈內的柴灰三指撮放到杯中的水裏，讓患者飲服。喝完後，讓患者反復舉起兩手……

一方：被瘋狗咬傷後，將礜石與槖莫兩藥研末，用半杯醋送服。如果女子被咬傷，也用同樣的藥物治療……

7. 犬筮（噬）人

犬筮（噬）人傷者①：取丘（蚯）引（蚓）矢二升②，以井上罋䍡處土與等③，并熬之，而以美醯□□□□61之，稍垸（丸）④，以尉（熨）其傷，犬毛盡，傅傷而已62。

一，煮莖⑤，以汁洒之。冬日煮其本⑥63。

一，犬所齧，令毋痛及易瘳方⑦，令齧者臥，而令人以酒財沃其傷。已沃而□64越之⑧。嘗試。毋禁65。

【校注】

①犬噬人傷：患者被狗（非狂犬）所咬傷。

②蚯蚓矢：即蚯蚓屎。《千金翼方》卷十九稱蚯蚓："鹽沾爲汁，療耳聾。屎封狂犬傷毒，出犬毛，神效。"

③井上罋䍡處土：井口周圍瓦罋底部的泥土。罋，汲水用的陶罐。䍡，同"斷"，底部。

④稍丸：粗略製作成丸狀。

⑤莖：疑爲韭莖。孫曼之（1990）指出，疑"莖"爲"葝"之省筆。《爾雅·釋草》："葝，山䪥。"邢昺疏："葉似韭生山中者名葝。"在治療狂犬病的醫方中，《千金要方》卷二十五載猘犬毒方："用韭根、故梳二枚，以水二升，煮取一升，頓服。"《資生方》亦有"飲韭菜自然汁，以汁封灸瘡"治療狂犬病的記載。帛書整理小組指出，"莖"字上應有脫字。

⑥本：根。此處疑爲韭根。

⑦瘳：痊愈。《說文·疒部》："瘳，疾愈也。"

⑧已沃而□越之：此句指沖洗後不要拭乾，讓酒液自然揮發。沃，沖洗。□，殘字，周一謀（1998）補釋爲"起"；严健民（2005）補釋爲"强"；一說，疑爲"勿"。越，揮發。《爾雅·釋言》："越，揚也。"郭璞注："謂發揚。"

【釋譯】

狗咬人處方：取蚯蚓屎二升，與等量的井口甕底泥土，混合乾煎，再以好醋……粗略製作成丸狀，用其溫熨於傷口。溫熨前將傷口沾連的狗毛清洗乾淨，然後將藥丸貼敷在傷口上，即可治愈。

一方：煮韭莖，用藥汁在傷口上撒洗。在冬天煮它的根。

一方：被狗咬傷的病人，使傷處止痛，並容易治好的藥方，讓被咬傷者躺好，再讓人用適足的酒液沖洗其傷口，沖洗後不要拭乾，讓酒液自然揮發。本方經過應用有效。治療沒有禁忌。

8. 巢(臊)者

巢(臊)者[①]：侯(候)天甸(電)而兩手相靡(摩)，鄉(嚮)甸(電)祝之，曰："東方之王，西方□□□□主冥冥人星(腥)[②]。"二七而□[③]66。

一，取牛肶[④]、烏家(喙)、桂，冶等[⑤]，殽□[⑥]，熏以□病67。

【校注】

①臊者：即狐臭患者。臊，腥臊，此指狐臭。周一謀(1988)指出，下文"牡痔"篇中有"未有巢者"與"巢塞直者"的記敘，都是指"蟲蝕"之類的病症，因而此處的"巢者"應當是蟲蝕一類的病症。

②東方之王，西方□□：當爲施術者祈請來對付病魔的天神。冥冥：原文第一個"冥"字下有重文符號。人腥：指體臭。《諸病源候論·體臭候》："人有體氣不和，使精液雜穢，故令身體臭也。"

③而□：殘缺字可能爲"已"。

④牛肶：好的牛肉。《說文·肉部》："肶，食肉也。"魏啓鵬(1992)認爲，疑此處抄寫有誤，應爲"牛膝"。牛膝與烏喙、桂枝配伍，有通氣滯血瘀的功效。

⑤冶等：指三藥用量相等，同時研末。

⑥殽：混合。《說文·殳部》："殽，相錯雜也。"

【釋譯】

患狐臭病患者：等在陰天有雷雨閃電的時候將兩手相互摩擦，對着雷電祝禱道："東方之王，西方……，主冥冥人腥。"如此反復十四次。

一方：取精製的牛肉、烏喙、桂枝三物，等量研末，攪拌混合，外熏……病。

9. 夕下

【夕】下[①]：以黄柃(芩)[②]，黄柃(芩)長三寸，合盧大如□□豆卅[③]，去皮而并冶。□□□□大把[④]，擣(搗)而煮之，令68沸，而湣去其宰(滓)[⑤]，即以【汁】□□淒夕下[⑥]，已，乃以脂□□□，因以所冶藥傅69之[⑦]。節(即)復欲傅之，淒傅之如前。已，夕下靡[⑧]70。

【校注】

①夕下：古病名。帛書整理小組指出，從本方療法看，應爲一種皮膚病。夕、夜兩字音相近，此病可能發於腋下。據此，夕下當讀爲“腋下”，指腋部潰瘍，與上節“巢(臊)者”對應。魏啓鵬(1992)認爲，夕讀爲“癠”，同“瘍”；瘍下即火丹，是濕熱化火的丹毒患部皮膚紅腫，略高出皮面，邊緣明顯，觸之堅實，腫疼灼熱，常生於下肢。馬繼興(1992)指出，一說“夕”爲“皮”之誤，皮下指剝落性皮屑病。

②黃柃(芩)：藥物名。原文“黃”、“柃(芩)”兩字後均有重文符號。

③合盧：即菴蕳。《神農本草經》謂其“主五臟瘀血，腹中水氣，臚張留熱，風寒濕痹，身體諸痛”。施謝捷(1991)認爲，合當讀爲“荅”，借爲“對”，合盧即“對盧”。《名醫别録》稱對盧“主治疥，諸瘡久不瘳，生死肌，除大熱，煮洗之”，爲外用藥，與本方所言相合。豆：圖版中該字殘損而模糊，整理小組所釋是否準確，還有待進一步考證。

④□□□□大把：原釋文爲“□□□□□□□”。廣瀨薰雄(2012)根據新綴圖版補釋“大把”兩字。下文“牝痔”篇(248～249行)有“以煮青蒿大把二”之句。

⑤湝：相當於“浚”，過濾。帛書整理小組指出，讀爲“晉”，相當於“抑”。《周禮·田僕》：“凡田王提馬而走諸侯晉大夫馳。”鄭玄注：“晉，猶抑也。”魏啓鵬(1992)認爲，讀爲“晉”，指迅速。

⑥即以【汁】□□淒夕下：陳劍(2013)指出，該句當讀爲“即以【其汁】淒夕下”。淒：讀爲“揩”，揩拭、塗抹。《廣雅·釋詁三》：“揩，磨也。”孫曼之(1990)認爲，淒讀作“墀”。《說文·土部》：“墀，塗地也。”段玉裁注：“凡塗地爲墀。”泛指塗飾。

⑦□□□，因以：原釋文爲“□□□□□□□”。廣瀨薰雄(2012)根據新綴圖版補釋“因以”兩字。

⑧靡：消失。揚雄《方言》卷十：“靡，滅也。”張光裕(2004)認爲，“已，夕下靡”之間的逗號應刪，當讀爲一句，意爲“消除了腋下的糜爛”。

【釋譯】

患腋下病者：用長約三寸的黃芩一根，像……豆一樣的菴閭三十顆，去皮同時研末。……大把，搗爛後用水煮沸，棄去藥滓，用藥汁塗抹腋下患處，洗摩後，再用油脂……，於是將所研末的藥粉在患處外敷。如果想繼續外敷，仍像前面一樣塗抹外敷。用藥告一段落之後，腋下病就會消失。

10. 毒烏豙(喙)

毒烏豙(喙)者[①]：炙□□，飲小童弱(溺)若產齊赤[②]，而以水飲⍁$_{71}$一，屑勺(芍)藥[③]，以□半棓(杯)[④]，以三指大捽(撮)飲之$_{72}$。

【一】，取杞本長尺⑤，大如指，削，舂(舂)木臼中，煮以酒□☒$_{73}$

一，以□汁粲(餐)叔(菽)若苦⑥，已$_{74}$。

一，煮鐵⑦，飲之$_{75}$。

一，禺(遇)人毒者⑧，取麋(蘼)蕪本若□薺一□□□□□□□□□傅宥(痏)⑨$_{76}$。

一，穿地□尺，而煮水一甕□□□□□□□□□□□一音(杯)$_{77}$。

【校注】

①毒烏喙：指受烏喙箭毒所傷。烏喙汁古名“射罔”，用作箭毒原料。帛書整理小組認爲，本節所載症候是“被毒箭射傷”。

②小童溺：即童便。產齊赤：即生薺苨，又名杏葉沙參、土桔梗。《名醫別錄》稱其“解百藥毒”。《日華子本草》載射罔中毒，稱“以甘草、藍青、小豆葉、浮萍、冷水、薺苨皆可禦”。梁茂新(1992)認爲，產齊赤指新生兒臍帶血。陳劍(2013)指出，原釋文“赤”當改釋作“尗”，即“菽”。《說文・尗部》：“尗，豆也。象尗豆生之形也。”朱駿聲通訓定聲：“古謂之尗，漢謂之豆。今字作菽。”如依陳氏之說，產齊尗(菽)即生紅豆。《日華子本草》云：“赤豆粉，治煩，解熱毒，排膿，補血脈。”

③屑：研成碎末。《玉篇・尸部》：“屑，碎也。”《禮記・內則》有“屑桂與薑”的記載。

④以□半桮(杯)：周一謀(1988)根據下方將其補釋爲“以酒半桮(杯)”。

⑤杞本：枸杞根，即地骨皮，具有清熱涼血功效。

⑥餐菽若苦：吃大豆或豆豉。《說文・食部》：“餐，吞也。”苦，帛書整理小組認爲“疑指大苦，即豆豉”。

⑦鐵：可入藥，具有鎮心平肝，消癰解毒功效。《神農本草經》謂其“主堅肌耐痛”。《名醫別錄》稱其“生金瘡、煩滿、熱中”。《本草綱目》卷八謂其“散瘀血，消丹毒”。

⑧人毒：指被人所咬傷。

⑨蘼蕪本：即芎藭。《神農本草經》謂其“主中風入腦，頭痛，寒痹，筋攣，緩急，金創，婦人血閉”。□薺：藥物名。魏啓鵬(1992)認爲，疑爲苦菜、苦藏，四川方言謂之爲苦齋公，即敗醬草，具有清熱解毒、破膿排瘀的功效。

【釋譯】

受乌喙毒箭所伤的患者，取……焙炙成炭，用净洁的童便或生薺苨，用水煮汁送服……

一方：把芍药研爲碎末，每次取三指大撮，用半杯……飲服。

一方：取一塊長約一尺的枸杞根，如手指粗，削成碎片，在木臼裏搗爛，用酒煮……

一方：用……汁吃大豆或豆豉，即愈。

一方：把鐵放在水裏煮沸，飲服。

一方：遇到人所咬傷時，用芎藭或敗醬草……，外敷在傷口上。

一方：從地面向下挖掘……尺的深坑，再把水放在瓦甕裏煮沸……一杯。

11. 蠆(蠆)

蠆(蠆)①：□□□□□□□以[財]餘[薤]⧄②$_{78}$

一，□□□⧄③$_{79}$

一，濡，以鹽傅之，令牛吔(舐)之④$_{80}$。

一，以疾(蒺)黎(藜)、白蒿封之⑤$_{81}$。

一，涶(唾)之："賁(噴)⑥！兄父產大山，而居□谷下⑦，□□□不而□□□□而鳳鳥□□□□□□□$_{82}$尋尋⑧，豥且貫而心⑨$_{83}$。"

一，"父居蜀，母爲鳳鳥蓐⑩，毋敢上下尋，鳳[貫]而心$_{84}$。"

【校注】

①蠆：毒蟲名。本篇是治療被蠍子螫傷的方法。《集韻·太韻》："蠆，毒蟲也。"蠆、蚉都是蠍子的異名。《廣雅·釋蟲》："蚉，蠍也。"

②以財餘薤：用適足的濃薤汁。餘，同"餰"，稠粥。《廣雅·釋器》："餰，饘也。"《廣韻·仙韻》："饘，厚粥也。"餘薤指濃薤汁。葛洪《肘後方》有以薤汁治療虎犬咬傷的記載。

③□□□⧄：原釋文爲"⧄"，但圖版中前三字的殘存筆畫清晰可見。

④令牛舐之：讓牛用舌頭去舐傷口。《千金要方》卷二十五中記載治療卒死無脈方："牽牛臨鼻上，二百息，牛舐一必瘥。牛不肯舐，着鹽汁塗面上，牛即肯舐。"這也是一種用鹽誘牛舐的方法。

⑤蒺藜：即白蒺藜，又稱蒺藜子。《神農本草經》謂其"主惡血，破癥結積聚"。《名醫別錄》稱其"癰腫陰隤，可以摩粉"。白蒿：即白艾蒿，又稱蓬蒿。《神農本草經》謂其"主五臟邪氣"。

⑥噴：吒，叱怒。此指詛咒、咒罵。周一謀(1988)認爲，指吐氣。

⑦而：你。周一謀(1988)將"而居□谷下"補釋爲"而居山谷下"。廣瀨薰雄(2012)指出，據反印文，殘字當爲"氏"，讀作"是"，該句意思是：你住在這個谷下。

⑧鳳鳥：蠍子懼怕鳥禽喙啄，故舉鳳鳥壓之。古人認爲鳳凰是賦有靈異的神鳥，故用它來威脅驅趕作祟者。"鳳鳥"兩字爲合文，原文"鳳"字裏面的"鳥"下有重文符號，下文第84行的"鳳鳥"的書寫形式同此。尋尋：相當於"繩繩"，表示直、正。馬王堆帛書《老子》甲本："尋尋呵不可名也，復歸於无

物。”而其他《老子》本作“繩繩”。原文第一個“尋”字下有重文符號。

⑨豕：喙，此處當指鳥嘴。貫而心：啄你的心。

⑩蓐：臥墊。

【釋譯】

治療被蠍子螫傷的方法：……以適足的濃薤汁……

一方：……

一方：把被蠍螫傷的傷口洗淨，將食鹽塗敷在傷口上，讓牛用舌頭去舐傷口。

一方：將藜蒺和白蒿兩種藥物搗爛後塗貼在傷口上。

一方：術者吐唾並祝念道：“噴！兄父生在大山，你居住在這個谷下，……鳳凰……尋尋，鳥嘴將啄你的心。”

一方：念咒語：“父親居蜀地，母親爲鳳鳥蓐，不敢上下尋，鳳鳥啄你的心。”

12. 蛭食(蝕)

蛭食(蝕)人胻股㔹(膝)①，產其中者②，并黍、叔(菽)、秫(朮)三③，炊之，烝(蒸)以熏，瘳病④85。

一，埶(齏)蛫⑤，傅之86。

【校注】

①蛭蝕：本篇是治療水蛭、山蛭等咬傷人的醫方。《爾雅·釋魚》：“蛭，蟣也。”郭璞注：“今江東呼水中蛭蟲入人肉者爲蟣。”《正字通·虫部》：“蛭，馬蛭，水蟲……生深山草上者爲草蛭，生石上者爲石蛭，生泥中者爲泥蛭。”

②產其中：生其中。指水蛭叮在股膝之上並長期不落。

③秫(朮)：周一謀(1988)指出，此處“秫”與“黍”、“菽”相接，並從“炊之，蒸”等字樣來看，“秫”當是本字，爲一種粘性的粟米。《說文·禾部》：“秫，稷之粘者。”

④烝(蒸)以熏，瘳病：整理小組原釋文爲“烝(蒸)□□□□病”。廣瀨薰雄(2012)根據反印文將釋文補全，此說可信。蒸：蒸煮。魏啓鵬(1992)指出，估計爲熏蒸療法。

⑤齏蛫：將螃蟹搗爛。齏，粉碎。蛫，螃蟹。《說文·虫部》：“蛫，蟹也。”對“蛫”另外還有以下幾說：一曰蟹六足者，二曰鼠婦，三曰猿類，四曰獸類。

【釋譯】

水蛭在人的小腿、大腿和膝部附着肢體，吸食血液，並深鑽入皮膚裏面，同時取黍米、大豆和白朮三物，混合加熱蒸煮用來熏患處，可以治愈疾病。

一方：把一隻螃蟹搗爛，外敷在傷口上。

13. 蚖

蚖①：𨐨(齏)蘭②，以酒沃，飲其汁，以宰(滓)封其痏，數更之，以熏⧄③$_{87}$

一，以葪(芥)印其中顛④$_{88}$。

一，以產豚冡(蕪)麻(磨)之⑤$_{89}$。

一，以堇一陽筑(築)封之⑥，即燔鹿角⑦，以弱(溺)飲之$_{90}$。

一，“吙謓(嗟)⑧！年，蚩殺人⑨，今茲有(又)復之⑩$_{91}$。”

一，以青粱米爲鬻(粥)⑪，水十五而米一，成鬻(粥)五斗，出，揚去氣，盛以新瓦䍃，冥(冪)口以布三□⑫$_{92}$，即封涂(塗)厚二寸，燔，令泥盡火而歠(歠)之⑬，痏已⑭$_{93}$。

【校注】

①蚖：有兩義，一爲蜥蜴，二爲毒蛇。本篇應指被毒蛇咬傷。《說文・虫部》：“蚖，榮蚖，蛇醫，以注鳴者。”朱駿聲通訓定聲：“《爾雅・釋魚》：‘蠑螈，蜥蜴。’按，今俗謂四腳蛇者是也，形似壁虎而大。”蜥蜴又名石龍子、守宮。《集韻・桓韻》：“蚖，毒蛇。”《名醫別錄》：“蚖，蝮類，一名虺，短身土色而無文。”《本草綱目》卷四十三將蚖和石龍子並列，同時指出“蚖與蝮同類，即虺也，長尺餘，蝮大而虺小，其毒則一。”

②蘭：當指澤蘭。《神農本草經》稱澤蘭治“癰腫瘡膿”。

③以熏⧄：廣瀨薰雄(2012)指出，原文上句“數更之”下有“乚”符號，表示此病方結束；“以熏⧄”是另一殘片，將其放在“數更之”下面不合適，當放在第85行的“烝(蒸)□□□□病”之間。

④以芥印其中顛：將芥子泥塗敷在頭頂正中部。芥，芥子。《名醫別錄》有搗芥子泥外塗，治射工毒氣的記載。印，塗敷。

⑤產豚蕪：指煎茱萸，又稱食茱萸。《說文・艸部》：“蕪，煎茱萸也。”《千金要方》卷二十五有將吳茱萸嚼碎敷治蛇蠍毒的記載。裘錫圭(1987)指出，原文“產豚冡”即“產豚喙”，又作“生豚喙”，指沒有煮過的豬嘴或活豬嘴。《禮記・內則》：“三牲用蕪。”

⑥以堇一陽築封之：將新鮮的堇菜一份烘乾切碎後塗敷在蜥蜴咬傷處。堇，即堇菜、堇葵、石龍芮。《新修本草》：“堇汁，味甘，寒，無毒。主馬毒瘡。擣汁，洗之並服之。堇菜也，出《小品方》。《萬畢方》云：‘除蛇蝎毒及癰腫。’”陽築，指烘乾切碎。馬繼興(1992)認爲，陽疑借爲“杖”，全句指拿着

木杵將藥物搗爛。周一謀(1988)認爲，陽指生，陽築即生搗。

⑦鹿角：藥物名。《神農本草經》謂其“主惡瘡癰腫，逐邪惡氣”。《千金要方》卷二十五有“豬脂和鹿角灰塗之”治療蛇傷的記載。

⑧吹：呼氣，吐氣。此指念咒語。《說文·口部》：“吹，呼氣也。”

⑨蚩：毒蟲名。魏啓鵬(1992)認爲，同“蠚”，痛。《說文·虫部》：“蠚，螫也。”又：“螫，蟲行毒也。”

⑩今茲：今年。《呂氏春秋·任地》：“今茲美禾。”高誘注：“茲，年也。”

⑪青粱米：即粟米。《名醫別錄》稱青粱米“主胃痹，熱中，消渴，止泄痢，利小便，益氣補中，輕身長年”。

⑫冪：以巾覆蓋。以布三□：當指用布條將罋口包裹三層。□，字殘不識。周一謀(1988)將其補釋爲“之”，严健民(2005)補釋爲“裹”。

⑬燔，令泥盡火而歠之：將陶罋放到火上燒培，待封泥燒乾後停火，再打開飲服。周一謀(1988)指出，該句據文意應重新斷句爲“燔令泥，盡火而歠之”，指把青粱米粥煮成泥狀，火熄後飲食。

⑭痏已：指毒蛇咬傷之處痊愈。已，該字圖版殘損，原釋文爲“己”，當誤，據文意改正。

【釋譯】

被毒蛇咬傷：將澤蘭搗爛，用酒浸泡，飲服酒液，將其藥滓外塗在傷口上，經常換藥，以熏……

一方：用生芥子搗爛成泥外塗在被毒蛇咬傷者的頭頂正中部。

一方：用新鮮的食茱萸，在被咬傷的部位摩擦。

一方：取新鮮的堇菜一份烘乾切碎塗敷在傷口，再把鹿角烤炙研末後，用人尿送服。

一方：術者念咒語：“嗟，年，螫殺人！今年又如此反復。”

一方：用青粱米煮粥，其比例是水十五斗，米一斗，煮成粥五斗，等粥的熱氣蒸發散盡，再裝到新的陶製水罋裏，罋的出口用三層布覆蓋，再用濕泥巴抹在外面，厚約二寸。然後放到火上燒培陶罋，待封泥燒乾後再停火，放涼後打開飲服，就可治好毒蛇咬傷。

一，亨(烹)三宿雄鷄二①，洎水三斗②，孰(熟)而出，及汁更洎③，以食□逆甗下④。炊五穀(穀)、兔【頭】$_{94}$肉陀(他)甗中⑤，稍沃以汁，令下盂中，孰(熟)，飲汁$_{95}$。

一，“賁(噴)吹！伏食⑥，父居北在，母居南止⑦，同産三夫⑧，爲人不德。已。不已，青(請)傅之⑨$_{96}$。”

一，湮汲一音（杯）入奚蠡中⑩，左承之，北鄉（嚮）⑪，鄉（嚮）人禹步三，問其名，即曰："某某年□今□⑫$_{97}$。"飲半音（杯），曰："病□□已，徐去徐已。"即復（覆）奚蠡，去之$_{98}$。

一，煮鹿肉若野彘肉⑬，食【之】，歠（歠）汁。精⑭$_{99}$。

一，燔貍皮⑮，冶灰，入酒中，飲之。多可殹（也），不傷人。煮羊肉，以汁□之⑯$_{100}$。

取井中泥⑰，以還（環）封其傷，已$_{101}$。

【校注】

①三宿雄鷄：即三年的老公雞。《神農本草經》載有"丹雄雞"，謂其"主女人崩中、漏下、赤白沃，補虚，溫中，止血"。帛書《養生方》有"三宿雄鷄血"。

②洎水：添水。《説文·水部》："洎，灌釜也。"

③及汁：水乾枯。及，讀爲"極"。《玉篇·木部》："極，盡也。"周一謀（1988）認爲，及疑讀爲"汲"。

④逆：迎。《説文·辵部》："逆，迎也。關東曰逆，關西曰迎。"甗：即甑，一種炊器。揚雄《方言》卷五："甑，自關而東謂之甗，或謂之鬵。"

⑤五穀：五種主要糧食作物，即麻、黍、稷、麥、豆。兔頭肉：即兔頭瓜之肉。《廣雅·釋草》記有十一瓜的名稱，分別爲"龍蹏、虎掌、羊骹、兔頭、桂支、密筩、貍䏑、貍頭、白觚、無餘、緀"。

⑥伏食：即服食。原指道家的一種養生方法。陳斯鵬（2008）認爲，蚖爲蝮蛇之屬，常伏地而螫人，故呼之爲"伏食"。

⑦父居北在，母居南止：父親居住在北面，母親居住的南面。在，讀爲"塞"，指邊境。止，讀爲"址"，指處所。

⑧同產：同一母親所生。三夫：祝由詞中托言三種毒虫爲三夫。

⑨請傅之：即用縛束的方法來威脅蚖。帛書整理小組認爲，原文"青"即空青，又名白青、扁青，爲碳酸鹽礦物藍銅礦的礦石。《神農本草經》稱其治癰腫，"殺諸毒之蟲"。《千金要方》卷二十五有"用銅青傅瘡上"治療蛇毒的記載。該句中"已。不已，青（請）傅之"，帛書整理小組原定爲祝語之外的敍述文字，裘錫圭（1987）指出並訂正，可从。

⑩奚蠡：即大腹的瓢。《説文·大部》："奚，大腹也。"《玉篇·虫部》："蠡，瓢也。"

⑪北鄉（嚮）：面朝北方。原文"鄉"字下有重文符號。

⑫某某年：原文第一個"某"字下有重文符號。

⑬鹿肉：《名醫別錄》稱其"補中，强五臟，益氣力。"野彘肉：即野豬肉。

孟詵《食療本草》："野豬肉，主癲癇，補肌膚，令人虛肥。"

⑭精：指藥方靈驗、療效非常好。

⑮貍皮：即野貍皮。

⑯以汁□之：周一謀(1988)指出，據文意可補爲"以汁歠之"。

⑰取井中泥：周一謀(1988)指出，本條爲另一方，但方首未標"一"字，可能爲抄寫時所脱。

【釋譯】

一方：把兩隻三年的公雞放到三斗水裏，加熱煎煮，待煮熟後取出。如水已煮乾，就加水再煮。用來食……迎甗下接着。再把五穀和免頭瓜肉放在另一個甗裏蒸煮，用雞湯相繼澆淋，讓它自然地向流到下一層盂中，等蒸熟後，喝下液汁。

一方：術者祝念道："嘖咊！伏食，父親居住在北面，母親居住的南面，同産三夫，爲人不德。要讓疾病痊愈，如果不愈，請求用縛束的方法來對待它。"

一方：把一杯地漿水傾倒入大腹的瓢內。用左手拿着，面向北方，按照禹步法朝着病人走三次，詢問患者姓名，並念道："某某年……今……。"念完，讓病人喝半杯漿水。又念道："病……已，徐去徐已。"將大腹瓢翻轉，然後離開病人。

一方：把鹿肉或野豬肉煮熟後食用，同時飲服肉湯。此方療效非常好。

一方：將野貍皮用火烤炙成炭，研末，取藥末放在酒裏，飲服。每次服用量大也可以，對人體沒有害處。還可以將羊肉煮熟，取羊肉汁飲服。

一方：取井底泥，外敷在傷口周圍，可以治好。

14. 尤(疣)者

尤(疣)①：取敝蒲席若籍(薦)之弱(蒻)②，繩之③，即燔其末，以久(灸)尤(疣)末，熱，即拔尤(疣)去之102。

一，令尤(疣)者抱禾④，令人嘑(呼)曰："若胡爲是⑤?"應曰："吾尤(疣)。"置去禾⑥，勿顧103。

一，以月晦日之丘井有水者⑦，以敝帚騷(掃)尤(疣)二七，祝曰："今日月晦，騷(掃)尤(疣)北⑧。"入帚井中104。

一，以月晦日日下餔(晡)時⑨，取凷(塊)大如鷄卵者⑩，男子七，女子二七。先【以】凷(塊)置室後，令南北【列】105，以晦往之凷(塊)所，禹步三，道南方始，取凷(塊)言曰凷言曰⑪："今日月晦，靡(磨)尤(疣)北。"凷(塊)一靡(磨)□106。已靡(磨)，置凷(塊)其處，去勿顧。靡（磨）大者107。

【校注】

①疣：又稱贅疣，是生於體表的一種贅生物，多發於手指、手背和頭面部，初起小如黍米、大如黄豆，患者一般無自覺症狀，按壓時有痛感。

②敝蒲席若藨之蒻：陳舊蒲席或蒲席上的蒲子。敝蒲席，即敗蒲席。《名醫别録》稱敗蒲席"主筋溢、惡瘡"。藨，草席。《廣雅·釋器》："藨，席也。"《説文·艸部》："蒻，蒲子，可以爲平席。"《證類本草》卷十一引《新修本草》注："青、齊間人謂蒲藨爲蒲席，亦曰蒲蓋，謂藁作者爲藨耳。山南、江左機上織者爲席，席下重厚者爲藨。"帛書整理小組認爲，本條是用舊蒲席或藨上的蒲墊搓成繩狀，點燃其一端，用以灸治疣病。

③繩：搓成繩狀。

④禾：稻草。

⑤若胡爲是：你爲什麼這樣做。若，你。

⑥置去禾：把稻草扔掉後離開。去，離開。

⑦月晦日：每月最後一天。《説文·日部》："晦，月盡也。"之：前往，到。

⑧掃疣北：掃掉疣子，趕到北方。《千金要方》卷二十三"去疣目方"有"每月十五日月正中時望月，以秃筶帚掃三七遍，差"等治療疣患的記載。

⑨月晦日：原文"日"字下有重文符號。日下晡時：指晡時已過。晡時，即申時，指午後3～5時。《玉篇·日部》："晡，申時也。"《素問·標本病傳論》："冬雞鳴，夏下晡。"王冰注："下晡，謂日下晡時，申之後五刻也。"王燾《外臺秘要》卷二十九"療疣目方"轉引《肘後方》云："月晦日夜，於廁前取故草二七莖，莖研二七過。粉疣目上訖，咒曰：'今日月晦，疣驚。'或明日朝乃棄，勿反顧之。"

⑩凷（塊）：即泥土塊，此處爲祝由的用具。《説文·土部》："凷，墣也。"又："墣，塊也。"

⑪凷（塊）言曰凷言曰：帛書整理小組指出，後三字"凷言曰"爲衍文。

【釋譯】

患有疣病：可取舊蒲席或蒲席上的蒲草搓成繩狀，燃點其末端，用以灸燒疣瘤的末端，疣瘤被燒熱後，即可用器物將疣瘤拔掉。

一方：讓患有疣瘤的人抱着一捆稻草，再讓别人喊他："你爲什麼這樣做?"回答説："我患有疣病"。説完即把稻草扔掉，離開，不再往後看。

一方：在每月最後一天，到一個無人使用尚還有水的廢井處，用舊掃帚來清掃生疣瘤的部位，掃十四次，並念祝詞説："今日是月末最後一天，掃掉疣子，趕到北方。"然後就把掃帚扔到廢井裏。

一方：在每月最後一天的下午五點鐘以後，拿取像雞蛋大小的土塊，男子用七塊，女子用十四塊，先把土塊放在屋後面，使其朝南北方向排列。在夜間走到放置土塊的地方，按照禹步法走三次，然後從南方開始，依次拿起土塊念道："今日是月末最後一天，磨掉疣子，趕到北方。"然後用土塊一一在疣處磨擦。磨完以後，仍把土塊放置原處，離開，不再回頭看。這是磨大型疣瘤的方法。

一，以月晦日之內後①，曰："今日晦，弱（搦）又（疣）內北②。"靡（磨）又（疣）內辟（壁）二七108。

一，以朔日③，葵莖靡（磨）又（疣）二七，言曰："今日朔，靡（磨）又（疣）以葵戟④。"有（又）以殺（椴）本若道旁葥（葥）根二七⑤，投109澤若淵下。除日已望⑥110。

一，祝尤（疣），以月晦日之室北，靡（磨）宥（疣），男子七，女子二七，曰："今日月晦，靡（磨）宥（疣）室北。"不出一月宥（疣）已111。

【校注】

①內：內室，寢室。

②搦：磨，摩。

③朔日：每月的初一日。

④葵戟：即葵莖。周一謀（1988）認爲，戟疑爲"幹"之誤，葵幹與葵莖相應。

⑤椴本：即食茱萸根。《廣雅·釋木》："椴，茱萸也。"葥：藜科植物，一年生高大草本，果實稱地膚子。趙有臣（1985）認爲，道旁葥當爲車前草。《集韻·先韻》："葥，車葥，藥草。"

⑥除日已望：帛書整理小組認爲，古代有所謂建除值日，如正月斗建寅，則寅爲建，卯爲除，詳見《淮南子·天文》。本句可能是說，如朔日恰巧是除日，則改在已望即十五日之後（十六日）進行。古代術數家以天上十二星辰分別象徵十二種人事的情況，即建、除、滿、平、定、執、破、危、成、收、開、閉，俗稱"十二蹋建"。已望：指望日的後一天，一般指十六日。《釋名·釋天》："望，月滿之名也。月大十六日，小十五日，日在東，月在西，遙相望也。"可參看帛書《胎產書》"建日"注釋。

【釋譯】

一方：在每月最後一天到寢室後面去，念道："今日是月末最後一天，在室內磨掉疣子，趕到北方。"念完，在寢室牆壁上磨擦疣瘤十四次。

一方：在每月初一，用冬葵的枝幹磨擦疣瘤十四下，並念道："今天是初一日，用冬葵莖來磨擦疣瘤。"然後再用吳茱萸根或道路旁邊的地膚根磨擦疣瘤十四次，然後將其扔到水塘或水潭。如果初一這一天正好是除日，則改在十六日進行。

一方：疣病的祝由法，在月末那天來到屋內的北面，在牆上磨擦疣瘤，男子磨七次，女子磨十四次，祝念道；“今日是月末最後一天，在屋子北方磨掉疣子。”過不了一個月，疣病即可治好。

15. 顛(癲)疾

顛(癲)疾①：先偫(偫)白雞、犬矢②。發，即以刀剝(劙)其頭③，從[顛]到項，即以犬矢【濕】之，而中剝(劙)雞□112，冒其所以犬矢濕者④，三日而已⑤。已，即孰(熟)[所]冒雞而食之，□已⑥113。

一，瘨(癲)疾者，取犬尾及禾在圈垣上[者]⑦，段冶⑧，湮汲以飲之114。

【校注】

①癲疾：即癲狂病，爲精神錯亂的疾病。《難經·二十難》：“重陽者狂，重陰者癲。”又《五十九難》：“癲病始發，意不樂，直視，僵僕。其脈三部陰陽俱盛是也。”

②偫：預備，準備。《說文·人部》：“偫，待也。”段玉裁注：“謂儲物以待用也。”陳劍(2013)指出，原釋文“偫”當釋作“待”。白雞：即白雄雞。《名醫別錄》稱其“肉微酸，微溫，主下氣，療邪狂，安五臟，傷中，消渴”。犬矢：即狗屎。《名醫別錄》有“狗屎中骨”，稱其“主寒熱、小兒驚癇”。

③劙：切割。揚雄《方言》卷十三：“劙，解也。”劉欣(2010)認爲，該方有兩處“剝(劙)”，原文“剝”均當讀爲“剝”。

④冒：覆蓋。《小爾雅·廣詁》：“冒，覆也。”犬矢濕者：潤濕的狗屎。廣瀨薰雄(2012)指出，“濕”當釋作“潪”，讀爲“溉”，前文“以犬矢【濕】之”亦當改作“以犬矢【溉】之”。《說文·水部》：“溉，一曰灌注。”

⑤已：原文該字下有重文符號。

⑥□已：周一謀(1988)補釋爲“癲已”，严健民(2005)補釋爲“疾已”。

⑦犬尾：疑指狗尾草。即莠草，又名光明草、穀莠子，有除濕去熱、消癰腫的功效。《本草綱目》卷十六稱莠草“穗形象狗尾，故俗名狗尾”。禾在圈垣上者：生長在牲畜圈牆上的穀子。

⑧段冶：捶擊敲碎。《說文·殳部》：“段，椎物也。”

【釋譯】

癲疾方：在治療前預先準備好一隻白雄雞和一些狗屎。當癲疾開始發作的時候，就在患者的頭部，由頭頂到頸後部用刀割開正中部的皮膚，將潤濕的狗屎塗上去，再將白雄雞……割開，將雞皮覆蓋到塗有潤濕狗屎的部位上，三天之後，疾病即可痊愈。患者愈後可將覆蓋的雞皮煮熟食用，……痊愈。

一方：患有癲疾的病人，可以將狗尾草和生長在牲畜圈牆上的穀子搗碎，用地漿水送服。

16. 白處

白處方①：取灌青②，其一名灌曾，取如□□鹽廿分斗一③，竈黄土十分升一④，皆冶，而□□$_{115}$指，而先食飲之。不已，有（又）復之而□灌青，再飲而已。令$_{116}$。

【校注】

①白處：古病名，當爲皮膚色素消失症狀的疾病，如白癜風之類。魏啓鵬（1992）認爲，白處讀爲“白膚”。“處”與“膚”的古韻同屬魚部，“膚”的聲母另有來母一讀，與“處”聲昌母可以通轉。廣瀨薰雄（2012）指出，“處”字大部分殘缺，當釋爲“虒”。

②灌青：藥物名，又名灌曾。當爲空青、曾青一類礦物。《名醫别録》稱空青“療目赤痛，去膚翳”。膚翳，指皮膚如霜如斑者，爲紫白癜風症狀。

③□鹽：疑爲下文“甘鹽”，即優質鹽。廿分斗一：二十分之一斗。

④竈黄土：即伏龍肝。十分升一：十分之一升。

【釋譯】

治療白處病的處方：取灌青，又名灌曾，再取二十分之一斗優質鹽，十分之一升竈黄土，均研成細末……指，在飯前飲服。如果沒有效果，再重新……灌青，繼續飲服就可痊愈。此方靈驗。

【一】，□□其□□□□□與其○真□□，治之以鳥卵勿毀半斗①，□甘鹽□□□□$_{117}$□□□□□□□□□□□者□□□□□□其中，卵次之，以□□□□□$_{118}$冥（冪）罋以布四□□□□□□□□□□□□□□□□□三□□□□□□$_{119}$蔡。已涂（塗）之，即縣（懸）陰燥□□□□□□□□□□□□□□□□□□□□□□$_{120}$厚蔽肉，扁（遍）施所而止②，□□□□□之於□□□□熱弗能支而止③，而止施□□$_{121}$雖俞（愈）而毋去其藥④。藥○□□而自□殹（也）。□□已□。炙之之時⑤，養（癢）甚□禁【毋】$_{122}$搜（搔）⑥，及毋手傅之。以旦未食傅藥。已傅藥，即飲善酒，極厭（饜）而止⑦，即炙□。已炙□$_{123}$之而起，欲食即食，出入飲食自次（恣）。且服藥⑧，先毋食葷二、三日⑨。及藥時毋食$_{124}$魚⑩，病已如故⑪。治病毋時。以三月十五日到十七日取鳥卵⑫，已□即用之。□□$_{125}$鳥殹（也），其卵雖有人（仁）⑬，猶可用殹（也）。此藥已成，居雖十【餘】歲到□歲⑭，俞（逾）良⑮。□$_{126}$而乾，不可以涂（塗）身，少取藥，足以涂（塗）施者，以美醯□之於瓦鍢（甂）中⑯，漬之□$_{127}$可河（和），稍如恒⑰。煮膠，即置其鍢（甂）於稴火上⑱，令藥已成而發之⑲。發之□□□□涂（塗）$_{128}$，冥（冪）以布，蓋以鍢（甂），縣（懸）之陰燥所。十歲以前藥乃乾⑳$_{129}$。

【校注】

①鳥卵勿毀：沒有破損的鳥蛋。魏啓鵬（1992）認爲，鳥卵疑爲鴿蛋，孟詵《食療本草》稱鴿“治惡瘡疥癬、風瘡白癜”。鴿肉還有補腎益氣、祛風解毒的功效。

②遍施所：指用藥要遍及白處所在的地方。施，帛書整理小組認爲，“施”下文作“瘧”、“虐”，應爲白處的別名。

③□□□□□之於□□□□熱弗能支而止：严健民（2005）補釋爲“即生桑炭置之於坑中炙之，熱弗能支而止”。而止，原文“而”、“止”兩字後均有重文符號。

④而止施□□：严健民（2005）補釋爲“而止施蔽肉”。藥：原文該字下有重文符號。

⑤炙之之時：原文第一個“之”字下有重文符號。

⑥養（癢）甚□禁【毋】搜（搔）：原釋文爲“□食甚□□□搜”。廣瀨薰雄（2012）指出，根據反印文，“□食”即“養”字，讀爲“癢”；“甚”下第二字當釋爲“禁”，“禁”下當補“毋”，“搜”讀爲“搔”。此說可从。

⑦極饜而止：將好酒喝足爲止。饜，滿足。

⑧且：原釋文爲“旦”。陳劍（2013）認爲，“旦”當改釋爲“且”。此說可从。

⑨葷：圖版該字殘損，僅餘下半部，原釋文缺釋。陳劍（2013）認爲，該殘字可釋爲“葷”。現依其說。

⑩及：圖版該字殘損，僅餘右下部，原釋文作“服”。廣瀨薰雄（2012）指出，根據反印文，“服”當改釋爲“及”。此說可信。

⑪病已如故：指病愈後可像原來一樣吃魚。

⑫以三月十五日：原釋文爲“二、三月十五日”。廣瀨薰雄（2012）指出，“二”當釋爲“以”，此說可信。

⑬仁：指鳥蛋中的胚胎。

⑭居：存放。

⑮逾良：療效越好。

⑯瓦甂：一種闊口小陶盆。《說文·瓦部》：“甂，似小瓿，大口而卑，用

食。”揚雄《方言》卷五：“甂，陳魏宋蔡之間謂之題，自關而西謂之甂，其大者謂之甌。”

⑰稍如恒：逐漸恢復正常狀態。

⑱稴火：用禾皮爲燃料的火。稴，禾皮、穀殼。《說文・禾部》：“稴，禾皮也。从禾，羔聲。”段玉裁改作：“从禾，美聲。”或說稴讀爲“微”，微火即小火。魏啓鵬(1992)認爲，稴火指將穀殼點燃後與未燃者圍成一堆，使其慢燃而不出現明火。

⑲發之：即打開甂。原文“發”、“之”兩字後均有重文符號。

⑳十歲以前藥乃乾：藥製好後存放十年以上才會陰乾。

【釋譯】

一方：……治療的方法是用沒有破損的鳥蛋半斗、優質鹽……，再把鳥蛋放進去……，用四層布把甕口覆蓋……。再用泥巴封塗，之後把甕懸掛起來放在陰涼乾燥處……厚厚地塗在患有白處的部位，把患處全都覆蓋起來。……加熱至病人感覺不能堅持忍受時爲止。……經過上述治療，皮膚病雖可治好，但也不要馬上停止用藥……。加熱烘烤的時候，即使很癢也不要用手抓搔，以及不要用手直接敷藥。敷藥要在清晨吃早飯之前。敷藥之後，要喝些好酒，喝足爲止，再用火去烤藥，烤完之後起來。患者如想吃東西，即可進食。患者飲食的數量可以隨意。將要用藥的時候，用藥前兩三天內不要吃葷菜。等到用藥時不要吃魚，待病愈後即可恢復如常。用這種方法治病不拘任何季節。方中所用的鳥蛋要在三月十五日到十七日採取，採來就用。……其中有胚珠的鳥蛋，仍然可以應用。這種藥製成後，可貯藏十餘年到……年，療效更佳。……已經乾燥，不能在身上塗敷時，可以取少量，以能滿足每次需要用的藥量爲度，用好醋摻和，再放在瓦盆之類的容器浸泡，待其稍溶化而恢復原狀。再加熱煮成膠狀，方法是把盛藥的瓦盆放在小火上，待藥煮熟後，將瓦盆的蓋子打開，待其冷卻後，塗敷患處。存放藥物的瓦器，要用布蒙蓋，用瓦盆蓋好，懸掛在陰涼乾燥的地方。經過存放十年以上的藥才能陰乾。

一，白瘧①：白瘧者，白毋奏(腠)②，取丹沙(砂)與鱣魚血③，若以鷄血④，皆可。鷄湮居二□□之□$_{130}$，以蚤(爪)挈(契)虘令赤⑤，以□之⑥。二日，洒，以新布孰(熟)暨(摡)之⑦，復傅。如此數，卅【日】而止。令$_{131}$。

【校注】

①白瘧：疾病名，疑爲“白處”之異名，即白癜風。瘧，下文作“虘”，歷代字書未收；或說虘疑爲“虒”。原文“白”、“瘧”兩字後均有重文符號。

②白毋腠：指白色尚在皮膚表面，還未進入肌膚紋理之中。馬繼興（1992）認爲，指皮膚變成白色看不出紋理。

③丹沙：即丹砂、硃砂。《名醫别錄》稱其通血脈，悦澤人面，除“毒氣疥瘻諸瘡”。後世治療紫白癜風也有用硃砂配伍者。鱣魚：即鱔魚。陳藏器《本草拾遺》稱其“主癬及瘻，斷取血塗之”。馬繼興（1992）認爲，鱣魚指鰉魚。《正字通·魚部》：“鰉，鱣也。今俗名鰉魚。”

④鷄血：當爲雄雞血。陳藏器《本草拾遺》稱：“白癜風，癧瘍風以雄雞翅下血塗之。”

⑤爪契：指用雞爪刻劃患處，使其變紅。契，刻劃。

⑥以□之：根據下句“復傅”，此處當爲“以傅之”。

⑦熟摡：仔細拭擦。《説文·手部》：“摡，滌也。”《周禮·世婦》：“帥女官而濯摡。”鄭玄注：“摡，拭也。”

【釋譯】

一方：患白瘧病，白色尚在皮膚表面，還未進入肌膚紋理之中，可以用硃砂和鱔魚血或雞血，都可以。……先用雞爪在患白瘧部位進行搔扒，使其充血變成紅色，用藥傅患處。經過兩天以後洗去，用新布仔細地擦拭乾淨後，重新敷藥。按照此法敷藥，三十天就可以停止。此方靈驗。

17. 大帶

大帶者[①]：燔坳[②]，與久膏而□傅之[③]132。

一，以清煮膠[④]，以涂（塗）之133。

【校注】

①大帶：古病名。帛書整理小組指出，或推測爲纏帶風一類疾病。魏啓鵬（1992）認爲，即纏腰蛇丹、纏腰火丹、火帶瘡。周一謀（1988）指出，揚雄《方言》卷四曰：“厲謂之帶。”厲通“癩”，《史記·范雎蔡澤列傳》：“漆身爲厲。”司馬貞索隱：“厲，音癩，癩病也。”疑即大帶即癩病。《集韻·夳韻》：“癘，《説文》：‘癘，惡疾也。’或从賴。”癩病亦即麻風病。

②坳：藥物名，其具體所指不詳，應爲土類物質。古醫方外治丹毒，常用白堊、燕窠土、蜂窠土、檐溜下泥、釜下土、伏龍肝等入藥。帛書整理小組認爲，坳或爲“壋”字。尚志鈞（1985）指出，依《文物》1975年9期載“曲尺形雙眼竈，前有火門，後有壋板，壋板上有附加泥條的煙道”，故疑壋爲古代鍋竈上的附件，或爲古代竈上煙道的擋板。周一謀（1988）指出，疑爲“堷”字之誤，《集韻·合韻》：“堷，累土也。”累土即堆土，“燔坳”當爲一種燔燒過的泥土。

③久膏：陳久的油脂。严健民（2005）將該句殘字補釋爲“搗”。

④以清煮膠：用去滓後的甜酒煮膠。清，指濾去滓後的甜酒。《周禮·天官·酒正》："辨四飲之物：一曰清，二曰醫，三曰漿，四曰酏。"鄭玄注："清，謂醴之泲者。"孫詒讓正義："凡泲皆謂去汁滓。"膠，藥物名。《神農本草經》載有白膠、阿膠兩種。其中白膠爲鹿角膠，阿膠用驢皮熬成。《斗門方》載有鹿角膠外用治湯火瘡療法。阿膠未見有外用記載。

【釋譯】

大帶病：焙烤堳，和陳久的油脂混合敷在患處。

一方：用濾去滓後的甜酒煮膠，用來塗敷患處。

18. 冥(螟)

冥(螟)病方[①]：冥(螟)者，蟲所齧穿者□，其所發毋恒處[②]，或在鼻，或在口旁，或齒齦，或在手指□□134，使人鼻抉(缺)指斷。治之以鮮產魚[③]，□而以鹽財和之，以傅蟲所齧□□□135□□□之。病已，止。嘗試，毋禁。令136。

【校注】

①螟病：帛書整理小組指出，螟本義爲穀物的食心蟲，推測古人因本病有鼻缺指斷等症狀，認爲蟲類齧穿，因而稱爲螟病；從症象看，本病很可能是麻風病。周一謀(1988)指出，此處稱麻風病爲"螟病"，上一節稱之爲"大帶"，可能是帶有地方色彩的稱謂。馬繼興(1992)認爲，是指穿心蟲(螟蟲)咬人致病。《說文·虫部》："螟，蟲食穀心者。"

②毋恒處：沒有固定的部位。

③鮮產魚：即鮮活生魚。後世方治麻風病，多忌豬魚蒜等葷腥之物，但是《十便良方》載治大風癘疾方："五月五日或六月六日，五更帶露，采蒼耳草搗取汁，熬作錠子，以半斤鯉魚一尾，剖開不去肚腸，入菜一錠，綫縫，以酒二碗，慢火煮熟令吃。"與本方較爲接近。

【釋譯】

螟病方：螟病是由螟蟲咬穿人的……，螟蟲咬人沒有一定的部位，或在鼻部，或在嘴巴兩側，或在齒齦，或在手指……，使人的鼻子缺損或指頭斷缺。治療的方法是用新鮮的活魚，……用適足的食鹽與之混合，……外敷在螟蟲所咬的部位上。病愈後即不再用藥。此方已經過試用，沒有任何禁忌。靈驗。

19. □蠸者

【□蠸者】[①]：□□以蠸一入卵中□□□□之[②]137。

【校注】

①蠸：蟲咬刺。帛書整理小組認爲，本病疑爲一種毒蟲螫傷。後一句中的“蠸”字，爲瓜中的黄甲小蟲，本方取以入藥。《説文·虫部》：“蠸，蟲也。一曰：大螫也。”《爾雅·釋蟲》：“蠸，與父，守瓜。”郭璞注：“今瓜中黄甲小蟲，喜食瓜葉，故曰守瓜。”郝懿行義疏：“今按此蟲黄色，小於斑蝥，常在瓜葉上，食葉而不食瓜，俗名看瓜老子者也。”

②□□□□之：帛書整理小組指出，此行後帛書有缺損，所缺行數不明，暫依現存行數計算，以下類似情況同例。

【釋譯】

（略）

20. □者

入☐ 138 兔皮☐ 139

一，坌（齏）蘭☐[①] 140

一，以淳酒☐ 141

一，以湯沃☐[②] 142

【校注】

①蘭：依據上文“蚖”篇，此處當指澤蘭。

②以湯沃☐：用熱水沖洗。帛書整理小組指出，以上四方，據本書目録，歸於“□者”一題。

【釋譯】

（略）

附：

廣瀨薰雄（2012）指出，《五十二病方》第140～142行可以與該書之末的殘片（三）（下面稱爲“殘片②”）、帛書〔肆〕第39頁1列5行的殘片（下面稱爲“殘片③”）綴合，根據新綴圖版，可將釋文補爲：

【□□□□□□】槐爲箸，即已 殘片②。

【一，□□□□】□□冶之，誨（每）食，入三指最（撮）食中【□□□□□□□□□□□□□□□□□】殘片②+③【□□□□□】□煮孰（熟），再沥[①]，飲之，以當峇☐ 殘片②+③

一，坌（齏）蘭【□□□】□以酒而□【□】以☐ 140+殘片②+③

一，以淳酒【□□□□□】□漬☐ 141+殘片②

一，以湯沃【□□□□□】□痏【□□】飲▨142+殘片②

【校注】

①沕：原釋文爲“洿(瀼)”。陳劍(2013)認爲當改作“沕”，今从之。

21. 痃

痃①：取蘭□▨②143

一，炙㮘▨痃③144。

【校注】

①痃：帛書整理小組認爲，疑讀爲“瘨”，指頭昏目眩。《說文・疒部》：“瘨，病也。”桂馥義證：“瘨，病也者，頭眩病也。”周一謀(1988)認爲，疑爲“疙”之誤。《正字通・疒部》：“疙，頭上瘡突起也，俗呼疙禿。”馬繼興(1992)指出，痃或疑爲“痎”，因形近而誤，即痎瘧。按，痃、痃兩字形近。《廣韻・業韻》：“痃，病劣。”《集韻・業韻》：“痃，羸也。”

②取蘭□▨：原釋文爲“取蘭▨”，圖版中“蘭”字後面一殘字上面筆畫清晰可見，疑爲“實”字。根據本方主治，此處蘭應爲佩蘭。《神農本草經》稱爲蘭草，謂其“久服，益氣輕身，不老，通神明”。《名醫别録》稱其“除胸中痰癖”，其味氣辛香，有發表祛濕，和中化濁，清暑辟邪，可治頭痛頭暈。

③㮘：同“樗”、“樗”，即臭椿。用其皮入藥，名叫樗皮、樗白皮。《雷公炮製藥性解》稱其“入心、肝、脾三經”。《攝生衆妙方》卷七有“樗樹根丸”，用於治療婦人赤白帶下，經濁淋漓，及男子夢遺泄精，少食體倦。

【釋譯】

(略)

附：

廣瀨薰雄(2012)指出，《五十二病方》第143～144行可以與該書之末的殘片(三)(下面稱爲“殘片②”)、帛書〔肆〕第40頁2列9行的殘片(下面稱爲“殘片④”)綴合，根據新綴圖版，可將釋文補爲：

痃：取蘭實【□□□□】去毒【□】□之①，以鉛【傅】痃143+殘片④+②。

一，炙㮘【□□□□□】傅痃。▨144+殘片④+②

【校注】

①蘭實：原釋文爲“蘭□”，劉欣(2010)補釋。

22. 人病馬不閒(癇)

【人】病馬不閒(癇)者①：☐以浴病者②。病者女子□145男子☐即以女子初有布146燔☐③147

☐飲以布☐148☐酒中飲☐④149

【校注】

①馬不癇：即馬癇。不，句中語氣詞，無義。《五十二病方》共有“人病馬不閒(癇)”、“人病□不閒(癇)”、“人病羊不閒(癇)”、“人病蛇不閒(癇)”四題，與《千金要方》卷五所載六畜之癇，即馬癇、牛癇、羊癇、豬癇、犬癇、雞癇相似。這一類疾病是以發作時患者所發聲音或所呈現的狀態命名，如严用和《濟生方》：“馬癇，作馬嘶鳴。”“羊癇，作羊叫聲。”《千金要方》卷五：“馬癇爲之病，張口搖頭，馬鳴欲反折。”“羊癇，喜揚眉吐舌。”《神農本草經》言蛇蜕主治蛇癇。帛書整理小組指出，所謂人病馬不閒(癇)，可能是不使馬癇發作之意。史常永(1993)認爲，“不”通“仆”，“馬不閒(癇)、羊不閒(癇)、蛇不閒(癇)”猶言“馬仆閒(癇)、羊仆閒(癇)、蛇仆閒(癇)”。

②病者：原文“病”、“者”兩字後均有重文符號。

③女子初有布：指少女初次月經來潮時所用之布。《千金要方》卷二十“治霍亂醫所不治方”云：“童女月經衣，合血燒末，酒服方寸匕，秘之。百方不瘥者用之。”《本草綱目》卷五十二引《本草拾遺》：“月經衣，主治金瘡血湧出，炙熱慰之。又主虎狼傷及箭鏃人腹。”《本草綱目》卷五十二：“《博物志》云：扶南國有奇術，能令刀斫不入，惟以月水塗刀便死。此是穢液壞人神氣，故合藥觸忌之。此說甚爲有據。今有方士邪術，鼓弄愚人，以法取童女初行經水服食，謂之先天紅鉛，巧立名色，多方配合，謂《參同契》之金華，《悟真篇》之首經，皆此物也。愚人信之，吞咽穢滓，以爲秘方，往往發出丹疹，殊可歎惡！”

④☐酒中飲☐：帛書整理小組指出，此行後帛書有缺損，所缺行數不明。

【釋譯】

治療馬癇的方法：……拿來讓病人洗浴。病者如果是女子……，如果是男子……即用少女初次月經來潮時所用之經衣燒……

……

23. 人病□不閒(癇)

缺文。

【校注】

①人病□不癇：疾病名，即□癇，當指發出類似某種動物聲音的癲癇，因原文殘損，具體所指何種動物不詳。依據《千金要方》卷五所載六畜癇的順序，此處可能是“人病牛不癇”。

24. 人病羊不閒(癇)[①]

缺文。

【校注】

①羊不癇：疾病名，即羊癇。《千金要方》卷五：“羊癇之爲病，喜揚目吐舌。”

25. 人病蛇不閒(癇)[①]

缺文。

【校注】

①蛇不癇：疾病名，即蛇癇。

附：

廣瀨薰雄(2012)指出，《五十二病方》“人病馬不閒(癇)”篇至“人病蛇不閒(癇)”篇可以與該書之末的殘片(一)(下面稱爲“殘片①”)、(三)(下面稱爲“殘片②”)綴合，根據新綴圖版，可將釋文補爲：

【人】病馬不閒(癇)者：【□□□□□】□，治以酸棗根三【□□□□□□□】氵□以浴病者。病者女子□145+殘片②+①男子【□□□□□□□】男子令女子浴之，即以□【□□□□】□即以女子初有布146+殘片①燔【□□□□□□□□】最(撮)者一桮(杯)酒中，歙(飲)病者⧄147+殘片①

【人病□不閒(癇)：□□□□□□□】奉，治以□雞、柍，病者【□□□□□□□□】歙(飲)以布如149/殘片①+148【□□□□□□□】□者□【艮】，治以蜀焦(椒)一委(捼)，燔【□□□□□□□】置酒中，歙(飲)殘片①+149。

【人病羊不閒(癇)：□□□□】□靡(摩)如數殘片①。

【人病蛇不閒(癇)：□□□】□出舌，取蛇兑(蜕)【□】鄉(嚮)者，與□【□□□□□□□□□□□□□□】殘片①【□□□□□□□】□柏【□□□□】□病者能殘片①

26. 諸食病①

缺文②。

【校注】

①諸食病：當指各種由於飲食不當所引發的疾病。

②缺文：廣瀨薰雄(2012)指出，《五十二病方》之末的殘片(十二)有“□食”，是一個病方名，據《五十二病方》目錄，只有“諸食病”有可能與這個病方名對上。而且《諸食病》的位置正好是原整理者沒能復原的第 17 頁。詳細說明可參看後面《五十二病方》殘片(五)下的“附注”。

27. 諸□病①

缺文。

【校注】

①諸□病：當指某一類型的各種疾病。因原文殘損，具體所指不詳。

28. 瘩(癃)病

□□□□□□乾葱▨$_{150}$鹽隋(脽)炙尻①$_{151}$。

一，追華②，以封隋(脽)及少【腹】▨$_{152}$

一，冶筴(策)蓂少半升、陳葵種一□③，而▨$_{153}$

一，湮汲水三斗，以龍須(鬚)一束并者(煮)▨④$_{154}$

一，久(灸)左足中指(趾)⑤$_{155}$。

一，□□三湮汲，取栖(杯)水歕(噴)鼓三⑥，曰：上有□□□□□□□□□□□鋭某□□□$_{156}$□□飲之而復(覆)其栖(杯)$_{157}$。

一，□□及癟不出者方⑦：以醇酒入□，煮膠，廣□□□□□□□，燔段(煆)□□□□$_{158}$火而焠酒中⑧，沸盡而去之，以酒飲病者，□□□□□□□□飲之，令□□□$_{159}$起自次(恣)殹(也)。不已，有(又)復□⑨，如此數。令$_{160}$。

【校注】

①鹽脽炙尻：帛書整理小組指出，據內容與本書目錄，自本方以下屬於“瘩病”標題。瘩，即癃。《素問・宣明五氣》：“膀胱不利爲癃。”楊上善《黃

帝內經太素》卷二："癃，淋也。" 脽，臀部。在臀部周圍熱熨或按摩，是一種刺激體表部位治療內臟疾病的遠隔療法。《針灸甲乙經》所載臀部附近穴位多主治癃病，如胞肓、秩邊、八窌、委中、中窌等。趙有臣(1981)認爲，原文"隋"指肚臍。王燾《外臺秘要》卷二十七有用熱鹽熨炙臍部治療小便不通的記載。一說，據《禮記・月令》注"隋曰竇"，本書指肚臍、尻、肛門。严健民(2005)認爲，本方爲火灸療法，"鹽隋"即"鹽墮"，指將鹽撒下去，鹽燃燒後就能炙尻。

②毚華：藥物名，具體所指未詳。周一謀(1988)認爲，疑爲旋華或蕘華，兩種藥物均有利水通小便的作用。《神農本草經》謂旋華"主益氣，去面皯，黑色媚好，其根味辛，主腹中寒熱邪氣，利小便。久服不饑輕身"。又謂蕘華"主傷寒溫瘧，下十二水，破積聚，大堅，症瘕，蕩滌腸胃中留癖飲食，寒熱邪氣，利水道"。魏啓鵬(1992)認爲，疑爲蓖麻，有消腫拔毒、瀉下通滯的功效。劉玉環(2011)指出，原釋文"毚"字在帛書中上从"次"下从"韭"，當隸作"韲"，是"齏"的省筆字，"華"指鉛華、粉，"韲華"指磨碎拌合鉛粉。

③策蓂：藥物名，即菥蓂。《爾雅・釋草》："菥蓂，大薺。"《本草綱目》卷二十七："薺與菥蓂，一物也，但分大小二種耳。小者爲薺，大者爲菥蓂。"《神農本草經》謂菥蓂子"主明目，目痛淚出，除痹，補五臟，益精光。久服，輕身不老"。陳葵種：即陳久的冬葵子。《神農本草經》謂其"主五藏六腑，寒熱羸瘦，五癃，利小便"。陳葵種一□，殘字疑爲"升"。

④龍鬚：即石龍芻別名。《神農本草經》謂石龍芻"主心腹邪氣，小便不利，淋閉，風濕，鬼注，惡毒。……一名龍鬚"。《名醫別錄》稱其"除莖中熱痛"。

⑤炙左足中趾：帛書整理小組指出，《針灸甲乙經》以後針灸文獻，十四經腧穴沒有位於足中趾的。《素問・繆刺論》對於齒唇寒痛及尸厥均的刺足中趾爪甲上一痏的記載，但無穴名，也沒有提到癃病。魏啓鵬(1992)指出，本方是運用古代筋經學說，以灸法治療，灸足中趾(第三趾)可以"依脈引筋氣"，以緩解癃閉。

⑥噴鼓三：噴水一次，敲鼓一次，連續進行三次。

⑦㾮：帛書整理小組釋爲"癟"，並指出該字見於《玉篇》，此處應讀爲"閉"，即小便不通。劉釗(2009)指出，該字圖版从疒、从自、从册，當隸作"𤸰"，即"㾮"字，今从之；"㾮"見於《廣韻》、《集韻》、《類篇》等字書。《廣韻・薛韻》："㾮，枯病。"周一謀(1988)認爲，"癟"疑爲方言，如長沙人在溺急忍不住而立即欲解時，常稱爲"憋溺"或"憋了一脬溺"，憋溺當即"癟溺"，恰好與淋證的小便脹急證狀相符。

⑧燔煆：焚燒。張雷(2009)認爲，本方屬於治療癃閉方，原文"叚"應讀爲"蝦"，蝦可溫補壯陽，增加膀胱的氣化功能，對癃病的治療起關鍵作用。

⑨又復□：疑補爲“又復之”，指繼續飲服。

【釋譯】

……

一方：取逸華，搗碎後敷貼在臀部和小腹部……

一方：取析蓂小半升、陳久的冬葵子一……，而……

一方：取石龍芻一束，用地漿三斗煎煮……

一方：灸患者的左腳中趾。

一方：……地漿，取杯中的地漿用口噴出，噴水一次，敲鼓一次，連續進行三次，祝念道：上有……，某人……。飲服後把杯口朝下。

一方：……與尿閉的治療方法：用醇酒……，煮阿膠，……燒紅後放入酒中，待酒沸騰後取出來，讓患者喝酒，……可隨意飲用。如果不愈，按照上述方法繼續飲服多次。此方靈驗。

一，痒（癃）[①]，痛於脬及衷[②]，痛甚，弱（溺）□痛益甚[③]，□□□□。【治】之，黑叔（菽）三升[④]，以美醯三□$_{161}$煮[⑤]，疾炊，潰（沸），止火，潰（沸）下，復炊。參（三）潰（沸），止。浚取汁。牡【厲（蠣）】一[⑥]，毒堇冶三[⑦]，凡【二】物□□[⑧]$_{162}$。取三指最（撮）到節一，醯寒温適，入中□飲[⑨]。飲先食【後】食次（恣）。壹飲病俞（愈），日壹【飲】$_{163}$，三日，病已[⑩]。病已，類石如泔從前出[⑪]。毋禁，毋時。冶厲（蠣），毒堇不暴（曝）。以夏日至到□□$_{164}$毒堇[⑫]，陰乾，取葉、實并冶，裹以韋臧（藏）[⑬]，用，取之。歲更取○毒堇[⑭]。毒堇□□□$_{165}$堇葉異小，赤莖，葉從（縱）纗者[⑮]，□葉、實味苦[⑯]，前日至可六、七日秀（秀）[⑰]，□□□□$_{166}$澤旁。令$_{167}$。

【校注】

①癃：即淋症，指小便不暢。《説文·疒部》：“癃，罷病也。痒，籀文癃省。”段玉裁注：“凡廢置不能事事者曰罷病。”《素問·宣明五氣》：“膀胱不利爲癃。”在古代醫籍中，“癃”與“淋”交叉使用，意義相當。王輝（1988）指出，“癃”因避東漢殤帝劉隆之諱而改爲“淋”字。

②痛於脬及衷：從膀胱到小腹都疼痛。《説文·肉部》：“脬，膀胱也。”衷，同“中”，指腹中，周一謀（1988）疑爲陰莖中，即溺道。

③溺□痛益甚：尚志鈞（1981）、周一謀（1988）均指出，殘字可補爲“時”，指小便時疼痛加劇。

④黑菽：即黑豆。《名醫別錄》稱其“逐水脹，除胃中熱痹，傷中淋露”。

《本草綱目》卷二十四稱其“利水下氣”。

⑤以美醯三□：殘字疑爲“斗”。

⑥牡蠣：藥物名。《本草綱目》卷四十六稱其“清熱除濕”和治“赤白濁”。

⑦毒堇：疑爲苦菜，又稱堇菜。《滇南本草》稱其“涼血熱，寒胃，發肚腹中諸積，利小便”。《本草綱目》卷二十六稱堇菜“治血淋”。帛書整理小組認爲，疑爲罂粟科的紫堇。冶：此處指藥物粉末。

⑧凡二物□□：句中殘字，周一謀(1988)補釋爲“冶末”，严健民(2005)補釋爲“合撓”。

⑨入中□飲：指將堇菜藥末調入醯中飲服。句中殘字，據文意可補釋爲“撓”，上文“諸傷”篇(25～26行)有“取三指最(撮)到節一，醇酒盈一衷桮(杯)，入藥中，撓飲”之句。周一謀(1988)補釋爲“而”，严健民(2005)補釋爲“杯”。飲，原文該字下有重文符號。

⑩病已：原文“病”、“已”兩字後均有重文符號。

⑪類石如泔從前出：指膀胱結石像淘米汁一樣從尿道排出。前，即前陰，指尿道。從此句可以看出，本方所治爲石淋。

⑫以夏日至到□□毒堇：尚志鈞(1981)、周一謀(1988)根據毒堇生長和採集時間分析，聯繫下文“歲更取毒堇”，將此句補釋爲“以夏日至到時取毒堇”。夏日至，即夏至。

⑬裹以韋藏：用柔軟的皮革包裹收藏。

⑭毒堇：原文“毒”、“堇”兩字後均有重文符號。

⑮葉縱纗：葉脈分明而伸展。纗，原指細繩。《說文·糸部》：“纗，維綱中繩也。”帛書整理小組認爲，此處當指葉脈。

⑯□葉、實味苦：據文意，可補釋爲“堇葉、實味苦”。

⑰前日至可六、七日秀：毒堇在夏至前六、七日所結的果實。秀，指草所結的籽。《爾雅·釋草》：“木謂之華，草謂之榮，不榮而實者謂之秀，榮而不實者謂之英。”

【釋譯】

一方：淋病，從膀胱到小腹都感覺疼痛，痛感厲害，小便時格外疼痛……。取黑豆三升，研末，用優質醋三斗煎煮，大火迅速煮沸，沸後停火，沸止後又繼續加熱煮沸。如此反復沸騰三次，停火。過濾取汁。取牡蠣一份、堇菜粉末三份，共兩味藥……。取三指撮到節的藥末一份，放入溫度適宜的醋汁中攪拌飲服。飯前飯後飲服均可。服一次藥即可見效，每天服一次，連服三天疾病就會痊愈。病愈後，膀胱結石像淘米汁一樣從尿道排出。此法治療沒有禁忌，也沒有時間限制。牡蠣要研末，堇菜不要放在日光下曬。在夏至日到……收穫堇菜，陰乾，取其葉片和種子，研末後用柔軟的皮革包裹收藏，用藥時再取出來。藥物超過一年時間，需重新採集堇菜依上法配製。堇菜……葉片非常小，紅色莖杆，葉脈分明而伸展，它的葉片和果實味道都是苦的。每逢在夏至前六七天揚花結籽，……生長在水澤濕地附近。此方靈驗。

一，以水一斗煮葵種一斗，浚取其汁，以其汁煮膠一廷（梃）半[①]，爲汁一參[②]，而☐$_{168}$

一，贛（匴）戎鹽若美鹽[③]，盈隋（脽）[④]，有（又）以涂（塗）隋（脽）□下及其上，而暴（曝）若☐$_{169}$

一，亨（烹）葵而飲其汁[⑤]；冬□□本[⑥]，沃以□□[⑦]$_{170}$。

一，亨（烹）葵，熱欼（歠）其汁，即□□隸，以多爲故[⑧]，而□□尻厥（蹶）[⑨]$_{171}$。

一，以酒一音（杯），漬襦頸及頭垢中[⑩]，令沸而飲之$_{172}$。

一，痒（癃），弱（溺）不利，脬盈者方[⑪]：取棗種麤（麤）屑二升[⑫]，葵種一升，合撓，三分之，以水一斗半【煮一】$_{173}$分，孰（熟），去滓，有（又）煮一分，如此以盡三分。浚取其汁，以蠠（蜜）和，令㚇（纔）甘[⑬]，寒溫適，□$_{174}$飲之。藥盡更爲，病已而止。令$_{175}$。

【校注】

①膠：當爲阿膠。《名醫別錄》稱其治“丈夫小腹痛”。《本草綱目》卷五十稱其“利小便，調大腸”。《千金要方》卷二十一治消渴淋閉方中有阿膠湯：“阿膠二梃，乾薑二兩，麻子一升，遠志四兩，附子一枚。”梃：名物量詞，即枚。

②參：量詞，一參當爲一升。周一謀（1988）認爲，參同“叁”，指三分之一斗。

③匴戎鹽若美鹽：指一小杯戎鹽或精制鹽。匴，小杯。《說文·匚部》：“匴，小桮也。”戎鹽，又名胡鹽，見於《神農本草經》。

④盈脽：用鹽塗抹臀部。

⑤烹葵：即煮葵。葵，即上文所言“葵種”，當爲冬葵。《神農本草經》謂冬葵子“主五藏六腑，寒熱羸瘦，五癃，利小便”。《千金要方》卷二十一治療淋閉方中有多次以冬葵子、葵根入藥記載。

⑥冬□□本：尚志鈞（1981）補釋爲“冬亨（烹）其本”。

⑦沃：即澆淋。《說文·水部》：“渼，溉灌也。”段玉裁注：“自上澆下曰沃。”沃以□□，尚志鈞（1981）補釋爲“沃以醇酒”。

⑧以多爲故：帛書整理小組認爲，即以多爲度。帛書《養生方》中“不起”篇有“以厭爲故”。《諸病源候論·腹脹候》引《養生方導引法》有“以便爲故”。

⑨尻䯊：即尾椎骨。《說文·骨部》：“䯊，臀骨也。”

⑩襦頸：即短衣之領部。《說文·衣部》：“襦，短衣也。”頭垢：頭髮中的泥垢。《名醫別錄》稱其“主淋閉不通”。

⑪脬盈：膀胱充盈、脹痛。

⑫棗種：即棗子。《神農本草經》謂大棗“主心腹邪氣，安中養脾肋十二經，平胃氣，通九竅，補少氣，少津液，身中不足，大驚，四肢重，和百藥”。魏啓鵬(1992)認爲，因濕痰、積滯、腫脹者皆忌大棗，疑棗種即苦棗，《爾雅》稱爲“蹶泄”者。《本草綱目》卷二十九引《食性本草》稱苦棗治“狂蕩煩滿，大小便閉澀”。

⑬令纔甘：使藥汁稍有甜味。

【釋譯】

一方：用水一斗，煮冬葵子一斗，過濾取汁，再用藥汁煮阿膠一枚半，使藥汁煎成一升，而……

一方：取一小杯戎鹽或者精制鹽，塗抹在臀部，又塗抹在臀部……及其上面，再曬乾……

一方：煮冬葵子，再喝藥汁，冬天煮其根……

一方：煮冬葵子，趁熱飲服藥汁，即……，盡量飲用，越多越好，……尾椎骨。

一方：用酒一杯，浸泡短衣領部與頭垢，煮沸後飲服。

一方：淋病，小便不利，膀胱脹痛的治療方法：取棗子的粗屑二升、冬葵子一升，混合攪拌，分成三份，用一斗半水煮其中一份，煮熟後去滓。再煮另一份，按照這種方法把三份藥煮完。過濾取汁，用蜂蜜調和，使藥汁稍有甜味，寒溫適宜，……飲服。服完後再製藥，直到病愈爲止。此方靈驗。

一，痒(癃)，取景天長尺、大圍束一①，分以爲三，以淳酒半斗，三【沥】煮之②，孰(熟)，浚取其汁③，【朔(歠)】$_{176}$之。不已，復之，不過三飲而已。先莫(暮)毋食④，旦飲藥。令$_{177}$。

一，痒(癃)，坎方尺有(又)半⑤，深至肘，即燒陳稾其中⑥，令其灰不盈半尺，薄洒之以美酒，□$_{178}$茜(皂)莢一、棗十四、豙(藾)之朱(茱)臾(萸)、椒⑦，合而一區⑧，燔之坎中，以隧下⑨。已，沃$_{179}$。

一，痒(癃)，燔陳芻若陳薪⑩，令病者北(背)火炙之，兩人爲靡

(磨)其尻，瘁(癃)已180。

【校注】

①景天：藥物名。《神農本草經》謂其“主大熱，火創，身熱，煩邪惡氣”。大圍束一：一束如圍大。魏啓鵬(1992)認爲，此處“圍”是指大拇指和食指合攏的圓周長；严健民(2005)認爲“大圍束”是拇指和中指對圍，盡力多抓一點。

②沥：該詞在早期辭書中均未收錄，在唐以後的辭書中僅有音無義，如《龍龕手鏡·水部》：“沥，隻忍反。”《字彙補·水部》：“沥，音軫，義闕。”按，沥形體近“沸”，義當同“沸”，下文“沥煮”即“沸煮”。帛書整理小組認爲，疑讀爲“蒸”，三沥，其義與三沸相近。

③熟，浚取其汁：指煮熟後過濾取汁。張光裕(2004)認爲，當爲“熟浚取其汁”，意爲“反復擠壓取汁”，浚讀爲“捘”。《説文·手部》：“捘，推也。”

④先暮毋食：服藥的前一天晚上不要進食。

⑤坎方尺有(又)半：挖一個一尺半見方的地坑。有(又)，原釋文僅寫作“有”，爲全書對該字處理的體例保持一致，故改。

⑥陳稾：即乾柴草。《説文·禾部》：“稾，稈也。”

⑦□：當爲“取”。茜(皂)荚：藥物名，孫啓明(2000)指出，疑“茜荚”爲“茜茅”之誤寫，茜茅是周代祭神儀式的習用語，此處用作熏劑藥物，既作爲助燃物使其他藥物的熱性發揮出來，又具有巫方驅鬼的意義。藙之茱萸：即煎茱萸，又稱食茱萸。《禮記·內則》：“三牲用藙。”鄭玄注：“藙，煎茱萸也。”椒：即蜀椒。

⑧合而一區：將藥物合爲一區。《集韻·侯韻》：“區，量名。四豆爲區。”《左傳·昭公三年》：“齊舊四量：豆、區、釜、鍾。四升爲豆。”杜預注：“四豆爲區”。依此，一區則爲一斗六升。區，或讀爲“甌”，指一小盆。《説文·瓦部》：“甌，小盆也。”

⑨隧下：熏烤下身。隧，讀爲“燧”，熏烤。

⑩陳芻或陳薪：乾草料或乾柴。《玉篇·艸部》：“芻，茭草。”

【釋譯】

一方：淋病，取長約一尺的景天一束如圍大，分爲三份，用醇酒半斗蒸煮多次，煮熟後過濾取汁，飲服藥汁。如病不愈，重新服藥。服藥不超過三次即可痊愈。服藥的前一天晚上不要進食，第二天早上服藥。此方靈險。

一方：淋病，挖一個一尺半見方的地坑，像手指到肘部一樣深，在裏面燒乾柴草，使柴灰不到半尺高，用好酒輕輕地澆淋。取皂荚一份、大棗十四枚、食茱萸、蜀椒，合爲一小盆，放到坑中焚燒，用來熏烤下身。病愈後，用水將火澆滅。

一方：淋病，焚燒乾草料或乾柴，讓患者背着向火烤炙，另外兩人按摩患者臀部，淋病即可痊愈。

一，以水一斗煮膠一參、米一升，孰(熟)而啜之，夕毋食181。

一，取贏牛二七[①]，韰一拼(葉)[②]，并以酒煮而飲之182。

一，以己巳晨[③]，㝲(寢)東鄉(嚮)弱(溺)之[④]。不已，復之183。

一，血𤺋(癃)[⑤]，煮荊[⑥]，三溫之而飲之[⑦]184。

一，石𤺋(癃)[⑧]，三溫煮石韋[⑨]，若酒而飲之185。

一，膏𤺋(癃)[⑩]，澡石大若李樺(核)[⑪]，已食飲之。不已，復之186。

一，女子𤺋(癃)[⑫]，取三歲陳霍(藿)[⑬]，烝(蒸)而取其汁，□而飲之187。

一，女子𤺋(癃)，煮隱夫木[⑭]，飲之。居一日，𨐨(齏)陽□[⑮]，羹之[⑯]188。

一，以醯、酉(酒)三乃(汈)煮黍稈而飲其汁[⑰]，皆□□189。

一，以衣中衽(紝)緇〈繢〉約左手大指一[⑱]，三日□[⑲]190。

【校注】

①贏牛：即蝸牛。《尚書大傳·虞夏傳上》："鉅定贏。"鄭玄注："贏，蝸牛也。"《本草綱目》卷四十二稱蝸牛"利小便"。

②一葉：一小束。《說文·束部》："葉，小束也。"

③己巳晨：己巳日的早晨。

④㝲(寢)：臥室。裘錫圭(1987)釋爲"𧆛"，即啼叫。

⑤血癃：即血淋。指血尿而伴有尿道熱澀刺痛，下腹部疼痛脹急的病症，多因下焦濕熱蘊結、迫血妄行所致，若無熱而微痛，屬陰虛火動，不能攝血所致。《武威漢代醫簡》有"血𤺋(癃)出血"。

⑥荊：即牡荊。《名醫別錄》稱其葉"主久痢，霍亂，轉筋，血淋，下部瘡，濕䘌薄腳，腳氣腫滿"。

⑦三溫：多次用小火煮沸。《玉篇·水部》："溫，漸熱也。"

⑧石癃：即石淋。主要症狀是臍腹拘急，腰部一側疼痛，或有陣發性絞痛、痛連小腹及陰部，排尿不暢或中斷，或頻急澀痛難出，有時尿中雜有砂石，尿色黃濁，或呈血尿，多因濕熱蘊結下焦，使尿中雜質凝結而成，屬於泌尿系統結石。《武威漢代醫簡》有"石𤺋(癃)出石"。

⑨石韋：藥物名，是治療各種淋病的主藥。《神農本草經》謂其"主勞熱邪氣，五癃閉不通，利小便水道"。

⑩膏癃：即膏淋。主要症狀是小便混濁如米泔，或如脂膏之物，尿出不暢。尿道熱澀而痛的屬於實證，不熱不痛的多屬虛證。實證多因濕熱下注，蘊結膀胱，以致氣化不行，不能約束脂液所致；虛證多因腎虛不能蒸化和制約脂液所

致。《武威漢代醫簡》有“膏痒(癃)出膏”。

⑪滐石：當爲藥物名，古代傳世醫籍未見。孫啓明(1987)釋爲藻玉。尚志鈞(1988)、劉士敬(1990)均認爲是滑石。武威醫簡“治諸癃”方中亦有“滑石”一物。魏啓鵬(1992)認爲，即浮石，又名水泡石、海浮石。《日華子本草》稱浮石“止渴，治淋”。《千金要方》卷二十一所載治石淋方：“取浮石使滿一手，下篩，以水三升、酢一升，煮取二升，澄清服一升，不過三服，石出。”馬繼興(1992)認爲是芒硝或朴硝。

⑫女子癃：即女子淋症。相當於女子尿道感染、膀胱炎、腎盂腎炎之類病症。

⑬三歲陳藿：即放置三年的豆葉。《廣雅·釋草》：“豆角謂之莢，其葉謂之藿。”《千金要方》卷二十一所載治血淋方：“以水四升，煮大豆葉一把，取二升，頓服之。”

⑭隱夫木：當爲藥物名，具體所指未詳。司馬相如《上林賦》：“櫻桃蒲陶，隱夫薁棣。”張揖注：“隱夫，未詳。”當爲木屬。孫啓明(1988)釋爲扶移木。魏啓鵬(1992)疑爲榅桲。《日華子本草》稱榅桲“除煩渴，治氣”。《開實本草》稱其“主溫中下氣，消食，除心間醋水”。

⑮陽□：藥物名。亦見於下文192行。魏啓鵬(1992)認爲，疑即陽藿，又稱陽荷。《四川中藥志》稱其治“虛性濁白”。周一謀(1988)認爲，疑爲陽起石。《神農本草經》謂其“主崩中漏下”。

⑯羹之：將藥物煮成濃汁服用。

⑰黍稈：原釋文爲“黍稷”。廣瀨薰雄(2012)將“稷”改釋作“稈”，今从之。《說文·禾部》：“稈，禾莖也。”

⑱紝繢：機織布帛的頭尾。《說文·糸部》：“紝，機縷也。”段玉裁注：“機縷，今之機頭。”《說文·糸部》：“繢，織餘也。”段玉裁注：“織餘爲機尾。”約：束縛。

⑲三日□：殘字當爲“已”。

【釋譯】

一方：用一斗水煎煮一升阿膠和一升米，煮熟後飲服，前一天晚上不要進食。

一方：取蝸牛十四個、薤白一小束，放入酒裏煮熟後飲服。

一方：在己巳日的早晨，讓患者起床後在臥室的朝東方向小便。如病不愈，再重新做一次。

一方：血淋，煎煮牡荊，多次用小火煮沸後飲服。

一方：石淋，將石韋或酒用小火煮沸多次後飲服。

一方：膏淋，取李核一樣大小的硝石，煎煮，飯後飲服。如病不愈，繼續飲服。

一方：女子淋病，取放置三年的豆葉，蒸煮後取汁，……飲服。

一方：女子淋病，取隱夫木煎煮飲服。過一天後，搗碎陽……，做成羹汁服用。

一方：用醋、酒多次煮黍莖，取汁飲服，都……

一方：用機織布帛的頭尾將患者左手的大拇指捆紮一圈，三天即可痊愈。

29. 弱(溺)□淪者

【弱(溺)】□淪者方[①]：取□□□□□□其□□□□。先取鵲棠下蒿[②]191。

【校注】

①溺□淪：本方是治療小便白濁而有沉澱。帛書整理小組認爲，當指小便白濁。淪，疑讀爲“垽”，澱滓。《說文·土部》：“垽，澱也。”《爾雅·釋器》：“澱謂之垽。”郭璞注：“滓澱也，今江東呼垽。”严健民(2005)補釋爲“溺鱗淪”，認爲是指尿頻。

②鵲棠下蒿：生長在鵲巢下的蒿草。蒿，當爲白蒿。《本草綱目》卷十五引《食療本草》記白蒿治小便淋瀝症，稱其“燒灰淋汁煎，治淋瀝疾”。一說，此處蒿爲茵陳蒿。《名醫別錄》稱其“治小便不利”。劉玉環(2011)指出，“棠”在帛書中的字形，當隸作“巢”，整個藥物名即“鵲巢下蒿”。

【釋譯】

治療小便濁方：取……。先取鵲巢下白蒿。

30. 膏弱(溺)

膏弱(溺)[①]：是胃(謂)內復[②]。以水與弱(溺)煮陳葵種而飲之[③]，有(又)韲(齏)陽□而羹之192。

【校注】

①膏溺：指小便中帶有膏狀物的病症。該症與膏淋不同，無疼痛。

②內復：指因房勞太過而生的一種疾病。周一謀(1988)認爲，內當指房事，內復是指因房勞太過而生病。“內復”亦見於《千金要方》卷十：“治男子新病起近房內復者方：取女人月經赤帛燒服方寸匕，亦治陰卵腫縮入腹絞痛欲死。”在該方中，“內復”與“近房”並列，是指因房勞太過而產生的一種疾病。帛書整理小組指出，據本方內復爲膏溺別名。魏啓鵬(1992)認爲，復讀爲“寝”，本義爲穴地以居，此處爲漏洞之意；內寝猶言內漏，指膏淋者體內脂液外泄。

③陳葵種：即陳年冬葵子。

【釋譯】

膏溺：這是內復病。用水與小便煮陳年冬葵子飲服，又將陽……剁碎煮成羹汁服用。

31. 穜(腫)橐

穜(腫)橐[①]：穜(腫)橐者，黑實橐，不去[②]。治之，取馬矢觕(粗)者三斗[③]。孰(熟)析[④]，沃以水[⑤]，水清，止；浚去汁[⑥]，洎以酸漿□193斗[⑦]，取芥衷莢[⑧]。壹用，智(知)[⑨]；四五用，穜(腫)去。【毋】禁，毋時。令194。

【校注】

①腫橐：即陰囊腫大。亦見於同墓竹簡《天下至道談》。原文"腫"、"橐"兩字後均有重文符號。

②黑實橐，不去：指陰囊腫大且皮黑，內堅實，腫脹不消。《素問・五藏生成》："黑脈之至也，上堅而大，有積氣在小腹與陰，名曰腎痹，得之沐浴清水而臥。"

③馬矢粗者：即大塊粗硬的馬屎。

④熟析：細細切碎。《說文・木部》："析，破木也。"泛指切破。

⑤沃以水：用水澆淋。原文"水"字下有重文符號。

⑥浚去汁：過濾取汁。

⑦酸漿：即酸醬漿。《神農本草經》謂其"主熱煩滿，定志益氣，利水道"。

⑧芥衷莢：帛書整理小組認爲，疑爲芥菜角。《名醫別錄》稱芥"主除腎邪氣"。《日華子本草》稱芥子治"腰痛腎冷，和生薑研塗貼之"。

⑨知：取效。古代醫家謂治病取效爲"知"。揚雄《方言》卷三："知，愈也。"

【釋譯】

陰囊腫大：陰囊腫大，皮黑，內堅實，腫脹不消。治療方法，取粗硬的馬屎三斗，細細切碎，不斷用水澆淋，直至水變清才停止。過濾取汁，倒入酸醬漿……斗，取芥菜角同用。用一次就取效；用四五次，腫脹消失。治療沒有禁忌，沒有時間限制。此方靈驗。

32. 腸穨(㿗)

穨(㿗)[①]：操柏杵[②]，禹步三，曰："賁者一襄胡[③]，濆者二襄胡，濆者三襄胡。柏杵臼穿一[④]，毋(無)一[⑤]，□□195獨有三。賁者穜

(撞)若[⑥]，以柏杵七，令某穨(㿗)毋(無)一[⑦]。”必[令]同族抱，令穨(㿗)者直(置)東鄉(嚮)[窗][⑧]，[道][外]196，攺椎之[⑨]197。

一，令斬足者清明東鄉(嚮)[⑩]，以筩赿之二七[⑪]198。

一，瘁(㿗)，以月十六日始毁[⑫]，禹步三，曰：“月與日相當，日與月相當。”各三；“父乖母强[⑬]，等與人産子[⑭]，[獨]199産穨(㿗)九[⑮]，乖已，操葮(鍛)石毄(擊)而母。”即以鐵椎攺段之二七。以日出爲之，令穨(㿗)者東鄉(嚮)200。

【校注】

①㿗：即㿗疝，指睾丸或陰囊腫大，重墜脹痛。腸㿗，即狐疝，爲現代醫學所稱的腹股溝疝，指小腸墜入陰囊，時上時下，平臥或用手推起可縮回腹腔，站立時又墜入陰囊。

②柏杵：即用柏木做成的杵棒。

③賁者一襄胡：當指念咒語的人第一次高高舉起手中的柏杵。賁者，即噴者，指念咒語的人。襄，高舉。《正字通・衣部》：“襄，舉也，昂也。”胡，戟，此處指噴者手中的法器。《廣雅・釋器》：“胡，戟也。”

④臼穿：即搗穿。本句及以下原釋文爲“柏杵臼穿，一母一□，□獨有三。賁者潼(腫)，若以柏杵七，令某儥(㿗)毋一。必令同族抱□穨(㿗)者，直(置)東鄉(嚮)窗道外，攺椎之。”廣瀨薰雄(2012)指出其中釋讀之誤，並重新點斷，現依其説。

⑤毋(無)：原釋文爲“母”。廣瀨薰雄(2012)指出，“母”當釋作“毋”，即“無”。此説可从。

⑥穜(撞)：原釋文爲“潼(腫)”。[日]小曾戶洋(2007)將“潼”改釋作“穜”，讀爲“撞”。此説可从。

⑦穨(㿗)：原釋文作“儥(㿗)”。廣瀨薰雄(2012)指出，“儥”當釋作“穨”。此説可从。

⑧令：圖版該字僅餘下部殘畫，原釋文缺。廣瀨薰雄(2012)據殘筆補全，今从之。同族：即同族人。

⑨攺：讀爲“敂”，義爲敲擊。《説文・攴部》：“敂，擊也。从攴句聲。”帛書整理小組認爲，攺指逐鬼。“攺椎之”即“以椎攺之”、“攺之以椎”，指用木椎敲打疝部。

⑩斬足者：指古代受過刖刑的人。周一謀(1988)指出，由於此種人在刑後縫合傷口時，腹股溝處皮膚筋膜牽拉向下，易患疝。

⑪以筩赿之二七：用筒針戳十四下。帛書整理小組指出，筩疑指空中如筩的針。《靈樞・九針論》描述員針、鋒針，都説“必筩其身”；又《四時氣》：“徒

水，……以鈹針針之，已刺而筩之，而內之。”是用鈹針刺過後，再以中空的針刺入泄水。《黃帝內經太素》卷二十三《雜刺》篇“筩”字均作“筒”。據此，筩同“筒”，筩針即中間有孔道的針。帛書整理小組還指出，一說筩讀爲“踊”，指斬足者的假肢。周一謀（1988）認爲，筩指斬足者的竹筒假肢。趚，讀爲“捌”，戳、扎。

⑫月十六日始毀：月亮十六日開始虧缺。《廣雅·釋言》：“毀，虧也。”

⑬父乖母强：指作祟者的父親乖戾、母親强悍，關係不和。

⑭等與人產子：與別人同時生育。

⑮尢：跛。此處指疝病患者行走不方便。《玉篇·尢部》：“尢，跛，曲脛也。”張雷（2009）認爲，帛書該字形應隸定爲“亢”，指極其、非常。《左傳·宣公三年》：“先納之，可以亢寵。”杜預注：“亢，極也。”“癩尢”指癩病過於嚴重，“乖已”指與平時沒病狀態不協調。

【釋譯】

癩疝：操持用柏木做成的杵棒，按照禹步法行走三步，祝念道：“祝者第一次高高舉起手中的柏杵，祝者第二次高高舉起手中的柏杵，祝者第三次高高舉起手中的柏杵。搗穿一次，一個癩疝也沒有，……只有三。祝者撞你，用柏杵七個，使某人不患一次癩疝。”一定要讓同族人抱住癩疝患者，讓癩疝患者面朝東向的窗戶站立，從外面用木椎敲擊疝處。

一方：讓受過刖刑的人在清晨朝東方向，用筒針戳疝處十四下。

一方：淋病，在每月十六日月亮開始虧缺時，按照禹步法行走三步，祝念道：“月與日相當，日與月相當。”各三遍；又念道：“父親乖戾、母親强悍，與別人同時生育，唯獨生了個癩疝和跛病的孩子，乖戾停止後，拿鍛石來敲擊你的母親。”即用鐵錐敲擊患處十四次。在太陽出來的時候做祝由術，並讓患者面朝東方向。

一，潰女子布①，以汁亨（烹）肉，食之，𣪠（歠）其汁$_{201}$。

一，破卵音（杯）醯中，飲之$_{202}$。

一，炙蠶卵②，令篓（數）篓（數）黃③，冶之，三指最（撮）至節，入半音（杯）酒中飲之，三、四日$_{203}$。

一，以辛巳日古（辜）曰④：“賁辛巳日。”三；曰：“天神下干疾⑤，神女倚序聽神吾（語）⑥，某狐叉非其處所⑦，已；不$_{204}$已，斧斬若⑧。”即操布攺之二七$_{205}$。

一，以日出時，令穨（癩）者屋霤下東鄉（嚮）⑨，令人操築西鄉（嚮）⑩，祝曰：“今日□，某穨（癩）九，今日已。某穨（癩）已□$_{206}$，而父與母皆盡柏築之顛[⑪]，父而衝，子胡不已之有[⑫]？”以築衝穨(癩)二七。已備，即曰：“某起。”[穨](癩)【已】$_{207}$。

【校注】

①女子布：即女子月經布。

②蠶卵：藥物名，下文215行有“冥蠶種”。

③令數數黃：讓烘烤的蠶卵迅速變黃。數數，速速。《爾雅·釋詁下》：“數，疾也。”原文“婁(數)”字下有重文符號。

④古(辜)：帛書整理小組認爲，古讀爲“辜、磔”。《漢書·地理志》：“越巫磔禳祠。”顔師古注：“孟康曰：磔，音辜磔之辜，越人祠也。”磔禳是巫人禳災的祭祀。李家浩(2005)指出，古文字中“由”、“古”形近訛混的角度，可改釋作“祝由”之“由”。此字亦見於《五十二病方》第308行。

⑤天神下干疾：天神對人類降下不正的災疾。干，亂、不正。

⑥神女倚序聽神語：讓神女站在東西牆下聽天神之語。《説文·广部》：“序，東西牆也。”

⑦狐叉：即狐疝。楊上善《黄帝内經太素》卷八：“狐夜不得尿，至明始得，人病與狐相似，因曰狐疝，有本作頹疝，謂偏頹病也。”《華佗神方》卷四載“治狐疝神方”：“狐疝者，其狀如瓦，卧則入小腹，行立則出腹入囊中。狐晝出穴而溺，夜入穴而不溺，此疝出入上下往來，正與狐類，故名。”廣瀨薰雄(2012)認爲，“叉”當釋爲“父”，狐父是病名。

⑧不已，斧斬若：如果狐疝病不好，就用斧頭斬殺你。

⑨屋霤：即屋檐。《禮記·玉藻》：“頤霤垂拱，視下而聽上。”孔穎達疏：“霤，屋簷。”

⑩築：即柏杵。《廣雅·釋器》：“築，謂之杵。”

⑪而父與母皆盡柏築之顛：此句大意是你(疝)的父母都將亡於柏杵的頂端。

⑫父而衝，子胡不已之有：此句大意是你(疝)的父親都被擊打了，你爲何不停止作祟？裘錫圭(1987)指出，由於前幾句中的“已、母、之、子、有”皆爲古之部字，故此段幾句的標點應爲“某穨(癩)已，□而父與母，皆盡柏築之，顛父而衝子，胡不已之有？”可參。

【釋譯】

一方：取女子月經布浸泡，用其液汁煮肉，吃肉喝湯。

一方：將雞蛋打破放入一杯醋裏，飲服。

一方：用火烤炙蠶卵，使其迅速變黃，研末。取三指撮至節的藥末，放在半杯酒中飲服，連續服用三四天。

一方：在辛巳日這天祝念道：“嘖，辛巳日。”三遍；又念道：“天神對人類降下不正的災疾，神女站在東西牆下聽天神之語，狐疝病不是呆在它所在的地方。趕快走吧，不走就用斧頭斬殺你。”念完拿布在患處敲打十四次。

一方：在太陽剛出來時，讓疝病患者站在屋檐下，面朝東方向，讓人操持柏杵朝西方向。祝念道：“今天……，某人患㿗疝和跛病，今天痊愈。某人㿗疝痊愈……，你的父母都將亡於柏杵的頂端，你的父親都被擊打了，你爲何不停止作祟?”用柏杵敲擊㿗疝患處十四次。操作完成，就說：“某人可以起來了。”㿗疝即可痊愈。

一，以辛卯日，立堂下東鄉(嚮)[1]，鄉(嚮)日，令人挾提穨(㿗)者[2]，曰：“今日辛卯，更名曰禹$_{208}$。”

一，取枲垢[3]，以艾裹，以久(灸)穨(㿗)者中顛[4]，令闌(爛)而已[5]$_{209}$。

一，令穨(㿗)者北首臥北鄉(嚮)廡中[6]，禹步三步，嘑(呼)曰：“吁！狐麃[7]。”三；若智(知)某病狐□☒[8]$_{210}$

一，積(㿗)及瘻[9]，取死者叕(餟)烝(蒸)之[10]，而新布裹，以囊□□□□前行☒$_{211}$

一，陰乾之旁(房)逢(蜂)卵[11]，以布裹□□$_{212}$。

一，穨(㿗)者及股癰、鼠復者[12]，【灸】中指蚤(爪)二莊(壯)[13]，必瘳$_{213}$。

一，以稈爲弓，以甗衣爲弦[14]，以葛爲矢，以□羽□[15]。旦而射，莫(暮)而□小$_{214}$。

一，以冥蠶種方尺[16]，食衣白魚一七[17]，長足二七[18]。熬蠶種令黄，靡(磨)取蠶種冶，亦靡(磨)白魚、長$_{215}$足。節三[19]，并以醯二升和，以先食飲之。嬰以一升[20]$_{216}$。

【校注】

①鄉(嚮)：原文該字下有重文符號。

②令人挾提㿗者：讓人將疝的患處向上提起。

③枲垢：疑爲麻屑，指粗麻中破爛不堪者。帛書整理小組認爲，枲指粗麻。施謝捷(1991)認爲，當爲麻子經榨去油後的渣滓，即《本草綱目》卷二十二所載“麻滓”，又名“麻”、“麻枯餅”、“油麻滓”。《千金要方》卷二十二：“治疽，潰後以生麻油滓綿裹布瘡上，蟲出。”

④中顛：當指患者頭頂正中央，即百會穴。严健民(2005)認爲是指疝的中央。

⑤令爛而已：使患處灼熱就停止。爛，指灼熱。

⑥廡中：指堂屋外的廂房、廊房裏面。《説文·广部》："廡，堂下周屋。"

⑦狐㢘：狐狸趕快離開。㢘，讀爲"儦"。《説文·人部》："儦，行皃。"

⑧狐□：殘字疑爲"叉"。廣瀨薰雄(2012)認爲，此處殘字當釋爲"父"。

⑨㿗及瘻：患疝病及頸瘤。瘻，頸瘤，相當於甲狀腺腫大一類疾病。《説文·疒部》："瘻，頸瘤也。"

⑩取死者餟蒸之：蒸煮供奉死者的祭食。餟，祭食、祭飯。揚雄《方言》卷十二："餟，餽也。"郭璞注："餟，祭醊。"

⑪房蜂卵：即蜂房中的蜂卵。蜂卵，即蜂子。見於《神農本草經》，稱土蜂子"主癰腫"。但無治療疝病的記載。

⑫股癰：即股疽，又稱股脛疽。《靈樞·癰疽》："發於股脛，名曰股脛疽。其狀不甚變，而癰膿搏骨，不急治，三十日死矣。"鼠復：病症名，當指股陰部突出之物如鼠伏之狀，相當於斜疝或腹股溝淋巴結腫大。魏啓鵬(1992)指出，讀爲"鼠𥨧"，即鼠瘻，爲現代醫學所稱的淋巴結小核，小者稱爲瘰，大者稱爲癧。初起時數量不多，以後漸大，粘連成片，潰破後膿液稀薄，傷口不收，可形成竇道或瘻管。史常永(1993)認爲，鼠復即鼠伏，指疾病形狀；並進一步指出，鼠性避陽而趨陰，夜出而晝伏，隱窟竄洞，潛穴而居，㿗疝發於腹股隱曲之處，形若鼠之潛洞穴而居。帛書整理小組認爲，讀爲"鼠復(腹)"。

⑬【灸】中指蚤(爪)二莊(壯)：原釋文爲"□中指蚤(搔)二七"。廣瀨薰雄(2012)指出，根據新圖版，"二"字下是"莊"，當讀爲"壯"，是艾炷的計數單位；依此，"蚤"不讀作"搔"，而讀作"爪"；"中指"上的缺字當補作"灸"。今从其說。周一謀(1988)指出，原釋文"□中指蚤(搔)二七"據文意可補釋爲"以中指蚤(搔)二七"。

⑭以稈爲弓，以甗衣爲弦：用稻草作弓，用蓋在甗上的布巾爲弦。《説文·禾部》："稈，禾莖也。"甗衣，疑即蓋甗用的布巾，亦見於帛書《胎產書》。

⑮以□羽□：第二個殘字在圖版中上部稍缺，下半部分爲"上"，或可能是"上"字。

⑯冥蠶種：即未孵化的蠶種。家蠶皆產卵於布上，故以方尺計量。《千金翼方》卷五治婦人斷產方有"故蠶子布一尺"。

⑰食衣白魚：即衣魚。該蟲顔色白而形狀似魚，生於衣帛與書紙中，蠹食衣物。"衣魚"見於《神農本草經》，謂"衣魚，一名白魚，主婦人疝瘕，小便不利，小兒中風，項强，背起摩之"。

⑱長足：帛書整理小組認爲，疑即蠨蛸，爲一種長腳小蜘蛛。《爾雅·釋蟲》："蠨蛸，長踦。"郭璞注："小蜘蛛長腳者，俗呼喜子。"郝懿行義疏："一名長腳。"《名醫別錄》載蜘蛛主治"大人小兒㿗"。張仲景《金匱要略》以蜘蛛散治陰狐疝氣，均與本方相似。

⑲節三：即三指撮三節的藥量。周一謀(1988)、魏啓鵬(1992)均認爲是指取用蠶卵、白魚、蜘蛛三藥適量；严健民(2005)認爲是將上述三藥分爲三等份。

⑳嬰以一升：嬰兒用量一升。周一謀(1988)認爲，嬰，加也，意指加服一升。

【釋譯】

一方：在辛巳日，站在堂屋下，面朝東方向，迎着太陽，讓人將疝患處向上提起，祝念道："今天是辛卯日，改名爲禹。"

一方：取麻屑，用艾草包裹，用來灸患者的頭頂正中處，至患處灼熱就停止。

一方：讓癩疝患者頭朝北方向躺在朝北方向廂房裏面，按照禹步法行走三步，邊走邊喊："吁！狐狸趕快離開。"三遍；或者知曉某人患……

一方：患疝病及頸部瘿瘤，取供奉死者的祭食蒸煮，用新布包裹，用布囊……

一方：取蜂房中的蜂卵陰乾，用布包裹……

一方：癩疝與股疽、鼠瘻患者，灸手中指二壯，一定痊愈。

一方：用稻稈作弓，用蓋甗用的布巾作弦，用葛藤作箭，用……，早上射，晚上就……小。

一方：取未孵化的蠶種一尺見方、衣魚七只、長腳小蜘蛛十四只，把蠶種烤成焦黄，將其研磨成末，再磨研衣魚與蜘蛛。取三指撮三節藥末，並用二升醋調和，在飯前飲服。嬰兒的藥物用量爲一升。

一，穿小瓠壺[1]，令其空(孔)盡容積(癩)者腎與腸(腹)[2]，即令積(癩)者煩夸(瓠)[3]，東鄉(嚮)坐於東陳垣下，即內(納)腎$_{217}$腸(腹)於壺空(孔)中，而以采爲四寸杙二七[4]，即以采木椎竅(劙)之[5]。一□□，再靡(磨)之。已竅(劙)，輒椄$_{218}$杙垣下[6]，以盡二七杙而已。爲之恒以入月旬六日□□盡[7]，日一爲，□再爲之[8]，爲之恒以星出時$_{219}$爲之[9]，須積(癩)已而止$_{220}$。

一，積(癩)，先上卵[10]，引下其皮，以砭(砭)穿其隋(脽)旁[11]；□□汁及膏□，撓以醇□[12]。有(又)久(灸)其痏，勿令風$_{221}$及[13]，易瘳；而久(灸)其泰(太)陰、泰(太)陽□□[14]。令$_{222}$。

【校注】

①小瓠壺：即小葫蘆。《說文・瓜部》："瓠，匏也。"王筠句讀："今人以細長者爲瓠，圓而大者爲壺盧。"

②令其孔盡容㿗者腎與腹：讓小葫蘆瓢全部容納患者的睾丸與陰莖。腎，指外腎，即睾丸。腹，即陰莖。

③煩：帛書整理小組認爲，借爲捲、握。严健民（2005）指出，此處原文“夸”即跨，同胯，“煩夸”是指用繩索將掏空的葫蘆綁在腰部使其掉於兩腿之間。

④以采爲四寸杙二七：用櫟木製作十四枚四寸長的木樁。采，櫟樹。《史記·李斯列傳》：“采椽不斫。”司馬貞索隱：“采，木名，即今之櫟木。”杙，小木樁。《爾雅·釋言》：“樴謂之杙。”

⑤剟：原義爲刺、削。帛書整理小組認爲，此處當爲叩擊之意。

⑥椄：帛書整理小組認爲，當讀爲“插”，指插入。

⑦爲之恒以入月旬六日□□盡：常以每月十六日作爲治療周期。入月，進入當月。严健民（2005）將句中兩殘字補釋爲“至晦”。

⑧爲之：原文“爲”、“之”兩字後均有重文符號。

⑨爲之恒以星出時爲之：常在星星出現時做這件事情。

⑩先上卵：先將睾丸向上推。

⑪以砭穿其脽旁：用砭針刺穿陰囊表皮。

⑫醇□：當爲“醇酒”。

⑬勿令風及：治療過程要避風。

⑭太陰、太陽：帛書整理小組指出，似指足太陰脈、足太陽脈。帛書兩種《陰陽十一脈灸經》和《靈樞·經脈》手足太陰、太陽四脈均無主治疝病的記載，而《陰陽十一脈灸經》和《靈樞·經脈》足厥陰脈的主治病候中卻有㿗和偏疝，與本書主病不同。但是在後世醫籍中，不乏足太陰脈、足太陽脈主治疝病的記載，如《千金要方》卷二十四：“男陰卵大㿗病，灸足太陽五十壯，三報之；又灸足太陰五十壯，在內踝上一夫。”

【釋譯】

一方：將小葫蘆鑿穿，使其孔能夠全部容納㿗疝患者的睾丸與陰莖，再讓患者握着葫蘆，朝東坐下東邊的舊牆基下，將睾丸與陰莖放入葫蘆孔內。取櫟木製作十四枚四寸長的木樁，用櫟木樁叩擊葫蘆。一……，然後按摩。櫟木樁叩擊葫蘆後，就將其插在牆基下面，把十四枚木樁全部插完就行了。常以每月十六日作爲治療周期，每天做一次，……再做一次，常在星星出現時做這件事情，待到㿗疝全部痊愈後再停止。

一方：㿗疝，先將睾丸向上推，再把陰囊皮向下拉，用砭針刺穿陰囊表皮，……汁與膏……，用醇酒攪拌。又灸治其傷口，治療過程要避風，這樣容易痊愈。再灸治足太陰脈與足太陽脈……。此方靈驗。

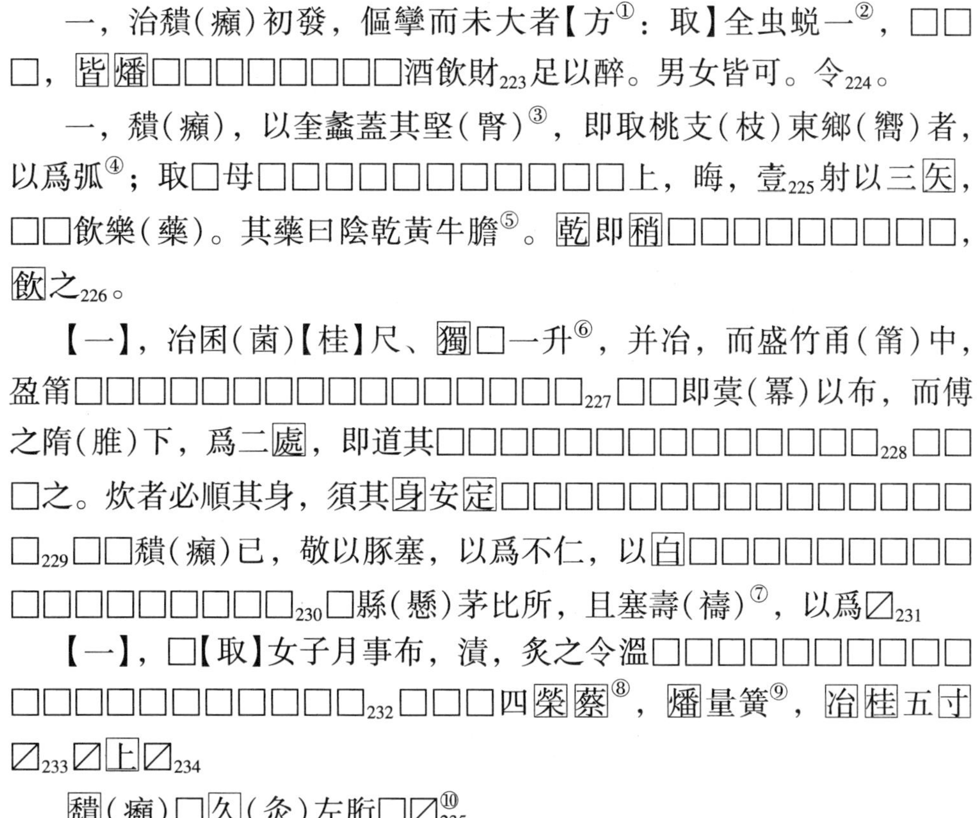

一，治穨(癩)初發，傴攣而未大者【方[①]：取】全虫蛻一[②]，□□□，皆燔□□□□□□□□酒飲財$_{223}$足以醉。男女皆可。令$_{224}$。

一，穨(癩)，以奎蠡蓋其堅(腎)[③]，即取桃支(枝)東鄉(嚮)者，以爲弧[④]；取□母□□□□□□□□□□□上，晦，壹$_{225}$射以三矢，□□飲樂(藥)。其藥曰陰乾黄牛膽[⑤]。乾即稍□□□□□□□□□，飲之$_{226}$。

【一】，治囷(菌)【桂】尺、獨□一升[⑥]，并冶，而盛竹甬(筩)中，盈筩□□□□□□□□□□□□□□□□$_{227}$□□即莫(冪)以布，而傅之隋(脽)下，爲二處，即道其□□□□□□□□□□□□□□$_{228}$□□□之。炊者必順其身，須其身安定□□□□□□□□□□□□□□□□$_{229}$□□穨(癩)已，敬以豚塞，以爲不仁，以白□□□□□□□□□□□□□□□□□□$_{230}$□縣(懸)茅比所，且塞壽(禱)[⑦]，以爲⧄$_{231}$

【一】，□【取】女子月事布，漬，炙之令溫□□□□□□□□□□□□□□□□□□□□□$_{232}$□□□四榮蔡[⑧]，燔量簧[⑨]，冶桂五寸⧄$_{233}$⧄上⧄$_{234}$

穨(癩)□久(灸)左胻□⧄[⑩]$_{235}$

一，夕毋食，旦取丰(蜂)卵一，漬美醯一桮(杯)，以飲之$_{236}$。

【校注】

①傴攣：駝背曲脊。《說文·人部》："傴，僂也。"《禮記·問喪》："傴者不袒。"鄭玄注："傴，曲背也。"

②全虫蛻：即整條蛇蛻，指完整的蛇皮。蛇蛻見於《神農本草經》，但無治療疝病的記載。

③奎蠡：即奚蠡，指大葫蘆瓢。"奚蠡"見於上文"蚖"篇。

④取桃枝東嚮者，以爲弧：指用桃樹東向枝爲弓通過模擬射擊以治療疝病。古代有以桃枝爲弓、棘條爲矢，射發以禳除病災的習俗。睡虎地秦墓竹簡《日書》甲種《詰》提到用桃木弓射殺刺鬼，曰："以桃爲弓，牡棘爲矢，羽之雞羽，見而射之，則已矣。"（27簡背壹～28簡背壹）《左傳·昭公四年》："桃弧棘矢，以除其災。"下文"魃"篇亦見用"桃東枝"作爲驅除魃鬼的靈物。蓋因"桃"、"逃"音同，古人認爲"桃"可令鬼怪逃跑，故常用"桃"作驅鬼之物；又，東方屬陽，爲日出之所，是陽氣生發之地，而"鬼"屬陰，陽可以殺陰，故古人認爲東向桃枝的辟邪功能要比一般桃枝更大。下文"久疕"篇有用"槐東嚮本、枝、葉"治療疕病的記錄。

⑤陰乾黄牛膽：《神農本草經》有“牛黄”。但古代醫籍未見黄牛膽治療疝病的記載。

⑥菌桂：藥物名，無治療疝病的記載。獨□：疑爲獨活。《神農本草經》謂獨活“主風寒所擊，金瘡止痛，賁豚，癇痓，女子疝瘕”。

⑦懸茅比所，且塞禱：將藥物懸挂在茅草的近處，並舉行報答神靈的祭祀。比所，近處。《玉篇·比部》：“比，近也，親也。”塞，指報答神靈的祭祀。《漢書·郊祀志上》：“冬塞禱祠。”顏師古注：“塞，謂報其所祈也。”

⑧炙：原釋文爲“灸”，裘錫圭(1987)曾指出，據圖版當改爲“炙”，此説甚確。四榮蔡：四面屋檐的雜草。四榮，房屋四面的屋檐。圖版中“蔡”字殘損，整理小組未釋出，裘錫圭(1987)指出該字當釋作“蔡”。

⑨燔量簧：烤焙量簧。量簧，藥物名，具體所指不詳。尚志鈞(1988)疑量簧爲婦人首飾步搖一類物品。《急就篇》：“冠幘簪簧結發紐。”顏師古注：“簧即步搖也。”《晉書·輿服志》：“皇后首飾則假髻步搖。”

⑩癩□灸左胻⧄：帛書整理小組指出，此方之首未加“ ·”字。左胻，左小腿。按《針灸甲乙經》卷十一所載：小腿部治療疝病的穴位有足太陰脈的地機穴、足少陰脈的交信穴、足厥陰脈的蠡溝穴，均在小腿内廉，但不分左右側。

【釋譯】

一方：治療癩疝剛發生，患者駝背曲脊，但尚不嚴重的方法：取完整的蛇蜕一份，……全部烘烤……，讓患者飲酒適足到醉的程度，男女都適用。此方靈驗。

一方：癩疝，用大葫蘆瓢蓋住睾丸，再折取朝東方向的桃樹枝，製作成弓，取……，晚上，每一次射三支箭，……飲藥。藥名爲陰乾黄牛膽。乾燥後即……，飲服。

一方：取菌桂一尺、獨活一升研末，混合研磨，盛在竹筒内，滿筒……用布覆蓋，敷在臀部下面，共敷兩處，……癩疝痊愈後，如果用小豬來敬祀，就是不敬，用白……懸挂在茅草的近處，並舉行報答神靈的祭祀，以爲……

一方：……取女子月經布，浸泡……

一方：癩疝……灸左小腿……

一方：頭天晚上不要進食，早上取蜂卵一份，用一杯好醋浸泡，飲服。

33. 脈者

【脈】者①：取野獸肉食者五物之毛等②，燔冶，合撓□③，誨(每)旦【先】食，取三指大【撮】三，以溫酒一杯和，飲之。到$_{237}$莫(暮)有(又)先食飲，如前數。恒服藥廿日，雖久病必□④。服藥時禁毋食彘肉⑤、鮮魚。嘗【試】$_{238}$。

【校注】

①脈者：帛書整理小組認爲，脈當即脈痔。《外臺秘要》卷二十六引《集驗方》、《醫心方》卷七引《龍門方》所述五痔中均有脈痔。《諸病源候論·脈痔候》："肛邊生瘡，癢而復痛，出血者，脈痔也。"據此可知脈痔即肛裂。該方部分相似內容亦見於里耶秦簡 8-1290、8-1397 簡。

②野獸肉食者五物之毛等：即五種食肉野獸的毛，各等分。《神農本草經》有"六畜毛蹄甲"一藥，六畜指馬、牛、羊、豬、狗、雞，與本方似不相合。

③合撓□：據文意，可補釋爲"合撓之"。

④雖久病必□：據文意和里耶秦簡 8-1290 簡，可補釋爲"雖久病必已"。

⑤服藥時禁毋食彘肉：里耶秦簡 8-1397 簡作"服藥時禁女、食彘肉"。這是由於里耶秦簡的女、毋兩字形近而被整理者誤釋，該處"毋"（即里耶秦簡整理者所釋之"女"）字與 8-1057 簡"治令金傷毋癰方"的"毋"字形體基本相同。

【釋譯】

脈痔：取五種食肉野獸的毛，各等分，煅燒研末，混合攪拌，每天早上飯前服用，取三大指撮藥末三份，用一杯溫酒調和，飲服。到晚上又是在飯前服用，數量如早上一樣多。堅持服用二十天，即使久病也會痊愈。服藥期間禁吃豬肉、鮮魚。本方經試用有效。

34. 牡痔

【牡】痔①：有蠃肉出②，或如鼠乳狀③，末大本小，有空（孔）其中④。□之⑤，疾久（灸）熱，把其本小者而盭（盭）絕之⑥，取$_{239}$內戶旁祠空中黍腏、燔死人頭⑦，皆冶，以職膏濡⑧，而入之其空（孔）中$_{240}$。

一，多空（孔）者，亨（烹）肥羭⑨，取其汁滑（漬）美黍米三斗，炊之，有（又）以脩（滫）之⑩，孰（熟），分以爲二，以□□□⑪，各□$_{241}$一分⑫，即取蓉（鎔）末、菽醬之宰（滓）半⑬，并豢（舂），以傅痔空（孔），厚如韭葉，即以厚布裹，□□更溫⑭$_{242}$，二日而已$_{243}$。

【校注】

①牡痔：即外痔。"牡"本義爲公獸，引申爲陽、外。牡痔與下條"牝痔"（內痔）相對，爲古代五痔之一（其餘三痔爲脈痔、腸痔、血痔）。《諸病源候論·牡痔候》："肛邊生鼠乳，出在外者，時時屆膿備用者是也。"牡痔相當於現代醫學的肛漏，是肛門及其周圍生成瘻管，瘡口突出，膿液外流不止的病症。

②赢肉：即螺肉。《爾雅・釋魚》："赢，小者蜬。"邢昺疏："赢，與螺音義同，其小者名蜬。"赢肉出，形容肛門下墜，瘡口突出。

③如鼠乳狀：指痔核像鼠乳的形狀。《千金要方》卷二十三描述牡痔症狀："生肉如鼠乳，在孔中，頗出見外，妨於更衣。"《聖濟總錄》卷四十一記述牡痔："其狀肛邊生鼠乳，或瘙或痛，膿血時下，謂之牡痔。"

④有孔其中：即痔核中有孔，指痔核中形成瘻管。

⑤□之：據文意，可補釋爲"治之"。尚志鈞(1981)補釋爲"久(灸)之"。

⑥盭絕：即戾絕，指扭斷。盭，同"戾"。《說文・犬部》："戾，曲也。"

⑦黍腏：用黍米做成的祭飯。腏，同"餟"。《漢書・郊祀志上》："其下四方地，爲腏，食群神從者及北斗雲。"顔師古注："腏與餟字同，謂聯續而祭也。"帛書整理小組指出，該詞前面的"空中"兩字疑爲衍文。周家臺秦簡第347～354號簡有將"腏"、"戶旁腏黍"用作促進農作物顆粒飽滿的記敘。死人頭：即死人的頭骨。

⑧以職膏濡：用黏稠的油浸漬、調和。《廣雅・釋詁二》："濡，漬也。"

⑨肥羭：即肥母羊。《說文・羊部》："夏羊牝曰羭。"

⑩㶏：本義爲淘米汁，此處引申爲烹調方法。帛書整理小組指出，"㶏"之後疑脫一字。

⑪以□□□：周一謀(1988)補釋爲"以黍米、㶏"。

⑫各□一分：周一謀(1988)補釋爲"各取一分"。

⑬鋊末：即銅屑。《說文・金部》："鋊，銅屑。"菽醬：即豆醬。

⑭□□更溫：據文意，可補釋爲"藥寒更溫"。

【釋譯】

外痔：其外形像螺肉長出來，或者像鼠乳的形狀，上大下小，痔核中形成瘻管，……迅速用灸法將其燒熱，握住下面的小痔瘡並扭斷，取寢室門旁空格處放置的供祭祀所用的黍米飯、燒烤後的死人頭骨，都研成末，用油脂摻和，敷到痔孔裏面。

一方：患者瘻管較多，烹煮肥母羊，取汁浸泡三斗優質黍米，熬煮，又烹調……，煮熟後分爲兩份，用……，各取一份，再取銅屑、豆醬滓各半，混合舂搗，敷入痔孔，藥塗得要像韭葉一樣厚，用厚布包紮，藥冷之後加溫。兩天即可痊愈。

一，牡痔居竅旁[①]，大者如棗，小者如棗覈(核)者方：以小角角之[②]，如孰(熟)二斗米頃，而張角，絜以小$_{244}$繩，剖以刀[③]。其中有如兔髕(實)[④]，若有堅血如拍末而出者[⑤]，即已。令$_{245}$。

一，牡痔之居竅(竅)濂(廉)[⑥]，大如棗覈(核)，時養(癢)時痛者方：先剶(劙)之[⑦]；弗能剶(劙)，□龜㠯(腦)與地膽蟲相$_{246}$半[⑧]，和，以傅之。燔小隋(橢)石[⑨]，淬醯中，以尉(熨)。不已，有(又)復之，如此數[⑩]。令$_{247}$。

【校注】

①竅旁：即肛門周圍。

②以小角角之：用小角扣住肛門周圍突起的牡痔。角，古代一種長形酒器。小角，指形似長形小酒杯的的一種器具，相當於小火罐。角之，指用拔火罐的方法將痔核拔出來。第一個“角”字下有重文符號。

③絜以小繩，剖以刀：用小繩捆住痔核，再用刀割棄。

④兔實：即“菟絲實”之簡稱，爲菟絲子。《武威漢代醫簡》有“兔糸實”，亦指菟絲子。

⑤有堅血如抇末而出者：有瘀血塊從痔核裂口出來。堅血，瘀血塊。抇，裂。《廣雅·釋詁二》：“抇，裂也。”

⑥竅廉：即肛門周圍。廉，側邊。《說文·广部》：“廉，仄也。”

⑦劙：切割。揚雄《方言》卷十三：“劙，解也。”

⑧□龜腦與地膽蟲相半：將龜腦與地膽各半相互混合。尚志鈞(1981)將殘字補釋爲“取”，周一謀(1988)補釋爲“以”。龜腦：龜之腦髓。雖然古醫籍中未見有龜腦入藥的記載，但龜之肉、血、膽汁、腹甲所熬之膠及所燒之灰並可藥用，以“龜腦”入藥當屬可能。《神農本草經》載有龜甲，謂其“主漏下赤白，破症瘕，痎瘧，五痔，陰蝕”。地膽蟲：即地膽。《神農本草經》謂其“主鬼注，寒熱，鼠瘻，惡創，死肌，破症瘕”。

⑨小橢石：即橢圓形小石塊。在外治中，可以用來溫熨患處。

⑩如此數：按照這種方法重復進行多次。

【釋譯】

一方：治療外痔生在肛門周圍、大的如棗、小的如棗核的方法：用小角扣住肛門周圍突起的外痔，約如煮熟二斗米的時間後，將小角取下，用小繩捆住痔核，再用刀割棄。其中有的像菟絲子，或者有瘀血塊從痔核裂口流出來，即可痊愈。此法靈驗。

一方：治療外痔生在肛門周圍、如棗核一樣大小、時癢時痛的方法：先切除；如果不能切除，可以用龜腦與地膽各半相混合，敷在患處。烘烤橢圓形的小石塊，放在醋裏淬一下，熨貼患處。如果不愈，又按照這種方法重復做多次。此法靈驗。

35. 牝痔

【牝】痔之入竅（竅）中寸①，狀類牛幾（蟣）三□□然②，後而潰出血③，不後上鄉（嚮）者方④：取弱（溺）五斗，以煮青蒿$_{248}$大把二、鮒魚如手者七⑤，冶桂六寸。乾薑（薑）二果（顆），十沸，抒置罋中，貍（埋）席下，爲竅（竅），以熏$_{249}$痔，藥寒而休。日三熏。因（咽）敝（蔽）⑥，飲藥將（漿），毋飲它。爲藥漿方：取菌莖乾冶二升⑦，取$_{250}$署（署）芪（蓏）汁二斗以漬之⑧，以爲漿，飲之，病已而已。青蒿者，荊名曰萩⑨。菌者，荊名曰盧茹⑩$_{251}$，其葉可亨（烹）而酸，其莖有刺（刺）。令$_{252}$。

【校注】

①牝痔：即内痔。“牝”本義爲母獸，引申爲陰、内。牝痔與上條“牡痔”相對，爲古代五痔之一。《諸病源候論·牝痔候》：“肛邊腫，生瘡而出血者，牝痔也。”

②牛蟣：即牛蝨卵。□□然：殘字下有重文符號，形容内痔脱出的形態。

③後而潰出血：大便時痔核破潰出血。後，解大便。

④不後上嚮：不解大便時痔核内縮。

⑤青蒿：藥物名。可清濕熱，解血毒。《永類鈐方》有以青蒿末調服，治酒痔便血記載。鮒魚：即鯽魚。《説文·魚部》：“鮒，魚也。”朱駿聲通訓定聲：“鮒，今之鰿魚。”鰿，今作“鯽”。《名醫别錄》稱其“治諸瘡”。葛洪《肘後方》有以鯽魚羹治“腸痔，每大便必有血”的記載。如手：指魚長如手掌。

⑥咽蔽：咽喉腫痛、乾渴。蔽，塞。

⑦乾冶：乾燥的藥粉。

⑧署蓏：即薯蕷，又名山藥。《神農本草經》稱其“主傷中，補虚羸，除寒熱邪氣，補中益氣力，長肌肉。久服，耳目聰明，輕身不饑，延年”。

⑨青蒿者，荊名曰萩：荊楚地區稱青蒿爲萩。《爾雅·釋草》：“蕭，萩。”郭璞注：“即蒿。”

⑩菌者，荊名曰盧茹：荊楚地區稱菌爲盧茹。《廣雅·釋草》：“屈居，盧茹也。”屈居，疑爲“菌”字的分音。盧茹應爲《神農本草經》中的“藺茹”，並謂其“主蝕惡肉、敗創、死肌，殺疥蟲，排膿惡血，除大風熱氣”。帛書整理小組認爲，盧茹爲“茹蘆”之倒文，即茜草根。《名醫别錄》稱茜根“一名茹蘆”。

【釋譯】

内痔長在肛門裏面一寸左右，形狀像牛蝨卵……，在大便時痔核破潰出血，不解大便時痔核内縮的治療方法：取五斗尿液，用來煮青蒿兩大把、如手長的鯽魚七條，肉桂六寸研末，乾薑兩塊，煮沸十次，取汁後盛入陶甕内，埋在鋪席的下面，席上開孔，用來熏痔，待藥汁變冷後停止熏蒸。每天熏三次。如果咽喉腫痛、乾渴，飲服藥汁，不要喝其他飲料。製作藥汁的方法：取茹蘆的乾粉二升，用二斗薯蕷汁浸泡，製作成漿，飲服，病愈就停止服用。青蒿，荊楚地區稱爲萩。䕡，荊楚地區稱爲盧茹，它的葉子可煮成酸汁，它的莖杆有刺。此方靈驗。

一，牝痔有空(孔)而䘐(膿)血出者方①：取女子布，燔，置器中，以熏痔，三日而止。令$_{253}$。

一，牝痔之有數竅，蟯白徒道出者方②：先道(導)以滑夏鋌③，令血出。穿地深尺半，袤尺④，廣$_{254}$三寸，【燔】□炭其中⑤，叚(煅)駱阮少半斗⑥，布炭上，【以】布周蓋，坐以熏下竅。煙威(滅)⑦，取肥□$_{255}$肉置火中⑧，時自啓竅⑨，□□燒□節火威(滅)□以□。日一熏，下□□而□。五、六日清□□□□$_{256}$。駱阮一名曰白苦、苦浸⑩$_{257}$。

一，痔者，以醬灌黃雌鷄⑪，令自死，以菅裹⑫，涂(塗)上〈土〉，炮之⑬。涂(塗)乾，食鷄，以羽熏纂⑭$_{258}$。

【校注】

①牝痔有空(孔)而䘐(膿)血出者方：原釋文爲"牝痔有空(孔)而欒，血出者方"。帛書整理小組指出，欒即"攣"，彎曲義，此處指瘻管彎曲。《釋名·釋宫室》："欒，攣也。其體上曲攣拳然也。"李家浩(2011)指出，北大醫簡"醫方甲"的第五十六方(亦即第2707號簡)有"牝痔有空(孔)而襛(膿)血出者方"，據此可以說明被帛書整理者釋爲"欒"的字，其實是从"血"从《說文》籀文"農"省聲，即《說文》"膿"字正篆的異體。此說可从。

②蟯白徒道出：指白色的蟯蟲數量多，從孔竅鑽出來。古人認爲痔瘻與蟲有關。《釋名·釋疾病》："痔，食也，蟲食也。"徒，衆多。《玉篇·彳部》："徒，衆也。"

③滑夏鋌：讀爲"滑榎梃"，即光滑的梓木棍。《本草綱目》卷三十五稱梓之"赤者爲楸"，"楸之小者爲榎。"《神農本草經》稱梓木"主熱，去三蟲"。葛洪《肘後方》有"楸枝用煎，頻洗取效"用來治療瘻瘡的記載。

④袤尺：坑南北長一尺。袤，指南北長。《說文·衣部》："袤，衣帶以上……一曰：南北曰袤，東西曰廣。"

⑤□炭：尚志鈞(1981)參照下文373行"并以金銚煏桑炭"之句，補釋爲

“桑炭”。

⑥駱阮：藥物名。從下文“一名曰白苦、苦浸”看，當爲苦參。浸，讀爲“蕿”。《萬物》有“此蒂(蕿)”，即紫參。《神農本草經》稱苦參“主心腹結氣，症瘕積聚、黄疸、溺有餘瀝，逐水，除癰腫，補中，明目，止淚。一名水槐，一名苦蘵”。《名醫别錄》謂其“療惡瘡，下部䘌”。《日華子本草》稱其“殺疳蟲”，“治腸風下血”。

⑦煙滅：煙霧消散。原釋文將“煙”徑寫作“烟”，今據圖版改正。

⑧肥□肉：當指一種動物的肉質。周一謀(1988)補釋爲“肥戴肉”；尚志鈞(1981)指出，上文治療牡痔時用到了“肥豞”，該處可能是“肥豞肉”。

⑨時自啓竅：指熏痔時，放鬆肛門，使痔核充分暴露。

⑩白苦：駱阮之異名。原文“苦”字下有重文符號。

⑪醬：本爲醋、肉末的混合物。《周禮・天官・膳夫》：“珍用八物，醬用百有二十甕。”鄭玄注：“醬謂醯、醢也。”此處偏指醋。

⑫菅：即茅草。

⑬炮之：將雞裹起來燒烤。炮，指將帶毛的肉用泥裹住放在火上燒烤。《説文・火部》：“炮，毛炙肉也。”段玉裁注：“毛炙肉，謂肉不去毛炙之也。”

⑭纂：同“篡”，指會陰部。《素問・骨空論》：“其絡循陰器合篡間，繞篡後。”王冰注：“謂在前陰後陰之兩間也。”

【釋譯】

一方：治療内痔有孔且膿血流出的方法：取女子月經布，焚燒後放入容器内，用來熏痔，三天後停止熏烤。此法靈驗。

一方：内痔有多條瘻管，並有許多白色的蟯蟲從孔竅裏鑽出來的治療方法：用光滑的梓木棍穿通瘻管作爲引導，使它出血。挖一個深約半尺的土坑，坑南北長一尺，東西寬三寸，在坑内燒……碳，並燒小半斗駱阮，覆蓋在碳上，用布條封蓋住，坐在布上面以熏烤肛門。待煙滅後，取肥……肉放入碳火中，熏痔時，放鬆肛門，使痔核充分暴露，……。每天熏一次，下……。五六天……。駱阮又稱爲白苦、苦浸。

一方：内痔，用醋灌黄母雞，讓其自行死亡，用茅草將雞包裹起來，塗上泥巴，放在火上燒烤。待所塗的泥巴乾燥後，吃雞肉，並用雞毛熏烤會陰部。

一，冶麋(蘼)蕪本、方(防)風、烏家(喙)、桂皆等，漬以淳酒而垸(丸)之，大如黑叔(菽)，而吞之。始食一，不智(知)益一，□259 爲極①。有(又)可爲領傷②。恒先食食之③260。

一，未有巢者④，煮一斗棗、一斗膏⑤，以爲四斗汁，置般(盤)中而居(踞)之，其蟲出261。

一，巢塞直（脜）者[⑥]，殺狗，取其脬，以穿籥[⑦]，入直（脜）中，炊（吹）之，引出[⑧]，徐以刀【剝（劙）】去其巢。冶黃黔（芩）而婁（屢）傅262之[⑨]。人州出不可入者[⑩]，以膏膏出者[⑪]，而到（倒）縣（懸）其人，以寒水戔（濺）其心腹[⑫]，入矣263。

血痔（痔）[⑬]，以弱（溺）孰（熟）煮一牡鼠[⑭]，以氣尉（熨）[⑮]264。

【校注】

①始食一，不知益一，□爲極：指開始服一丸，沒有效再加一丸，以若干丸爲最大量。□，殘損字應爲數字。

②有（又）可爲領傷：原釋文爲"有可，以領傷"。裘錫圭（1987）指出其標點之誤。爲，原文作"[illegible]"，與"以"字形體相差甚遠，當隸作"爲"字。領傷，即治療傷患。《玉篇·頁部》："領，猶理也。"

③恒先食食之：常在飯前服用。第一個"食"字下有重文符號。

④巢：當指痔瘡的瘻管。古人認爲是蟯蟲所居之巢穴。

⑤膏：指油脂。

⑥巢塞脜：痔瘻把直腸塞住。脜，與肛門相連的直腸，又稱肥腸。《廣韻·職韻》："脜，肥腸。"

⑦取其脬，以穿籥：取出狗的膀胱，套在竹管上。脬，膀胱。《說文·肉部》："脬，膀光也。"《玉篇·肉部》："脬，膀胱也。"籥，本指竹笛，此處指竹管。

⑧吹之，引出：將狗膀胱吹脹後將直腸患處導出。

⑨黃芩：藥物名，有消腫、排膿、解毒之功效。此處是用黃芩末敷貼手術後的創口。

⑩人州出不可入：即脫肛。州，肛門。《廣雅·釋親》："州，臀也。"《爾雅·釋畜》："州，竅也。"

⑪以膏膏出者：用油脂塗抹在脫出的肛腸上。第一個"膏"字下有重文符號。

⑫寒水：冷水。亦見於帛書《養生方》、《武威漢代醫簡》、阜陽漢簡《萬物》。施謝捷（1991）認爲，當爲溶有寒水石之水，此處用以治療脫肛。

⑬血痔：古代五痔之一。《諸病源候論·血痔候》："因便而清血隨出者，血痔也。"

⑭牡鼠：雄鼠。陶弘景《本草經集注》："入藥用牡鼠，父鼠也。"葛洪《肘後方》記載治療鼠瘻潰爛方："鼠一枚，亂髮一，雞子大，以三歲臘月豬脂煎，令消盡，以半塗之，以半酒服。"

⑮氣熨：用熱氣熏蒸痔瘡。

【釋譯】

一方：取蕪荑根、防風、烏喙、桂研末，各等分，用醇酒浸泡，製作成丸，如黑豆大小，吞服。開始時先服一丸，不見效再增加一丸，以……丸爲最大藥量。又可以用來治療傷患。常在飯前服用。

一方：痔瘡患者還沒有出現瘻管，煮棗、膏各一斗，製成四斗汁，放在盤內再蹲在上面，蟯蟲會自動爬出來。

一方：痔瘻把直腸塞住，殺一只狗，取其膀胱，穿在竹管上，將竹管插入肛門，吹脹狗膀胱，將直腸下端患處引出，然後用刀慢慢將痔瘻切除。再將黃芩研末，多次敷在痔瘻患處。如果患者脫肛，不能自行還入，用油脂塗抹在脫出的直腸上，將患者倒挂起來，用涼水潑在患者的心腹部，脫出的直腸即可收縮回去。

血痔：用尿液反復煮一只公鼠，用熱氣來熏蒸患處。

36. 朐養（癢）

朐養（癢）①：痔②，痔者其直（脏）旁有小空（孔）③，空（孔）兌兌然出④，時從其空（孔）出有白蟲時從其空（孔）出⑤，其直（脏）痛，尋（燖）然類辛$_{265}$狀⑥。治之以柳蕈一捼、艾二⑦，凡二物。爲穿地，令廣深大如盉⑧。燔所穿地，令之乾，而置艾$_{266}$其中，置柳蕈艾上，而燔其艾、蕈；而取盉，穿其斷⑨，令其大圜（圓）寸，以復（覆）之。以土雍（壅）$_{267}$盉，會毋□⑩，煙能泄（泄），即被盉以衣，而毋蓋其盉空（孔）。即令痔者居（踞）盉，令直（脏）直（值）盉$_{268}$空（孔）⑪，令煙熏直（脏）⑫。熏直（脏）熱，則舉之；寒，則下之；圈（倦）而休$_{269}$。

一，取石大如卷（拳）二七⑬，孰（熟）燔之，善伐米大半升⑭，水八米⑮，取石置中，□□孰（熟），即欼（歠）之而已$_{270}$。

【校注】

①朐癢：即肛門瘙癢。《禮記·曲禮》："以脯脩置者，左朐右末。"鄭玄注："屈中曰朐。"屈中，指尻中的彎曲處，即肛門。帛書整理小組認爲，朐，同"漏"。《周易·井》："甕敝漏。"帛書作"句"。或說，朐即穀道，《千金要方》卷二十三有"穀道癢痛方"兩則，而能夠出現癢痛症狀的穀道只有直腸、肛門兩處，故"朐"可指肛門。《說文·尸部》："尻，脾也。"段玉裁注："尻，今俗云溝子是也。脾，今俗云屁股是也。析言是二，統言是一。"今陝西方言稱肛門爲鉤子。朐、溝（沟）、鉤三者爲同源詞，皆有彎曲義。

②痔：痔瘡。原文"痔"字下有重文符號。

③空（孔）：指漏管。原文"空"字下有重文符號。

④兑兑然：形容瘻管上小下大。《釋名·釋首飾》："幘或曰兑，上小下大，兑兑然也。"第一個"兑"字下有重文符號。

⑤時從其孔出有白蟲時從其孔出：有白色蟯蟲從瘻管裏面爬出來。帛書整理小組指出，白蟲指蟯蟲，下"時從其空出"五字係衍文。但據文意，應是上"時從其空出"五字係衍文。

⑥㷸然類辛狀：肛門灼熱疼痛，如同辛辣之物刺激。㷸然，灼熱疼痛貌。

⑦柳蕈：應爲香蕈類植物。吳瑞《日用本草》："蕈生桐、柳，積椇木上，紫色者名香蕈，白色者名肉蕈。"用蕈治蟲，古代醫籍有此記載。《日用本草》稱天花蕈"益氣，殺蟲"。一捼：指兩手相捧所盛物體的數量。《集韻·戈韻》："捼，手縈也。"

⑧盇：一種古代器皿，爲陶製小盆。

⑨穿其斷：鑿穿盇的底部。

⑩會毋□：據文意，可補釋爲"會毋泄"。指將土壅住盇的周圍，使之密合，讓藥氣不泄露。會，密合。

⑪令膭值盇孔：把與肛門相連的直腸對准盇盆的孔。膭，與肛門相連的直腸，又稱肥腸，此處即患痔處。原文"直(膭)"字下有重文符號。

⑫熏直(膭)：原文"熏"、"直(膭)"兩字後均有重文符號。

⑬石大如拳二七：像拳頭大的石塊十四枚。此處石塊當爲用來煮粥的加熱器。魏啓鵬(1992)指出，石當爲赤石脂或白石脂。《神農本草經》稱其主治"疽痔恶瘡"。《日華子本草》稱白石脂"排膿，治瘡癤痔漏"。

⑭善伐米：優質舂米。伐米，指舂米。

⑮水八米：水是米的八倍。

【釋譯】

肛門瘙癢：痔瘡，痔瘡患者直腸旁邊有瘻管，上小下大，經常有白色蟯蟲從瘻管裏面爬出來，直腸疼痛，如同有辛辣之物刺激。治療方法是：取柳蕈一捼、艾草二份，共兩味藥。挖一個土坑，其寬度和深度如陶製小盆。在土坑燒火，使它乾燥，把艾草放在裏面，再將柳蕈放在艾草上面，焚燒艾草和柳蕈。之後，取出陶製小盆，穿鑿開一個圓孔，使孔大一寸，再將小盆覆在所挖地坑上。用土將小盆包圍，使其密封不讓藥氣外泄，而煙能從孔中泄出，再用衣服蓋住小盆，但不蓋它的孔。讓患者蹲在盆上，使與肛門相連的直腸對准小盆孔，讓煙熏烤直腸。直腸熏熱後，將臀部擡起來；感覺涼爽後又向下蹲。直至患者感到疲倦爲止。

一方：取像拳頭大小的石塊十四塊，反復烘烤，再用優質舂米大半升，水是米的八倍，放入石塊內，……熟，飲服即愈。

37. 雎(疽)病

雎(疽)病①：冶白蘞、黃蓍(耆)、芍樂(藥)、桂、畺(薑)、椒、朱(茱)臾(萸)②，凡七物。骨雎(疽)倍白蘞③，【肉】雎(疽)【倍】黃蓍(耆)④，腎雎(疽)$_{271}$倍芍藥⑤，其餘各一。并以三指大最(撮)一入桮(杯)酒中，日五、六飲之。須已□☒$_{272}$

一，三沥煮逢(蓬)虆⑥，取汁四斗，以洒雎(疽)癰$_{273}$。

一，雎(疽)始起，取商〈商〉牢漬醯中⑦，以尉(熨)其種(腫)處$_{274}$。

【一】，雎(疽)，以白蘞、黃旹(耆)、芍藥、甘草四物者(煮)，□、畺(薑)、蜀焦(椒)、樹(茱)臾(萸)四物而當一物⑧，其一骨□□□三$_{275}$□□以酒一桮(杯)□□□□筋者倏倏翟翟□□之其□□□□□⑨。日四飲。一欲潰，止⑩$_{276}$。

一，□□□□□□□□□□□□□□□□□□□□□□□□□者方：以□□$_{277}$斗□□□□□□□□□□□□□□□□□□已洒雎(疽)□□□□□$_{278}$以羹☒$_{279}$

【校注】

①疽病：即癰疽。《靈樞·癰疽》："大熱不止，熱勝則肉腐，肉腐則爲膿。然不能陷，骨髓不爲焦枯，五臟不爲傷，故命曰癰。"又："熱氣淳盛，下陷肌膚，筋髓枯，內連五臟，血氣竭，當其癰下，筋骨良肉皆無餘，故命曰疽。疽者，上之皮夭以堅，上如牛領之皮。癰者，其皮上薄以澤。此其候也。"後世以陽證、熱證爲癰，以陰證、寒證爲疽。本篇所論之癰疽與《靈樞》不同，此處癰疽並提，不分寒熱。

②白蘞：藥物名。《神農本草經》謂其"主癰瘡疽創，散結氣，止痛"。黃耆：藥物名，即黃芪。《神農本草經》謂其"主癰疽久敗瘡，排膿止痛"。芍藥：藥物名。《名醫別錄》稱其"消癰腫"。

③骨疽：疾病名，即骨瘤。《靈樞·刺節真邪》："久者，數歲乃成，以手按之柔，已有所結，氣歸之，津液留之，邪氣中之，凝結日以易甚，連以聚居，爲昔瘤。以手按之堅，有所結深中骨，氣因於骨，骨與氣並，日以益大，則爲骨疽。"

④肉疽：疾病名，肌肉潰爛。《靈樞·刺節真邪》："有所結中于肉，宗氣歸之，邪留而不去，有熱則化而爲膿，無熱則爲肉疽。"

⑤腎疽：疾病名，疑爲腎氣不疏之症。華佗《中藏經》論述"癰疽瘡腫之

作”時指出：“發於骨髓者，腎之毒。”一説，腎疽即《諸病源候論·疽候》所述“發背，起胃俞若腎俞”的龍疽。严健民（2005）認爲是睾丸腫大。

⑥蓬虆：藥物名，又名覆盆。《神農本草經》謂其“主安五臟，益精氣，長陰令堅，强志，倍力有子。久服，輕身不老”。

⑦商牢：即商陸。《神農本草經》謂其“主水張疝瘕痹，熨除癰腫，殺鬼精物”。《名醫别録》稱其治“水腫痿痺”，“散水氣”。

⑧四物而當一物：指四味藥的用量只相當於前面一味藥的用量。

⑨筋者：周一謀（1988）認爲疑指筋疽。倏倏翟翟：形容癰疽發展迅速、浮腫發亮。倏倏，形容急速，迅急貌。《龍龕手鏡·人部》：“倏，倏忽，疾也。”翟翟，讀爲“濯濯”，肥澤貌。《字彙·水部》：“濯濯，肥澤貌。”原文“倏”、“翟”兩字後均有重文符號。

⑩一欲潰，止：癰疽將要潰破時，停止服藥。

【釋譯】

疽病：取白蘝、黄芪、芍藥、桂、薑、蜀椒、茱萸研末，總共七味藥。骨疽患者白蘝用量加倍，肉疽患者黄芪用量加倍，腎疽患者芍藥用量加倍，其他藥物用量都是一份。取三指大撮的藥末一份放入一杯酒中，每天飲服五六次。須……

一方：將覆盆蒸煮多次，取其四斗藥汁，用來清洗癰瘡。

一方：癰疽初發，取商陸用醋浸泡，用來熨貼患處。

一方：癰疽，取白蘝、黄芪、芍藥、甘草四味藥煮汁，再取……、薑、蜀椒、茱萸四味藥，用量只相當於前面一味藥的用量，其一……，每天飲服四次，癰疽將要潰破時，停止服藥。

一方：……的方法：用……

一，雎（疽）未□□□□烏豙（喙）十四果（顆），以【美】醯半升□□□□□□澤（釋）泔二參[1]，入藥中□□□$_{280}$令如□□□□□□炙手以靡（磨）□□□傅□□□□□□之[2]，以餘藥封而裹□□□□$_{281}$不痛已□□[3]。令$_{282}$。

一，益（嗌）雎（疽）者[4]，白蘝三，罷合一[5]，并治，□□□□□□□飲之$_{283}$。

一，爛疽[6]：爛疽者，□□起而□□□□□□□□治[7]，以彘膏未湔（煎）者炙銷[8]，以和□傅之。日一【傅】$_{284}$藥（藥）[9]，【傅】樂（藥）前洒以溫水[10]。服藥卌日，疽已[11]。嘗試。【令】$_{285}$。

一，諸疽物初發者，取大叔（菽）一斗，熬孰（熟），即急抒置甑

□□□□□□□□□□置其□□286醇酒一斗淳之至上下[12]，即取其汁盡[飲]之。一飲病未已，□□□□□□□□□□□□287飲之可。不過數飲，病已。毋禁。嘗試。令288。

【校注】

①糈泔：即淘米汁。《說文·米部》："糈，漬米也。"

②炙：原釋文爲"灸"，裘錫圭(1987)指出，據圖版當改爲"炙"，甚確。

③已：原釋文寫作"己"，據圖版改正。

④嗌疽：即發於咽喉部位的癰疽，爲喉痹之一種。《靈樞·癰疽》："癰發於嗌中，名曰猛疽。猛疽不治，化爲膿，膿不瀉，塞咽，半日死。其化爲膿者，瀉已則含豕膏，無冷食，三日而已。"《羅氏會約醫鏡》卷七："有嗌疽，俗名走馬喉痹。"

⑤罷合：藥物名，即百合。見於《神農本草經》。《名醫別錄》稱其"主除浮腫、臚脹、痞滿、寒熱、通身疼痛，及乳難、喉腫痺，止涕淚"。

⑥爛疽：已經潰破的癰疽。魏啓鵬(1992)認爲，即熛疽，見載於《諸病源候論》。《千金要方》、《外臺秘要》皆作"瘭疽"。原文"爛"、"疽"兩字後均有重文符號。

⑦□□起而□□□□□□□□□治：廣瀨薰雄(2012)指出，此處圖版可以與一殘片綴合，根據新綴圖版與劉欣(2010)意見，該句釋文可補爲"疒□起而□痛□□□骨□治"。

⑧炙銷：用火烤熔。帛書原釋文當"灸銷(消)"，現據圖版改正。裘錫圭(1987)、[日]赤堀昭、山田慶兒(1985)等學者亦曾指出"灸"字之誤。原釋文此處並未點斷，但是根據文意，應以點斷爲宜。

⑨日一傅藥：每天敷一次藥。廣瀨薰雄(2012)指出，"一"當爲"三"。原文"傅"字殘缺，但有重文符號，"樂(藥)"字下亦有重文符號。

⑩洒以溫水：用溫水洗滌。廣瀨薰雄(2012)將"洒"改釋作"泅"，讀爲"洗"。

⑪服藥卌日，疽已：原釋文爲"服藥卌日□已"。廣瀨薰雄(2012)根據新綴合的圖版，將殘字補全並重新斷句，可从。

⑫抒：陳劍(2013)認爲當釋作"邦"。醇酒一斗淳之至上下：從上到下用一斗醇酒澆淋。該句原釋文爲"醇酒一斗淳之，□□○"。廣瀨薰雄(2012)將三個殘字補釋出來。《周禮·赤犮氏》："掌除牆屋，以蜃炭攻之，以灰洒毒之。"鄭玄注："擣其炭以坋之，則走；淳之以灑之，則死。"賈公彥疏："淳，即沃也。"

【釋譯】

一方：癰疽沒有……烏喙十四枚，用好醋半升……淘米汁二升，放入藥內……。此方靈驗。

一方：發於咽喉部位的癰疽，取白蘞三份、百合一份，研末，……飲服。

一方：爛疽：已經潰破的癰疽，……研末，取未煎的豬油用火烤熔，敷在患處，每天敷一次藥，敷藥前用溫水清洗瘡口。服藥三十天後爛疽痊愈。此方法已經過試用，靈驗。

一方：各種癰疽初發，取大豆一斗，用文火煮熟，迅速取汁放到甑裏……從上到下用一斗醇酒澆淋，取藥汁並全部喝完。如果飲服一次癰病不愈，……可飲服。飲服不過數劑，癰病即可痊愈。本方沒有禁忌，經過試用有效，靈驗。

一，血雎（疽）始發①，倏（儵）倏（儵）以熱②，痛毋適，□□□□□□雎（疽）□□□□□□□□□□□□□$_{289}$○戴䉶（糝）、黄芩、白蔹（蘞）③，皆居三日，□□□□□□□□□□□□□□□□□□□□□$_{290}$之，令汗出到足，已$_{291}$。

一，氣雎（疽）始發④，渭（員）渭（員）以痒⑤，如□狀，撫（撫）靡（摩）□而□□□□□□□□□□□□□□□□□□□□$_{292}$二果（顆），令誶叔□鏊（熬）可□，以酒沃，即浚□□□□□□□□□□□□□□□□□□$_{293}$出而止$_{294}$。

一，□雎（疽）發，出禮（體），如人瘁之□⑥，人擕之甚□□□□□□□□□□□□□□□□□□□$_{295}$□□半斗，煮成三升，飲之，溫衣臥▨$_{296}$

【一】，□□□□□□□□□□家□□▨⑦$_{297}$

▨□□□□雖□▨⑧$_{298}$

▨雎（疽）⑨，橿（薑）、桂、椒□居四▨$_{299}$▨淳酒半斗，煮，令成三升▨$_{300}$

▨三拼（𦯬），細切，淳酒一斗□▨$_{301}$▨即浚而□之⑩，溫衣▨$_{302}$

▨桂、椒▨⑪$_{303}$

一，煮麥⑫，麥孰（熟），以汁洒之，□□□膏▨$_{304}$

一，炙梓葉⑬，溫之⑭$_{305}$。

【校注】

①血疽：疑爲赤疽。《諸病源候論·疽候》："赤疽發額，不瀉，十餘日死。其五日可刺也。其膿赤多血，死；未有膿，可治。人年二十五、三十一、六十、九十五，百神皆在額，不可見血，見血者死。"魏啓鵬（1992）認爲，應爲華佗《中藏經》中所論述的血蟲。

②儵儵以熱：癰疽迅速發熱。儵儵，同“倏倏”，即倏倏（見於本篇 276 行）。《字彙·人部》：“倏，俗倏字。”原文第一個“佟（儵）”字下有重文符號。

③戴糝：即黄耆。《神農本草經》稱黄耆“主癰疽、久敗瘡，排膿止痛，大風，癩疾，五痔，鼠瘻，補虚，小兒百病。一名戴糝”。

④氣疽：疾病名。魏啓鵬（1992）認爲，疑爲腦爍。《靈樞·癰疽》：“陽留大發，消腦留項，名曰腦爍。其色不樂，項痛而如刺以針。煩心者，死不可治。”《諸病源候論·疽候》的論述除第一句爲“陽氣大發”外，其餘文字與《靈樞》同。

⑤員員以痱：形容疾病疼痛急迫。《素問·刺熱》：“其逆則頭痛員員。”王冰注：“員員，謂似急也。”張志聰注：“員員，周轉也。”周一謀（1988）認爲，原文“涓”通“瘨”，《説文·疒部》：“瘨，病也。”桂馥義證：“病也者，頭眩病也。”痱，曆代字書未見，音義待考，周一謀（1988）指出，疑爲“痛”之别字；魏啓鵬（1992）認爲，當與“迸”音義相類，有裂開義。严健民（2005）認爲，痱疑讀爲“并”，涓涓以痱是形容氣疽的局部皮膚下用手指觸之而有氣體的波動感。《廣韻·軫韻》：“涓，汳涓，波相次也。”原文第一個“涓（員）”字下有重文符號。

⑥殍：同“卒”，死亡。

⑦豙□□▨：帛書整理小組指出，此行後有缺損，行數不明。該處原釋文爲“豙▨”，圖版中“豙”字僅餘殘筆，而後面兩字的殘筆清晰可見。

⑧▨□□□□雖□▨：原釋文爲“▨雖▨”。圖版中“雖”字前面四字、後面一字的殘筆清晰可見。

⑨▨雎（疽）：原文第 299～303 行殘損嚴重，原釋文在第 299、301、303 行前都補出“【一】”，現删去。

⑩潑：當讀爲“潑”。本義爲水波動貌，此處指攪動湯液。《廣韻·職韻》：“潑，潑減，水勢。”潑而□之，尚志鈞（1981）補釋爲“潑而飲之”。

⑪椒▨：帛書整理小組指出，此行後有缺損，行數不明。

⑫麥：原文該字下有重文符號。

⑬炙：原釋文爲“灸”，現據圖版改正。裘錫圭（1987）曾指出“灸”字之誤。梓葉：即梓樹葉。《神農本草經》有梓白皮，謂其“主熱，去三蟲。葉，搗傅豬創”。《名醫别録》稱梓“嫩葉，主爛瘡也”。

⑭溫之：指將梓樹葉烤熱後迅速包裹在疽瘡患處。

【釋譯】

一方：血疽初發，迅速發熱，疼痛不適，……黄芪、黄芩、白蘞，均過三天，……使全身從上到下都出汗，病即愈。

一方：氣疽初發，疼痛急迫，如……狀，撫摩……，用酒澆淋……

一方：……疽初發，生在身體外面，患者好像暴死狀。令人提拿……半斗，煮成三升，飲服，溫衣而睡……

一方：……

……

一方：……疽，取薑、桂、椒……醇酒半斗，煎煮，使汁煎成三升……

一方：……三小束，細切，醇酒一斗……

一方：……桂、椒……

一方：煮大麥，煮熟後，取汁清洗患處……

一方：炙烤梓樹葉，溫貼患處。

38. □□

缺文。

39. □闌（爛）者

□闌（爛）者方①：以人泥塗之②，以犬毛若羊毛封之。不已，復以▨306

一，闌（爛）者，爵（嚼）蘖米③，足（捉）取汁而煎，令類膠，即冶厚柎（朴）和傅④307。

一，熱者⑤，古（辜）曰⑥："肸肸詘詘⑦，從竈出毋延，黃神且與言⑧。"即三涶（唾）之308。

一，煮秫米期足⑨，毚（纔）孰（熟），浚而熬之，令爲灰，傅之數日。乾，以汁弁之⑩309。

一，以鷄卵弁兔毛⑪，傅之310。

一，冶蘖米，以乳汁和⑫，傅之，不痛，不瘢311。

一，燔魚衣⑬，以其灰傅之312。

一，燔敝褐⑭，冶，布以傅之313。

一，漬女子布⑮，以汁傅之314。

一，烝（蒸）囷土⑯，裹以尉（熨）之315。

【校注】

①□爛：即燒傷。《左傳·定公三年》："自投於牀，廢於爐炭，爛遂卒。"鄭玄注："火傷曰爛。"帛書整理小組指出，本標題第一字，從殘筆看可能是火字。

②人泥：即人垢，指人體排泄出的汗垢。帛書整理小組指出，汗垢含有大量病菌，不宜直接外敷瘡面。［日］赤堀昭、山田慶兒（1985）認爲人泥即人屎。

③蘖米：即粟芽。冠宗奭《本草衍義》："蘖米，粟蘖。"《名醫別錄》稱粟芽"除熱"。陶弘景《本草經集注》稱其"爲米和脂傅面，令皮膚悅澤"。

④厚朴：藥物名。《神農本草經》謂其"主中風，傷寒，頭痛，寒熱，驚悸，氣血痹，死肌，去三蟲"。

⑤熱：讀爲"爇"，指燒傷。《說文·火部》："爇，燒也。"《釋名·釋天》："熱，爇也。如火所燒爇也。"

⑥古（辜）：祝念。李家浩（2005）指出，古文字中"由"、"古"形近訛混的角度，可改釋作"祝由"之"由"。

⑦肸肸詘詘：指散開走退。原文"肸"、"詘"兩字後均有重文符號，原釋文作"肸詘肸詘"。裘錫圭（1987）認爲，應讀爲"肸肸詘詘"。《左傳·襄公三十年》："或叫於宋大廟，曰：'譆譆出出。'""肸肸詘詘"與"譆譆出出"爲一聲之轉（肸、譆皆爲曉母字）。可从。

⑧黄神：古代巫術中的神名。馬繼興（1992）指出，黄神古有三說：其一是指黄帝，其二是指竈神（或火神），其三是指登山者所佩帶的避虎狼之印。從咒辭的內容來看，此處黄神當屬竈神。葛洪《抱樸子·登涉》："古之入山者，皆佩'黄神越章'之印。"另，黄帝亦被稱爲黄神。《淮南子·覽冥》："西老折勝，黄神嘯吟。"高誘注："西王母折其頭上所戴勝，爲時無法度。黄帝之神傷道之衰，故嘯吟而長歎也。"

⑨煮秫米期足：煮足夠量的黄米。秫米，即粘米。孟詵《食療本草》稱其"殺疥瘡毒熱，生搗，和雞子白，傅毒腫，良"。期足，即以足爲期，指以夠用爲度。《睡虎地秦墓竹簡》第63號簡"用犬者，畜犬期足。"

⑩弁：讀爲"并"，指調和。

⑪鷄卵弁兔毛：古代醫籍中常見用雞卵、兔毛治療燒傷的記載。《神農本草經》謂雞卵"主除熱，火瘡癇痙"。葛洪《肘後方》："治火燒已破，兔腹下白毛，燒膠，以塗毛上，貼瘡，待毛落即瘥。"陳藏器《本草拾遺》載兔毛燒灰，"主灸瘡不瘥"。

⑫乳汁：人乳或牛羊乳汁。《名醫別錄》稱人乳"補五臟，令人肥白悅澤"。《千金要方》卷二十二載治療臁脛生瘡："人乳、桐油等分，和勻，以鵝翎掃除，神效。"《日華子本草》稱牛乳"解熱毒，潤肌膚"。

⑬魚衣：應爲水藻。陳藏器《本草拾遺》稱水藻治"火焱熱瘡，搗爛封之"。帛書整理小組指出，爲水澤中的苔類植物。《周禮·醢人》："醯醢苔菹。"鄭玄注："苔，水中魚衣。"周一謀（1988）認爲，魚衣疑爲"衣魚"之誤，見於《神農本草經》，可以"塗瘡、滅瘢"。

⑭敝褐：破舊的粗麻衣。

⑮女子布：即月經布。

⑯囷土：即鹵土。《神農本草經》稱爲鹵鹽，謂其“主大熱，消渴狂煩，除邪及下蠱毒，柔肌膚”。《名醫別錄》稱其“去五藏腸胃留熱結氣”。阜陽漢簡《萬物》有“圂土”，與此相同。

【釋譯】

治療燒傷的方法：用人垢外塗患處，並用狗毛或羊毛包裹在上面。如果不愈，再用……

一方：燒傷，嚼碎粟芽，榨取液汁，再用火煎煮，使其變成膠狀物，取厚朴研末，用膠調和，敷在患處。

一方：發熱的患者，大聲祝念道：“散開走退，趕快從爐竈裏出來不要拖延，黄神將要對你發令。”之後對其吐唾多次。

一方：煮足夠量的黄米，剛熟，過濾取汁後將米用來乾煎，烤焙成灰，敷在患處，連續敷藥多日。如藥末太乾，可用藥汁摻和。

一方：用雞蛋與兔毛摻合，外敷患處。

一方：取粟芽研末，用乳汁調和，外敷患處，可以止痛，不生瘢痕。

一方：烤焙水藻，取其灰外敷患處。

一方：烤焙破舊的粗麻衣，研末，用布巾包裹外敷。

一方：浸泡女子月經布，取汁外敷。

一方：蒸鹵土，用布包裹熨貼患處。

一，浴湯熱者熬彘矢①，漬以盜（醯），封之$_{316}$。

一，以湯大熱者熬彘矢，以酒挈（澤）②，封之$_{317}$。

一，般（瘢）者，以水銀二③，男子惡四④，丹一⑤，并和，置突【上】二、三日⑥，盛（成），即□□□囊而傅之⑦。傅之，居室$_{318}$塞窗閉戶，毋出，私內中⑧，毋見星月一月，百日已⑨$_{319}$。

一，去故般（瘢）：善削瓜壯者，而其瓣材其瓜⑩，其□如兩指，以靡（磨）般（瘢）令□□之，以□□$_{320}$傅之。乾，有（又）傅之，三而已⑪。必善齊（齋）戒，毋□而已⑫$_{321}$。

【一】，□□者，靡（磨）□□以□，以汁傅，產膚$_{322}$。

【一】，般（瘢）□□□□□□□□□□□□者，燔之令灰，以□，□如故膚⑬$_{323}$。

一，▨⑭$_{324}$

一，取秋竹者（煮）之⑮，而以氣熏其痏，已⑯$_{325}$。

【校注】

①彘矢：即豬屎。《本草綱目》卷五十稱其“除解熱毒，治瘡”。

②以酒滓：用酒浸泡。滓，浸濕。《說文·水部》：“滓，漸濕也。”

③水銀：藥物名。《神農本草經》謂其“主疥瘻、痂瘍、白禿，殺皮膚中虱，墮胎，除熱，殺金銀銅錫毒”。

④男子惡：即男子精液，有去瘢之功效。上文“諸傷”篇稱爲“男子洎”。趙有臣(1985)認爲，男子惡當指大便。《漢書·武五子列傳》：“陛下左側讒人衆多，如是青蠅惡矣。”顔師古注：“惡，即矢也。”

⑤丹：即朱砂。《名醫别録》稱其“悦澤人面”。《日華子本草》稱其“治瘡疥痂息肉，服並塗用”。

⑥突上：即爐竈的煙道上。亦見於下文“加(痂)”篇，351行。日：原釋文爲“月”，據圖版改正。

⑦傅之：原文“傅”、“之”兩字後均有重文符號。

⑧私内中：指在臥室内便溺。私，便溺。

⑨百日已：一百天之後瘢疾痊愈。已，原釋文寫作“己”，據圖版改正。

⑩瓣材其瓜：將瓜裁成一塊塊。材，同“裁”。此處的瓜當爲冬瓜。《日華子本草》稱冬瓜“消熱毒癰腫，切片摩痱子，甚良”。周一謀(1988)認爲，瓜指土瓜，見於《神農本草經》；瓣指瓜子。《說文·瓜部》：“瓣，瓜中實。”《神農本草經》稱冬瓜仁“主令人悦澤，好顔色，益氣不饑”；《名醫别録》稱冬瓜仁“一名白瓜子”。

⑪三而已：敷藥三次就可以了。已，原釋文寫作“己”，據圖版改正。

⑫毋□而已：據文意，可補釋爲“毋瘢而已”。

⑬如故膚：指經過治療後瘢痕消退，皮膚恢復正常。

⑭▨：圖版中該處有兩行，每行各有幾字殘筆，帛書整理小組誤當作一行處理。

⑮秋竹：當爲秋季之竹。竹性寒涼，秋竹更具清涼之性。《藥性論》稱竹“主吐，血熱，毒風”。

⑯已：原釋文寫作“己”，據圖版改正。

【釋譯】

一方：用洗浴後熱水熬豬屎，取出用醋浸泡，塗抹在患處。

一方：用很高溫度的熱水熬豬屎，取出用酒浸泡，塗抹在患處。

一方：生瘢，取水銀二份、男子精液四份、硃砂一份，調和，在爐竈的煙道上放置二三天，藥即製作好，用布囊裹藥外敷。敷藥期間，所住房間要關窗閉戶，不要外出，在臥室内便溺，一月之内不能看見星星月亮，一百天後即可治愈。

一方：除去舊瘢痕，選擇一個大瓜，完整剖開，將瓜裁成一塊塊，……像兩手指，用來磨擦瘢痕……，用……外敷。乾燥後又敷，敷藥三次後即可痊愈。一定要好好齋戒，……即可治愈。

一方：……取汁外敷，可以長皮膚。

一方：瘢痕……，烤焙成灰，以……，……像原來的皮膚。

一方：……

一方：取秋天的竹子煎煮，用其熱氣熏蒸患處，即可痊愈。

40. 胻膫（燎）

胻膫（燎）[①]：治胻膫（燎），取陳黍、叔（菽）[②]，冶，以犬膽和[③]，以傅326。

一，取無（蕪）夷（荑）中覈（核）[④]，冶，豶膏以㿠，熱膏沃冶中[⑤]，和，以傅327。

一，取雉式[⑥]，孰（熟）者（煮）餘疾[⑦]，鷄羽自解隋（墮），其弱者及人頭鬌（鬌），皆燔冶[⑧]，取灰，以豬膏和【傅】328。

一，夏日取堇葉[⑨]，冬日取其本，皆以甘〈口〉沮（咀）而封之[⑩]。乾，輒封其上。此皆已驗329。

【校注】

①胻燎：指小腿部灼傷。胻，即脚脛。《說文·肉部》："胻，脛耑也。"又《炙部》："燎，炙也。"

②陳黍：即陳年黍米。葛洪《肘後方》有用黍米治療湯火燙傷記載，其未成瘡者："黍米、女麴等分，各炒焦研末，雞子白調塗之。煮粥亦可。"菽：即大豆。《神農本草經》謂其"生研，塗癰腫"。《本草綱目》卷二十四引《子母秘錄》治湯火灼傷，有"大豆煮汁塗之，易愈，無斑"。

③犬膽：即狗膽，可入藥。《名醫別錄》稱其"敷痂瘍惡瘡"。

④蕪荑中核：藥物名，即蕪荑仁。《神農本草經》謂蕪荑"主五內邪氣散，皮膚骨節中，淫，淫淫行毒，去三蟲，化食"。孟詵《食療本草》稱其"治熱瘡，搗和豬脂塗"。

⑤豶膏以㿠，熱膏沃冶中：指將凝固的閹豬油加熱熔化，澆在研碎的藥末中。豶，即閹割過的公豬。《說文·豕部》："豶，羠豕也。"㿠，本指凝粥，此處指油脂凝固。《廣韻·魂韻》："㿠，粥凝。"

⑥雉：即野雞。本方主要是以雉尾入藥。《本草綱目》卷四十八稱雉尾"燒灰和麻油，傅天火丹毒"。

⑦熟煮餘疾：指將野雞煮熟。周一謀（1988）認爲，"餘疾"兩字疑爲衍文。

馬繼興(1992)認爲，餘疾讀爲“徐疾”，指煎煮火勢時緩時急。陳劍(2013)將其釋爲“執蟲餘(徐)疾”。

⑧其弱者及人頭鬌(鬠)：原釋文爲“其尾□□□□□□”。陳劍(2013)認爲，“尾”當釋作“弱”。廣瀨薰雄(2012)指出，根據新圖版可將原缺文補全。今从其說。鬠，此處指脱落的頭髮；“人頭鬠”與“雞羽自解墮”相對應。

⑨堇葉：當爲水堇，又名石龍芮。《名醫別録》稱其“主治毒腫癰瘡”。

⑩以口咀而封之：用口咀碎並敷在傷口上。

【釋譯】

小腿部灼傷：治療小腿部灼傷，取陳年黍米、大豆，研末，用犬膽汁調和，敷在灼傷處。

一方：取蕪荑内核，研末，以凝固的閹豬油加熱熔化，澆淋在研碎的藥末中間，調和，敷在灼傷處。

一方：取兩只野雞，煮熟，雞毛自動脱落，尾翼分離出來，……都研末，取灰，用閹豬油調和，敷在灼傷處。

一方：夏天取堇葉，冬天取堇根，都用口咀碎用來塗敷傷口。乾燥後，再取藥敷在傷口上面。這些方法都經試用有效。

41. 胻傷

胻傷①：取久溺中泥②，善擇去其蔡、沙石③。置泥器中，旦以苦酒□□④。以泥【傅】傷，傅□□$_{330}$之⑤，傷已⑥。已用⑦$_{331}$。

一，胻久傷⑧：胻久傷者癰⑨，癰潰，汁如靡(糜)⑩。治之，煮水二【斗】，鬱一參⑪，茱(朮)一參⑫，□【一參】，凡三物。鬱、茱(朮)皆冶，□$_{332}$湯中⑬，即炊湯⑭。湯溫適，可入足，即置小木湯中，即□□居□□，入足湯中，踐木滑□$_{333}$。湯寒則炊之，熱即止火，自適殹(也)。朝已食而入湯中，到餔時出休⑮，病即俞(愈)矣。病不□$_{334}$者一入湯中即瘳⑯，其甚者五、六入湯中而瘳。其瘳殹(也)□癰⑰，□癰而新肉產⑱。肉產，即毋入【湯】$_{335}$中矣，即自合而瘳矣。服藥時毋禁，及治病毋時。令$_{336}$。

【校注】

①胻傷：即小腿部受傷。

②久溺中泥：小便中陳久的沉澱物，又稱溺白垽，經煅製或水飛後稱人中白。《名醫別録》稱其“治鼻衄，湯火灼瘡”。

③蔡：即雜草，此處指草渣之類的雜質。《説文·艸部》：“蔡，草也。”

④苦酒：醋的古稱。陶弘景《本草經集注》："醋酒爲用，無所不入，愈久愈良，亦謂之醯。以有苦味，俗呼苦酒。"以苦酒□□，严健民(2005)補釋爲"以苦酒漬之"。廣瀨薰雄(2012)參考陳劍意見，將"酒"改釋爲"涶(唾)"。"苦涶(唾)"見於下文"𤺋"篇(第370行)。□□：廣瀨薰雄(2012)將第二個殘字補釋爲"端"。

⑤傅□□之：尚志鈞(1981)補釋爲"傅而炙之"。

⑥傷已：傷口痊愈。原文"已"字下有重文符號。

⑦已用：指醫方經過試用有效。原釋文爲"己用"，據圖版改正。

⑧胻久傷：原文"胻"、"久"、"傷"三字後均有重文符號。

⑨胻久傷者癰：腿脛久傷不愈形成慢性潰瘍。這種情況即是臁瘡，瘡口潰破後，流水成膿，在小腿内側者，古稱難治。原文"癰"字下有重文符號。

⑩汁如糜：指潰瘍而破後滲出像米湯一様的膿液。

⑪鬱：即鬱金。《新修本草》稱其"主血積，下氣，生肌止血，破惡血、血淋、尿血、金瘡"。严健民(2005)認爲是鬱李仁，見於《神農本草經》。

⑫朮：即白朮。《神農本草經》謂朮"風寒濕痹死肌，痙疸，止汗，除熱，消食，作煎餌"。

⑬□湯中：尚志鈞(1981)補釋爲"入湯中"。

⑭湯：原文"湯"字下有重文符號。

⑮到餔時出休：到了下午三至五時把腳從熱水裏拿出來。餔時，指吃晚飯時間。古人一天只吃兩頓飯，晚飯時間一般是下午三時至五時。《說文·食部》："餔，日加申時食也。"

⑯病不□者：據文意，指不嚴重的潰瘍，可補釋爲"病不甚者"。严健民(2005)補釋爲"病不愈者"。

⑰□癰：據文意，殘字可補釋爲"無"。原文中，殘字與"癰"字後均有重文符號。

⑱新肉產：長出新肉。產，生。原文"肉"、"產"兩字後均有重文符號。

【釋譯】

小腿部受傷：取溺白垽，仔細清除其中的雜草與沙石。放入陶器内，早上用醋浸泡。用溺泥敷在患處，敷後用火烤炙，傷口痊愈。此方經過試用。

一方：腿脛久傷不愈形成慢性潰瘍，瘡口潰破，流膿如爛粥。取鬱金一升、白朮一升、……一升，總共三味藥，研末，用水二斗煎煮。鬱金、白朮都研末，放入熱水内，加火煎煮。熱水溫度適當，能夠放入腳時，就將一塊小木板放在熱水内，即……，再把腳放入熱水内，踩着木板滑動。待熱水變涼後再加火，水熱後即停火，讓水的溫度保持適當。早上吃過飯後，就把腳放入熱水裏浸泡，到了下午三至五時再把腳拿出來，潰瘍會馬上痊愈。潰瘍不嚴重的只需泡一次熱水就會痊愈，潰瘍嚴重的泡五六次熱水也會痊愈。潰瘍痊愈後不再生癰瘡，無癰瘡處會長出新肉。新肉長出來後，不要再放進熱水内浸泡，它會自動長合痊愈。服藥沒有任何禁忌，治療也沒有時間限制。此方靈驗。

42. 加(痂)

加(痂)①：以少(小)嬰兒弱(溺)漬羖羊矢②，卒其時③，以傅之337。

一，冶雄黄④，以彘膏脩(滫)，少殽以醯⑤，令其□溫適⑥，以傅之⑦。傅之毋濯。先孰(熟)洒加(痂)以湯，乃傅338。

一，冶僕纍(壘)⑧，以攻(釭)脂饍而傅⑨。傅，炙之。三、四傅339。

一，刑赤蝪⑩，以血涂(塗)之340。

一，冶亭(葶)磿(藶)、莁夷(荑)⑪，熬叔(菽)□□皆等⑫，以牡□膏、鱣血饍⑬。【先】以酒洒，燔朴炙之⑭，乃傅341。

【校注】

①痂：帛書整理小組指出，《説文》大徐本："痂，疥也。"小徐本："痂，乾瘍也。"是疥癬類皮膚病，與後世字義不同。周一謀(1988)指出，此處釋作乾瘍爲宜，即潰瘍面上結留的乾痂。

②小嬰兒溺：即童便。《日華子本草》稱其治"皮膚皴裂"。陳藏器《本草拾遺》稱其"潤肌膚"。羖羊矢：即公羊屎。《説文·羊部》："夏羊牡曰羖。"

③卒其時：即晬時，指一晝夜。卒，同"晬"。

④雄黄：礦物類藥物。《神農本草經》謂其"主寒熱，鼠瘺惡創，疽痔死肌"。《名醫別録》稱其"療疥蟲䘌瘡"。《千金翼方》卷二十四載治癬方："大酢和雄黄粉，先以新布拭之，令癬傷，敷之，妙。"

⑤少殽以醯：指用醋稍加調和。殽，同"淆"，混和、調和。《説文·水部》："淆，相雜錯也。"

⑥令其□溫適：據文意，當指使藥物溫度適宜。尚志鈞(1981)補釋爲"令其寒溫適"。

⑦傅之：原文"傅"、"之"兩字後均有重文符號。

⑧僕壘：當爲田螺。陳藏器《本草拾遺》稱"碎其肉，傅熱瘡"。《本草綱目》卷四十六稱將其"燒研，治瘰癧癬瘡"。與本方所治相似。周一謀(1988)認爲，僕壘即蝸牛，元明本草及方書多有外用治腫毒瘡的記載。《山海經·中山經》："南望墠渚，禹父之所化，是多僕壘、蒲盧。"郭璞注："僕壘，蝸牛也。"帛書整理小組指出，據《吴普本草》，僕壘係麥門冬別名。

⑨釭脂：即車軸中的潤滑油。《説文·金部》："釭，車轂中鐵也。"《本草綱目》卷三十八稱車脂"消腫毒諸瘡"。下文"乾騷(瘙)"篇有"車故脂"。饍：

同“繎”，指攪拌摻合。饍，禪母、元部；繎，日母、元部。故兩字可通。《説文·糸部》：“繎，絲勞也。”段玉裁注：“勞，《玉篇》作縈，蓋《玉篇》爲是。與下文‘紆’義近也。”又，“紆，縈也。”段玉裁注：“縈者，環之相積，紆則曲之而已。”傅：原文該字下有重文符號。

⑩刑：殺死。赤蜴：即紅色蜥蜴。蜥蜴又名石龍子，見於《神農本草經》。

⑪葶藶：藥物名。見於《神農本草經》。《名醫別録》稱其治“身暴中風熱，疿癢”。茈莢：疑即蕪荑。見於《神農本草經》。《日華子本草》稱其治“惡瘡疥癬”。陳藏器《本草拾遺》稱蕪荑醬“除疥癬”。

⑫熬叔(菽)□□：尚志鈞(1981)將殘字補釋爲“令焦”。

⑬牡□膏：當爲“牡彘膏”，即公豬油。鱣血：鱔魚血。《爾雅·釋魚》郭璞注：“鱣，大魚，似鱘而短鼻，口在頜下，體有邪行甲，無鱗，肉黄，大者長二三丈，今江東呼爲黄魚。”周一謀(1988)認爲鱣爲鱘魚，同時大鯉魚也可稱鱣，兩種魚血都有治療瘡疥的功效。魏啓鵬(1992)認爲，即鱔魚血。陳藏器《本草拾遺》稱其功用爲“塗癬及瘻”。

⑭朴：帛書整理小組認爲，應即朴木。此處可能泛指樹皮。魏啓鵬(1992)認爲，此處當指榆樹皮。《名醫別録》稱榆樹皮“療小兒頭瘡痂疕”。

【釋譯】

痂病：取童便浸泡公羊屎一晝夜，外敷患處。

一方：取雄黄研末，用豬油淘洗，並用醋稍加調和，使藥物溫度適宜，敷在患處。外敷之後不要用水清洗。應當先將患處用熱水洗淨，然後再敷藥。

一方：取田螺研末，用車軸中的潤滑油攪拌摻合。外敷患處，放在火上烤炙，换藥三四次即可。

一方：殺死紅色蜥蜴，取其血塗在患處。

一方：取葶藶、茈莢研末，煮大豆……各等分，用公豬油、鱔魚血攪拌摻合。先用酒將患處洗淨，再燒朴木烤炙患處，之後用藥敷在患處。

一，冶牛厀(膝)、燔髶灰等[①]，并□□，孰(熟)洒加(痂)而傅之。炙牛肉，以久脂涂(塗)其上[②]。雖已，復傅$_{342}$勿擇(釋)[③]$_{343}$。

一，以□脂若豹膏□而炙之[④]，□□□而不痛，婁(屢)復【之】。先飲美【酒】令身溫，乃□$_{344}$

一，善洒，靡(磨)之血[⑤]，以水銀傅[⑥]，有(又)以金鐐(鋊)冶末皆等[⑦]，以彘膏饍【而】傅【之】$_{345}$。

一，壽(擣)慶(蜣)良(螂)[⑧]，饍以醯，封而炙之，蟲環出$_{346}$。

一，取慶(蜣)良(螂)一斗，去其甲足，以烏豙(喙)五果(顆)，礜大如李[⑨]，并以截□斗煮之[⑩]，汔[⑪]，以傅之347。

【校注】

①牛膝：藥物名。《神農本草經》謂其“逐血氣，傷熱火爛”。《滇南本草》稱其治“疥癩”和“牛皮癬”。髶灰：即血餘炭，爲頭髮灰末。《新修本草》稱亂髮“燒灰，療轉胞，小便不通，赤白利，哽噎，鼻衄，癰腫，狐尿刺，丁腫，骨疽，雜瘡”。

②炙牛肉，以久脂塗其上：烘烤牛肉，用陳年牛脂塗在痂瘡上。《直指方》載治牛皮風癬方法：“每五更炙牛肉一片細嚼下，少刻以真輕粉醇酒調下。”《本草綱目》卷五十稱陳年牛脂治“諸瘡疥癬白禿”。

③釋：松解。

④以□脂若豹膏□而炙之：尚志鈞(1981)補釋爲“以攻(釭)脂若豹膏傅而炙之”，严健民(2005)補釋爲“以久脂若豹膏封而炙之”。豹膏：即豹油脂。陶弘景《本草經集注》：“豹至稀有，入藥亦鮮。”孟詵《食療本草》稱其“合生髮膏，朝塗暮生”。

⑤磨之血：將痂皮磨破，使其出血。

⑥水銀：藥物名。《神農本草經》謂其“主疥瘻痂瘍白禿，殺皮膚中虱”，是治療皮膚病的要藥。

⑦金鋊：即銅屑，指從舊銅器上刮取的銅綠，又稱銅青。《本草綱目》卷八稱其治“惡瘡、疳瘡”。

⑧蜣螂：藥物名，見於《神農本草經》。王燾《外臺秘要》卷十五載治瀝瘍風病：“取途中死蜣螂杵爛，揩瘡令熱，封之。”《藥性論》稱其“治小兒疳，蟲蝕”。

⑨礜：藥物名，即礜石。《神農本草經》謂其“主寒熱，鼠瘻，蝕創，死肌”。

⑩截：醋的古稱。《說文·酉部》：“截，酢漿也。”

⑪汔：同“汽”，水乾涸。此處指煎乾。

【釋譯】

一方：取牛膝研末，與頭髮灰末等分，並用……反復清洗患處後敷藥。再烘烤牛肉，用陳年牛脂塗抹在痂瘡上。即使皮膚病已經痊愈，還要繼續敷藥，不能中斷。

一方：取……油或豹油脂摻合後用火烤炙，……不痛，反復操作。敷藥前先喝酒，讓身體感覺溫暖，才……

一方：用水反復清洗患處，將痂皮磨破，使其出血，取水銀敷在患處。再取銅綠研末，與水銀等分，用豬油摻合後，外敷在患處。

一方：取蜣螂擣碎，用醋攪拌，攤貼在患處再用火烤炙，瘡蟲就會連續不斷地出來。

一方：取蜣螂一斗，去掉足甲，取烏喙五枚、如李子大小的礜石一塊，放在……斗醋裏煎煮，煎乾藥汁，取藥外敷患處。

一，大皮桐①，以蓋而約之②，善③$_{348}$。

一，燔牡鼠矢④，冶，以善截鐈而封之⑤$_{349}$。

一，燔礜，冶烏豙（喙）、黎（藜）盧（蘆）、蜀叔（菽）、庶、蜀椒、桂各一合⑥，并和，以頭脂□□□布炙以尉（熨）⑦，卷（倦）而休$_{350}$。

一，以小童弱（溺）漬陵（菱）枝（芰）⑧，以瓦器盛，以布蓋，置突上五、六日⑨，□傅之⑩$_{351}$。

一，冶莁夷（荑）、苦瓠瓣，并以彘膏弁⑪，傅之，以布裹【而】約之$_{352}$。

一，冶烏豙（喙）四果（顆）、陵（菱）枝（芰）一升半，以南（男）潼（童）弱（溺）一斗半并□⑫，煮孰（熟），□米一升入中⑬，撓，以傅之$_{353}$。

一，冶烏豙（喙），炙羖脂弁⑭，熱傅之$_{354}$。

【校注】

①大皮桐：即海桐皮。《開寶本草》稱其“除疳䘌癬疥”。《本草綱目》卷三十五稱海桐皮“能行經絡，達病所，又入血分，及去風殺蟲”。

②約：捆紮。魏啓鵬（1992）認爲，讀爲“灼”，該句是説將桐皮蓋在患處皮膚上，然後灸灼桐皮，使藥性透入肌膚。

③善：指醫方療效良好。

④牡鼠矢：即雄鼠屎，可入藥。陶弘景《本草經集注》：“入藥用牡鼠，即父鼠也。”

⑤以善截鐈而封之：指將雄鼠屎與優質醋調和，封住傷口。

⑥藜蘆：藥物名。《神農本草經》謂其治“頭瘡疥瘙惡創，殺諸蠱毒，去死肌”。蜀菽：即巴豆，又名巴菽。《廣雅·釋草》：“巴菽，巴豆也。”《神農本草經》謂其“主傷寒，溫瘧，寒熱，破症瘕結聚，堅積，留飲，淡癖，大腹水張，蕩練五藏六府，開通閉塞，利水穀道，去惡內，除鬼毒蠱注邪物，殺蟲魚，一名巴菽”。《日華子本草》稱其治“疥癩疔腫”。庶：帛書整理小組認爲，疑爲甘蔗。《滇南本草》稱其“治百毒諸瘡，癰疽發背”。蜀椒：即巴椒，又稱花椒。《名醫别録》稱蜀菽一名巴椒，《神農本草經》謂蜀菽“逐骨節，皮膚死肌”。合：即十分之一升。《漢書·律曆志上》：“十合爲升。”《本草經集注》卷一：“十撮爲一勺，十勺爲一合。”

⑦頭脂：即頭垢。亦見於下文“乾騷（瘙）”篇，408行；而“頭垢”見於上文“痒病”篇，172行。严健民（1990）指出，疑頭脂爲腦髓；魏啓鵬（1992）認爲是梳頭所用髮油。

⑧菱芰：即菱角，可入藥。《名醫别録》稱芰實。

⑨突上：即爐竈的煙道上。亦見於上文"□闌(爛)者"篇，318行。

⑩□傅之：尚志鈞(1981)將殘字補釋爲"以"，严健民(2005)補釋爲"而"。

⑪苦瓠瓣：藥物名，即苦瓠籽。《說文·瓜部》："瓣，瓜中實也。"苦瓠見於《神農本草經》，《本草綱目》卷二十八稱其治"癰疽惡瘡疥癬"。葛洪《肘後方》載治惡瘡癬癩，十年不瘥者，以"苦瓠一枚，煮汁搽之，日三度"。并以彘膏弁：同時用豬油摻合調和。原釋文爲"并以彘職(膱)膏弁"，但圖版上無"職"字，裘錫圭(1987)曾指正。

⑫并□：據文意，可補釋爲"并和"。尚志鈞(1981)補爲"并煮"，严健民(2005)補作"并漬"。

⑬□米：當指一種穀物。尚志鈞(1981)補釋爲"蘗米"。

⑭羖脂：即公羊油脂。《日華子本草》稱其"去游風及黑皯"。《本草綱目》卷五十稱其"潤肌膚，殺蟲，治癬瘡"。

【釋譯】

一方：取海桐皮，蓋在患處並捆紮好。治療效果甚佳。

一方：取雄鼠屎烤焙，用優質醋摻合，攤貼在患處。

一方：取礜石用火烤焙，取烏喙、藜蘆、巴豆、甘蔗、蜀椒、桂各一合，研末，混合調和，用頭脂……將布包烤炙後熨貼患處，直至病人感覺疲乏才停止。

一方：用童便浸泡菱角，盛在陶器裏，用布蓋好，放在爐竈的煙道上五六天時間，……敷在患處。

一方：取茈荑、苦瓠瓣研末，並用豬油摻合調和，敷在患處，再用布包紮好。

一方：取烏喙四枚、菱角一升半研末，用男童便一斗半調和，煮熟，再放入一升……米，攪拌後敷在患處。

一方：取烏喙研末，將公羊油脂烤炙後攪均，趁熱敷在患處。

一，取陳葵莖[①]，燔冶之，以彘職(膱)膏殽弁，以傅痏355。

一，濡加(痂)[②]：冶巫(茈)夷(荑)半參，以肥滿剡豶膏□夷上膏□□□□□善以水洒加(痂)[③]，乾而傅之，以356布約之。□□死人胻骨[④]，燔而冶之，以識(膱)膏□而□□□巳(已)□[⑤]357

一，産痂[⑥]：先善以水洒，而炙蛇膏令消[⑦]，傅。三傅而巳(已)。令[⑧]358。

一，痂方：取三歲織(膱)豬膏，傅之。燔胕(腐)荊箕[⑨]，取其灰瘗□三而已[⑩]。令359。

一，乾加（痂）⑪：冶蛇牀實⑫，以牡彘膏饍，先括（刮）加（痂）潰⑬，即傅而炙，□乾⑭，去□□[傅]⧄⑮360

一，以水銀、穀汁和而傅之⑯。先以湑（酢）㴽□□□傅⑰361。

一，加（痂）方：財冶犁（藜）盧（蘆），以蠭（蜂）駘弁和之⑱，即孰（熟）□□□□加（痂）□而已⑲。嘗試。毋禁362。

【校注】

①陳葵莖：即陳年冬葵的根莖。《名醫別錄》稱其"治惡瘡"。孟詵《食療本草》稱其"主疳瘡生身面上，汁黃者，可取根作灰和豬脂塗"。

②濡痂：指有膿液分泌的濕痂。《諸病源候論·瘑瘡候》："黃汁出，浸淫生長，折裂，時瘥時劇，變化生蟲，故名瘑瘡。"又《濕瘑瘡候》："常濡濕者，此蟲毒氣深在於肌肉故也。"魏啓鵬（1992）認爲是《金匱要略》所言浸淫瘡。

③肥滿剡豶膏：肥滿的熱豬油。剡，讀爲"錟"，義爲灼熱。朱駿聲通訓定聲："剡，假借爲錟。"□夷上膏：原釋文爲"□夷□□"。廣瀨薰雄（2012）根據新綴合圖版，將此處釋文補全，現依其說；□夷，當爲上句所說"巫（莁）夷（荑）"。洒：廣瀨薰雄（2012）將"洒"改釋作"洇"，讀爲"洗"。

④死人胻骨：即死人的小腿骨。陳藏器《本草拾遺》稱其治"骨病，接骨，臁瘡"。

⑤以識（膱）膏□而□□□巳（已）⧄：原釋文爲"以識（膱）膏□⧄"。廣瀨薰雄（2012）根據新綴合圖版，對該句釋文作了補充，現依其說。

⑥產痂：即生痂，指剛形成的瘡痂。

⑦蛇膏：即蛇的油脂。《名醫別錄》稱蚺蛇膏"主皮膚風毒"。

⑧三傅而巳（已）。令：原釋文爲"三傅□□⧄"。廣瀨薰雄（2012）根據新綴合圖版，對該句釋文作了補充，現依其說。

⑨腐荊箕：已經陳腐的用荊條編成的畚箕。

⑩取其灰癦□三而巳：原釋文爲"取其灰□□三□□【巳】"。廣瀨薰雄（2012）根據新綴合圖版，對該句釋文作了補充，現依其說。

⑪乾痂：指無分泌物的乾燥瘡痂。與上文"濡痂"相對。

⑫蛇牀實：即蛇牀子。《神農本草經》謂其"主婦人陰中腫痛，男子陰痿濕癢，除痹氣，利關節，癲癇惡創"。《日華子本草》稱其治"陰汗濕癬"。《千金要方》卷二十三治療癬疥方中多次用到蛇牀實，如治小兒癬方："蛇牀實，擣末，和豬脂以敷之。"

⑬先括（刮）痂潰：先將患處皮膚表面刮破。括（刮），劉欣（2010）改釋爲"秥"，疑爲"刮"之誤；廣瀨薰雄（2012）改釋爲"桰"，讀爲"刮"。

⑭傅而炙，□乾：原釋文爲"即傅而□□，乾"。廣瀨薰雄（2012）根據新綴合圖版，對該句釋文作了補充，並重新點斷，現依其說。

⑮去□□傅：原釋文爲“去□目”。廣瀨薰雄（2012）將“目”改釋作“傅”，可从。

⑯穀汁：穀物煮後的汁液，即煮米水。

⑰酢滫：即因放置時間長而變成酸味的淘米汁。陳藏器《本草拾遺》載粟米的“酸泔及澱：洗皮膚瘙疥，殺蟲”。滫，原釋文爲“脩（滫）”，現據圖版直接釋爲“滫”。

⑱蜂駘：即蜂飴，指蜂蜜，可作調和藥末用。帛書整理小組認爲，帛書《養生方》作“黄蜂駘”，疑即蜂子。《神農本草經》稱土蜂子治癰腫。魏啓鵬（1992）認爲，讀爲“蜂治”，即露蜂房。《神農本草經》稱露蜂房一名蜂腸。《太平聖惠方》：“頭上瘡癬，蜂房研末，臘豬脂和塗之，效。”張顯成（1997）認爲，蜂駘當是“蜂子”語流音變的結果，亦指蜜蜂幼蟲。張光裕（2004）認爲，“蜂駘”讀爲“蜂胎”，指蜂卵變爲幼蟲而未飛出蜂巢者。

⑲而已：原釋文爲“而己”，據圖版改正。

【釋譯】

一方：取陳年冬葵的根莖，烤焙成炭後研末，用豬油混合攪均，敷在傷口上。

一方：患有膿液分泌的濕痂：取莁荑半升研末，將肥滿的熱豬油……反復用水清洗患處。待其乾燥後再敷藥，用布條包紮好。……死人小腿骨，烤焙後研末，用油脂……

一方：剛形成的瘡痂：先用水反復清洗患處，烤炙蛇脂使其熔化，敷在患處。三敷後痊愈。此方靈驗。

一方：治療痂病的方法：取存放三年的豬油脂敷在患處。再燒烤陳腐的荊條畚箕，取其灰末……痊愈。此方靈驗。

一方：患無分泌物的乾燥瘡痂：取蛇牀子研末，用公豬油摻合，先刮破痂瘡表皮，再敷藥……，乾燥後，除去……

一方：取水銀、煮米水摻和後敷在患處。先用變成酸味的淘米汁……敷藥。

一方：治療痂病的方法：取適足的藜蘆研末，用蜂蜜摻合調和，……即可痊愈。此方已經過試用，沒有什麼禁忌。

43. 蛇齧

蛇齧[①]：以桑汁涂（塗）之[②]$_{363}$。

【校注】

①蛇齧：蛇咬傷。《説文·齒部》：“齧，噬也。”

②桑汁：即桑葉中汁。《名醫别錄》稱其“解蜈蚣毒”。《日華子本草》謂其“塗蛇蟲傷”。《本草綱目》卷三十六稱桑皮汁“塗蛇、蜈蚣、蜘蛛傷，有

驗”。

【釋譯】

蛇咬傷：用桑汁塗敷傷口。

44. 癰

癰①：取□□羽□二□二②，禹步三，□□一音（杯）□⧄③$_{364}$

一，癰自發者，取桐本一節所④，以澤（釋）泔煮□□泔⧄⑤$_{365}$

一，癰種（腫）者，取烏豙（喙）、黎（藜）盧（蘆），治之鈞，以彘膏□之，以布裹，□□膆之⑥，以尉（熨）穜（腫）所⑦。有（又）可□□$_{366}$手，令癰種（腫）者皆已$_{367}$。

一，癰首⑧，取茈半斗⑨，細劊（劑）⑩，而以善截六斗□□□沐之⑪，如此□。□醫以此教惠□⧄$_{368}$

一，身有癰者，曰：“皋，敢【告】大山陵⑫，某【不】幸病癰，我直（值）百疾之□⑬，我以明月炻若⑭，寒且□若$_{369}$，以柞棆柱若，以虎蚤（爪）抉取若，刀而割若，葦而刖若。今□若不去，苦涶（唾）□若⑮。”即以$_{370}$朝日未食⑯，【東】鄉（嚮）涶（唾）之$_{371}$。

【校注】

①癰：癰腫。此處應指水腫。《諸病源候論》卷二十一有“水腫病諸候”，共有二十二症狀；卷三十一有“腫病諸候”，記有風腫、毒腫、氣腫等病症。

②取□□羽：尚志鈞（1981）補釋爲“取白雞羽”。

③□□一音（杯）：尚志鈞（1981）補釋爲“汲湮一音（杯）”。

④桐本：桐樹根。但是諸醫籍都未見桐樹根的治療功效。或疑爲桐木。魏啓鵬（1992）認爲，此處當指桐樹的莖幹。葛洪《肘後方》載治水腫從腳起的方法：“削桐木煮汁，漬之，並飲少許。”一節所：即一節左右。

⑤以澤（釋）泔煮□□泔⧄：原釋文爲“以澤（釋）泔煮⧄”。廣瀨薰雄（2012）根據新綴合圖版，對該句釋文作了補充，現依其說。釋泔，即淘米汁，亦見於上文“疽病”篇。

⑥冶之鈞，以彘膏□之，以布裹，□□膆之：原釋文爲“冶之，□□□□□□□□□□之”。廣瀨薰雄（2012）根據新綴合圖版，並參考陳劍（2013）與劉欣（2010）意見，對該句釋文作了補充，現依其說。膆，亦見於下文“久疕”篇（第421行），讀爲“膆”。《玉篇·肉部》：“膆，與嗉同。”嗉，禽類食道末端的食囊。

⑦穜（腫）：原釋文爲“潼（腫）”。劉欣（2010）將“潼”改釋作“穜”，可从。

⑧𤸇首：指頭面浮腫，該病症是由於風邪侵襲，肺氣失於肅降，通調水道功能失靈，以致水氣不行，導致面目浮腫。

⑨茈：即柴，指柴胡。《神農本草經》寫作“茈胡”。《本草綱目》卷三十稱其“開鬼門”，消風腫。張標（1988）、鍾鋒（1988）、施謝捷（1991）均認爲，此處茈即茈草，又稱紫草，《名醫别録》稱紫草“以合膏，治小兒瘡及面皶”。《藥性論》謂其可“治惡瘡”。與帛書方中用治“𤸇首”，正相符合。

⑩細劑：切成小塊。《廣雅・釋詁一》：“劑，斷也。”

⑪而以善截六斗□□□沐之：原釋文爲“而以善截六斗□□□□□□□”。廣瀨薰雄（2012）根據新綴合圖版，對該句釋文作了補充，並重新點斷，現依其說。

⑫皋，敢【告】大山陵：皋，敬告大山陵。此處整理小組的原釋文爲“自睪（擇）取大山陵”，裘錫圭（1987）指出其誤，並作了更正。可从。皋，施術者對作祟者的招呼語。

⑬某不幸病𤸇，我值百疾之□：某人不幸患𤸇病，我遇到了百種疾病。“某不幸病𤸇”原文爲“某幸病𤸇”。帛書整理小組認爲，“幸”字之前疑脱一“不”字。

⑭我以明月炻若：我用明月來照射你，讓你顯現原形。范常喜（2006）指出，炻當讀爲“炙”，指照曬。該字亦見於《包山楚簡》第257號簡。

⑮寒且□若，以柞棆柱若，以虎蚤（爪）抉取若，刀而割若，葦而刖若。今□若不去，苦涶（唾）□若：該處原釋文爲“寒□□□□以柞棆，桯若以虎蚤（爪），抉取若刀，而割若葦（韋），而刖若肉，□若不去，苦。涶（唾）□□□”。廣瀨薰雄（2012）根據新綴合圖版，並參考其他學者意見，對該句釋文作了補充，並重新點斷，現依其說。□若不去，周一謀（1988）將殘字補釋爲“如”。

⑯即以朝日未食：原釋文爲“□□朝日未食”。廣瀨薰雄（2012）根據新綴合圖版，對該句釋文作了補充，現依其說。

【釋譯】

𤸇病：取……，按照禹步法行走三步……

一方：自然發生的𤸇病，取桐樹根一節左右，用淘米汁煮……

一方：患𤸇腫病，取烏喙、藜蘆研末，等量，用豬油調和，用布包裹，……以烏喙裝袋，熨貼腫處。一會兒後，……手，使𤸇腫全都痊愈。

一方：患頭部𤸇腫，取柴胡半斗，切成小塊，用優質醋六斗……洗浴，像這樣……

一方：身患𤸇腫，祝念道：“皋，敢告大山，某不幸患了𤸇病，我遇到了百種疾病，我用明月來照射你，讓你顯現原形，寒……你，用柞樹捶打你，用虎爪剔抓你，用刀割你，用葦砍你。現在你還不趕快離開，將狠狠吐唾你。”在早晨未進食時，朝東方向吐唾。

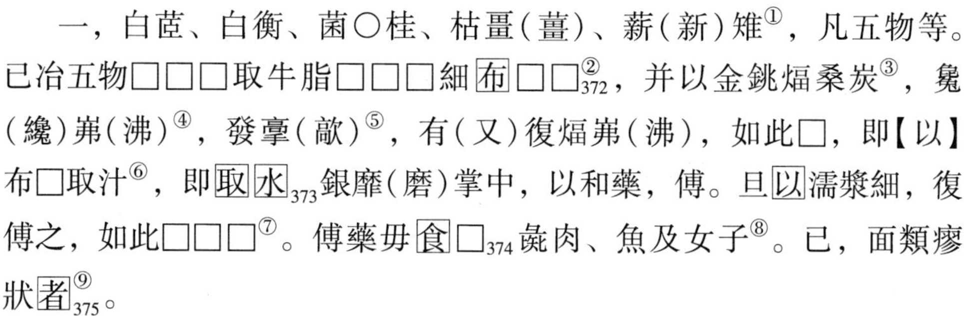

一，白茝、白衡、菌○桂、枯畺（薑）、薪（新）雉①，凡五物等。已冶五物□□□取牛脂□□□細[布]□□②$_{372}$，并以金銚熇桑炭③，毚（纔）茀（沸）④，發𦎫（歊）⑤，有（又）復熇茀（沸），如此□，即【以】布□取汁⑥，即[取][水]$_{373}$銀靡（磨）掌中，以和藥，傅。旦[以]濡漿細，復傅之，如此□□□⑦。傅藥毋[食]□$_{374}$彘肉、魚及女子⑧。已，面類瘳狀[者]⑨$_{375}$。

一，身有體癰種（腫）者方：取牡□一⑩，夸就□□□□□□□□炊之，[候]其洎不盡$_{376}$一斗⑪，抒臧（藏）之，稍取以塗身膿（體）種（腫）者而炙之，□□□□□□【癰】[種]（腫）盡去，已。嘗試。令$_{377}$。

一，頤癰者⑫，冶半夏一⑬，牛煎脂二，醯六，并以鼎□□□[如]□粖（鬻）⑭，以傅。勿盡傅，圜一[寸]$_{378}$。乾，復傅之，而以湯洒去藥，已矣$_{379}$。

【校注】

①白茝：藥物名，即白芷。《神農本草經》謂其“主女人漏下赤白，血閉陰腫，寒熱，風頭侵目淚出，長肌膚潤澤，可作面脂”。《名醫别録》稱其“療風邪”。《日華子本草》稱其“去面皯疵瘢”。白衡：帛書整理小組認爲，疑即杜衡。《藥性論》稱杜衡“消痰飲，破留血，主項間瘤癭之疾”。菌桂：藥物名。《神農本草經》謂其“主百病，養精神，和顏色，爲諸藥先聘通使。久服輕身不老，面生光華，媚好常如童子”。枯薑：即乾薑。《神農本草經》謂其“主胸滿欬逆上氣，溫中止血，出汗，逐風，濕痹，腸澼下利”。新雉：即辛夷。揚雄《甘泉賦》稱辛夷亦作新雉。《神農本草經》謂辛夷“主五臟，身體寒風，頭腦痛，面皯”。《名醫别録》稱辛夷“治面腫”。

②已冶五物□□□取牛脂□□□細布□□：尚志鈞（1981）補釋爲“已冶五物相半和，取牛脂合撓，以細布冥（幂）□”。廣瀨薰雄（2012）指出，“細布”當改釋爲“細刌”；根據反印文，“刌”下一字是“藥”。

③金銚熇桑炭：用桑木碳烘烤一種銅制有柄炊具。《説文·金部》：“銚，溫器也。”

④茀（沸）：陳劍（2013）指出，該行原釋文兩處“茀”均當改作“茀”，讀爲“沸”。按，在敦煌漢簡醫藥簡中，藥物名“黄芩”原釋文均寫作“黄岑”。

⑤發歊：使熱氣散發。《説文·欠部》：“歊歊，氣出皃。”

⑥如此□，即以布□取汁：原釋文爲“如此□□□布抒取汁”。陳劍(2013)將釋文改正並補全。今从其說。尚志鈞(1981)將“如此□□□”補釋爲“如此熇𦭼(沸)三”。

⑦旦以濡漿細，復傅之，如此□□□：原釋文爲“旦以濡漿細□□□之□□□□□”。廣瀨薰雄(2012)指出，根據反印文將釋文補全，並重新點斷。今依其說。

⑧女子：此處指與女子交合。

⑨已，面類瘳狀者：當指用藥之後，面容色澤如健康狀態一樣。原釋文缺“瘳狀”，廣瀨薰雄(2012)指出，根據反印文將兩字補全。其說可从。

⑩牡□：動物類藥物名。魏啓鵬(1992)指出，疑爲牡蠣。《本草綱目》卷四十六稱牡蠣“化痰軟堅，清熱除濕”，“消疝瘕積塊，癭疾結核”，與本方意合。一說，牡爲“竈”字之訛，與下句“夸”搭配。下文“久疕”篇中有“夸(刳)竈”(第422行)，竈即竈心土。

⑪洎不盡一斗：液汁不滿一斗。

⑫頤癰：發作於頤面部位的癰腫。後世稱爲“發頤”。陳實功《外科正宗》：“傷寒發頤，亦名汗毒。此因原受風寒，用藥發散未盡，日久傳化爲熱不散，以致項之前後結腫疼痛。”

⑬半夏：藥物名。《名醫別錄》稱其“消癰腫”。《日華子本草》謂“生者，摩癰腫”。葛洪《肘後方》治癰疽發背方：“半夏末，雞子白調，塗之。”

⑭粖：原釋文爲“粌(糜)”。廣瀨薰雄(2012)據新圖版改正。其說可从。粖，即鬻(粥)的異體。《說文·䰜部》：“鬻，涼州謂鬻爲䊳。粖，䊳或省从末。”

【釋譯】

一方：取白芷、杜衡、菌桂、乾薑、辛夷，總共五味藥，等分。五藥研末後……取牛脂……細布……，並用桑木碳烘烤銅制炊具，水剛沸騰，打開蓋子使熱氣散發，接着又燒火煮沸，如此反復……次，接着用布過濾取汁，再取水銀放在手掌中研磨，用以調和藥物，敷在患處。早晨用濕漿細，再傅，如此反復……。敷藥時不要食用……、豬肉、魚肉，禁房事。用藥之後，面容色澤如健康狀態一樣。

一方：身患癰腫的治療方法：取牡……一份，……用火燒烤，待其液汁不滿一斗時，取液汁並收藏好。應用時取少量藥汁塗抹在患處，並用火炙烤，……癰腫全部消除，即可痊愈。此方已經過試用，靈驗。

一方：頤面部位癰腫：取半夏一份研末，取煎熔的牛脂二份、醋六份，摻合後用鼎……像粥一樣，外敷，藥物不要全部敷上，只需患處周圍塗一寸見方即可。待其乾燥後，又敷上新藥。再用熱水洗去所敷之藥，癰腫就可痊愈。

45. 髤

髤①：唾曰："歕（噴）！桼（漆）。"三，即曰："天啻（帝）下若②，以桼（漆）弓矢，今若爲下民疕③，涂（塗）若以豕矢。"以履下靡（磨）抵之④$_{380}$。

一，祝曰："啻（帝）右（有）五兵，壐（爾）亡。不亡，瀉刀爲裝⑤。"即唾之，男子七，女子二七$_{381}$。

一，"歕（噴）！桼（漆）王，若不能桼（漆）甲兵，令某傷，奚（鷄）矢、鼠襄（壤）涂（塗）桼（漆）王⑥$_{382}$。"

【一】，□□□鼠□孯（腕），飲其□一音（杯），令人終身不髤$_{383}$。

【一】，□□□□□□□□□□□□傅之$_{384}$。

【一】，□□□□□□□□□□□□□□□□□□□□□□□□□□□□□$_{385}$□□以朝未食時傅□□□□□□□□□□□□□□□□□□□□□□$_{386}$【病已】如故。治病毋時。治病，禁勿▨$_{387}$

【一】，□□以木薪炊五斗米，孰（熟），□之，即□□□□□□□□□□□□□□□$_{388}$□□時取狼牙根⑦$_{389}$。

【校注】

①髤：即漆，又寫作桼。此處是指因接觸漆而引起皮膚過敏的漆瘡。《說文·桼部》："髤，桼也。"《諸病源候論·漆瘡候》："漆有毒，人有稟性畏漆，但見漆，便中其毒，喜面癢，然後胸、臂、胜、腨皆悉搔癢，面爲起腫。"

②天帝下若：天帝派你下來。

③今若爲下民疕：現今你讓老百姓患瘡瘍。下民，指老百姓。疕，此處指因塗漆過敏而引發的全身漆瘡。《說文·疒部》："疕，頭瘍也。"

④履下：鞋底。抵：擠壓。《說文·手部》："抵，擠也。"整理小組指出，抵疑爲"抵"字之誤。《說文·手部》："抵，側擊也。"

⑤瀉刀爲裝：解下刀來作爲你的衣服，意即斬殺你（漆）。

⑥鼠壤：老鼠穿洞時向外刨出的泥土。《秦秋穀粱傳·隱公三年》："吐者外壤，食者内壤。"范寧注："齊魯之間謂鑿地出土，鼠作穴出土，皆曰壤。"

⑦狼牙根：即狼牙。《神農本草經》稱牙子，謂其"主邪氣、熱氣、疥瘙、惡瘍、瘡痔，去白蟲。一名狼牙"。

【釋譯】

漆病：吐唾並祝念道："噴，漆。"三遍。又念道："天帝把你下放到人間，是用來塗漆弓箭，現今你讓老百姓患上瘡瘍，用豬屎來塗抹你。”然後用鞋底磨擠它。

一方：祝念道：“天帝有多種武器，你趕緊逃走吧。你若不逃走，就卸下你的刀將你斬殺。”接着吐唾。男子做七次，女子做十四次。

一方：（祝念道：）“嘖，漆王，你不能塗漆鎧甲與武器，卻使某人受到傷害，就用雞屎、鼠穴的土壤塗抹你。”

一方：……飲服一杯，使人終身不患漆病。

一方：……外敷。

一方：……在早上進食前敷……疾病完好如初。治療時沒有時間限制。治療期間，不要……

一方：……用木柴燒火，將五斗米煮熟，……取狼牙根。

46. 蟲蝕

蟲【蝕】①：□□在於脥（喉）②，若在它所③，其病所在曰□□□□□□□□□□□䕸（核），毀而取□□$_{390}$而□之④，以唾溲之⑤，令僕僕然⑥，即以傅⑦。傅以□□□□□□□□□湯⑧，以羽靡（磨）□□$_{391}$，垢□盡⑨，即傅藥⑩。傅藥薄厚盈空（孔）而止。□□□□□□□□□□明日有（又）洒以湯$_{392}$，傅【藥】如前。日壹洒，日壹洒（洒）傷，壹傅藥⑪，三□□□□□□□□□□數，肉產，傷□□$_{393}$肉而止⑫。止，即洒去【藥】。已去藥，即以彘□□□□□□□□□□□□□，疕瘳而止。□□$_{394}$三日而肉產，可八【九日】而傷平⑬，傷平□□□□□□□，可十餘日而瘳如故⑭。傷□□$_{395}$欲裹之則裹之，□欲□勿□□□□□□□□□布矣⑮。傅藥先旦，未傅□□$_{396}$傅藥，欲食即食。服藥時□□□□□□□□□□$_{397}$。

【校注】

①蟲蝕：帛書整理小組認爲，應即後世醫書中的䘌（匿）病。《廣韻·職韻》：“匿，蟲食病也。”《説文·虫部》：“蝕，敗創也。”段玉裁注：“敗者，毀也；創者，傷也。毀壞之傷，有蟲食之故。”古人認爲某些疾病是因爲蟲齧食或咬傷所致，以患處在咽喉爲重。

②在於喉：指咽喉發病，即尸咽。《諸病源候論·尸咽候》：“尸咽者，謂腹内尸蟲，上食人喉咽生瘡。其狀或癢或痛，如甘䘌之候。”

③若在它所：疾病或者發生在其他部位。

④而□之：原釋文爲“而□□”。廣瀨薰雄（2012）根據新綴合圖版與反印文，將第二殘字補釋爲“之”，現依其說。

⑤以唾溲之：原釋文爲“以□洒之”。廣瀨薰雄（2012）根據殘筆與反印文，對該句釋文作了補正，現依其說。溲，加水調和。以□洒之，尚志鈞（1981）補釋爲“以湯洒之”。

⑥僕僕然：形容疲乏勞頓。第一個“僕”字下有重文符號。

⑦傅：原文該字下有重文符號。

⑧傅以：原釋文缺釋“以”。現據廣瀨薰雄（2012）意見補正。

⑨以羽磨□□，垢□盡：原釋文爲“以羽磨□□□□□□”。廣瀨薰雄（2012）參考他人意見，補釋“垢”、“盡”兩字，現依其說。以羽磨，下文有“以羽取”，與《醫貫》所說的治療咽喉腫痛（乳蛾纏喉）用鵝翎刮療敷藥相似。

⑩傅藥：原文“傅”、“藥”兩字後均有重文符號。

⑪日壹洶（洒）傷，壹傅藥：原釋文爲“日壹傅藥”。廣瀨薰雄（2012）根據新綴合圖版，補充“壹洶傷”三字，現依其說。

⑫止：原文該字下有重文符號。

⑬傷平：傷口愈合。原文“傷”、“平”兩字後均有重文符號。

⑭可：原釋文缺。廣瀨薰雄（2012）根據殘筆與辭例補釋，今从之。

⑮布：原釋文缺。劉欣（2010）根據殘筆與補釋，今从之。

【釋譯】

蟲蝕：……咽喉發病，或者疾病發生在其他部位，其疾病發生的部位叫做……（因缺文太多，以下文字略）

一，燔扇（漏）簏（蘆）[①]，冶之，以杜〈牡〉豬膏□⧄$_{398}$。

一，取雄鷄矢[②]，燔，以熏其痏。□□□□□□置□□□鼠，令自死[③]，煮以水，□$_{399}$布其汁中，傅之。毋【以】手操（搔）痏□□□。令[④]$_{400}$。

一，蟲蝕：取禹竈□□寒傷痏，□兔皮裹□□□[⑤]。令$_{401}$。

一，貣（蟘）食（蝕）口鼻[⑥]，冶顛（堇）葵□□月□□者□□[⑦]，以桑薪燔其端[⑧]，令汁出，以羽取其□[⑨]$_{402}$。

【一】，豙斬乘車鬃，木□□□尉（熨）之，即取柏囊矢出⧄[⑩]$_{403}$

【一】，□食（蝕）[⑪]，【以】豬肉肥者□□傅之[⑫]$_{404}$。□□□□以⧄$_{405}$

一，冶陳葵，以□□⧄[⑬]$_{406}$

一，貣（蟘）食（蝕）齒[⑭]，以榆皮、白□、美桂[⑮]，而并□□□□

傅空(孔)☐⑯ 407

【校注】

①漏蘆：藥物名。《神農本草經》謂其“主皮膚熱，惡創，疽痔，濕痹，下乳汁”。陳藏器《本草拾遺》稱其“殺蟲，洗疥瘡用之”。

②雄鷄矢：即雄雞屎，可入藥。《千金要方》卷二十三稱其治“瘰癧瘻横闊作頭狀，若杏人形，亦作瘰癧方：用雄雞屎灰，臘月豬脂，和封之”。

③□□□□□□置□□□鼠，令自死：原釋文爲“□□□□□□□□□□□鼠令自死”。廣瀨薰雄(2012)根據反印文，對該句釋文作了補充，並重新點斷，現依其説。

④毋【以】手操(搔)痏□□□，令：原釋文爲“毋【以】手操(搔)痏”。廣瀨薰雄(2012)根據新綴合圖版，對該句釋文作了補充，現依其説。

⑤取禹竈□□寒傷痏，□兔皮裹□□□：原釋文爲“取禹竈□□塞傷痏□□□□□□□□”。廣瀨薰雄(2012)根據新綴合圖版，對該句釋文作了補充，並重新點斷，現依其説。禹竈，張顯成(1997)認爲當讀爲“矩竈”，指正規標準的竈土(伏龍肝)。帛書《雜療方》有“禹熏”，亦爲伏龍肝。取禹竈□□塞傷痏，尚志鈞(1981)將殘字補釋爲“末灰”。

⑥蟦蝕：指口鼻被蟦蟲所蝕，即口鼻潰瘍。蟦，同“蟘”。《説文·虫部》：“蟘，蟲食苗葉者。”《爾雅·釋蟲》：“食苗心，螟；食葉，蟘；食節，賊；食根，蟊。”

⑦冶顫(堇)葵□□肘□者□□：原釋文爲“冶顫(堇)葵□□□”。廣瀨薰雄(2012)根據新綴合圖版，對該句釋文作了補充，現依其説。堇葵，藥物名，即水堇，一名苦堇。《千金要方》卷二十六稱其“久服，除人心煩急，動痰冷，身重多懈墮”。《唐本草》引《名醫别録》稱其“主毒癰腫癧瘡，蛔蟲，齒齲”。冶顫(堇)葵□□□，尚志鈞(1981)將殘字補釋爲“若陳葵”。

⑧其端：原釋文缺。廣瀨薰雄(2012)根據新綴合圖版補釋，今从之。

⑨以羽取其□：原釋文爲“以羽取☐”。廣瀨薰雄(2012)根據反印文補釋，今从之，並指出“其”字下只缺一字或二字，似可以補作“汁”。

⑩冢斬乘車鬆，相□□尉(熨)之，即取柏囊矢出☐：原釋文爲“豦(遽)斬乘車鬆桴☐”。廣瀨薰雄(2012)根據新綴合圖版與反印文，對該句釋文作了改正和補充，現依其説。

⑪□食(蝕)：據文意，可補釋爲“蟦食(蝕)”。

⑫□□傅之：原釋文缺。廣瀨薰雄(2012)補釋，今从之。

⑬以□□☐：原釋文爲“以☐”。圖版中“以”字後面兩字殘筆清晰可見。

⑭蟦蝕齒：帛書整理小組認爲，從本方用藥敷孔看，應即齲齒。周一謀(1988)認爲，疑即齒𧏾病。《諸病源候論·齒𧏾候》：“齒𧏾者，是蟲食齒至斷，膿爛汁臭，如蝕之狀，故謂之𧏾齒。”

⑮榆皮：即榆白皮。《名醫别録》謂其“治小兒頭瘡痂疕”。《日華子本草》稱其“搗涎，傅癬瘡”。白□：藥物名。據文意，當補釋爲“白茝”。美桂：藥物名，即優質桂。張顯成(1997)認爲，即“牡桂”的語流音變，又稱肉桂。

⑯而并□□□□傅空(孔)：尚志鈞(1981)補釋爲“而并冶，㲋膏弁傅空(孔)”。

【釋譯】

一方：取漏蘆烘烤成炭，研末，用公豬油……

一方：取公雞屎烤焙，用它的煙熏患處。……鼠，讓它自然死亡，用水煮，再把布放入汁液内，取出敷在患處。不要用手搔患處……。該方靈驗。

一方：蟲蝕：取伏龍肝……痏，用兔皮包裹……。該方靈驗。

一方：口鼻被蟘蟲所蝕，取水堇研末，……用桑木枝燒烤它的一端，使它的汁液流出來，用羽毛取它的……

一方：砍斷坐車前方塗漆木，熨貼，隨即取出柏囊矢……

一方：蟘蟲蝕……，用肥豬肉……外敷……

一方：取陳葵莖研末，用……

一方：蟘蟲蝕齒，用榆白皮、白芷、美桂，混合研末，用豬油調和後敷在孔内……

47. 乾騷(瘙)

乾騷(瘙)方①：以雄黃二兩，水銀兩少半②，頭脂一升，冶【雄】黃靡(磨)水銀手□□□□□□□408雄黃③，孰(熟)撓之。先孰(熟)洒騷(瘙)以湯，潰其灌④，撫以布，令毋汁而傅之⑤，一夜一□409

一，熬陵(菱)枝(芰)一參，令黃，以淳酒半斗煮之，三沸止，㽉其汁⑥，夕毋食⑦，飲410。

一，以般服(茯)零(苓)⑧，最(撮)取大者一枚，壽(擣)⑨。壽(擣)之以𦥑(舂)，脂弁之，以爲大丸，操411。

一，取茹盧(蘆)本⑩，䪥之⑪，以酒漬之，後日一夜⑫，而以涂(塗)之，已412。

【校注】

①乾瘙：古病名，可能相當於《諸病源候論》所説乾癬。慧琳《一切經音義》卷十五引《蒼頡篇》：“瘙，疥也。”《諸病源候論·乾癬候》：“乾癬，但有匡部，皮枯索癢，搔之白屑出是也。皆是風寒邪氣，容於腠理，復值寒濕，與血氣相搏所生。若其風毒氣多、濕氣少，則風沉入深，故無汁，爲乾癬也。其中亦

生蟲。”據此，乾癬相當於現代醫學的濕性病疹、神經性皮炎、銀屑病、體癬等。

②雄黃、水銀：兩種藥物均可治療疥癬。可參見上文“痂”條。兩少半：即三分之一兩。

③冶：圖版該字僅餘左部“冫”，原釋文缺。廣瀨薰雄(2012)補作“冶”。今从之。

④潰其灌：待疥癬表皮潰破後再用水沖洗。

⑤令毋汁而傅之：原釋文爲“令□□而傅之”。廣瀨薰雄(2012)將釋文補全。今依其說。

⑥蚩：帛書整理小組認爲，讀爲“撤”，除去。魏啓鵬(1992)認爲，《說文·虫部》：“蚩，蟲曳行也。”可借爲“澄”，蚩其汁即澄其汁。陳松長《馬王堆簡帛文字編》(2001)認爲“蚩”與帛書《天文氣象雜占》“蚩尤”的“蚩”同形，依此，“蚩”即“蚩”字。周波(2012)指出，“蚩其汁”即《養生方》第6行的“侍(偫)其汁”，“蚩”讀爲“偫”《說文·人部》：“偫，待也。”段玉裁注：“謂儲物也待用也。”《玉篇·人部》：“偫，與庤同，儲也。”按，“蚩”或可讀爲“清”，即過濾。《廣雅·釋詁二》：“清，盪也。”蚩，徹母、元韻；清，清母、耕韻。兩者音近，故可相通。

⑦夕毋食，飲：不要吃晚飯，空腹飲服。

⑧般茯苓：即茯苓。帛書整理小組指出，“般”字係“服(茯)”字誤寫，沒有塗去。

⑨壽(擣)：原文該字下有重文符號。

⑩茹蘆本：藥物名，即茹蘆根。《神農本草經》稱爲茜根，謂其“主寒濕，風痹，黃疸，補中”。本方用其行血活血、通經活絡功效。

⑪鑿：切碎。王念孫《經詞衍釋》：“鑿者，細碎之名。”

⑫後日一夜：一天一夜。

【釋譯】

治療乾瘙的方法：取雄黃二兩、水銀小半兩、頭脂一升，雄黃研末，將雄黃、水銀放在手掌內研磨……雄黃，反復攪拌，先反復用熱水清洗瘙病患處，待其表皮潰破後再沖洗，用布抹瘙患處，使其沒有濃液再敷藥，一夜一……

一方：取菱角一升烤焙，使其變成焦黃，再用半斗醇酒煎煮，水沸三次即可，把藥汁澄清，不要吃晚飯，飲服。

一方：取一枚較大的茯苓，放在臼裏擣碎，再用油脂摻和，制成大藥丸，手握着在患處滾動塗擦。

一方：取茜根切碎，用酒浸泡一日一夜，用來塗擦患處，即可痊愈。

一，取犁（藜）盧（蘆）二齊[1]，烏豙（喙）一齊，礜一齊，屈居□齊[2]，芫華（花）一齊[3]，并和以車故脂[4]，如之以□$_{413}$裹[5]。善洒，乾，節（即）炙裹樂（藥），以靡（磨）其騷（瘙），日以靡（磨），脂盡，益脂[6]，騷（瘙）即已$_{414}$。

一，取闌（蘭）根、白付[7]，小刌一升[8]，舂之，以䤋、沐相半洎之[9]，毚（纔）□□，置溫所三日，而入豬膏□□$_{415}$者一合其中，因炊三沸，以傅疥而炙之。乾而復傅者□。居二日乃浴，疥已。令$_{416}$。

一，煮桃葉[10]，三沥，以爲湯。之溫內[11]，飲熱酒，已，即入湯中，有（又）飲熱酒其中，雖久騷（瘙）【已】$_{417}$。

一，乾騷（瘙）：煮弱（溺）二斗，令二升[12]，豕膏一升，冶黎（藜）盧（蘆）二升，同傅之$_{418}$。

【校注】

①藜蘆：藥物名。《神農本草經》謂其“主蠱毒欬逆，洩利腸澼，頭瘡疥瘙惡創，殺諸蟲毒，去死肌”。二齊：即兩份。齊，劑量名。

②屈居：藥物名。《名醫別録》稱其爲蕳茹別名。《爾雅·釋草》：“屈居，盧茹也。”《神農本草經》謂蕳茹“主蝕惡肉，敗創，死肌，殺疥蟲，排膿惡血，除大風熱氣，善忘不樂”。原釋文寫作“屈居（据）”，裘錫圭（1987）指出，此藥名在《廣雅·釋草》正作“屈居”，故“居”字後不必加注“据”。

③芫花：藥物名。《神農本草經》謂其“主欬逆上氣，喉鳴，喘咽腫，短氣，蠱毒，鬼瘧，疝瘕，癰腫，殺蟲魚”。

④車故脂：即車轂脂，又稱車脂。《本草綱目》卷三十八稱其“消腫毒諸瘡”。上文“加（痂）”篇稱車脂爲“攻（釭）脂”。

⑤如之以□裹：原釋文爲“如□□□裹”。劉欣（2010）、廣瀨薰雄（2012）將其補全。今从之。

⑥日以靡（磨），脂盡，益脂：原釋文爲“□靡（磨）脂□□脂”。廣瀨薰雄（2012）將其補釋完整。今从其說。

⑦蘭根：蘭草之根。魏啓鵬（1992）認爲是佩蘭。严健民（2005）指出，蘭根即白茅根，《神農本草經》謂茅根“主勞傷虛羸，補中益氣，除瘀血，血閉寒熱，利小便，其苗，主下水。一名蘭根”。白付：即白符，白石脂。屬於五色石脂中的白石，《神農本草經》稱其“主黄疸，泄利，腸澼，膿血，陰蝕，下血，赤白，邪氣，癰腫，疽痔，惡創，頭瘍，疥搔”。魏啓鵬（1992）認爲，白附即白附子。《名醫別錄》稱其治“血痺，面上百病，行藥勢”。《海藥本草》稱其治“疥癬風瘡，陰下濕癢，頭面瘡”。

⑧小刌：細細切碎。《說文·刀部》：“刌，切也。”

⑨沐：即淘米汁。《說文·水部》："沐，淅米汁也。"

⑩桃葉：藥物名。《名醫別錄》稱其"主除尸蟲，出瘡中小蟲"。《千金要方》卷二十三治癬方稱"日中午搗桃葉汁，傅之"。

⑪之溫內：到暖和的室內。

⑫令二升：使之煮成二升。

【釋譯】

一方：取藜蘆二份、烏喙一份、礜石一份、䕡茹……份、芫花一份，並用車軸中的油脂調和，如……包裹。反復清洗傷口，待其乾燥後，就烤炙所包的藥，用它磨擦瘙患處，天天磨擦患處，車故脂用完了，再加上，瘙病即可痊愈。

一方：取蘭根、白石脂，切成小段，共一升，放在臼內搗爛，用醋和淘米汁各半浸泡，纔……，放入溫室內三天，再將豬油……一合加進去。放到火上加熱，煮沸三次，塗抹瘙疥，並加熱烤炙。待藥物乾燥後，重新敷藥……。過兩天纔洗淨，瘙疥即可痊愈。此方靈驗。

一方：煮桃葉多次，取其熱水，讓患者到暖和的室內，喝熱酒，喝完後進入熱水內洗浴，又在浴盆內喝熱酒。即使是患瘙疥很長時間的病人，都可痊愈。

一方：乾瘙：煮尿二斗，煮成二升，加入豬油一升，取藜蘆二升研末，混合後敷在患處。

48. 久疕

身疕[1]：疕毋名而養(癢)，用陵(菱)叔〈枝(芰)〉熬，冶之，以犬膽和[2]，以傅之[3]。傅之久者，輒停三日。三[4]，疕已。嘗試。【令】$_{419}$。

一，疕：鼈葵[5]，漬以水，夏日勿漬，以傅之，百疕盡已$_{420}$。

一，以黎(藜)盧(蘆)二，礜一，豕膏和，而膝以熨疕[6]$_{421}$。

一，久疕不已[7]，乾夸竈[8]，漬以傅之，已$_{422}$。

一，行山中而疕出其身，如牛目[9]，是胃(謂)日□[10]$_{423}$

一，露疕[11]：燔飯焦[12]，冶，以久膏和傅$_{424}$。

一，□$_{425}$

【校注】

①身疕：帛書整理小組指出，《說文》和《周禮·醫師》注都釋疕爲"頭瘍"，此處稱身疕，指身體的瘡瘍，與許、鄭的說法不同。《急就篇》："痂疕疥癘癡聾盲。"顏師古注："痂，瘡上甲也；疕，謂薄者也。"靳士英(1997)認爲，疕在此篇很可能是蕁麻疹。原文"疕"字下有重文符號。

②犬膽：即狗膽。《名醫別錄》稱牡狗膽"主痂傷，惡瘡"。

③傅之：原文“傅”、“之”兩字後均有重文符號。

④輒停三日，三：廣瀨薰雄（2012）指出原整理報告對帛書的拼合有誤，根據新綴合圖版，將此處改釋爲“輒復【之】”。

⑤葵：《神農本草經》有“防葵”。《名醫别録》稱葵根治“惡瘡”。

⑥膝以熨疕：以鳥嗉爲袋，盛裝藥末以熨患處。膝，讀爲“膝”。《玉篇·肉部》：“膝，與嗉同。”嗉，禽類食道末端的食囊。帛書整理小組認爲，疑讀爲“索”。

⑦久疕不已：靳士英（1997）指出，此處所指似爲慢性蕁麻疹。

⑧乾夸竈：即乾燥而大塊的竈心土，是相對於細碎的竈心土而言的。《名醫别録》稱竈心土“消癰腫毒氣”。《廣雅·釋詁一》：“夸，大也。”帛書整理小組認爲，夸讀爲“刳”。

⑨如牛目：指疕病症狀嚴重，如牛目大。靳士英（1997）指出，這可能是蕁麻疹典型的皮損描述。張家山漢簡《脈書》：“四節疕如牛目，麋（眉）突（脱），爲厲（癘）。”

⑩是胃（謂）日▨：廣瀨薰雄（2012）根據新綴合圖版與反印文，將原釋文第419行的“三日三”移至此行，並將該句改釋爲“是胃（謂）日□□□□掌中三日三”。

⑪露疕：即顯露在外的疕瘡。靳士英（1997）指出，可能指的是蕁麻疹的一種特殊類型，即日光型蕁麻疹，只發生於暴露於日光下的皮膚。曾仁山（1997）指出，是指丘疹性蕁麻疹，其基本症狀爲風團狀的小丘疹，與蕁麻疹相似，其中央常帶有小水皰，狀如露珠，故稱“露疕”。

⑫飯焦：即鍋粑，又稱鍋焦。趙學敏《本草綱目拾遺》卷八：“鍋焦，亦名黄金粉，乃人家煮飯鍋底焦也。”

【釋譯】

身患瘡瘍：身上的瘡瘍没有特定的病名只是瘙癢，取菱角烤焙，研末，用狗膽汁調和，敷在患處。敷藥多日後，應停止用藥三天。如此三次，疕病即可痊愈。此方已經過試用，靈驗。

一方：瘡瘍：取防葵搗碎，用水浸泡，在夏天不用水泡，外敷患處。各種瘡瘍都可痊愈。

一方：取藜蘆二份、礜石一份，用豬油調和，以鳥嗉爲袋，盛裝藥末用來熨貼患處。

一方：瘡瘍經久不愈者，取一塊乾燥的竈心土切開，浸泡後外敷患處，即可痊愈。

一方：在山路上行走而身上長瘡，如牛眼睛一樣大，這就是所説的日……

一方：顯露在外的疕瘡：燒焙鍋粑，研末，用陳年油脂調和後敷在患處。

一方：……

一，以槐東鄉(嚮)本、枝、葉[①]，三沥煮，以汁☐426

一，其祝曰：浸熇浸熇虫[②]，黄神在竈中。□□遠，黄神興☐427

一，涿(瘃)[③]：先以黍潘孰(熟)洒涿(瘃)[④]，即燔數年【陳】藁，□其灰[⑤]，冶□□□傅涿(瘃)。已傅灰[⑥]，灰盡漬□□□428摹以捚去之[⑦]。已捚，輒復傅灰，捚如前。【雖】久涿(瘃)，汁盡，即可瘳矣。傅藥時禁□□□□429。嘗試。令430。

一，烝(蒸)凍土[⑧]，以尉(熨)之431。

一，以兔產出(腦)塗之[⑨]432。

一，咀蛬(薤)[⑩]，以封之433。

一，踐而涿(瘃)者[⑪]，燔地穿而入足[⑫]，如食頃而已，即□葱封之[⑬]，若烝(蒸)葱尉(熨)之434。

【校注】

①槐東嚮本、枝、葉：朝東方向的槐樹根、枝和葉。《名醫別錄》稱槐"枝，主洗瘡及陰囊下濕癢。皮，主爛瘡。根，主喉痺寒熱"。《日華子本草》稱槐葉治"疥癬及丁腫，皮莖同用"。

②浸熇浸熇：指祝由者發出的聲音。原文"浸"、"熇"兩字後均有重文符號。裘錫圭(1987)指出，應改爲"浸浸熇熇"。虫：原釋文爲"蟲"，據圖版改正。

③瘃：即凍瘡。《說文·疒部》："瘃，中寒腫覈。"段玉裁注："腫覈者，腫而肉中硬如果中有覈也。覈、核，古今字。"《字彙·疒部》："瘃，手足凍瘡。"《諸病源候論·凍爛腫瘡候》："嚴冬之月，觸冒風雪寒毒之氣，傷於肌膚，血氣壅澀，因即瘃凍，焮赤疼腫，便成凍瘡，乃至皮肉爛潰，重者支節墮落。"

④黍潘：淘洗黍米的汁水。《說文·水部》："潘，淅米汁也。"

⑤其灰：指陳年藁灰。陶弘景《本草經集注》："燒諸藁藜積聚煉作之，性亦烈，荻灰尤烈。"□其灰，尚志鈞(1981)將殘字補釋爲"取"。

⑥灰：原文"灰"字下有重文符號。

⑦摹以捚去之：將灰團攏後用手捧走。摹，本義是撫摸，此處指用手掌將灰團攏。《四聲篇海·手部》引《川篇》："捚，掌擊也。"帛書整理小組認爲，捚同"理"。

⑧凍土：冰凍之土。

⑨兔產腦：即生兔腦。《名醫別錄》稱其可以"塗凍瘡"。《太平聖惠方》有"用兔腦髓生塗之"治療腳部凍瘡的記載。

⑩薤：藥物名。《神農本草經》謂其"主金創、敗創"。《名醫別錄》稱其"除寒熱，去水氣"，"諸瘡中風水腫，以塗之"。

⑪踐而瘃：因赤腳而生凍瘡。踐，讀爲"跣"，赤足。《說文·足部》："跣，

足親地也。”

⑫燔地穿而入足：將地穴燒熱後，把腳放入其中。地穿，即地穴。

⑬□葱封之：據文意，可補釋爲“以葱封之”，尚志鈞(1981)補釋“咀葱封之”。葱，見於《神農本草經》，有通陽氣、理血之功效。《名醫别録》稱葱白“主治傷寒、骨肉痛”。《日華子本草》稱葱葉治“水入皸腫，煨研罯敷”。

【釋譯】

一方：取朝東方向的槐樹根、枝、葉，蒸煮三次，取其汁……

一方：祝念道：浸熘浸熘虫，黄神在竈中。……遠，黄神興……

一方：凍瘡：先將淘黍汁反復清洗凍瘡，接着燒烤生長多年的陳年藁草，取藁灰，研末……敷在凍瘡上。凍瘡敷上藁灰後，藁灰吸盡瘡内液汁……將藁灰團攏後用手捧走。然後再重新敷上藁灰，又像前面一樣將藁灰捧走。即使是凍瘡經久者，待其瘡裏的汁液乾淨後，也將痊愈。敷藥時禁……。此方已經過試用，靈驗。

一方：蒸凍土，用來熨貼患處。

一方：用生兔腦塗抹患處。

一方：把薤嚼碎，敷在患處。

一方：由於赤腳而生凍瘡，將地穴燒熱後，把腳放入其中，約一頓飯的工夫後將腳取出，即用葱敷在患處，或者將葱蒸熟後敷在患處。

49. □蠱者

□蠱者①：燔扁（蝙）輻（蝠）以荊薪②，即以食邪者③$_{435}$。

一，燔女子布，以飲$_{436}$。

□蠱而病者④：燔北鄉（嚮）并符⑤，而烝（蒸）羊尼（眉）⑥，以下湯敦（淳）符灰⑦，即□□病者⑧，沐浴爲蠱者⑨$_{437}$。

一，病蠱者：以烏雄鷄一、蛇一⑩，并直（置）瓦赤鋪（鬴）中⑪，即蓋以□，爲東鄉（嚮）竈炊之⑫，令鷄、蛇$_{438}$盡燋，即出而冶之。令病者每旦以三指三最（撮）藥入一桮（杯）酒若鬻（粥）中而飲之，日壹飲$_{439}$，盡藥，已$_{440}$。

一，蠱，漬女子未嘗丈夫者布□□音（杯）⑬，冶桂入中，令毋臭，而以□飲之$_{441}$。

【校注】

①蠱：古病名。《説文·蟲部》：“蠱，腹中蟲也。”段玉裁注：“腹中蟲者，謂腹内中蟲食之毒也。自外而入故曰中，自内而蝕故曰蠱。”《素問·玉機真藏論》：“脾傳之腎，病名曰疝瘕，少腹寃熱而痛出白，一名曰蠱。”王冰注：“寃

熱内結，消鑠脂肉，如蟲之食，日内損削，故一名曰蠱。”葛洪《肘後方》：“中蠱令人心腹切痛，如有物齧，或吐下血，不即療之，食人五藏則死矣。”並説明蠱毒症狀最爲常見者主要有二：一爲“食中有蠱，腹内堅痛，面目青黄，淋露骨立，病變無常”；二爲“卒中蠱毒，或吐血，或下血，皆如爛肝者”。《諸病源候論・蠱毒病諸候》：“凡蠱毒有數種，皆是變惑之氣。人有故造作之，多取蟲蛇之類，經器皿盛貯。任其自相噉食。唯有一物獨在者，即謂之爲蠱，更能變惑，隨逐酒食，爲人患禍。”

②蝙蝠：又名伏翼，可入藥。《名醫别録》稱其“主癢痛，治淋，利水道”。荊：當指牡荊。吕亞虎（2010）指出，該方的巫術性質極濃。陶弘景《登真隱訣》：“荊木之葉、華，通神而見鬼。”“而仙方用牡荊，云能通神見鬼，非惟其實，枝、葉並好。”

③邪者：指蠱病患者。

④□蠱而病者：帛書整理小組指出，此行誤高抄一格，又缺“一”字。句首殘字，周一謀（1988）補爲“中”，严健民（2005）補爲“病”。

⑤北嚮并符：懸挂在朝北方向的桃符。符，即桃符，古人認爲桃木具有除邪驅魅的靈力，常用來驅鬼袪邪。張顯成（1996）認爲，并符即“秉符”，指手秉持符籙。严健民（2005）認爲“北嚮并符”是挂在北門兩側的桃符。吕亞虎（2010）認爲，“燔北嚮并符”是指面向北方，並燔燒桃符。

⑥羊尻：即羊臀。尻，臀部。《説文・尸部》：“尻，尻也。”

⑦淳：澆淋、浸漬。《禮記・内則》：“淳熬：煎醢加於陸稻上，沃之以膏，曰淳熬。”鄭玄注：“淳，沃也。”

⑧即□□病者：參照前文，周一謀（1988）補釋爲“即以食病者”，严健民（2005）補釋爲“即飲蠱病者”，吕亞虎（2010）補釋爲“即以飲病者”。

⑨沐浴爲蠱者：讓蠱病患者洗澡。

⑩烏雄鷄：即黑雄雞。《名醫别録》謂其“補中止痛”。《日華子本草》稱其“止肚痛，心腹惡氣，除風濕麻痹，補虚羸”，可用於蠱病患者的“腹内堅痛，面目青黄”。蛇：《名醫别録》稱蝮蛇“治癩疾、諸瘻、心腹痛，下結氣，除蠱毒”。陳藏器《本草拾遺》稱蚺蛇肉主治“飛屍遊蠱”，婆蛇主治“蠱毒下血”。本方所指可能是蝮蛇。

⑪瓦赤鬴：用紅土燒制的瓦鍋。鬴，同“釜”。

⑫爲：圖版該字僅餘下部殘筆，原釋文缺。廣瀨薰雄（2012）依據殘筆補釋該字。其説可信。東嚮竈：口朝東方向的火竈。亦見於《武威漢代醫簡》75簡、羅布淖爾漢簡L49A號簡等。

⑬女子未嘗丈夫者布：即處女月經布。

【釋譯】

治療蠱病：用荊柴燒炙蝙蝠，讓蠱病患者吃。

一方：燒炙女子月經布，讓患者飲服。

一方：蠱病患者，焚燒懸挂在朝北方向兩只並列的桃符，並蒸煮一只羊大腿，用其湯汁調和桃符灰，讓蠱病患者飲服湯汁，同時洗澡。

一方：蠱病患者，取黑雄雞一只、蛇一條，同時放入用紅土燒制的瓦鍋，用……蓋好，放在朝東方向的竈上燒烤，等雞、蛇全部烤焦之後取出研末。讓患者每天早上取三個單位的三指撮藥末調入一杯酒或粥內飲服。每天服用一次，把藥全部喝完，就可以痊愈。

一方：患蠱病，將處女月經布浸泡在……杯，將桂研末，放入杯內，用量以其沒有氣味爲度，用……飲服。

50. 魃

魃①：禹步三，取桃東枳（枝）②，中別爲□□□之倫③，而笄門戶上各一④$_{442}$。

一，祝曰："濆（噴）者⑤！魃父魃母⑥，毋匿，符實□北⑦，皆巫婦⑧，求若固得。縣（懸）若四體（體）⑨，編若十指⑩，投若$_{443}$於水⑪，人毆（也）人毆（也）而比鬼⑫。晦行□⑬，以采（奚）蠡爲車⑭，以敝箕爲輿，乘人黑豬，行人室家⑮，□□$_{444}$□□□□□□□若□□徹胆⑯，魃□魃婦□□□所⑰$_{445}$。"

【校注】

①魃：傳說中一種驚駭小孩使其生病的疫鬼，此處當指小兒疾病。《說文·鬼部》："魃，鬼服也。一曰小兒鬼。"《本草綱目》卷四十八"伏翼"條下有"小兒魃病驚風"之說。劉釗（2012）指出，從下文"以采蠡爲車"和"以蔽箕爲輿"來看，"魃"的身量不大，此與《搜神記·池陽小人》條所謂"操持萬物，大小各自稱"，即鬼所使用的物品與其身體大小相適應，"魃"的確應如《說文》所說是"小兒鬼"；"魃"即睡虎地秦簡《日書》甲種《詰咎》篇曾提到"鬼嬰兒"："鬼嬰兒恒爲人號曰："鼠（予）我食"。是哀乳之鬼。其骨有在外者，以黃土濆（坌）之，則已矣。"（29 簡背叁～30 簡背叁）在典籍中"魃"又稱爲"小兒鬼"、"嬰鬼"或"童鬼"。本篇治療"魃"病是祝由術，沒有提到具體的用藥。劉釗（2012）指出，在傳世醫書中，大概從隋代開始出現了治療"魃"病的方藥，之後一直延續不絕。例如隋代巢元方《諸病源候總論》卷四十七"被魃候"提到"魃"病致病之由時說："魃病者，婦人懷胎孕，有鬼神導其腹中，胎嫉妒小兒致令此病。其狀微微下利，寒熱往來，毛髮鬇鬡，情思不悅也。"又《千金要方》卷五"小兒魃方"說："論曰：凡小兒所以有魃病者，是

婦人懷娠，有惡神導其腹中胎，妒嫉他小兒令病也。魃者，小鬼也。妊娠婦人不必悉招魃魅，人時有此耳。魃之爲疾，喜微微下痢，寒熱或有去來，毫毛鬢髮鬇鬡不悦，是其證也。宜服龍膽湯。凡婦人先有小兒未能行，而母更有娠，使兒飲此乳，亦作魃也。令兒黄瘦骨立，發落壯熱，是其證也。”又《本草綱目》卷四十九“伯勞”條云：“毛，(氣味)平，有毒。(主治)小兒繼病，取毛帶之。繼病者，母有娠乳兒，兒病如瘧痢，他日相繼腹大，或瘥或發。他人有娠，相近亦能相繼也。北人未識此病。李時珍曰：繼病亦作魃病，魃乃小鬼之名，謂兒羸瘦如魃鬼也，大抵亦丁奚疳病。”從歷代醫方看，醫書對“魃”病的解釋由惡神引導腹中胎嫉妒小兒致病到嬰兒未生又孕，又到客忤邪氣，解釋“魃”爲“繼”，謂可以互相傳染等，最後歸結爲小兒積食驚癇等具體病症，類似當今的小兒黄疸病，呈現出逐漸脱離鬼怪的致因，從而歸結爲真實病症的求實趨勢。

②桃東枝：即朝東方向的桃枝。古代巫術以桃爲仙木，認爲桃木能壓住制邪氣，驅逐百鬼。《太平御覽》卷九六七引《典術》：“桃者，五木之精也，故壓伏邪氣者。桃之精生在鬼門，制百鬼，故今作桃人梗着門，以壓邪，此仙木也。”《甑異傳》：“鬼但畏東南枝爾。”

③中别爲□□□之倫：原釋文將“倫”隸作“倡”，裘錫圭(1987)改釋，可从。劉釗(2012)指出，疑是指將桃樹枝條從中劈開，做成人形，即“桃人”；馬王堆漢墓1號墓在内棺蓋板上及縫隙中，曾出土33個“桃人”；這種“桃人”係以一小段桃樹枝條劈成兩半，一段削成三棱形，中間的脊作爲鼻子，兩側用墨色點出眉目，其餘部分未事砍削，還有少數甚至用現成的桃樹枝充當，這種“將一小段桃樹枝條劈成兩半”的做法，也就是帛書所謂的“中别爲□□□”。劉釗(2012)又認爲，此處“倫”既可以讀爲“會”，指插在門户上的“桃人”兩兩相對的意思。因爲作爲驅鬼道具的桃人如同後世的門神，常常都是兩兩相對的；又可以讀爲“禬”，指祈福除殃的祭祀。《左傳・昭公元年》：“趙孟適南陽，將會孟子餘。”楊伯峻注引楊樹達曰：“會讀爲禬。”

④笄門户上各一：插在門上兩側各一。《釋名・釋首飾》：“笄，係也，所以係冠使不墜也。”

⑤漬(噴)者：見於上文“腸積(癩)”篇。劉釗(2012)認爲，“者”字疑讀爲“諸”，用作介詞“於”或用爲代詞“之”和介詞“於”的合音，“漬者魃父魃母”即“漬於魃父魃母”或“漬之於魃父魃母”的意思。

⑥魃父魃母：指疫鬼父母。

⑦符實□北：原釋文爲“□□□北”。廣瀨薫雄(2012)將前面兩個殘字補全。今依其説。

⑧皆：圖版該字僅餘上部殘筆，原釋文缺。廣瀨薫雄(2012)將其補全。可从。

⑨縣(懸)若四體：指捆住魃的四肢。若，你，指代魃。該句原釋文爲“□若四體”，對於“若”字前的殘字，廣瀨薫雄(2012)依其殘筆釋作“縣”，讀作

“懸”，其説可信；周一謀（1988）補釋爲“刖”，馬繼興（1992）則補爲“磔”。

⑩編若十指：纏住你的十指。編，周一謀（1988）認爲讀作“斷”，馬繼興（1992）認爲“編”即“束結”的意思。劉釗（2012）認爲，“編若十指”疑指類似後世拶指一類的酷刑。

⑪投若於水：原釋文爲“投若□水”。據殘筆文意，殘字可補釋爲“於”。該句意思是把你（魃）投入水中。

⑫人也人也而比鬼：人人與你爲敵。而，你。比，並列。原文“人”、“殹（也）”兩字後均有重文符號。原釋文認爲祝詞到此結束，廣瀨薰雄（2012）指出該句與下句存在意義上的聯繫，將其下內容都看成祝詞。今依其説。劉釗（2012）認爲，該句大意爲“本來是人卻像鬼一樣”。

⑬晦行□：原釋文爲“每行□”。廣瀨薰雄（2012）依據圖版將“每”改釋作“晦”。其説可信。

⑭奚蠡：即大葫蘆瓢。帛書整理小組指出，原文“采”疑爲“奚”字，因形近而誤。“奚蠡”亦見於上文“蚖”篇。劉釗（2012）認爲，“采蠡”讀爲“彩蠡”亦可，在古代漢語中“蠡”常與“羸”通，“羸”即“螺”，海螺常常是色彩斑斕的，所以“彩蠡”就是有花紋的海螺。

⑮室家：宅院，房舍。

⑯胠：［日］赤崛昭（1985）認爲讀作“胠”，指胸脅部。

⑰魃□魃婦：原釋文爲“魃□魃□”。廣瀨薰雄（2012）依據第二個殘字餘筆，將其釋作“婦”。今依其説。［日］赤崛昭（1985）、馬繼興（1992）、严健民（2005）均補釋爲“魃父魃母”。□□□所：［日］赤崛昭（1985）認爲，應該是“走歸其所”的意思。

【釋譯】

魃病：按照禹步法行走三步，取桃樹朝東方向生長的樹枝，從中劈開成……，堂屋門和室內門上各挂一枝。

一方：祝念道：“噴者，疫鬼父母，無處躲藏，滿地有符，到處都是巫婆，一定會尋找到你，捆住你的四肢，纏住你的十指，把你投入水中，每個人都與你爲敵。晚上外出行走，用大葫蘆瓢當車，用舊箕當輿，騎黑豬，走家串戶……”

51. 去人馬尤（疣）

去人馬疣方[①]：取段（鍛）鐵者灰三□□□□□□□□□□□□□□□□□□□□□□□[②]446，以鍑煮[③]，安炊之，勿令疾沸，□不盡可一升，□□□以金□□□□□□□□□□□□□447去，復再三傅其處而已。嘗試。毋禁。令448。

一，去人馬疣[④]：疣其末大本小□□者，取夾□、白柎□[⑤]，繩之以堅絜□□手結□□□□□449疣去矣[⑥]。毋禁，毋禁[⑦]。嘗【試】。令450。

【校注】

①馬疣：古病名。疣是一種生於體表的贅生物。帛書整理小組指出，《黄帝蝦蟆經·蝦兔圖隨月生毀日月蝕避灸刺法第一》之“月毀十八日”條中有此病名：“使人病脹、痔、溏、瘕、泄痢不止，其即生馬尤(疣)、疽、瘻。”《釋名·釋疾病》：“疣，丘也，出皮上聚高如地之有丘也。”馬，大。魏啓鵬(1992)認爲，馬疑讀爲“瘍”。

②鍛鐵者灰：即鐵落。《神農本草經》謂其“主風熱惡創，瘍疽創痂，疥氣在皮膚中”。魏啓鵬(1992)認爲，指鍛竈灰。《名醫别録》稱其“主治癥瘕堅積，去邪惡氣”。

③鍑：一種似釜而大口的炊器。揚雄《方言》卷五：“釜，自關而西或謂之釜，或謂之鍑。”

④疣：原文該字下有重文符號。

⑤夾□：藥物名，具體所指不詳。白柎：即白符，白石脂。严健民(2005)將“白柎□”補釋爲“白柎子”，即白附子。上文“乾騷(瘙)”篇有“白付”，亦即白符。

⑥繩之以堅絜：此句大意是指用蘗線結紮方法來治療疣病。此法亦見於張景岳《景岳全書》。

⑦毋禁，毋禁：帛書整理小組指出，第二個“毋禁”係衍文。

【釋譯】

除去人所患馬疣的方法：取鐵落三……，用鍑煎煮，慢慢燒火，不要讓它迅速沸騰，使藥汁不完全蒸發而僅留一升，……多次敷在患處。本方經過試用，沒有禁忌，靈驗。

一方：除去人所患馬疣：馬疣的上部大下部小……，取……、白石脂……，把蘗線結紮……除去馬疣。此方沒有禁忌，經過試用，靈驗。

52. 治瘍

【治瘍[①]：瘍】者，癰痛而潰。瘍居右，□馬右頰【骨】[②]；左，□【馬】左頰骨，燔，治之。鬻(煮)叔(菽)取汁洒□[③]451，以彘膏已湔(煎)者膏之，而以治馬【頰骨】□□□傅布□膏□□□更裹，再膏傅452，而洒以叔(菽)汁。廿日，瘍已[④]。嘗試。令453。

一，瘍[⑤]：瘍者有牝牡，牡高膚，牝有空(孔)[⑥]。治以丹□□□□

□□□□□□爲一合⑦，撓之，以豬織（膱）454膏和，傅之。有去者，輒逋之⑧，勿洒。□□□□□□□□□□□面皰赤⑨，已455。

一，瘺：瘺者，癰而潰，用良叔（菽）、雷矢各□□□□□□□□□□□而󰀀（擣）之⑩，以傅癰空（孔）456中。傅【藥】必先洒之。日一洒，傅藥⑪。傅藥六十日，瘺□457

【校注】

①瘺：古病名。帛書整理小組指出，《說文》對“瘺”有三種解釋，即目病、惡氣着身和蝕瘡。從本標題各方看，似指痤瘡一類疾病。

②馬右頰骨：即右邊的馬頰骨。馬頰骨見於《名醫別錄》。孟詵《食療本草》稱馬骨“燒灰和醋，敷小兒頭瘡入身上瘡”。《日華子本草》稱馬頭骨“燒灰，傅頭耳瘡”。瘺居右，□馬右頰骨；左，□馬左頰骨：尚志鈞（1981）將兩個殘字均補釋爲“取”。

③取汁洒□：據文意，可補釋爲“取汁洒癰”。

④瘺已：瘺病痊愈。原釋文爲“瘺己”，據圖版改正。

⑤瘺：原文該字下有重文符號。下一方第一個“瘺”字下亦有重文符號。

⑥瘺者有牝牡，牡高膚，牝有孔：指瘺分陰陽，高而突出於皮膚之上的屬陽瘺，中間有孔的屬陰瘺。

⑦丹□：藥物名。尚志鈞（1981）補釋爲“丹沙”。

⑧有去者，輒逋之：指藥膏如果脫落，就再補上。逋，同“補”。帛書整理小組認爲，逋疑假爲“敷”。

⑨面皰赤：即面皰赤，指面瘡。《說文·皮部》：“皰，面生氣也。”段玉裁注：“玄應書一作‘面生熱氣也。’《淮南子》：‘潰小皰而發痤疽。’高曰：‘皰，面氣也。’玄應引作‘皰’。”《諸病源候論·面皰候》：“面皰者，謂面上有風熱氣生皰，頭如米大，亦如穀大，白色者是。”原釋文此處沒有點斷，現據文意，用逗號斷開。

⑩良菽：優質大豆。雷矢：藥物名，即雷丸。《神農本草經》謂其“主殺三蟲，逐毒氣，胃中熱”。《名醫別錄》稱其“逐邪氣，惡風，汗出，除皮中熱結，積聚蠱毒”。

⑪傅藥：原文“傅”、“藥”兩字後均有重文符號。

【釋譯】

治療瘺病：瘺病嚴重，會癰腫潰爛。瘺病在右部取馬右頰骨，瘺病在左部取馬左頰骨，焚燒，研末。再煮豆取汁洗患處，用已煎熟的豬油塗擦患處，又用已研好的馬頰骨末……，再把膏藥敷在患處，用豆汁清洗。二十天後，瘺病即痊愈。此方已經過試用。靈驗。

一方：瘺分陰陽，高而突出於皮膚之上的屬陽瘺，中間有孔的屬陰瘺。用丹砂……，攪拌，用豬油調和，敷在患處。藥膏如果脱落，就再補上，不要清洗。……面瘡痊愈。

一方：瘺病嚴重，會癰腫潰爛。用優質大豆、雷丸各……擣碎，敷在癰瘡内，敷藥之前必須清洗患處。每天清洗一次，再敷藥。敷藥六十天後，瘺病……

□筮(噬)[①]：□○○○取莓莖[②]，暴(曝)乾之▨458

毋□□，已飲此，得臥，臥譽(覺)[③]，更得□□□□□□已解弱(溺)459□□○○○○○○○○○○□□□□□□□□乾莓用之460。□□根[④]，乾之，剡取皮□□采根▨[⑤]461□十斗，以美□▨[⑥]462

【校注】

①□噬：帛書整理小組指出，本方所治是一種動物咬傷，標題第一字，從殘筆看，疑是“蛇”字。帛書整理小組同時指出，以下五行，是本書抄成後補寫在卷末的，故字體不同，此題也不在目錄五十二病之列。

②莓莖：當爲莓莖，即蛇莓莖。《日華子本草》稱蛇莓汁“熁瘡腫，傅蛇虫咬”。與本方所治相似。

③得臥：睡覺。原文“臥”字下有重文符號。

④□根：一種植物根莖，具體所指不明。

⑤剡：削。《玉篇・刀部》：“剡，削也。”

⑥以美□▨：原釋文爲“以美▨”，但“美”後一字的殘筆清晰可見。帛書整理小組指出，《五十二病方》尚有一些殘片，附在篇後。

【釋譯】

蛇咬傷：取蛇莓莖，曬乾……

不要……，服藥後睡覺，醒來後再……

附：《五十二病方》殘片

説　明

載有《足臂十一脈灸經》至《五十二病方》五種古醫書的帛書，經過整理小組的盡力拚復，還剩餘一些大小不等的殘片，計 114 張，附印於《五十二病方》之後。其中帛片較大、加有編號的計 19 片，整理小組進行了釋讀。在整理小組釋讀的基礎上，作簡要釋注。

校　釋

（一）

☐□□☐①

☐□之，以鉛裹☐

☐治以酸棗根三☐②

☐□子令女子浴之，即以☐

☐最（撮）者一桮（杯）酒中，飲病者☐

☐奉，治以□鷄、枈③，病者☐

☐□者，□詐，治以蜀焦（椒）一委（捼），燔☐

☐□靡（摩）如數。

☐□出舌，取蛇兑（蜕）□鄉（嚮）者④，與□☐

☐柏【杵】擣者，□□病者□☐⑤

【校注】

①☐□□☐：原釋文爲“☐”。在殘片原釋文中，多處留有殘筆，整理者或加“□”，或未加，現據原帛殘留的筆劃，在相應位置添加“□”。以下同此。

②酸棗：藥物名，見於《神農本草經》，謂其“主心腹寒熱，邪結氣聚，四肢酸疼，濕痹”。

③□鷄、枈：帛書整理小組指出，疑爲兩種藥物。枈，《說文·木部》：“枈，梅也。”《爾雅·釋木》：“時英梅。”郭璞注：“雀梅。”《名醫別錄》載有雀梅，收於有名未用類，云其“味酸，寒，有毒。主蝕惡瘡，一名千雀，生海水石谷間。”陶弘景《本草經集注》稱其“葉與實俱有麥李”。陸璣《毛詩草木鳥獸蟲魚疏》則以雀梅爲唐棣別名，亦曰車下李，所指是《神農本草經》和《名醫別錄》的郁李，兩說不同。

④蛇蜕：藥物名，見於《神農本草經》。帛書《五十二病方》“腸積（癩）”篇有“全虫蜕”，指完整的蛇蜕。

⑤□□病者□：原釋文無，現據圖版補全。帛書整理小組指出，本殘片疑與癇症有關。

（二）

⧄

⧄□者⧄

⧄□者勿灸□⧄

⧄□而灸其□⧄

⧄□乃更傅□⧄

⧄□如前，有（又）復□⧄

⧄□病即已。□⧄

⧄□□⧄

（三）

⧄槐爲箸，即已。

⧄□□冶之①，誨（每）食，入三指【撮】⧄

⧄□煮熱再洺（漿）飲⧄②

⧄□以酒而□⧄

⧄□□⧄

⧄痏⧄

⧄去毒⧄

⧄傅病⧄③

⧄治⧄

【校注】

①冶之：帛書整理小組指出，"冶"字上一字疑爲"染"，殘去一筆。

②再漿：即帛書《五十二病方》"狂犬齧人"篇所説的"再食漿"。

③⧄傅病⧄：帛書整理小組指出，此行左原空一行，其文字應在上端，已經殘去。

（四）

⧄其指⧄

⧄旁一痏，熱之⧄

☐挈去先所傅☐

☐此右方不☐

☐□出，□之以□□☐

☐視其指端及☐

☐痏，熱之皆到☐

☐傅之，即☐

☐梟梟[①]，挈去□☐

☐藥，及更以☐

☐病即俞(愈)☐

【校注】

①梟梟：原文第一個“梟”字下有重文符號。

(五)

☐□☐

☐治之☐

☐農☐[①]

☐其已潰☐

☐傅。已傅藥☐

☐在足指(趾)若☐

☐皆治。其已治☐

☐有□☐[②]

【校注】

①農：當讀爲“膿”。

附：

廣瀨薰雄(2012)指出，《五十二病方》之末的殘片(五)可以與殘片(十二)綴合，根據新綴圖版，可以將兩處釋文整理爲：

□皆☐

□食[①]：□食者，【□□□】□☐

物皆【□□□】冶之☐

之柔【□□□】農(膿)☐
癑(膿)而□，其已(已)潰☐
及傅。巳(已)傅藥☐
【□□】者，在足指(趾)若☐
【□】皆治。其已(已)治☐
【□】有□☐

【校注】

①□食：廣瀨薰雄(2012)指出，“□食”是一個病方名，據《五十二病方》目録，只有第26個病名“諸食病”有可能與這個病方名對上。

(六)

☐等□□藥，其☐
☐熱□□節從☐
☐皆傅之，以☐
☐溫而以□裹☐
☐藥，亦更☐
☐止，毋傅癰☐
☐而癰堅未□☐
☐入其☐
☐□□☐

(七)

☐□□者☐①
晨起②，起□□□復飲之。
痿入中者，取流水一斗③，炊之，令男女☐(“痿入中”爲標題)
完者相雜咀，以鐵鬵(鬵)煮④，煮□☐
其火□烪(燂)烪(燂)然⑤，飲之。
痿入中：腹張(脹)，寒溫不□，用帛五尺□☐(“痿入中”爲標題)
之以束⑥，束□二日□□爲筭(孱)□☐
者到□□遲□宜□而☐

☒□□☒⑦

病足：☒("病足"爲標題)

【校注】

①☒□□者☒：帛書整理小組指出，自本片以下十三殘片，從字體看，應屬《五十二病方》卷尾。(七)有《瘻入中》、《病足》兩題，(十二)有《□食》題。(十五)有《積(癪)者》題，與卷末現存《□噬》一題文例相似。(十七)的"食者"是否標題，尚待研究。

②晨起：原文"起"字下有重文符號。

③流水：用作藥物，亦見於陳藏器《本草拾遺》。帛書整理小組指出，《靈樞·邪客》："其湯方：以流水千里以外者八升，揚之萬遍，取其清五升煮之，炊以葦薪。"又《名醫別錄》"雲母"條舊注："畏鮀甲及流水。"這些都是流水久以入藥的證明。

④煮：原文該字下有重文符號。

⑤燂燂然：形容火焰熾烈。《說文·火部》："燂，火熱也。"原文第一個"焣(燂)"字下有重文符號。

⑥束：原文該字下有重文符號。

⑦☒□□☒：帛書整理小組指出，殘字疑爲"須(鬚)麋(眉)"二字。

附：

廣瀨薰雄(2012)指出，《五十二病方》之末的殘片(七)(下面稱爲"殘片①")、(八)(下面稱爲"殘片②")、(九)(下面稱爲"殘片③")、(十一)(下面稱爲"殘片④")、(十三)(下面稱爲"殘片⑤")、(十四)(下面稱爲"殘片⑥")、(一)(下面稱爲"殘片⑦")的一部分、(十九)(下面稱爲"殘片⑧")可以綴合，根據新綴圖版，可以將幾處釋文整理爲：

□□□□□□□□□□取□半斗，乾□□□□□□□□□□□殘片⑥+⑤□□□□□□□櫛，令人靡(摩)身體(體)殘片④+⑥+⑤。

□□□□□□流水□斗煮美棗一斗，以手靡(摩)□□□□□□□□□□□□殘片④+⑥+⑤□□□□□□□□□□湯〈湯〉，以□□□巳(已)破扌□□☒殘片④+⑥+⑤

□□□□□□□□□而□□此三物脂□□□□□□□□□□□殘片④+⑥+⑤洎□煮□□□□□之，洎以□□易，令復三□□□□□□□□□□□□□殘片①上+④+⑥+⑤晨起，起□□□□□□□□□令人靡(摩)身體(體)□□□復歙(飲)之殘片①上+④+⑥+⑤+①下。

瘻入中者，取流水二石□□□竅(核)，受湯〈湯〉之五□□□□□

一斗，炊之，令男女□殘片①上+⑧+⑥+①下完者相雜咀之三果(顆)，樽、箕置八，□□□□□□□【以】鐵鐕(鬵)煮，煮□□殘片①上+⑧+⑥+①下其火令烁烁然□旦□中如數，三□□□□□□□歙(飲)之殘片①上+⑧+⑥+①下。

瘘入中，腹張(脹)，寒溫不□□即取寒及□□□□□□□□□用帛五尺□殘片①上+⑧+⑥+⑦+①下之以束，束胋□日□□□□□□□□□□□擣之一斗□爲笄□□□殘片①上+⑥+⑦+①下者到□□遲□□□□□□□□□□□□□□因□而□□□殘片①上+⑦+①下□□□□□□□□□發□，取羹一斗〼殘片①上+②+③

病足【饞□□□□】□饞，饞去湯〈湯〉可一寸，□足饞□□□□□□□□□□□□殘片①上+②+③□□□□□操而去之，膏盡□□殘片②+③。

(八)

〼發□取〼

〼鞞[①]，鞞去湯可一寸〼

〼操而去之，膏盡〼

【校注】

①鞞：帛書整理小組指出，疑爲“韓”字之誤，可讀爲“幹”。廣瀨薰雄(2012)釋爲“饞”。原文該字下有重文符號。

(九)

〼水一斗〼

〼足鞞〼

〼

(十)

〼膏〼

〼并〼

(十一)

〼櫛，令人〼

〼流水□斗煮〼

▨湯，以▨
▨而▨
▨□自□▨
▨

（十二）

▨□皆▨
□食[①]：□食者▨（“□食”爲標題）
物皆▨
之柔▨
癑（膿）而▨
▨
▨者▨

【校注】

①□食：用作小標題，當爲病症名。帛書整理小組指出，缺字左半从“水”，其下應原有重文符號。馬繼興（1992）認爲，可釋爲“㾜（厭）食”。原文“食”字下有重文符號。

（十三）

▨乾▨
▨靡（摩）▨
▨
▨痏▨
▨三▨
▨咀▨

（十四）

▨取□半斗▨
▨靡（摩）身膿（體）
▨美棗一斗，以寸▨

⧄□已破癰⧄
⧄此三物⧄
⧄蕩，令復⧄
⧄令人靡（摩）身⧄
⧄蕩之五⧄
⧄置八⧄
⧄三⧄
⧄及□⧄
⧄□⧄

（十五）

七日⧄
積（癩）者⧄
⧄

（十六）

⧄□身⧄

（十七）

⧄□⧄
⧄倉⧄
⧄食者⧄
⧄□一⧄①

【校注】

①一：帛書整理小組指出，“一”字上似尚有字迹。

（十八）

⧄□⧄
⧄見之皆⧄

⧄□⧄[①]

【校注】

①⧄□⧄：原釋文無，現據圖版補。

（十九）

⧄竅爰⧄

⧄三果（顆），搗□⧄

⧄旦□中和，則⧄

⧄即取寒⧄

上述殘片因文字缺失嚴重，很難說明問題，但其中有一些不見於帛書其他醫方的疾病、藥物詞語。

（六）却穀食氣

說　明

本書與《陰陽十一脈灸經》乙本、《導引圖》寫在同一幅帛絹上，是一部充滿道家思想和觀念的養生學著作，包括却穀、食氣兩部分內容。却穀是指不吃穀物而吃代替品；食氣是古代養生家爲了達到健身目的而進行練功的一種呼吸方法，指呼吸有益於人體的氣，屬於古代氣功的一種。本書原文殘缺較多，字數約爲 478 至 485 字之間，主要記載了導引行氣的方法與四時食氣的宜忌。

本書原缺書名，馬王堆漢墓帛書整理小組根據其內容特點命名爲《却穀食氣》。

校　釋

去（却）穀者食石韋[①]，朔日食質[②]，日駕（加）一節（節）[③]，旬五而【止[④]；旬】六始銧（匡）[⑤]，日□【一】節（節）[⑥]，至晦而復質[⑦]，與月進退[⑧]。爲首重足輕膿（體）軫（胗）[⑨]，則昫（呴）炊（吹）之[⑩]，視利止[⑪]。食穀者食質而□[⑫]，食氣者爲昫（呴）[1]炊（吹）[⑬]，則以始臥與始興[14]。凡昫(呴)中息而炊(吹)[15]。年廿【者朝廿暮(暮)廿，二日之】莫(暮)二百；〇年卌者朝卌莫(暮)卌，三日之莫(暮)三百，以此數誰之[16]。

【校注】

①却穀：即辟穀，指不吃五穀。《史記·留侯世家》："(張良)乃學辟穀，道(導)引，輕身。"帛書整理小組認爲，去穀、却穀、辟穀三詞意義相同。石韋：藥物名。《神農本草經》謂其"主勞熱邪氣，五癃閉不通，利小便水道"。《名醫別錄》稱其"主止煩，下氣，通膀胱滿，補五勞，安五臟，去惡風，益精氣"。凡古代辟穀食氣者，都須先服藥，以去舊疾，通泄腸胃，去其積滯。據《雲笈七籤》卷五十七載："凡服氣斷穀者，一旬之時，精氣微弱，顏色萎黄；二旬之時，動作瞑眩，肢節脹悵，大便苦難，小便赤黄，或時下痢，前剛後溏。"同書卷六十三亦曰："凡初服氣，小便赤黄，亦勿怪。"因此服食石韋正可以除小便赤黄，利五臟，益精氣。一說，《山海經·大荒西經》："有人名曰石夷，來風曰韋。"故此處石韋可能仍指一種氣。

②朔日食質：陰曆每月初一吃有形的食物。朔日，陰曆每月初一。《說文·月部》："朔，月一日始蘇也。"質，有形體的東西，此處指石韋的莖葉。《荀子·正名》："質請而喻。"楊倞注："質，物之形質。"馬繼興(1992)依《周禮·天官·司裘》鄭司農注"方十尺曰侯，四尺曰鵠，二尺曰正，四寸曰質"，認爲此處"質"可以指四立方寸的石韋。

③日加一節：每日增加一節。加，增加。《莊子·庚桑楚》："譬猶飲藥以加病也。"節，此處指石韋莖節。

④旬五而止：在月中十五日時告一段落。旬五，即十五日。下句"旬六"爲十六日。

⑤匡：虧缺或損壞，此處指減少服用石韋的數量。《國語·越語》："月盈而匡。"韋昭注："匡，虧也。"一說，原文"銚"讀爲"晀"。《說文·日部》："晀，明也。"與下文"至晦而復質"相對。

⑥日□一節：此處意思應爲每日減少一節。□，原字殘泐，可補爲"損"、"減"或"去"。《雲笈七籤》卷五十七引《太清行氣符》："服氣之始，亦不得頓絕其藥食，宜日日減藥，宜漸漸加氣，氣液流通，體藏安穩，乃可絕諸藥食，仍須兼膏餌消潤之藥助之。"

⑦至晦而復質：到了每月之末又恢復到月初時服石韋的數量。晦，陰曆每月最後一天。《說文·日部》："晦，月盡也。"

⑧與月進退：按照月亮的圓缺情況來增減每天服用的數量。

⑨爲：如果。首重：頭部昏沉。體胗：即身體久病。《素問·奇病論》："無損不足，益有餘，以成其胗。"王冰注："胗，謂久病。"魏啓鵬(1992)認爲，體胗指體腫。慧琳《一切經音義》卷二十七引《三蒼》："胗，腫也。"馬繼興

（1992）認爲，體胗即體疹，指身體上出現皮疹。《說文·肉部》："胗，籀文疹。"

⑩呴吹：統指呼氣。細分之，呴指緩緩呼出暖氣，吹指急促吹出冷氣。《老子·二十九章》："或呴或吹。"《莊子·刻意》："吹呴呼吸，吐故納新，熊經鳥申（伸），爲壽而已矣。此道（導）引之士，養形之人，彭祖壽考者之所好也。"《說文·欠部》："欨（呴），吹也。"戴侗《六故書》："欨（呴），溫吹也。"慧琳《一切經音義》卷二十七引《聲類》："出氣急曰吹，緩曰嘘。"嘘，同"呴"。

⑪視利止：見到效益而止，即直到病愈爲止。

⑫食穀者食質而□：指食穀之人吃石韋的莖葉即可。周一謀（1988）指出，原文"而"字模糊不清，爲唐蘭先生釋文，殘字當補"復"字。馬繼興（1992）認爲，殘字疑爲"已"字。

⑬食氣：與"食穀"相對。陶弘景《養性延命錄》引《孔子家語·執轡》："食肉者勇敢而悍，食氣者神明而壽，食穀者智慧而夭，不食者不死而神。"

⑭始興：剛起床。與"始臥"相對。《說文·舁部》："興，起也。"

⑮凡呴中息而吹：緩緩地呼氣與自身呼吸節奏協調合拍之後，再急速地吐氣。息，指一呼一吸。

⑯誰：即推，推算。《釋名·釋言語》："誰，推也。"

【釋譯】

想要辟穀的人可以吃石韋，每月初一這天吃石韋的莖葉，以後每天增加一節，到了月中十五日就不再增加；自十六日起開始減少，以後每天再減少一節，到了月末可以恢復到月初時服石韋的數量。就這樣按照月亮的圓缺情況來增減每天服用的數量。如果辟穀後出現頭部沉重、足底輕飄，以及身體浮腫等症狀時，就可以採用緩緩地呼出暖氣、急速地吹出冷氣方式練習呼吸，直到痊愈爲止。凡是食穀之人，吃石韋的莖葉即可；食氣的人練習呴吹呼吸，在每天睡覺前與起床後均可。緩緩地呼氣與自身呼吸節奏協調合拍之後，再急速地吐氣。作呴吹呼吸的年齡，凡年滿二十歲的每天早上作二十次，晚上作二十次，每隔兩天改爲晚上作二百次；年滿三十歲的每天早上三十次，晚上三十次，每隔三天就改成在晚上作三百次。其他年齡的人都可以按照這個比例類推。

春食一去濁陽①，和以【銧】光、朝暇（霞）②，【昏清】$_{2}$可③。夏食一去湯風④，和以朝暇（霞）、行（沆）暨（瀣）⑤，昏【清可。秋食一去】□□、霜霚（霧），霜霚（霧）和以輸陽、銧【光】⑥，昏清可。冬食一去凌陰⑦，【和以端】陽、銧光、輸陽、輸陰⑧，【昏清可】。□□□$_{3}$□□【者】⑨，□四塞⑩，清風折首者也⑪。霜霚（霧）者，□□□□□□□□。濁陽者，黑四塞，天之亂氣也，及日出而霚（霧）也。【湯風者】，□風也[⑫]，熱而中人者也，日□。【凌陰】者，入骨$_4$□□【也。此五】[者]不可食也[⑬]。朝暇(霞)者，□□□□□□□□□□□□□□□□者，日出二干[⑭]，[春][爲][濁]□□□□□□雲如蓋[⑮]，[蔽]□□□□[者]【也】。□□者，苑$_5$□□□□□□夏昏清風也[⑯]。

【校注】

①春食一去濁陽：春天進行氣功導引的鍛煉，應盡量避開濁陽的邪氣。一，完全。去，除去、避開。濁陽，與“清陽”相對，據下文“濁陽者，黑四塞，天之亂氣也，及日出而霚(霧)也”一句，可知係指在白天天空周圍被黑暗所籠罩，或被濃霧遮住的陽光。以下幾句說明食氣養生者需分辨可食與不可食之氣，不可食之氣應當避免。濁陽、湯風、霜霧、凌陰，亦見於同墓竹簡《十問》“黃帝問於容成”篇，曰：“食氣有禁，春辟(避)濁陽，夏辟(避)湯風，秋辟(避)霜潛(霧)，冬辟(避)凌陰，必去四咎，乃棎(深)息以爲壽。”

②銚光：指日西至黃昏時之氣。馬繼興(1992)認爲，銚讀爲“匡”，義爲虧損、缺。《國語・越語下》：“日困而還，月盈而匡。”韋昭注：“匡，虧也。”魏啓鵬(1992)指出，銚光爲陽中之陰，即下文所說“昏”。朝霞：古代服食六氣之一，指早晨的新鮮空氣。《楚辭・遠遊》：“餐六氣而飲沆瀣兮，漱正陽而含朝氣。”王逸注引《陵陽子明經》：“春食朝霞，朝霞者，日始欲出赤黃氣也。”

③昏清可：食氣在黃昏清晨都可以。魏啓鵬(1992)認爲，指地氣與天氣相適合協調，陰陽中和。昏，地氣。清，天氣。

④湯風：據下文“熱而中人”之句，可知係指夏令之熱風，爲致病之邪氣。

⑤沆瀣：即露氣。古代養生家對吸食沆瀣相當重視。《陵陽子明經》：“冬食沆瀣，沆瀣者，北方夜半氣也。”《楚辭・七諫》：“含沆瀣以長生。”《楚辭・惜誓》：“吸沆瀣以充虛。”

⑥□□：馬繼興(1992)據文意補釋爲“清風”，義同冷風。霜霧：秋天之霜露，爲致病之邪氣。帛書整理小組指出，本句中後一處“霜霚(霧)”應爲衍文，是誤加重文符號。

⑦凌陰：本指藏冰的房屋，此處指冬天的冷風或寒冷之氣，爲致病之邪氣。《詩經・豳風・七月》：“三之日，納於凌陰。”毛傳：“凌陰，冰室也。”

⑧端陽：即正陽，爲中午 12 點整，是太陽位於正中之時。《陵陽子明經》：“夏食正陽，正陽者，南方日中氣也。”本書改“正陽”爲“端陽”，係避秦始皇嬴政諱的遺迹。《史記・秦楚之際月表》：“端月。”司馬貞索引：“秦諱正，謂之端。”輸陽：猶言聚陽、合陽，爲冬日入藏之陽氣。輸陰：應爲“淪陰”，因“輸”與“淪”形近而誤，指夕陽降落後天空呈現的紅黃色天氣。《陵陽子明經》：“秋食淪陰，淪陰者，日沒以後赤黃氣也。”魏啓鵬(1992)認爲，輸陰猶言“瀉陰”，與“淪陰”同。本書中的銚光、朝霞、沆瀣、輸陽、淪陰、端陽，當爲《莊

子》、《楚辭》所云六氣。魏啓鵬、胡翔驊《馬王堆漢墓醫書校釋（貳）》（成都出版社 1992 年）第 5–9 頁附有《六氣考》，可參看。馬繼興（1992）認爲，“輸陽”指由陰（夜）向陽（晝）轉變之時，“輸陰”指由陽（晝）向陰（夜）轉變之時。

⑨□□者：馬繼興（1992）據文意補釋爲“清風者”。

⑩□：馬繼興（1992）疑殘字爲“黄”。四塞：指天空的周圍。

⑪清風折首：風寒之邪首先傷害人的上部。

⑫□風：馬繼興（1992）疑爲“暑風”。

⑬此五者不可食也：原釋文爲“□□者不可食也”，帛書整理小組認爲可據上下文意補全。

⑭二干：應即二儀，指天地。干，讀爲“儀”。馬繼興（1992）據文意將“□□者，日出二干”補釋爲“輸陽者，日出二竿”，指早晨太陽自地平面升起兩根竹竿高。

⑮□□□雲如蓋：馬繼興（1992）據文意補釋爲“銧光者，雲如蓋”。

⑯□□□夏昏清風也：馬繼興（1992）據文意補釋爲“沆瀣者，夏昏清風也”。

【釋譯】

春天進行氣功導引的鍛煉，應盡量避開濁陽的邪氣，而應當在銧光或朝霞的環境下進行，早晚均可練習。夏天進行氣功導引的鍛煉，應盡量避開酷暑熱風的環境下進行，而應當在朝霞或有露氣的環境下進行，早晚均可練習。秋天進行氣功導引的鍛煉，應盡量避開風寒或霜霧，而應在輸陽、銧光的環境下進行，早晚均可練習。冬天進行氣功導引的鍛煉，應盡量避開寒冷之氣，而應在正陽、銧光、輸陽、淪陰的環境下進行，早晚均可練習。……清風，天空周圍，風寒之邪首先傷害人的上部。霜霧……。濁陽，在白天天空周圍爲黑暗所籠罩，這是自然界的雜亂之氣，等到日出又被大霧所籠罩。湯風，……熱風，可使人受到熱邪的侵襲……。凌陰，陰森寒冷刺骨……。以上五種氣候都不能進行食氣導引的鍛煉。朝霞……，日出天地，春天爲……夏季夜間的涼風。

凡食□□□□□□□□□□□□□□□□□□【食穀者食方】①，食氣者食員（圓）②，員（圓）者天也，方【者地也】。□□□者北鄉（嚮）$_{6}$□□□□□□□□多食③。□□□□□□□□□□□□□□□□□□□□□則和以端陽。夏氣暇（霞）□□□□□□□□□□□□□多陰，日夜分□$_{7}$□□□□□□□□□□□□□□□□□□□□□□□□□□□□□□爲青附④，青附即多朝暇（霞）。朝○失（佚）氣爲白【附】⑤，白【附】即多銧光。昏失（佚）氣爲黑附⑥，黑附即多輸$_{8}$□⑦。□□□□□□□□□食毋□⧄$_{9}$⑧

【校注】

①食穀者食方：原文此處殘損，帛書整理小組認爲可以據上下文意補全。

②員(圓)：指無形的物質。與“方”（有形的物質)相對。原文該字後有重文符號。

③□□□者北鄉(嚮)：據文意，可補釋爲“凡食氣者北鄉(嚮)。”

④青附：當指黎明之氣。與下文“白附”相對。原文“青”、“附”兩字後均有重文符號。魏啓鵬(1992)將“□□□□爲青附”補釋爲“沆瀣失氣爲青附”。

⑤佚氣：指朝氣散佚。魏啓鵬(1992)認爲，佚通“逸”，指六氣傳變。白附：當指白晝之氣。原文此處殘損，但“白”字下有重文符號。魏啓鵬(1992)認爲，此處幾個“附”當讀爲“符”，指事物間有所感應和傳導，其標識爲符。

⑥黑附：即天黑以後所附之氣，當指夜幕之氣。原文“黑”、“附”兩字後均有重文符號。

⑦黑附即多輸□：魏啓鵬(1992)將“輸□”補釋爲“輸陽”，並將後句擬補爲“輸陽失氣爲赤附，赤附即多端陽”。馬繼興(1992)將“輸□”補釋爲“輸陰”。

⑧食毋□☑：原釋文爲“食毋☑”，圖版中“毋”字後面一殘字筆畫清晰可見，帛書整理小組亦指出，“毋”字下一字从“食”旁。

【釋譯】

因原文殘損過甚，釋譯文字略。

（七）陰陽十一脈灸經(乙本)

說 明

本帛書原與《却穀食氣》、《導引圖》合爲一卷，順序依次是《却穀食氣》、《陰陽十一脈灸經》乙本、《導引圖》。

本帛書與《陰陽十一脈灸經》甲本、張家山漢簡《脈書》內容基本相同，應是同一種書籍的不同抄本。馬王堆漢墓帛書整理小組將它命名爲《陰陽十一脈灸經》乙本。

本帛書共18行，殘缺比甲本嚴重，但首尾較完整，敘述十一脈的順序也是先陽脈，後陰脈，即：足太陽脈、足少陽脈、足陽明脈、肩脈(相當臂太陽脈)、耳脈(相當臂少陽脈)、齒脈(相當臂陽明脈)、足太陰脈、足少陰脈、足厥陰脈、臂太陰脈、臂少陰脈(順序與《陰陽十一脈灸經》甲本略有不同)。此外別無篇名。本帛書字體近隸書，當爲漢初寫本。而甲本爲小篆字體，其抄寫年代可能早於乙本。

校　釋

【巨陽脈①·】潼外腂(踝)婁中，出胳(郄)中，上穿脤(臀)，出猒(厭)中，夾(挾)脊，出於項，□頭角，下顔，夾(挾)髃(齃)，毄(繫)目内廉。是僮(動)則病：潼(腫)，頭$_1$【痛】，□□□□【脊】痛，要(腰)以(似)折，脾(髀)不可以運，【膕如結，是爲腂】厥②，是巨陽脈主治。其所產病：頭痛，耳聾，項痛，耳彊，瘧(瘧)，北(背)痛，要(腰)尻【痛】③，時(痔)，胳(郄)痛，腨痛，足小指(趾)【痹】，爲【十$_2$二病】。

【校注】

①巨陽脈：即太陽脈，指足太陽脈。巨，大。本帛書篇首缺損，據下文“是巨陽脈主治”補。脈，甲本作“𠛬”。

②膕如結，是爲腂厥：《靈樞·經脈》作“膕如結，踹爲裂，是爲踝厥”。甲本補闕後爲：“膕如結，腨如裂，此爲踝厥。”

③腰尻痛：甲本作“要(腰)痛、尻痛”。

【釋譯】

足太陽脈，沿着外踝後與足後跟之間的空穴處出來，行至膝膕窩，經大腿部後方向上穿過臀部，再由股骨大轉子處出來，行走於脊柱正中的兩側，上行到後頸部，再由前髮際兩側的額角，然後向下到前額中央，沿着鼻柱的左右兩側，又向内上方聯繫到内眼角而終止。該脈被外邪侵擾，會出現下列症狀：周身腫脹，頭痛，……脊背疼痛，腰痛好像被折斷的感覺，大腿不能隨意曲伸活動，膝膕部好像被固定一樣束縛着，小腿肚好像要裂開，這就是踝厥病，以上各種症狀都由足太陽脈爲主來治療。本脈自生的病變有：頭痛，耳聾，後頸痛，後頭頸部肌肉强直，瘧疾，脊背痛，腰痛，臀部痛，生痔瘡，膝關節痛，小腿肚痛，足小趾麻痹，共十二種病症。

【少陽】脈·毄(繫)於外腂(踝)之前廉①，出【魚股之】外，出□上②，出目前。是動則病：心與脅痛，不可以反則(側)，甚則无(無)膏③，足外【反，是】爲陽厥，是少陽脈主治。其$_3$【所產病】：□□□頭頸痛，脅【痛】，虐(瘧)，汗出，節盡【痛，髀外】廉痛，【□痛】，股痛④，厀(膝)外【廉】痛，振寒，足中指(趾)湣(痹)，爲十二病。

【校注】

①腂(踝)：原釋文爲“踝(腂)”，據圖版與文意改正。

②出□上：中間一字甲本、乙本均缺，《脈書》作“出脅上”。

③无(無)：原釋文直接寫作“無”，據圖版改正。

④股痛：甲本作“魚股痛”。乙本圖版前疑有缺損。

【釋譯】

足少陽脈，繫結在外踝前緣，上行，穿過大腿外側，從脅部出來，止於眼的下方。該脈被外邪侵擾，會出現下列症狀：心和脅痛，不能翻身，更嚴重的會全身皮膚粗糙失去潤澤，足向外翻。這就是陽厥病，以上各種病症都要以足少陽脈爲主來治療。本脈自生的病變有：……痛，頸項疼痛，胸側疼痛，瘧疾，出汗，全身關節痛，髖關節外側痛，……痛，大腿痛，膝部外側痛，惡寒顫抖，足中趾麻痹，共十二種病症。

陽明脈·毄(繫)於骭骨外廉，揗〈循〉骭骨而上，穿賓(髕)，出魚【股】$_{4}$□□□□，【穿】乳①，穿頰，出目外廉，環顔□。【是動則病：洒洒】病寒，喜信(伸)，數吹(欠)，顔黑，病腫，病至則亞(惡)人與火，聞木音則易(惕)然驚②，欲獨閉戶牖而處，病甚【則$_{5}$欲登高】而歌，棄衣而走，此爲骭厥，是【陽明脈】主治。其所產病：顔甬(痛)，鼻肍(鼽)，領〈頷〉頸甬(痛)，乳甬(痛)，心與胠痛，腹外腫，腸甬(痛)，厀(膝)足𤸇(痿)淠(痹)③，爲十病$_{6}$。

【校注】

①出魚【股】□□□□，【穿】孔：《脈書》作“出魚股之廉，上穿乳”。甲本作“出魚股【之外廉，上】穿【乳】”。

②驚：甲本此字之後還有“心腸〈惕〉”兩字。

③膝足痿痹：甲本作“厀(膝)跳，付(跗)□□”。

【釋譯】

足陽明脈，繫結在脛骨外側，順着脛骨向上，穿過膝蓋骨，從大腿外側出來，向上穿過乳根，經過面頰部，從外眼角出來，環繞於前額正中……。該脈被外邪侵擾，會出現下列症狀：全身冷得發抖，喜歡伸展腰肢，不斷打呵欠，前額呈黑色，身體浮腫，病發時討厭見到人和火光，聽到树木發出的響聲就驚恐不安，想關窗閉户一人獨自居處，病情嚴重時想登上高處放聲高歌，脫棄衣服而奔跑，這就是骭厥病，以上各種病症都要以足陽明脈爲主來治療。本脈自生的病變有：額部疼痛，鼻流清涕，額頭和頸部疼痛，乳房痛，心痛和側胸部痛，腹部腫脹，腸痛，膝蓋僵直，足背麻痹，共十種病症。

肩脈【·起於耳後，下肩，出臑】外廉，出臂外，出指上廉①。【是動則病：嗌痛，頜】腫甬（痛）②，不可以顧，肩以（似）脫，臑以（似）折，是肩【脈】主治。其所產病：領〈頜〉甬（痛），矦（喉）淠（痹），臂甬（痛），肘甬（痛）$_{7}$，爲四病。

【校注】

①出臂外，出指上廉：甲本作“出臂外，腕上，乘手北（背）”。

②頜腫痛：《脈書》與此同。甲本圖版此三字全佚，據《靈樞·經脈》補作“頜腫”。

【釋譯】

肩脈，從耳後起始，下行，經過肩部，進入肱部內側，從臂外手腕上出來，登上手指背。該脈被外邪侵擾，會出現下列症狀：咽喉疼痛，頸項腫痛，不能夠自由運轉反顧，肩如同脫落一樣疼痛，肱骨像被折斷，以上各種病症都要以肩脈爲主來治療。本脈自生的病變有：頸項疼痛，喉嚨閉塞不通，臂痛，肘外側痛，共四種病症。

耳脈·起【於手】北（背），【出臂外兩骨】之間，上骨下兼（廉），出肘中，入耳中。是動則病：耳聾煇煇諄諄①，嗌腫，是耳脈主治。其所產病：目外膭（眥）甬（痛）②，頰甬（痛），耳聾，爲$_{8}$三病。

【校注】

①煇煇諄諄：甲本作“煇煇朜朜”。原文“煇”、“諄”兩字後均有重文符號。

②目：帛書此處圖版不清晰，原釋文寫爲“日”，據文意與甲本、《脈書》改正。

【釋譯】

耳脈，從手背起始，上行，由臂外側尺骨、橈骨之間出来，沿着橈骨下緣，從肱骨出来後，進入耳內。該脈被外邪侵擾，會出現下列症狀：耳聾而聽不清楚，咽喉腫，以上各種病症都要以耳脈爲主来治療。本脈自生的病變有：外眼角痛，顴骨後側痛，耳聾，共三種病症。

齒脈·起【於】□指上①，出臂上廉，入肘中，乘臑，穿頰，入齒中，夾（挾）鼻。是動則病：齒甬（痛），朏（頔）腫，是齒脈主治。其所產病：齒甬（痛），朏（頔）腫，目黃，口乾，臑甬（痛），爲五病$_{9}$。

【校注】

①起於□指上：甲本、《脈書》均作“起於次指與大指上”。

【釋譯】

齒脈，起始於食指和大拇指之上，上行，沿着上肢外側前緣，進入肘部，登上肱部，穿過顴骨，進入牙齒中，終止於鼻部兩側。該脈被外邪侵擾，會出現下列症狀：牙齒痛，眼眶下沿腫大，以上各種病症都要以齒脈爲主來治療。本脈自生的病變有：牙齒痛，眼眶下沿腫大，眼黄，口乾，肱部痛，共五種病症。

【巨陰】脈[①]：是胃(胃)脈也。被胃，出魚股陰下廉，腨上廉，出内果(踝)之上廉。是動則病：上當走心，使腹張(脹)，善意(噫)，食則欲歐(嘔)，【得後】與氣則逢然衰[②]，是巨陰$_{10}$【脈主治。其所產病】：□□，心煩，死；心甬(痛)與腹張(脹)，死；不食，不臥[③]，强吹(欠)，三者同則死；唐(溏)泄，死；水與閉同則死，爲十病。

【校注】

①巨陰脈：即足太陰脈。下文少陰脈、厥陰脈同。甲本作“大(太)陰脈(脈)”。

②逢然衰：甲本作“怢(快)然衰”。

③不食，不臥：即不能食，不能臥。甲本作“不能食，不能臥”，《脈書》作“不能食，耆〈嗜〉臥”。

【釋譯】

足太陰脈，即胃脈，覆蓋住胃，下行，從大腿魚股背後下側出來，行進到小腿肚上緣，止於内踝上側。該脈被外邪侵擾，會出現下列症狀：胃氣逆沖於心，腹内發脹，常常噯氣，一進食就想嘔吐，只有在解了大便和放屁後，才會產生舒服感，以上各種病症都要以足太陰脈爲主来治療。本脈自生的病變有：……兼有心煩，死；心痛和腹脹，死；吃不下食物，不能安睡，想打呵欠而打不出，这三種症狀同時出現則爲死症；大便溏泄，死；水腫與尿閉同時出現則爲死症，共十種病症。

少陰脈：毄(繫)於内腂(踝)外廉，穿腨，出$_{11}$【中央[①]，上穿脊之□廉，毄(繫)於腎，挾舌[②]，是動則病：喝喝如喘】，坐而起則目芒然无(無)見，心如絕[③]，病飢，氣不足，善怒，心易(愓)，恐人將捕之，不欲食，面黭如灺色，欬$_{12}$【則】有血，此爲【骨厥，是少】陰之脈主治。其所【產病】：□□□□□□□【舌坼，嗌乾，上氣，噎】，□□□嗌中甬(痛)[④]，單(癉)，耆(嗜)臥，欬，音(瘖)，爲十病。少陰之脈，久(灸)則强食產肉，【緩帶】$_{13}$，大杖，被髮[⑤]，重履而步，久

（灸）希息則病已矣⑥。

【校注】

①出中央：甲本與《脈書》均作“出胳（𠳋）中央”。

②挾舌：當指歸結於舌根。甲本與此同，《脈書》作“挾舌本”。

③目芒然無見，心如絕：甲本作“目䀮（䀮）如毋見，心如縣（懸）”。无（無），原釋文直接寫作“無”，據圖版改正。

④噎，□□□嗌中痛：帛書圖版“噎”與“嗌”之間無闕文位置。帛書整理小組認爲：自“其所產病”以下，比甲本多出兩字，“嗌”上兩字並非“氣，噎”，故試補加上。

⑤大杖，被髮：甲本作“皮（被）髮，大丈（杖）”。

⑥希息：甲本作“幾息”。希，停止。《廣韻·微韻》：“希，止也。”

【釋譯】

足少陰脈，繫結在內踝外緣，上行，穿過小腿肚，進入膝窩中央，向上穿過脊柱內側，聯綴在腎上，歸結於舌根。該經脈被外邪侵撓，會出現下列症狀：頻頻哮喘，坐下後起身時，兩眼昏花好像什麼都看不見，心好像被阻斷一樣，有饑餓感但不想進食，上氣不足，容易發怒，心中驚恐不安，與害怕被捕的人心情相似，不想吃東西，面色灰暗得像燈燭灰燼，咳唾中有血，這是該脈逆厥而上形成的骨厥病，以上各種病症都要以足少陰脈爲主來治療。本脈自生的病變有：……口熱，舌頭乾燥開裂，咽喉乾燥，氣往上湧而呼多吸少，進食困難，咽喉痛，濕熱，喜歡躺臥，咳嗽，說不出話，共十種病症。足少陰脈，如果用灸法治療，就應該讓患者努力增加進食量，促使肌肉生長，鬆緩衣帶，扶着大拐杖，散開頭髮，穿上沉重的鞋子，緩步而行，當灸療過程將近結束時，患者的病也就快治愈了。

厥陰脈：轂（繫）於足大指（趾）菆（叢）毛上，乘足胕（跗）上廉，去內腂（踝）一寸，上腂（踝）五寸【而】出於大（太）陰【之】後，上出魚14股內廉，觸少腹，大資（眥）旁。是動則病：丈夫則隤（癩）山（疝），婦人則少腹腫，要（腰）甬（痛）不可以卬（仰），甚則嗌乾，面疵，是厥陰之脈主治。其所產病：熱中，降（癃），隤（癩），扁（偏）山（疝），□□15病，病有煩心①，死，勿治也；有陽脈與俱病，可治也。

【校注】

①□□病，病有煩心：甲本作“【四病】有而煩心”。原文第一個“病”字下有重文符號。

【釋譯】

足厥陰脈，繫結在足大趾背的聚毛之處上面，登上足背上沿，在距內踝前一寸處，上行至離内踝五寸處，交叉到太陰脈後面，往上，從大腿魚股内側出来，抵達小腹，到達内眼角。該脈被外邪侵撓，會出現下列症狀：男子陰囊腫大，婦人小腹腫脹，腰痛而不能前俯後仰，嚴重的會出現咽喉乾渴，面有病色，以上各種病症都要以足厥陰脈爲主來治療。本脈自生的病變有：熱邪滯留於腸胃而不得散發，小便不通，陰囊腫大，氣疝，……病症。病症同時出現而又心煩不安者，爲死症，不必再治療；若是有陽脈病與它們同時出現，則可以治療。

臂巨陰脈：在於手常（掌）中，出内陰兩骨【之間，上骨】下廉，筋之上，出臂内陰，入心中。是動則病：心滂滂【如】$_{16}$痛，缺（缺）汾（盆）甬（痛），甚則交兩手而單（戰），此爲臂厥，是臂巨陰之脈主治。其所產病：胸甬（痛），瘛（脘）甬（痛），心甬（痛），四眙甬（痛）[①]，假（瘕），爲五病。

【校注】

①四眙痛：甲本、《脈書》均作“四末痛”，即四肢痛。

【釋譯】

臂太陰脈，起始於手掌心，上行到臂内側尺骨和橈骨之間，沿着肱骨下側，順着臂筋内側前緣，行進到上肢内側，注入心中。該經脈被外邪侵撓，會出現下列症狀：胸部脹痛，鎖骨上窩痛，嚴重的患者兩手交叉抱於胸前而顫抖不已，這就是臂厥病，以上各種病症都要以臂太陰脈爲主来治療。本脈自生的病變有：胸痛，胃脘痛，心痛，四肢痛，腹部出現脹痛而游移不定的積塊，共五種病症。

臂少陰脈：起於臂兩骨$_{17}$上〈之〉間，下骨上痛〈廉〉，筋之下，出臑内陰，入心中。是動則病：心甬（痛），嗌【乾欲】飲[①]，此爲臂厥，是臂少陰脈主治。其所產病：脅甬（痛），爲一病$_{18}$。

【校注】

①心痛，嗌乾欲飲：《靈樞·經脈》作“嗌乾心痛，渴而欲飲”。甲本作“心痛，益（嗌）渴欲飲”。

【釋譯】

臂少陰脈，起始於臂部尺骨和橈骨之間，沿着尺骨上側，順着臂筋下側，從肱部内側出來，再進入心臟。該經脈被外邪侵撓，會出現下列症狀：心痛，咽喉乾渴而想喝水，這就是臂厥病，以上各種病症都要以臂少陰脈爲主来治療。該脈自生的病變有：胸側部疼痛，只有一種病症。

(八) 導引圖題記

説　明

本圖是一幅繪在帛上的彩色導引練功圖式。帛長約一百厘米，寬約五十厘米。出土時與《却穀食氣》、《陰陽十一脈灸經》乙本合捲成一卷，此書居中。

本帛畫在出土時已大部破損，經過多方綴合拼複共存四十四幅小型全身導引圖，分爲上下四層排列，每層各繪十一幅小圖，各有其圖名標題，稱爲題記。本書原缺書名，亦無文字解説。馬王堆漢墓帛書整理小組根據其內容，將它命名爲《導引圖》。

導引術既能治病，又可養生，其源遠而流長。導引圖是描摹導引動作的圖譜。該名稱見於古代典籍，如《隋書·經籍志》記載云："《導引圖》三卷。"古代導引養生文獻豐富，傳世文獻如陶弘景《導引養生圖》、《雲笈七籤》卷三十二"導引按摩"等，出土文獻除帛書《導引圖》外，還有張家山漢簡《引書》等。

帛書《導引圖》與張家山漢簡《引書》均出自西漢初年的墓葬，兩部作品的成書時代相近，兩者的關係十分密切。《導引圖》題記的五個術式與《引書》相同，它們是：折陰、引積(癩)、引聾、引厀(膝)痛、熊經。其中"折陰"術式的圖像與文字解説相符，但"引聾"、"引厀(膝)痛"兩個術式的圖像與《引書》的文字解釋不相符。另外"熊經"圖像也與傳統的解説(指熊攀樹懸挂)不一致。

校　釋

馬王堆帛書《導引圖》由於出土殘缺厲害，經綴合拼複共有 44 幅小型全身導引圖，分爲上下四層排列，每層各繪 11 幅小圖，每幅原各有其圖名標題。現將僅存原圖按第一至第四行先後，及自右向左順序釋文列出。

(缺題)	殘	引厀(膝)痛[8]	印(仰)謼(呼)[17]
殘	痛明(肋)[3]	引胠責(積)[9]	木(沐)矦(猴)讙引炅中[18]
殘	殘	鶴□[10]	引温病[19]
(缺題)	引積(癩)[4]	殘	坐引八維[20]
(缺題)	(缺題)	蛮(龍)登[11]	(缺題)
折陰[1]	(缺題)	備(俛)欮[12]	引脾(髀)痛[21]

(缺題)	覆(腹)中⑤	引項⑬	猨(猿)墟(謼)㉒
螳狼(螂)②	(缺題)	以丈(杖)通陰陽⑭	熊經㉓
(缺題)	引聾⑥	鷂北(背)⑮	□恨㉔
殘	(缺題)	信(伸)⑯	(缺題)
(缺題)	煩⑦	(缺題)	鸇㉕

【校注】

①折陰：圖像爲步式導引。周一謀(1988)指出，陰指陰脈之病，病勢嚴重，折陰是一種治療陰脈病的導引方法。沈壽(1980)認爲，背爲陽，腹爲陰，折陰即折疊腰腹。馬繼興(1992)認爲，折陰有使軀體向胸腹方向前屈以活動肢體之義。張家山《引書》第16號簡："折陰者，前一足，昔(錯)手，俳(俛)而反鉤(鈎)之。"

②螳狼(螂)：模仿螳螂動作的一種導引術式，從圖式上看，是將上肢高舉並左右揮動以模擬螳螂之狀。唐蘭(1979)疑爲"痓狼"，即像狼反顧，本圖式亦似回首反顧之狀。沈壽(1980)釋爲"窖睿(壑)狼"或"窬狼"，乃狼顧之同式異名，或其祖式。馬繼興(1992)認爲，該術式即張家山《引書》第28號簡之"度狼"，曰："度狼者，兩手各無(撫)夜(腋)下，旋膺(膺)"；又即第99號簡之"堂落"，爲"堂落以利恒脈"。

③痛明(肋)：圖版中"明"字僅餘殘筆。唐蘭(1979)認爲，當作"痛肋"；馬繼興(1992)認爲，當作"痛目"。兩相比較，唐說較有根據，可从。

④引癩：治療癩疝的導引術式。原題第二字左半殘去。唐蘭(1979)認爲當作"引憒"，憒即煩亂昏憒。沈壽(1980)認爲，原題極可能是"引嘳"。嘳，即"喟"。《說文·口部》："喟，太息也。或从貴。"此處是指病理性的頻頻歎氣。張家山《引書》第70～71號簡："引穨(癩)，腸穨(癩)及筋穨(癩)，左手據左股，詘(屈)左厀(膝)，後信(伸)右足，詘(屈)右手而左雇(顧)三；有(又)前右足，後左足，曲左手，雇(顧)右，三而已。有(又)復撟兩手以偃，極之三；撟左臂以偃，極之；撟右臂，左手據左尻以偃，極之，此皆三而已。"

⑤腹中：當爲祛除腹中脹滿症狀(如鼓脹、伏梁等)的導引術式。可參見《素問·腹中論》。《雲笈七籤》卷三十四有"引腹中氣"，謂："左手據腰，右手極上引，復以右手據腰，左手極上引，五息止。"與本圖式相異。馬繼興(1992)認爲，當作"腹痛"。張家山《引書》第72號簡有"引腹甬(痛)"。

⑥引聾：導引聾病。本圖式與以下所述皆不相同。張家山《引書》第95號簡："引聾，端坐，聾在左，信(伸)左臂，撟母(拇)指端，信(伸)臂，力引頸與耳；右如左。"《諸病源候論·耳聾候》引《養生方導引法》："坐地交叉兩腳，以兩手從曲腳中入，低頭叉手項上。"又："腳着項上，不息十二。"

⑦煩：指心中煩悶不舒，又稱"煩心"、"心煩"、"心悗"。此處指治療心

中煩悶不舒的導引術式。該圖式殘損嚴重，難以看出具體的術式。

⑧引膝痛：導引膝痛。本圖式殘損嚴重，帛書整理小組將其復原成屈膝、挺胸腹、雙拳搓腰眼狀。唐蘭(1979)認爲是坐式、手撫兩膝。沈壽(1980)認爲是屈膝半蹲、兩手撫膝，活動方式是以踝關節爲軸，成圓圈旋轉兩膝。張家山《引書》第45～46號簡："引厀(膝)痛，右厀(膝)痛，左手據權，内揮右足，千而已；左厀(膝)痛，右手據權，而力揮左足，千而已。左手句(勾)左足指(趾)，後引之，十而已；右(又)以左手據權，右手引右足指(趾)，十而已。"

⑨引胠積：導引胠下積滿。胠積，應相當於"息積"。《素問·奇病論》："帝曰：病脅下滿，氣逆，二三歲不已，是爲何病？岐伯曰：病名曰息積，此不妨於食，不可灸刺，積爲導引、服藥，藥不能獨治也。"説明導引對此病有特殊療效。李今庸(1978)認爲，胠讀爲"脚"，爲"脚"字之省文，胠積即"脚積"。

⑩鶴□：唐蘭(1979)讀作"鶴聽"。沈壽(1980)讀作"鶴譚"，解爲"鶴唳"。馬繼興(1992)讀作"鶴唳"。結合圖像，該術式猶如仿效仙鶴舉翅、轉身宛轉而唳。

⑪蚩(龍)登：導引術式名，即如龍飛翔登天之狀。馬王堆竹簡《十問》有"龔(龍)登能高"之句。《淮南子·本經》："昔者倉頡作書，而天雨粟，鬼夜哭；伯益作井，而龍登玄雲，神棲昆侖。"唐蘭(1979)釋作"蜚(飛)登"。龍登即張家山《引書》第17號簡之"龍興"術式，謂："龔(龍)興者，屈前厀(膝)，信(伸)後，昔(錯)兩手，據厀(膝)而卬(仰)。"

⑫備(俛)欮：俛，指屈身俯地姿勢。《説文·頁部》："頫，低頭也。俛，頫或从人、免。"欮，讀爲"厥"，疾病名。沈壽(1980)認爲，應釋作"猵蹶"，似可通爲貓蹶，指仿效貓狸步行的姿態。《廣韻·桓韻》："獌，或作猵"。周一謀(1988)認爲，"俛"當作"悗"，通"滿"，指腹滿䐜脹，與後世所言氣逆病症相似，嚴重時可導致昏厥。張家山《引書》有"引蹶"、"引瘚"兩種術式，第59號簡："引蹶，危坐，信(伸)左足，右足支尻，右手撫股，左手句(勾)左足之指(趾)而引，極之，左右皆三而已。"又第63～64號簡："引瘚，臥，詘(屈)兩厀(膝)，直蹱(踵)，并臿(蹻)卅，日引(?)□。☒鳧沃卅，虎雇(顧)卅，有(又)復炎(偃)臥如前，廿而休；有(又)起，危坐，鳧沃卌，虎雇(顧)卌，復炎(偃)臥如前，卅而休；因起，鳧沃五十，虎雇(顧)五十而已。"

⑬引項：治療落枕或因受風引起的項部强直的導引術式。張家山《引書》第31～32號簡有"項疼不可以雇(顧)"的導引法，曰："項疼不可以雇(顧)，引之，炎(偃)臥，□目(?)，信(伸)手足□☒，☒已，令人從前後舉起頭，極之，因徐直之，休，復之十而已；因□也，力拘毋息，須臾之頃，汗出走(腠)理，極已。"

⑭以杖通陰陽：指借助棍杖或俯或仰，以疏導氣血，貫通任督兩脈，達到壯腰固體之功效。張家山《引書》"病瘳(?)癭"的導引術式需借助"杖"。《雲笈

七籤》卷三十二有以“長枝柱”爲器械的導引術式。

⑮鷂北（背）：指像鷂鷹背飛之狀。圖版“北”字僅餘殘筆。沈壽（1980）認爲，北即爲北方，鷂北是指鷂向北方飛。馬繼興（1992）讀作“鷂飛”。王卉（2010）認爲，當釋爲“榣（搖）弘”，或作“搖（鷂）弘”，指鷂鷹振翅揮舞。

⑯信（伸）：根據傳統的導引術式，此處當爲鳥伸。周一謀（1988）、馬繼興（1992）均認爲“信（伸）”字上缺一“鳥”字。唐蘭（1979）認爲，“信”通“伸”，讀作“呻”。《莊子·刻意》：“熊經鳥伸，爲壽而已矣。”司馬彪注：“（鳥伸）若鳥之嚬呻也。”成玄英疏：“（鳥伸）類鳥飛空而伸腳。”張家山《引書》第101號簡有“雞信（伸）以利肩婢（髀）”，其中“雞”當爲“鳥”之形誤。

⑰仰呼：仰面高呼。本圖式爲導引者高舉雙臂，挺胸昂頭，仰面呼氣而出。

⑱沐猴讙引炅中：模仿獼猴鳴叫導引熱病。《廣雅·釋詁二》：“讙，鳴也。”炅中，即熱中，疾病名。《素問·調經論》：“血並於陽，氣並於陰，乃爲炅中。”王冰注：“氣並於陰，則陽氣內盛，故爲熱中。炅，熱也。”

⑲引溫病：導引溫病。溫病，時令病的一種。

⑳坐引八維：導引術式名。八維，指四方四隅。沈壽（1980）認爲即坐式轉體甩手運動，與《八段功》的“手甩八角勢”相似，只是後者由跪坐演變爲站式。張家山《引書》導引術式中有“坐引八經”。彭浩（1990）指出，原圖“維”字不清，疑爲“經”字。

㉑引胠痛：唐蘭（1979）認爲，胠讀作“痹”；周一謀（1988）認爲，胠通“痺”，同“痹”，痺痛是因痺證引起的腰背及肢體關節部位疼痛，常伴有麻木不仁、屈伸不利等症狀。馬繼興（1992）認爲，胠讀作“髀”。《說文·骨部》：“髀，股外也。”（段注本）今从馬說。按，“胠”與帛書《足臂十一脈灸經》第1行“枝之下胂”句中的“胂”字形體近似。孫啓明（1990）認爲，“胂”、“胠”皆通作“髀”。

㉒猨墟（謼）：模仿猿猴呼嘯的導引術式。沈壽（1980）認爲，墟字似“據”。周一謀（1988）認爲墟爲“據”字之誤。傳統導引術式中有“猨據”（模仿猿猴攀緣樹木）、“猨躩”（模仿猿猴跳躍）。

㉓熊經：模仿熊行走姿勢的一種導引術式。該圖式與傳統所指的熊攀枝自懸不同。唐蘭（1979）認爲，此處“經”當作“經過”之“經”，指行走，題記似作“徑”。《後漢書·方技傳》：“是以古之仙者爲導引之事，熊經鴟顧，引挽腰體，動諸關節，以求難老。”李賢注：“熊經，若熊之攀枝自懸也。”張家山《引書》第101號簡：“熊經以利腜（脢）背。”

㉔□恨：該處兩字皆殘，不可識。沈壽（1980）認爲，應爲“蚰懇”，蚰即“犬”字的異體古字，指仿效犬後肢站立，翹首注目懇望，若有求於人。馬繼興（1992）讀作“龜恨”，並指出“恨”疑通作“咽”，是模仿龜引頸吸氣的一種養生方法。《諸病源候論·大便不通候》有“龜行氣”。唐蘭（1979）認爲，“恨”

疑讀爲“墾”，像墾地發土的樣子。

㉕鸇：鷹類猛禽，飛行動作矯健而迅疾。沈壽(1980)補作“鸇勢”。馬繼興(1992)補作“鸇視”。古代導引術式有“鴟視”、“鴟顧”。

(九) 養生方

說　明

本書是一部以養生內容爲主的方劑學著作。全書共分爲 32 篇，原書前面爲正文，最末附目錄。內容比較複雜，主要爲滋陰壯陽、房中補益、女子用藥、增强體力和治療陰部腫脹等醫方，記載了大量藥物名稱、製藥和用藥方法。書末附有一幅女子外陰部位及名稱圖。

本書殘損嚴重，估計原有約 6000 字，現存 3000 餘字。整理小組將大量無法確定原來位置的殘片附在書末，未出釋文。

本書原缺書名，馬王堆漢墓帛書整理小組根據書中內容特點，將它命名爲《養生方》。

目　錄[①]

1. 老不起
2. 爲醴
3. 【不】起
4. 加
5. 筭(孱)
6. 虽䣤勺(酌)[②]
7. 治[③]
8. 麥卵
9. ○○洒男
10. 勺(約)
11. 益甘
12. 戲
13. 去毛
14. 病最(朘)種(腫)[④]
15. 【便近內】
16. 【▨巾】
17. 巠(輕)身益力
18. 除中益氣
19. 用少
20. 治力
21. 【黑髮】
22. 【爲醴】
23. 【益力】
24. 【益壽】
25. 䣤利中
26. 治
27. 折角

【校注】

①目錄：該目錄原題於《養生方》正文之後，現依慣例將其列在本書正文之前。

②虽：帛書整理小組指出，疑爲“蜀”字，讀爲“濁”。正文小標題作“爲醪勺(酌)”。馬繼興(1992)指出，“虽(雖)”與“惟”上古均屬微韻，故“虽(雖)”可假爲“惟”，而且“惟”與“爲”字義相同，古籍中也多互借。《玉篇·心部》：“惟，爲也。”

③治：帛書整理小組指出，本題補寫在左右兩題之間上方，又與下面第二十六題重復，當係後加。

④病最(朘)種(腫)：原釋文爲“病最種(腫)”。

校　釋

1. 老不起

【老不起】①：□□□□□□□□□臭可□□□□□□□□□□□□□□□□□□□□$_{1}$□□□□□□□□□和則□乃□□□□□□下☒$_{2}$

【一曰】：□□以瘨(顛)棘爲漿方②：【刌】瘨(顛)棘長寸□節者三斗③，□□以善□□□□之④，以雚堅$_{3}$【稠】節者爨⑤，大潰(沸)，止火，潰(沸)定，復爨之。不欲如此⑥，二斗半□□□□□□，以故瓦器盛$_{4}$，□爲剛炊秫米二斗而足之⑦。氣孰(熟)⑧，□旬□寒□即乾□□□□□沃之⑨，居二日而$_{5}$□漿⑩。節(即)已，近內而飲此漿一升⑪。漿□□□□□□□□□□□□□侍(偫)其汁⑫，節(即)漿$_{6}$□□以沃之，令酸甘□□飲之。雖□□□□□□□□□□□□□□□□□□$_{7}$□□使人即起⑬。漿所☒$_{8}$

【一曰】：□□□□□漬鳥☒$_{9}$⑭□□矣。有□☒$_{10}$⑮

【校注】

①老不起：小標題，據本書卷末目錄補。即老年性陽痿，指因年老體衰、腎氣不足而引起的性機能減退的病症。帛書整理小組指出，本帛書開端缺損，本方

是否爲第一方不能確定，全書行數均依現存行數計算。

②蕵棘爲漿方：用天門冬製作藥漿的方法。蕵棘，即天門冬別名。《神農本草經》謂其“主諸暴風濕偏痺，强骨髓……久服，輕身，益氣，延年。一名蕵勒”。《名醫別録》稱其“保定肺氣，去寒熱，養肌膚，益氣力，利小便，冷而能補，不饑”。陶弘景《本草經集注》謂天門冬“一名蕵棘”。《千金要方》卷二十七稱天門冬“久服令人長生，氣力百倍，治虚勞絶傷，老年衰損羸瘦，……亦治陰痿”。同書所載“治陽不起方”有“常服天門冬亦佳”。漿，原釋文爲“醬”，現據圖版改正，裘錫圭（1987）亦曾指正。漿，漢代稱爲“截漿”，是一種帶酸味的釀製飲料。《説文·酉部》：“酢，漿也。”又：“酸，酢也。”

③刌：切斷。《説文·刀部》：“刌，切也。”該詞語亦見於《五十二病方》“乾騷（瘙）”篇、《養生方》“便近内”篇。蕵棘長寸□節者：指天門冬帶有葉狀短枝的部分。

④□□以善□□□□之：原釋文爲“□□□□□□□□□之”。周波（2012）指出，該句第三、四字可以辨識，第三字尚存下部大半殘形，即“以”，第四字僅存上部，爲“善”字之殘；而且該句與上句的釋文應斷讀爲“刌瘨（蕵）棘長寸□節者三斗□（半?），□以善□□□之”。

⑤藋堅稠節者爨：用莖杆堅實、莖節稠密的蘆葦燒火烹制。藋，即萑，一種較細的蘆葦。《廣韻·桓韻》：“萑，萑葦。”“萑葦”見於《詩經·豳風·七月》。“藋堅稠節者”亦見於後文“便近内”篇。爨，炊。《説文·爨部》：“爨，齊謂之炊爨。”

⑥不欲如此：不想用這種方法。

⑦剛炊秫米：剛炒好的秫米。秫米，即粘米。《説文·禾部》：“秫，稷之粘者。”周一謀（1988）認爲，剛炊指不加水乾炒。足：讀爲“捉”，絞渣取汁。

⑧氣熟：疑即蒸熟。周一謀（1988）認爲，以秫米的氣味來斷定秫米是否炒熟。陳劍（2013）認爲，氣當讀爲“迄”（或作“訖”），訓爲“至”。

⑨沃之：澆潑在熟秫米上。

⑩居二日：過兩天。居，停留。

⑪近内：行房事。古代常以“内”諱指房事。

⑫偫其汁：將漿汁蓄存起來。《玉篇·人部》：“偫，與庤同，儲也。”

⑬使人即起：服用此方，能夠使陰莖迅速勃起。

⑭漬鳥▨：帛書整理小組指出，此行後有缺損，行數不明。鳥，原釋文爲“烏”，現據圖版改正，或指鳥卵類藥物；或此方爲外用醫方，鳥疑指男子生殖器，在許多漢語方言中，男子生殖器被稱爲鳥。

⑮有□▨：原釋文爲“有▨”。圖版中“有”字後面一殘字筆畫清晰可見。

【釋譯】

（略）

2. 爲醴

【爲】醴①：爲醴，取黍米稻米□□□□□□□□□□□□□□□□□□□□□□□□$_{11}$稻醴孰(熟)②，即誨(每)朝厭欼(歠)□□□□□□更〼③$_{12}$

【校注】

①爲醴：製作酒劑的方法。醴，一種甜酒。《呂氏春秋·重己》："其爲飲酏醴也，足以適味充虛而已矣。"高誘注："醴者，以蘗與黍相醴，不以麴也，濁而甜耳。"《漢書·楚元王列傳》："常爲穆生設醴。"顏師古注："醴，甜酒也。少麴多米，一宿而熟，不齊之。"

②稻醴：米酒。

③每朝厭歠：每天早晨飽飲。厭，同"饜"，飽足。歠，飲。

【釋譯】

（略）

3. 不起

【不】起：爲不起者①，旦爲善水鬻(粥)而□□，【以】厭爲故②，□□□□□□□□□□□□□□□$_{13}$然，而□出之，如此二，且起矣。勿□□有益二日不用□□以□水□之□□□□□□$_{14}$把，用□□，已後再欼(歠)一，已後三□，【不】過三欼(歠)，埕(挺)後用□□③。其欼(歠)毋相次□□□□□□$_{15}$□□欼(歠)。若已施，以寒水淺(濺)④，毋□□必有(又)欼(歠)。飲食□□□棄水已必以□□□□□$_{16}$氣鉤(呴)口卬(仰)之⑤，比□，稍以鼻出氣，□□復氣，□老者〼$_{17}$

【校注】

①爲不起者：指治療陽痿不起的方法。不起，即陰莖不能勃起，臨床上屬於腎虛陽痿的病症。

②以厭爲故：以飽足爲限度。厭，同"饜"。

③埕：帛書整理小組認爲，疑讀爲"挺"，即陰莖勃起、挺直。

④若已施，以寒水濺：指行房瀉精後陰莖堅挺不痿，可用涼水沖洗陰莖使之收縮。《醫心方》卷二十八引《玉房秘訣》："若强不止，以水洗之。"《靈樞·經筋》謂陰莖"傷於熱則縱挺不收，治在行水清陰"。《五十二病方》"牝痔"篇有"以寒水戔(濺)其心腹"之句。

⑤棄水：此處應指排小便。該詞語亦見於張家山漢簡《引書》第 4 號簡。氣呴口仰之：仰面用口徐徐呼出熱氣。

【釋譯】

（略）

4. 加

加[①]：以五月望取萊、藺[②]，陰乾，冶之，有（又）冶白松脂[之]□□□□□□□□□□□□□□□□$_{18}$各半之[③]，善裹以韋[④]，日一飲之。誨（每）[飲]，三指最（撮）入酒中，□□□□□□□□□□□□□□□$_{19}$力善行。雖旦莫（暮）飲之，可殹（也）$_{20}$。

【校注】

①加：補益，此處指補益身體。《左傳·定公九年》："苟有可以加於國家者。"杜預注："加，猶益也。"《廣雅·釋詁二》："加，益也。"

②五月望：五月十五日。萊：即藜，又名紅心灰藋。《詩經·小雅·南山有臺》："南山有臺，北山有萊。"《太平御覽》卷九九八引陸璣《詩義疏》："萊，藜也。"一說，萊疑爲山茱萸。《齊民要術》卷十引《三蒼》："萊，茱萸。"《雷公炮炙論》稱山茱萸"壯元氣，秘精"。《名醫別錄》稱其"强陰，益精，安五臟，通九竅，止小便利，明目，强力"。藺：同"蕑"，即蘭草。《太平御覽》卷三十引《韓詩》："蕑，蘭也。"《神農本草經》謂其"主利水道，殺蟲毒，辟不詳。久服，益氣，輕身不老，通神明。一名水香"。

③白松脂：即松香。《神農本草經》謂其"安五臟，除熱。久服，輕身不老延年"。陶弘景《本草經集注》："練之令白。"

④韋：加工過的皮革。

【釋譯】

補益方：在五月十五日採集藜、蘭草，陰乾之後搗碎，又搗碎白松脂……每種各一半，用加工過的皮革仔細捆好，每天服一次。每次服藥時，取三指撮藥末放入酒中，……使腿部有力，可以快跑。早服、晚服都可以。

5. 筭（孱）

[筭]（孱）[①]：以五月望取蚩[鄉]軵者[②]，入籥□盈[③]，籥[長][五]□□□□□□□□□□□□□□□□□$_{21}$之，置甗中[④]，傅筊（策）炊[⑤]，澤上□[孰]（熟）而出[⑥]，重□□□□□□□□□□□□□□□□□□□$_{22}$不智（知）[⑦]，即

取籥中樂(藥)大如黍，☐23

【一】曰：以五月□備(茯)夤(苓)[⑧]，毚(纔)黃，即□□□□□□□□□□□□□□□□□□□□□□□24多爲善臧(藏)☐25

【一】曰：治中者[⑨]，段烏□□□□□□□□□□□□□□□□□□□□□□□□□□□□□26□此醯☐[⑩]27

【校注】

①孱：應指身體痿軟無力、緩縱不收一類的病症。孱，原文爲"箳"。帛書整理小組認爲，箳疑讀爲"孱"，軟弱。《廣韻·山韻》："孱，劣貌。"《五十二病方》殘片(七)亦有此字。箳、孱同爲精母字，同元韻，可以通借。李零(1992)指出，"箳"與"策"同義，疑與文中"傅筊(策)炊"一語有關。

②蚩鄉軵者：原釋文爲"蚩鄉軵者籥"，但圖版中該處無"籥"字，據圖版改正，裘錫圭(1987)亦曾指正。從下句看，應指小蟲聚集的竹管，當爲竹蝨。蚩，蟲向前爬行。《說文·虫部》："蚩，蟲曳行也。"《本草綱目》卷四十一稱竹蝨"主治中風，半身不遂，能透經絡，追涎"。馬繼興(1992)指出，蚩鄉軵者是待考藥名。陳松長《馬王堆簡帛文字編》(2001)認爲"蚩"與"蚩"同。鄉，同"嚮"。鄉軵，即嚮附，猶趨附。周波(2012)認爲，蚩鄉疑爲蟲名或藥名，軵當爲其修飾語。

③籥：本指竹管製作的樂器，此處指竹管。《說文·竹部》："籥，書僮竹笘也。"

④甗：古代炊具名。《說文·瓦部》："甗，甑也。"

⑤筊(策)：裘錫圭(1987)認爲該字可能是"箕"字之誤。

⑥澤上□孰(熟)而出：原釋文爲"澤上□□而出"。周波(2012)指出，"而"上一字爲"孰"字之殘，讀爲"熟"。馬繼興(1992)認爲，該句與上句應連讀。周波(2012)認爲，當讀爲"傅筊(策)炊澤上，□孰(熟)而出"，"炊澤上"指在水澤(聚水處)上方煮物。

⑦不知：指疾病不愈。魏啓鵬(1992)認爲，此處指麻木不仁。

⑧茯苓：原文爲"備夤"。帛書整理小組指出，《神農本草經》稱茯苓"一名茯菟"，故夤字从"兔"。

⑨治中者：應指調理以加强性機能的方法。與"補中"同義。中，當指陰莖。

⑩段：切碎。烏□：疑即"烏豙(喙)"。下文"益壽"篇有"段烏豙(喙)一升"之句。此醯☐：帛書整理小組指出，此行後有缺損，行數不明。

【釋譯】

(略)

6. 爲醪勺(酌)

爲醪勺(酌)①：以美酒三斗漬麥□□□□□□□□□□□□□□□□□□成醪飲之②。男□□□$_{28}$以稱醴煮蜜(薤)▨③$_{29}$

【校注】

①爲醪酌：製作藥酒。《素問・湯液醪醴論》："爲五穀湯液及醪醴奈何?"王冰注："醪醴，謂酒之屬也。"《說文・酉部》："醪，汁滓酒也。"醪酌，應爲汁渣混合的酒，即獨酒，又稱醪糟。

②美酒：優質酒。陳劍(2013)認爲，當釋作"善酒"。

③稱醴：即美酒。《爾雅・釋言》："稱，好也。"該詞語亦見於下文"去毛"篇。

【釋譯】

(略)

7.【治】

治①：取雄鷄一②，產摵③，□谷(浴)之□□□□□□□□□□，陰乾而冶，多少如鷄，○○○○$_{30}$□令大如□□□□□□□□□□□藥，□其汁漬脯三日④。食脯四寸，六十五⑤$_{31}$。

【一】曰：取黄蜂駘廿⑥，置一桮(杯)醴中，□□日中飲之，一十。　易⑦$_{32}$。

【一】曰：取黄蜂百⑧，以美醬一桮(杯)漬⑨，一日一夜而出，以汁漬疸(饘)糗九分升二⑩。誨(每)食，以酒飲三指最(撮)$_{33}$。

一曰：平陵呂樂道⑪，贏(蠃)中蟲陰乾，冶⑫，欲廿用七最(撮)⑬，欲十用三最(撮)，酒一桮(杯)$_{34}$。

【校注】

①治：帛書整理小組指出，小標題原脱，據目錄補，目錄上這一標題也是插補的。該題以治男子身體羸弱、性機能衰退爲主要内容。魏啓鵬(1992)認爲，治疑讀爲"怠"，疾病名。

②雄鷄：公雞。《神農本草經》有"丹雄雞"，謂其有"補虚、溫中、止血、通神之功"。

③產摵：活拔雞毛。《急就篇》第三章："沐浴揃摵寡合同。"顏師古注：

“揃搣，謂鬄拔眉髮也。”

④脯：肉乾。《說文·肉部》：“脯，乾肉也。”

⑤六十五：帛書整理小組指出，以下數方之末也有一十、廿、十等，疑均與《醫心方》卷二十八引《玉房指要》“十餘不息”同義。《玉房指要》：“治男子欲令健作房室一夜十餘不息方……服之，一夜行七十七女。”其中數字係指男子在一夜之內與女子交合的次數，是一種誇飾之談。一說，此處數字與後文“走”方中的“七百”也可能指康復或治療生效所需的時日。

⑥黄蜂駘：應即黄蜂飴，又稱黄蜂蜜。“蜂駘”亦見於《五十二病方》“加（痂）”篇。

⑦易：該字與前面文字隔開，字體與其他字相比也顯得較大。魏啓鵬（1992）認爲，此處應相當於後世所說的簡易方、便方。下文“勺”篇第一方後（本書第44行）也見此字。

⑧黄蜂百：疑指露蜂房，即大黄蜂窠。陶弘景《本草經集注》：“露蜂房……一名百穿。”《唐本草》稱露蜂房“灰之，酒服，主陰痿”。魏啓鵬（1992）指出，古人取黄蜂或胡蜂爲饌食或入藥，多係蜂子、蜂兒，即蜂蛹。

⑨美醬：即好醬。醬，此處指用豆、麥等發酵後製作成的調味品。《正字通·酉部》：“醬，麥麪米豆皆可罨黄，加鹽曝之成醬。”

⑩饘糗：即濃稠的炒熟米粉或面粉。《禮記·檀弓上》：“饘粥之食。”孔穎達疏：“厚曰饘。”《說文·米部》：“糗，熬米麥也。”《尚書·費誓》：“峙乃糗糧。”孔穎達疏：“鄭玄云：糗，擣熬穀也，謂熬米麥使熟，又擣之以爲粉也。”九分升二：即九分之二升。

⑪平陵：地名。帛書整理小組認爲，當爲《漢書·地理志》濟南郡東平陵，在今山東歷城縣東。史常永（1990）指出，史書所載平陵地名共有五處，惟《水經注·汝水》中的平陵地名與《養生方》相合。《水經注·汝水》：“汝水又東南逕平陵亭北。”酈道元云：“昔管蔡間王室，放蔡叔而遷之。其子胡，能率德易行，周公舉之爲魯卿士，以見於王。王命之以蔡中（仲），吕地也。”吕樂：人名。史常永（1990）考證其爲吕國樂人。道：言說。

⑫贏中蟲：即蝸牛肉。魏啓鵬（1992）認爲，應指桑螵蛸之中圓形類，又名團螵蛸、元螵蛸。《本草拾遺》稱爲“寄居蟲”。《雷公炮炙論》：“凡使勿用雜樹上生者，名螺螺，須覓桑樹東畔枝上者，采得，去核子，用沸漿水浸淘七遍，令水遍沸，於磁鍋中熬乾用。”《神農本草經》謂桑螵蛸“主傷中、疝瘕、陰痿，益精生子”。《名醫别録》稱其“主治男子虛損，五藏氣微，夢寐失精，遺溺。久服，益氣養神”。

⑬欲廿：與下句“欲十”都是說性行爲的次數。七撮：即七個三指撮藥量。

【釋譯】

治：取雄雞一只，活拔雞毛，……洗滌……陰乾後研末，藥量視雞的大小而定，……其汁浸泡雞肉三天。吃四寸肉乾，可與女子交合六十五次。

一方：取黄蜂蜜二十份，放入一杯甜酒中，……日中飲服，可與女子交合十一次。簡易方。

一方：以露蜂房百份，用一杯好醬浸泡，一天一夜後取出，用原來的液汁浸泡九分之二升濃稠的炒熟米粉或面粉。每次飲服時，取三指撮，用酒調飲。

一方：平陵郡吕樂説，蝸牛肉陰乾研末，想與女子交合二十次服七個三指撮，想交合十次服三個三指撮，用酒一杯調服。

8.【麥】卵

【麥】卵①：有恒以旦毁鷄卵入酒中②，前飲③。明飲二，明飲三；有（又）更飲一，明飲二，明飲三，如此盡$_{35}$卌二卵④，令人强益色美⑤$_{36}$。

【一曰】：八月取毚（菟）纑（蘆）實陰乾⑥，乾析取其米⑦，冶，以韋裹。到春，以牡鳥卵汁畚（弁）⑧，完（丸）如鼠矢，陰乾，□$_{37}$入八完（丸）叔（菽）醬中，以食$_{38}$。

【一曰】：□春日鳥卵一⑨，毁投蘗糗中⑩，捖（丸）之，如大牛戒⑪，食多之善$_{39}$。

【一曰】：⧄⑫$_{40}$。已□乾□者⧄⑬$_{41}$

【一】曰：治陰⑭，以將（醬）漬□□□□□□□□□□□□□□□□□□其中⑮$_{42}$。

【校注】

①麥卵：帛書整理小組指出，本題各方均以雞卵或雀卵爲主，參看《十問》中“黄帝問大成”篇（通過服食禽卵來恢復精神和體力）。本方與帛書《雜療方》“益内利中”内容相似。馬繼興（1992）指出，“麥卵”或指在本篇内各方均用雞卵或鳥卵拌以麥的加工製造品。

②有恒以旦毁鷄卵入酒中：常在早晨打破雞蛋倒入酒中。古人認爲雀卵或雞蛋有壯陽之功效。如《千金要方》卷二十治陰痿方、《醫心方》卷二十八都記載了雀卵壯陽的功效。

③前飲：在飯前飲服。

④如此盡卌二卵：按照前面的飲服方法，此句當指飲服二十一天。一説，或許以六枚卵爲一個療程，此指七個療程。

⑤强益色美：身體强壯，顔容潤澤。

⑥菟蘆實：即菟絲子别名。《神農本草經》謂菟絲子“補不足，益氣力，肥健。久服，明目，輕身，延年”。《名醫别録》稱其“主養肌，强陰，堅筋骨”。

乾：原文該字下有重文符號。

⑦析取其米：去除菟絲實外皮取其種子。析，剝取。

⑧以牡鳥卵汁弁：用雀卵液攪拌調和。牡鳥卵，即雀卵，由於具有壯陽之功，故名牡鳥卵。弁，同“并”，指調和。周一謀(1988)認爲，弁通“拚”。

⑨春日鳥卵：春天的雀卵。

⑩蘖糗：即炒蘖米粉。

⑪牛戒：即母牛外陰。戒，指雌性動物外陰。下文“益甘”篇有“令女子自罙(探)入其戒”，指女子將藥物塞入陰道。“戒”指女性外陰，亦見於張家山漢簡《脈書》第5號簡。帛書整理小組認爲，疑牛戒即《五十二病方》“牝痔”篇中的“牛蟣”。牛蟣，一種生長在身上、吸牛血的蟣蝨，小者如黄豆，大者如蠶豆。

⑫☐：帛書整理小組指出，此行後有缺損，行數不明。

⑬已□乾□者☐：周波(2012)指出，根據重新綴合的圖版，此句釋文當改爲“乾而冶之，晦(每)☐”。

⑭治陰：應指治療生殖器或性機能方面的疾病。

⑮醬：指醋。亦見於《五十二病方》258行。

【釋譯】

麥卵：常在早晨打破雞蛋倒入酒中，在飯前飲服。(第一天一枚雞蛋，)第二天兩枚雞蛋，第三天三枚雞蛋；然後又是第一天一枚雞蛋，第二天兩枚雞蛋，第三天三枚雞蛋，像這樣共飲服四十二枚雞蛋，可以使人身體强壯，顔容潤澤。

一方：八月份採集菟絲子陰乾，剝開取其種子，研末，用皮革包好。到第二年春天，用雀卵液攪拌調和，糊丸，像老鼠屎一樣大小，陰乾，取八丸放入豆醬中，服食。

一方：用一枚雀卵，打破後倒入炒蘖米粉中，糊丸，像母牛外陰一樣大小，多吃對身體有益。

一方：……

一方：治療生殖器或性機能方面的疾病，用醋浸泡……

9.【洒】男

【洒】男[①]：□□□□□□□□□□□□□□□□□三斗，漬梓實一斗[②]，五日以洒男，男强[③] 43。

【校注】

①洒男：用藥水塗洗男子外陰。男，借指男子外陰。

②梓實：當爲梓樹果實。《神農本草經》有“梓白皮”。現代藥理研究發現，梓實水溶性提取物有利尿作用。

③五日以洒男：原釋文將“五日”斷在前一句之末。原文“男”字下有重文符號。

【釋譯】

用藥水塗洗男子外陰：……三斗，浸泡梓樹果實一斗，五天後塗洗男子外陰，男陰强勁有力。

10.【勺(約)】

【勺(約)】①：曰以五月望取勃蠃②，漬□□□□□布□中，陰乾，以□□熱。　　易$_{44}$。

【一曰】：取乾桓(薑)、桂、要(蘡)苕、蛇牀、□□③，皆冶之，各等，以蠠(蜜)若棗脂和丸④，大如指端，裹$_{45}$以疏布，入中⑤，熱細⑥$_{46}$。

【一】曰：五月取蚌蠃三斗、桃實二斗⑦，并撓，盛以缶，沃以美瀸(截)三斗⑧，蓋涂(塗)，貍(埋)竈中，令□□$_{47}$三寸，杜上⑨，令與地平。炊上晝日而火【不】絕⑩，四日出，閭(濾)棄其滓。以汁染布三尺，陰乾$_{48}$，輒復染。汁索⑪，善裹布，勿令麤□⑫。用，取大如掌，竄鼻空(孔)⑬，小養(癢)而熱；以據臂⑭，臂$_{49}$大養(癢)堅熱；勿令獲面⑮，獲面養(癢)不可支殹(也)⑯。爲布多小(少)以此衰之⑰$_{50}$。

【校注】

①約：原文爲“勺”。周一謀(1988)指出，本題内容與帛書《雜療方》中的“約”相參，勺當通“約”；同時也指出，本法能使身體部位發癢發熱，約或又通“灼”。可从。約是指使陰道收縮，增加性機能的一種治療方法。帛書整理小組指出，勺疑讀爲“灼”，有使熱之意。《名醫別錄》：“男子陰痿不起，强之令熱。”

②勃蠃：即薄蠃，又作蒲蠃、蚌蠃、茀蠃。《國語·吳語》：“市無赤米，而鹿空虛，其民必移就蒲蠃於東海之濱。”韋昭注：“蒲，深蒲也；蠃，蚌蛤之屬。”其實，蒲蠃爲連綿詞，即蚌蛤之屬。《名醫別録》稱海蛤“主治陰痿”。周一謀(1988)認爲，即《爾雅·釋蟲》之“蚹蠃”，郭璞注：“即蝸牛也。”

③蘡苕：即菱苕。《名醫別錄》稱紫葳“一名菱苕”，“治痿蹶，益氣”。《說文·艸部》：“蘡，苕之黃華也。”《爾雅·釋草》：“苕，陵苕；黃華，蘡；白華，茇。”蛇牀：即蛇牀子。《神農本草經》謂其“主男子陰痿”。《名醫別錄》稱其“溫中下氣，令婦人子臟熱，男子陰强，好顏色，令人有子”。

④若：或。棗脂：即棗膏。亦見於帛書《雜療方》“約”篇。

⑤入中：把藥囊塞入陰道內。中，指女子陰道。

⑥熱細：有微熱的感覺。

⑦桃實：桃子。《名醫别録》稱桃實“味酸，多食令人有熱”。

⑧沃以美截：用好醋澆淋。

⑨杜上：塞上，指在上面封住。

⑩炊上晝日而火不絕：在上面燒火做飯，火終日不滅。

⑪汁索：藥汁全部浸入布中。《廣雅・釋詁一》：“索，盡也。”

⑫鼺□：可補釋爲“鼺布”。

⑬窴鼻孔：把藥塞入鼻孔。窴，塞進。《荀子・大略》：“然故民不困財，貧窶者有所窴其手。”楊倞注：“窴，容也。”

⑭據：按住。《廣雅・釋詁三》：“據，按也。”臂：原文該字下有重文符號。

⑮獲面：即污面，指藥布直接沾染到面部。原文“獲”、“面”兩字後均有重文符號。

⑯瘙不可支：奇癢不可忍受。

⑰爲布多少以此衰之：藥布的用量，以既能取效，又能忍受爲標準。衰，等差，指按照一定的比例遞減。

【釋譯】

約：在五月十五日取勃贏，漬泡在……，陰乾，……可以使其發熱。簡易方。

一方：取乾薑，桂、紫葳、蛇牀子、……都研末，各等分，用蜂蜜或棗膏調和糊丸，像手指一樣大小，用粗布裹好，塞入陰道内，使其有微熱感。

一方：五月取勃贏三斗、桃實二斗，研末後混合攪拌，盛在瓦器裏，用三斗好醋澆淋，蓋住密封，埋在地竈裏面，令……三寸，在上面封住，使它與地面齊平。在上面燒火做飯，讓火終日不滅，四天後取出，過濾除去其滓。用三尺布浸染汁液，陰乾，之後又反復浸染。直到藥汁全部浸入布中，再用布妥善包藏起來，不要用粗布。用時，取如手掌大小的布，塞入鼻孔，就會有微癢而熱的感覺；貼在手臂上，會有奇癢而灼熱的感覺。不要讓藥布直接沾染到臉上，否則會奇癢不可忍受。藥布的用量，以既能取效、又能忍受爲標準。

11.【益甘】

【益甘】①：□[伏]（茯）[霝]（苓）[去][滓]，[以]汁肥豯②，以食女子，令益甘中美③。取牛腮燔冶之④，□乾桓（薑）、菌桂○皆并$_{51}$□⑤，□□[囊]盛之，○以醯漬之，入中$_{52}$。

【一曰】：□[汁]⑥，以牛若鹿肚殽⑦，令女子自罙（探）入其戒〼⑧$_{53}$

【一曰】：削予木⑨，去其上箬亞（椏）者⑩，而卒斬之，以水煮沸，

□其□□□□□□□□□□□□□$_{54}$而清⑪，取汁，去其涿（濁）者，復煮其清，令渴（竭），乾則□□□□□□□□□□□□□□□□□$_{55}$□下，如○食頃，以水洒，支七、八日，令□⑫·嘗□⍁⑬$_{56}$

【一曰】：取烏產不瞉者⑭，以一食其四□□□□□□□□□□□□□□□□□□□□□□□□□□$_{57}$□□□□餞而陰乾⑮，乾即⍁⑯$_{58}$

【校注】

①益甘：據文中“益甘中美”之句，當指男女交合。李零（1992）認爲，益甘指增强性快感，“甘”指性快感。

②以汁肥豯：用茯苓汁烹煮乳豬。《說文·豕部》：“豯，生三月豚。”一說，先以茯苓汁飼養乳豬，使其肥壯，再烹食。

③令益甘中美：女子吃了茯苓汁烹煮的乳豬後，可以使陰道收縮，更容易產生性快感。

④牛腮：即牛角鰓。《神農本草經》謂其治療“下閉血、瘀血、疼痛、女子帶下血”。《本草綱目》卷五十：“牛角鰓，筋之粹，骨之餘，而腮又角之精也。乃厥陰、少陰血分之藥，燒之則性濇，故止血痢、崩中諸病。”

⑤菌桂：藥物名。《神農本草經》謂其“主百病，養精神，和顏色，爲諸藥先聘通使。久服，輕身不老，而生光華，媚好常如童子”。

⑥汁：該字僅餘左半“水”旁，周波（2012）指出，釋爲“汁”字可疑。

⑦以牛若鹿朒殽：把牛血或鹿血與汁混合。魏啓鵬（1992）認爲，“牛若鹿朒”指牛血或鹿血。可从。朒，同“衄”。《集韻·屋韻》：“衄，鼻出血。或从肉。”《唐本草》稱鹿血主治“陰痿，補虛”。《日華子本草》稱其亦治“崩中帶下”。《五十二病方》“巢（臊）者”篇內有“牛朒”，整理小組認爲，當爲牛肉。《說文·丑部》：“朒，食肉也。”《說文·肉部》：“脜，嘉善肉也。”《集韻·宥韻》：“脜，肉善者。脜，或从丑。”殽，混合。

⑧自探入其戒：自己把藥物塞入陰道。戒，此處指陰戶。《廣韻·怪韻》：“戒，舍也。”周波（2012）指出，“戒”後的文字可補釋爲“中十□”，並指出該方的釋文當改爲“【一曰】：□□，以牛若鹿朒殽，令女子自罙（探）入其戒中，十□”。

⑨予木：即杼，櫟樹。《爾雅·釋木》：“栩，杼。”邢昺疏：“栩，一名杼，柞樹也。”《字彙·木部》：“柞，櫟也。”陳藏器《本草拾遺》稱櫟樹皮“主惡瘡、中風、犯毒露者，取煎汁洗瘡，當令膿血晝止，亦治痢”。《日華子本草》稱其“治水痢，消瘰癧，除惡瘡”。

⑩去其上箁椏者：除去櫟樹皮與樹枝。箁，竹皮，此處代指櫟樹皮。椏，指樹枝。帛書整理小組認爲，原文“亞”讀爲“惡”。

⑪以水煮沸，□其□：原釋文爲“以水煮□□氣□”。陳劍（2013）指出，

“煮”字後一字據殘形可定爲“沸”字，其下應加逗號，該說可从。周波(2012)指出，“沸”字下一字可能是“去”字，“氣”當改釋爲“其”，此處圖版有他處筆畫滲透，釋爲“氣”當是受此影響而致誤；並指出此處釋文應斷讀作“以水煮沸，去其□”。

⑫支七八日，令□：原釋文爲“支七八□□”。馬繼興(1992)據文意補釋爲“支七八日”，指藥效可以維持七八天，可从。下文“除中益氣”篇有“以三指最(撮)一爲後飯百日，支六、七歲”之句。陳劍(2013)認爲，“日”字後是“令”字之殘，暫从之。

⑬嘗□：當爲“嘗試”，指藥方經過試用有效。

⑭鳥產不㲉者：指不能孵化的鳥蛋。《莊子・齊物論》：“其以爲異於㲉音。”司馬彪注：“㲉，鳥子欲出者。”成玄英疏：“鳥子欲出卵中而鳴，謂之㲉音，言亦帶殼爲㲉。”

⑮戔：即賤，讀爲“濺”，洗滌。乾：原文該字下有重文符號。

⑯乾即⧄：帛書整理小組指出，此行後有缺損，行數不明。

【釋譯】

益甘方：用水煮茯苓，去滓，再用茯苓汁烹煮乳豬，供女子食用，可以使陰道收縮，更容易產生性快感。取牛角腮，煅燒後研末；再取乾薑、菌桂兩藥研末，與牛角腮混合，用布囊盛裝，再用醋浸泡，放置在陰道裏。

一方：用……汁與牛血或鹿血混合，讓女子自己把藥物塞入陰道……

一方：斫斷櫟樹，去除樹皮與樹枝，然後切成碎片，用水煮……，取其液汁，去除渾濁的沉滓，再煮其液汁，直至水分全部蒸乾，待其乾涸後……，約一頓飯的時間，用水清洗，藥效可維持七八天……。經過試用有效。

一方：取不能孵化的鳥蛋，……洗後陰乾，乾後……

12. 戲

【戲】[①]：□□者[②]，取守【宮】[③]，□以□□□甚[④]，已[⑤]，貍(埋)竈口下，深□□□○□□水染其汁，以染女子$_{59}$辟(臂)。女子與男子戲，□即柀(破)缺[⑥]；□臥，即去$_{60}$。

取守宮置新癰(甕)中，而置丹癰(甕)中[⑦]，令守宮食之。須死，即冶，□畫女子臂若身[⑧]。節(即)與【男子】戲，即不明[⑨]；⧄[⑩]

【校注】

①戲：指兩性交合前的嬉戲。帛書整理小組指出，本篇所述，與《太平御覽》卷九四六引《淮南萬畢術》“守宮飾女臂有文章”等兩節相似。張華《博物志》、陶弘景《本草經集注》等文獻也有類似說法。李零(1992)認爲，“戲”

指女子與他人發生關係，本篇是檢驗女子是否與人有私。馬繼興(1992)亦持相似觀點。《醫心方》卷二十六《相愛方》引《靈奇方》稱爲“驗淫術”，曰：“五月五日若七月七日取守宫，張其口，食以丹，視腹下赤，止(置)罌中，陰乾百日出，少少冶之，敷女身。拭，終不去。若有陰陽事便脱。”

②者：周波(2012)指出，該字圖版與“者”字形不合，圖版上部是另一字的殘畫，當爲“七”字之殘，下部可能即“日”字；此處釋文當改爲“□(以?)七月七日取守【宫】”。

③守宫：蜥蜴的一種。又名壁虎、蝘蜓。因其經常守伏在屋壁宫牆，捕食蟲蛾，故名守宫。《漢書·東方朔列傳》：“置守宫盂下。”顔師古注：“守宫，虫名。術家云：以器養之，食以丹砂，滿七斤，搗冶萬杵，以點女人體，終身不滅，若有房室之事，即滅矣。言可以防閑淫逸，故謂之守宫也。”張華《博物志》：“蜥蜴，或名蝘蜓。以器養之以朱砂，體盡赤，所食滿七斤，治擣萬杵，點女人支體，終本不滅，有房室事則滅，故名守宫。”將守宫的得名之由理解爲守身，是不科學的說法。

④甚：周波(2012)指出，該字圖版與“甚”字形不合，當改釋爲“其”。

⑤已：周波(2012)指出，該字圖版與“口”字形不合，而與下句“竈口”的“口”字寫法接近，當即“口”字；原釋文“□以□□□甚，已”當改爲“□以□□□其口”。

⑥□即破缺：周波(2012)指出，該字圖版左部从“人”旁，右部當爲“母”或“毋”，是“侮”字之古體；原釋文“女子與男子戲，□即柀(破)缺”斷讀有誤，當改爲“女子與男子戲侮，即柀(破)缺”。戲侮，戲弄輕侮，此處指房事活動。

⑦丹：即硃砂。周家臺秦簡第337號簡亦有相似記載：“即取守室〈宫〉二七，置椆中，而食以丹，各盡其復(腹)”。

⑧畫：塗抹。

⑨不明：不鮮明。此處指消失。

⑩☐：帛書整理小組指出，本方原補錄在帛書下方，故不計入行數。

【釋譯】

兩性交合前的嬉戲：……取守宫……，完成之後將其埋在竈口下，……用水染汁液，再塗抹在女子手臂上。(如果女子不貞)，與男子嬉戲時，顔色就會消褪。躺臥後，顔色將完全消失。

將守宫放置在新瓦甕中，再將硃砂放在裏面讓守宫吃。待守宫死後，將其研末，再將藥末塗抹在女子手臂或身上。隨後與男子嬉戲，(如果女子不貞)顔色就會消失……

13. 去毛

【去毛】[①]：欲去毛，新乳始沐[②]，即先沐下，乃沐，其洫毛去矣[③]$_{61}$。

【一曰】：煎白罌(嬰)丘(蚯)引(蚓)[④]，殽智(蜘)蛛罔(網)及苦瓠[⑤]，而醉(淬)戴(鐵)[⑥]，即以汁傅之$_{62}$。

【一】曰：以五月拔，而以稱醴傅之$_{63}$。

【校注】

①去毛：即去除體毛。此處當指去除女子體毛。

②新乳始沐：婦女剛生小孩後，就開始洗浴。乳，生育。《廣雅·釋詁一》："乳，生也。"《說文·乚部》："乳，人及鳥生子曰乳。"

③洫毛：即體毛。帛書整理小組認爲，洫疑讀爲"毳"。《尚書·堯典》正義釋毳毛爲附肉細毛。一說，洫爲溝瀆，洫毛指下瀆之毛，即陰毛。馬繼興(1992)將"乃沐，其洫毛去矣"之句改爲"乃沐其密，毛去矣"。

④白嬰蚯蚓：即白頸蚯蚓。《說文·女部》："嬰，頸飾也。"《神農本草經》有"白頸蚯蚓"。陶弘景《本草經集注》："白頸，是其老者耳。"

⑤蜘蛛網：藥物名。《本草綱目》卷四十稱其"療瘡毒，止金瘡出血"。苦瓠：藥物名。《神農本草經》謂其"主大水，面目四肢浮腫"。

⑥淬鐵：將鐵燒紅後迅速投入藥汁中。《神農本草經》稱鐵入藥"堅肌耐痛"。

【釋譯】

去毛方：想去除體毛，婦女在剛生完小孩後，就開始洗浴，首先洗浴下身，清洗後，身體上的細毛就能夠去除。

一方：將白頸蚯蚓加水煎煮，再與蜘蛛網和苦瓠一起攪拌，將鐵燒紅後迅速投入藥汁中，用這種藥汁用於外敷。

一方：在五月拔除體毛，再用美酒塗抹。

14. 病最(朘)穜(腫)

【病最(朘)】穜(腫)[①]：冶柳付(柎)[②]，與志(膱)膏相挐(溍)和[③]，以傅穜(腫)者。巳[④]，即裹以布$_{64}$。

【校注】

①病朘腫：陰莖腫大。朘，讀爲"朘"，陰莖。《說文·肉部》："朘，赤子陰也。"原釋文爲"病最種(腫)"，帛書整理小組指出，最，《五十二病方》作"朘"，《醫心方》卷二十八引《洞玄子》"恐最孔合"，"最"字意義與本方

相同。

②柳柎：疑指帶花的柳枝，即柳絮。柎，應指花萼。《山海經·西山經》："崇吾之山，有木焉，員葉而白柎，赤華而黑理。"郭璞注："今江東人呼草木房子爲柎。……一曰：柎，花下鄂。"《姚僧坦集驗方》："柳枝三尺長二十枚，細銼，水煮極熟，以故帛裹包腫處，仍以熱湯洗之"，治"陰卒腫痛"。

③相滓和：將柳柎末與臘膏相混和。《說文·水部》："滓，澌㵒也。"

④巳：讀爲"已"，指結束，停止。《釋名·釋天》："巳，已也。"

【釋譯】

患有陰莖腫大的醫方：把柳絮研末，與黏稠的油脂相混和，敷在腫脹部位。敷藥後，再用布將陰莖包裹起來。

15.【便近】内

【便近】内①：爲便近内方：用瘨（顛）棘根刌之②，長寸者二參③，善洒之；有（又）取全黑雄鷄④，合翼成□□□$_{65}$三鷄之心㐀（腦）匈（胸），以水二升洎故鐵鬵⑤，并煮之。以藿堅稠節者爨之，令大潰（沸）一，即$_{66}$□□□去其宰（滓），以其清煮黑騭犬卒歲以上者之心肺肝□⑥，以藿堅稠節$_{67}$□□□□□□□□芙□□□□五物□□以□□□□□□以餔食食之⑦，多少$_{68}$次（恣）☐$_{69}$

一曰：近【内】□□□□□□□□□□□□□□□□□□□□□□□□□□□□⑧$_{70}$□烏豙（喙）大者四□□□□□□□□□□□□□□□□□□□⑨，取車踐（前）⑩，產$_{71}$烝（蒸）之，大把二，氣□□□□□□□□□□□□車戔（前）□□□者，以布橐若盛⑪$_{72}$。爲欲用之，即食□之⑫$_{73}$。

【一曰】：治中者⑬，以汾囷（菌）始汾以出者⑭，取，□令見日⑮，陰乾之。須其乾，□以稗□五、門冬二$_{74}$、伏（茯）靈（苓）一⑯，即并擣，漬以水，令毚（纔）閹（掩）⑰，□而泚（潗）取汁⑱，以漬【汾】囷（菌），亦【令毚（纔）】閹（掩），即$_{75}$出而乾之。令盡其乾，即冶，參指最（撮），以□半桮（杯）飲之$_{76}$。

【校注】

①便近内：指順利進行房事的方法。近内，男子房事諱語。

②顛棘根：即天門冬之根。"顛棘"之名亦見於《養生方》"老不起"篇。

③參：同“升”。馬繼興(1992)認爲，應爲三分之一斗。魏啓鵬(1992)認爲，當爲三升。帛書醫籍中有“朮一參”、“爲汁一參”、“蛇牀泰半參”等。

④全黑雄鷄：即黑公雞。《名醫別錄》稱其“補中止痛”。上文“治”篇中有“雄雞”。

⑤洎故鐵鬵：把水灌入舊鐵鍋。《説文·水部》：“洎，灌釜也。”《説文·鬲部》：“鬵，大釜也。一曰鼎，大上小下若甑。”

⑥黑騭犬：即黑雄狗。騭，原義是雄馬，引申爲雄性。陶弘景《本草經集注》：“白狗、烏狗入藥用。黄狗肉大補虚勞，牡者尤勝。”《日華子本草》：“黄犬大補益人，餘色微補。”卒歲：年滿一周歲。

⑦□芙：當爲藥物名。馬繼興(1992)、張顯成(1997)均補作“萆芙”，即萆薢。該名稱亦見於《養生方》“除中益氣”篇。以餔食食之：在吃晚飯時吃。餔，同“晡”。《説文·日部》：“晡，日加申時食也。”申時，即午後三時至五時。《白虎通·禮樂》：“平旦食，少陽之始也；晝食，太陽之始也；餔食，少陰之始也；暮食，太陰之始也。”原文第一個“食”字下有重文符號。

⑧近内□：帛書整理小組指出，此行以下可能有缺損。

⑨烏喙：藥物名。《名醫別錄》稱其“治丈夫腎濕，陰囊癢，寒熱歷節，掣引腰痛”。與本方主治相合。

⑩車前：即車前子。《神農本草經》謂其“主氣癃，止痛，利水道小便，除濕痹。久服，輕身耐老”。《名醫別錄》稱其“主男子傷中，女子淋瀝”，“强陰，益精，令人有子”。

⑪若盛：帛書整理小組指出，“若”字下有脱文。

⑫爲欲用之，即食□之：指行房之前服用此方。

⑬治中：治療生殖器或性機能方面的疾病。中，指陰莖。“治中”亦見於上文“筭(孱)”篇。馬繼興(1992)指出，此處似有治療中氣不足之義。

⑭汾菌始汾以出者：疑指剛剛從地面露出頭來的汾菌。帛書整理小組認爲，囷讀爲“菌”，是一種菌類；始汾以出，汾當讀爲“墳”，《國語·晉語》注：“起也”。《神農本草經》有“雚菌”，謂其“主心痛，溫中，去長患，白瘲、蟯蟲、蛇螫毒、癥瘕、諸蟲”。張顯成(1997)認爲，汾菌即香蕈。《本草綱目》卷二十八引陳仁玉《菌譜》謂香蕈曰：“寒極雪收，春氣欲動，土松芽活，此菌候也。其質外褐色，肌理玉潔，芬香韻味，一發釜鬲，聞於百步。”香蕈具有補中益氣强健脾胃之功效。《本草求新》稱其“專入胃”。《本草再新》稱其“入肝經”。《本草逢原》稱其“大益胃氣”。《日用本草》稱其“益氣不饑”。與本方所治相似。

⑮□令見日：據文意，可補爲“勿令見日”。馬繼興(1992)補作“不令見日”。

⑯□以稗□五：據圖版，第一個殘字似“治”。稗□，當爲萆薢。《神農本

草經》謂其“主腰背痛，强骨節，風寒濕，周痹，惡創不瘳，熱氣”。門冬：即天門冬。

⑰令纔掩：使水剛剛淹蓋藥物。

⑱潷取汁：濾去渣滓取其液汁。《廣雅·釋詁二》：“潷，盝也。”王念孫疏證：“潷之言逼，謂逼取汁也。《玉篇》：‘潷，笮去汁也。’……今俗語猶云潷米湯也。”潷字現今還保存在一些方言中。帛書整理小組認爲，原文“沘”讀爲“排”。《説文·手部》：“排，擠也。”

【釋譯】

順利地進行房事的方法：想順利地進行房事的方法是：取天門冬根切爲小段，每段長一寸許，共三升，充分洗淨。又取黑雄雞，……合和成雞心、雞腦、雞胸三物，加二升水到舊鐵鍋內，和天門冬根一同煎煮，用堅實密節的蘆葦在下面燒火，讓鍋裏的水大沸一次，即把藥滓扔掉，再用其藥汁煎煮年齡在一周歲以上的黑雄狗的心、肺、肝，用堅實密節的蘆葦草在下面燒火……在吃晚飯時吃，吃多少可隨意。

一方：……取大烏喙四顆……，取車前草，生蒸二大把，……用布袋或其他物品盛裝起來。想行房事，即服用。

一方：調理以加强性機能的方法，在野外採集剛剛從地面露出頭來的汾菌，不要讓它曝曬在陽光下，陰乾。待其充分乾燥後，另取草薢五份、天門冬二份、茯苓一份，一同擣碎，用水浸泡，以水面剛剛蓋過藥物。煎煮後過濾取汁，再用藥汁浸泡汾菌，也是讓液面剛剛蓋過汾菌，再取出來陰乾。充分乾燥後研末，服用時取三指撮，以半杯……送服。

16. ▨巾

▨巾[①]：取鷄㲋（纔）能卷者[②]，產摵，盡去毛，遺兩翼之末[③]，而係縣竿□□□□鷄靡（摩）逢（蜂）$_{77}$房一大者，令蠭（蜂）蜇之[④]；厭，有（又）徙之，令以蜇死[⑤]。死，即捝去其□□□□其肌[⑥]，善治$_{78}$，【以】布麗（曬）之[⑦]，已，而以邑棗之脂弁之[⑧]，而以絲（塗）布巾。即以巾靡（摩）足□□□四五乃復$_{79}$，【以】二巾爲卒[⑨]。□足者少氣[⑩]，此令人多氣$_{80}$。

【校注】

①▨巾：指用藥汁浸漬布巾或塗藥於布巾以製作成藥巾的方法。本篇中有“治巾”一詞，據此似可將標題補全。

②鷄纔能卷者：帛書整理小組認爲，卷疑讀爲“讙”。《廣雅·釋詁二》：“讙，鳴也。”依本方主治，才開始啼鳴的雄子雞，其補虛壯陽之力甚强。按，

卷當讀爲“捲”，鷄纔能捲者是指尾翼剛剛向上捲起的公雞，尾翼上捲是雄雞發育成熟的標誌；同時亦可指才開始交配的雄雞，雄雞與母雞交配時，站在母雞背上，生殖器與母雞交接，尾翼向下捲。

③遺兩翼之末：去掉雄雞兩翼的末端。在民間，有雞兩翼之末招風惹病的説法。馬繼興(1992)認爲，指保留雄雞兩翼末端的雞毛。

④令蜂蠚之：讓蜂螫刺雄雞。這一種巧取蜂毒入藥的方法。蠚，螫。《説文·虫部》：“螫，蟲行毒也。”

⑤厭，又徙之，令以蠚死：在某處讓蜂螫刺雄雞，等蜂螫完之後，再把雞移至另一處繼續讓蜜蜂螫刺，直至雄雞被螫死。厭，同“饜”。原文“死”字下有重文符號。

⑥捝：去除。《説文·手部》：“捝，解捝也。” 《廣韻·末韻》：“捝，除也。”

⑦以布矖之：用布將研好後的藥末鋪陳開來曝曬。

⑧邑棗之脂：一種棗膏。帛書整理小組認爲，邑可能以音近讀爲“雜”（邑爲從母，雜爲影母），下文“邑烏卵”同。一説，邑棗疑指楰棗(即軟棗)。《太平御覽》卷九六五引《洞冥記》謂“軟棗，笮之有膏，膏可燃燈”。史常永(1993)認爲，邑，鄉里之謂；邑棗指鄉里之棗，邑烏指鄉里之烏。

⑨以二巾爲卒：每個療程以兩塊藥巾爲止。帛書整理小組指出，這一類藥巾與《靈樞·壽夭剛柔》所載藥熨有相似之處。

⑩少氣：指體力不足，與下句“多氣”相對。

【釋譯】

用藥汁浸漬布巾或塗藥於布巾以製作成藥巾的方法：取一隻剛能交配的雄雞，活着拔盡雞毛，並去掉兩翼的末端。然後把雄雞懸掛在竹竿上，……讓雞觸及一個大蜂窩，讓蜜蜂螫刺雄雞，等蜂螫完之後，再把雞移至另一處繼續讓蜜蜂螫刺，直至雄雞被螫死。雞死後，剔除……雞肉，研末，鋪在布上曬乾。之後取雜棗泥與之調和，塗在布巾上。將藥巾摩擦足部，四五次後再換用一條藥巾，最多用兩條藥巾。其他摩足法使人體力虛弱，這種摩足法可使人氣力充足。

【一曰】：治巾，取楊思一升、赤蛾(蟻)一升、盤(斑)蝥(蝥)廿①，以美□半斗并漬之②，奄(掩)□□□□其汁③，以$_{81}$漬細布一尺。已漬，楊(暘)之④，乾，復漬。汁盡，即取穀〈穀〉、椅桐汁□□□□□賒(塗)所漬$_{82}$布⑤，乾之，即善臧(藏)之。節(即)用之，操以循(揗)玉筴(策)⑥，馬因驚矣⑦。楊思者，□□□□□狀如小$_{83}$□□而秅(齕)人⑧$_{84}$。

【校注】

①楊思：當指一種咬人的昆蟲。魏啓鵬(1992)認爲，疑爲蛅蟖。《本草綱目》卷三十九："蛅蟖俗呼蚝蟲，又名楊瘌子，因有螫毒也。……入藥惟取榴棘上房內有蛹者，正如螵蛸取桑上者。"赤蟻：即蠪。一種大螞蟻，身上赤色斑駁。《爾雅·釋蟲》："蠪，打螘也。"郭璞注："赤駁蚍蜉。"赤蟻體內含有蟻酸，人的皮膚觸之即易起泡、痛癢。斑蝥：昆蟲類藥物。《神農本草經》作"斑貓"。以上三種蟲皆有毒。

②美□：古代常用酒、醋浸泡藥物，《養生方》有以"美酒"、"美醯"、"美截"、"美洛(酪)"、"美醬"等物品浸泡藥物的用例。此處具體所指尚無法確定。

③掩：覆蓋。該詞語亦見於上文"便近內"篇"令毚(纔)閹(掩)"之句。

④暍之：曝曬。《玉篇·日部》："暍，日乾物也。"

⑤穀：即楮，又稱構。《說文·木部》："穀，楮也。"楮樹的果實、枝莖、葉、皮、皮間白汁(即穀汁)皆可入藥。《名醫別錄》稱楮實"主陰痿水腫，益氣，充肌膚，明目。久服，不饑，不老，輕身"。楮白皮"逐水，利小便"。椅桐：即白桐。陶弘景《本草經集注》："白桐堪作琴瑟，一名椅桐。"《詩經·鄘風·定之方中》有"椅桐"。

⑥揗玉策：用藥巾拭擦陰莖。玉策，即陰莖，又稱玉莖、玉鞭。

⑦馬因驚：女子陰道因藥巾刺激陰莖後而相應隨之興奮。馬，指代陰道。宋元以來的俗語方言中，稱女陰爲馬者，用例非常多。周一謀(1988)、馬繼興(1992)均認爲，馬指陰莖。

⑧齕：咬。《說文·齒部》："齕，齧也。"馬繼興(1992)將原文"萙"讀作"螫"。

【釋譯】

一方：製造藥巾方法，取楊思一升，赤蟻一升，斑蝥二十個，用半斗優質……浸泡，醋液要蓋過藥物，去渣取汁，把一尺細布泡在藥汁裏。把浸泡過的藥布晾乾，晾乾後再泡，反復操作直到藥汁吸盡爲止。再取楮樹液汁、白桐樹汁……塗在所泡過的藥巾上，乾燥後將藥布收藏起來。應用時，用藥巾拭擦陰莖，女子陰道會因藥巾刺激陰莖後而隨之興奮。楊思……形狀像……咬人。

【一曰】：□□蛇牀泰半參、藸(菻)本二斗半、潘石三指最(撮)一①，桂尺者五廷(梃)□□□□□之菩半$_{85}$□□者一抍(藥)②，以三【月】莤滅(截)□③，孰(熟)煮，○○令濆(沸)，而以布巾曼其□□□汁④。且爲之⑤$_{86}$，□□□□□□□□□□□□之⑥，令膚急毋歎(垂)⑦，有(又)令男子足☐$_{87}$

【一曰】:【取】萩莢二[⑧],冶之,以水一參沃之,善挑[⑨],即漬巾中,卒其時而抻之[⑩],□□□乾,輒復漬88。

【一曰】:陰乾牡鼠腎[⑪],冶,取邑鳥卵潰[⑫],并以涂(塗)新布巾。臥,以抿(揩)男女[⑬]89。

【校注】

①泰半參:即大半升,指三分之二升。菻本:即蒿本。《說文·艸部》:"菻,蒿屬。"周一謀(1988)認爲,原文"藴"疑讀爲"菣",形近而誤。《說文·艸部》:"菣,香蒿也。"潘石:即礬石。

②半□□者:陳劍(2013)認爲,應補釋作"半尺者"。一棄:一小束。《說文·朿部》:"棄,小束也。"

③三月莤截:用三月間採集的白茅濾去渣滓的淡酒。莤,指濾酒去滓取汁液。《詩經·小雅·伐木》:"有酒湑我。"毛傳:"湑,莤之也。"陸德明《經典釋文》:"莤,與《左傳》'縮酒'同義,謂以茅泲之而去其糟也。"馬繼興(1992)認爲,"莤"爲"湝"之省筆,假借爲"皂",釋爲皂角。□:陳劍(2013)認爲,該殘字當釋爲"洎"。

④曼:讀爲"漫",此處指浸漬。馬繼興(1992)認爲,讀爲"幔",義爲覆蓋。

⑤且爲之:指將要性交時。

⑥□□□□□□□□□□□□□□之:周波(2012)根據《養生方》殘片與該處綴合並綜合陳劍(2013)之說,認爲此句可補釋爲"以黎巾方寸入中,一入而出之"。

⑦令膚急毋垂:使陰莖皮膚繃緊,挺直而不垂軟。

⑧萩莢:帛書整理小組認爲,帛書《雜療方》作"焦莢",應即皂莢。《神農本草經》謂其"利九竅"。《名醫別錄》稱其"益精。可爲沐藥,不入湯"。

⑨善挑:反復攪拌。《說文·手部》:"挑,撓也。"下文"除中益氣"篇有"反復挑之"。

⑩卒其時而抻之:浸泡一晝夜後抽出藥巾。帛書整理小組認爲,抻讀爲"抽",《太玄·玄攡》注:"出也。"一說,抻同"刌",截。

⑪牡鼠腎:即公鼠外腎,指鼠陰莖,又名鼠印。《本草綱目》卷五十一引《岣嶁神書》指出,古人有佩鼠印於臂,令人媚悅合歡的說法。

⑫取邑鳥卵潰:取雜鳥卵打破與公鼠外腎末調合。邑鳥卵,據上文"邑棗之脂"注,當爲雜鳥卵。魏啓鵬(1992)認爲,邑爲里邑,邑鳥指家雀。潰,打破。

⑬以揩男女:用藥巾拭擦男女外陰。

【釋譯】

一方：……蛇牀子三分之二升，蒿本二斗半，礬石三指撮，一尺長的桂五節，……一小束，用在三月間採集的白茅濾去渣滓的醋反復煎煮，使它沸騰，然後把布巾浸泡在液汁裏。即將性交時，……可以使陰莖皮膚繃緊，挺直而不垂軟，又使男子腳部……

一方：取皂莢兩份，研末，用一升水浸泡，反復攪拌，然後將布巾放在裏面浸泡，經過一晝夜將布巾抽出來，晾乾，然後重新泡到藥液裏去。

一方：取雄鼠陰莖，陰乾，研末，取雜鳥卵打破與它調合，並塗抹在新布巾上。性交時，用藥巾拭擦男女外陰。

【一曰】：取弟（蛂）選（蠃）一斗①，二分之，以截漬一分而暴（曝）之。冬日置竈上，令極濆（沸），即出弟（蛂）選（蠃），□□□□$_{90}$，餘如前，即以漬巾，盡其汁。已，臥而漬巾，以抿（捪）男，令牝亦□⧄②$_{91}$

【一】曰：蠃四斗，美洛（酪）四斗③，天牡（社）四分升一④，桃可大如棗⑤，牡螻首二七⑥，□□□□□□□□□□$_{92}$半升，并漬洛（酪）中。已，取汁以□□□布□□漬，汁盡而已。□用之，濕□□操玉莢（策）$_{93}$，則馬驚矣。所胃（謂）天牡（社）者，□□□食桃李華（花）者殹（也）。【桃可】者，桃實小時毛殹（也）$_{94}$。牡螻者，頡蠸□□□□□□□□□□□□□者殹（也）⑦。□□者，狀如贛（蘱）皮⑧$_{95}$。

【一曰】：燔□柎⑨，張巾其□□□□□□□□□□□□□有□□□□□，以巾玩牝，馬㲋（纔）$_{96}$⧄⑩$_{97}$

【校注】

①蛂蠃：即勃蠃，蚌蛤之屬，或簡稱"蠃"。勃蠃見於上文"勺（約）"篇。

②牝：本指雌性，此處指女子陰道。

③美酪：即優質奶酪。

④天社：天社蟲。《名醫別錄》稱其"主絕孕益氣，如蜂大腰，食草木葉，三月採"。與本節下文"食桃李華（花）"相似。四分升一：即四分之一升。

⑤桃可：即桃毛。《神農本草經》謂桃毛"主下血瘕寒熱，積寒無子"。

⑥牡螻首：即螻蛄首。帛書整理小組認爲，帛書《胎產書》作"牡狗首"。揚雄《方言》卷十一稱螻蛄"南楚謂之杜狗"。陶弘景《本草經集注》稱螻蛄"自腰以前甚澀，能止大小便；自腰以後甚利，能下大小便"。

⑦頡蠸：當爲一種瓜蟲。《爾雅・釋蟲》："蠸，輿父、守瓜。"《玉篇・虫

部》："蠸，食瓜蟲。"但是蠸與螻蛄似乎沒有必然的聯繫。

⑧蘱皮：即薏苡仁之外殼。蘱，即薏苡仁。《名醫别錄》稱薏苡仁"一名蘱"。

⑨□柎：疑爲上文"病最(朘)腫"篇之"柳付(柎)"，即柳絮。

⑩馬䱷〼：當與上文第83行"馬因驚"相似。帛書整理小組指出，此行後有缺損，行數不明。

【釋譯】

一方：取勃贏一斗，分爲兩份，用醋浸泡其中一份，然後在陽光下晾曬。在冬天應放在竈上煎煮，使之大沸，再把勃贏取出，……用來浸泡布巾，直到把藥汁吸盡爲止。製好後，性交時就用藥巾拭擦男子陰莖，令女子……

一方：蚌蛤四斗，優質奶酪四斗，天社蟲四分之一升，桃毛像棗子一樣大，螻蛄首十四個……

一方：焚燒柳絮，張開藥巾……，用藥巾拭擦女子外陰，女子陰道會因藥巾刺激陰莖後而隨之興奮……

17.【巠(輕)身益力】

一曰①：欲輕身者②，取人所□□□□□□□□□□□□□□□□□□□□□□□□□□□□□$_{98}$并[合]③，以爲後飯④，春[秋]□□□□□□□□□□□□□□□□□□□□□□□□□□□□$_{99}$□□□□□□□之各四斗，[與]□□□養□□□□□□□□□□□□□□□□□□□□⑤$_{100}$〼⑥$_{101}$

【校注】

①一曰：帛書整理小組指出，本條屬於目録中"輕身益力"篇，原小標題因帛書缺損，已與該篇開端的藥方一起佚去。

②輕身：使身體輕快。《神農本草經》"雲母"條有"久服，輕身，延年"。"礬石"條有"鍊餌服之，輕身，不老，增年"。類似記載還有很多。輕身是古代養生術語，與道家思想有關。

③并合：原釋文爲"并□"。"合"字圖版較爲清晰。陳劍(2013)亦曾指正。

④以爲後飯：在飯後服用。《素問・病能論》："爲後飯。"王冰注："飯後，藥先，謂之後飯。"

⑤□□□□□□□之各四斗，與□□□養□□：周波(2012)指出，此處可與殘片綴合，經綴合後，釋文當改爲"□□□□莖細刌之，各四斗，與□□□□□□"；並指出殘片"細"字右邊仍殘留有筆畫，説明原圖版100行右邊至少仍有一行文字(非原圖版99行)。

⑥⧄：周波（2012）指出，經綴合後，第 101 行之末仍殘留一“强”字，據其相對位置，此行釋文可補爲“□□□□强”。

【釋譯】

（略）

18. 除中益氣

【除中益氣】①：□□茲（牸）肉肥□□□膏者②，皆陰乾，冶，以三指最（撮）一⧄$_{102}$

【一曰】：□節者③，其樂（藥）以鳥□、□□、澤舄（瀉）、蕍（朮）、酸棗□□□□□□□□□□□□□□$_{103}$□等④，冶，即以松脂和，以爲完（丸），後飯，少多自涊⧄$_{104}$⑤

【一曰】：春秋時取寃（菀）⑥，陰乾，冶之；取冬葵種⑦，冶，并之参【指最（撮）】□□□□□□□□□□□□□□$_{105}$益中⑧。○$_{106}$

【一曰】：□□、方（防）風、□三等，界當三物⑨，冶，三指最（撮）後飯⧄$_{107}$

【一】曰：【取】牛肉薄剶（劙）之⑩，即【取】萆荚（薢）寸者⑪，置□□牛肉中⑫，炊沸，休，有（又）炊沸，有（又）休，三而出肉食之$_{108}$。臧（藏）汁及萆荚（薢），以復煮肉，三而去之。□□人環益强而不傷人⑬。食肉多少次（恣）殹（也）⑭$_{109}$。

【校注】

①除中益氣：即治中益氣。除，治療疾病，使之痊愈。《戰國策·秦策二》：“武王示之病，扁鵲請除。”鮑彪注：“除，欲去其病。”揚雄《方言》卷三：“南楚病愈者謂之差，或謂之除。”該標題原脱，帛書整理小組據目錄試補於此。

②牸肉：即母牛肉。《玉篇·牛部》：“牸，母牛也。”

③□節者：周波（2012）指出，“節”字圖版僅餘下半，該字筆畫與《養生方》3 行“節”字形體不符而與 104 行“飯”字形體正合，故應改釋爲“飯”字。

④鳥□：疑爲“鳥卵”。周波（2012）認爲是“烏豙（喙）”。□□：藥物名，圖版僅餘殘筆。陳劍（2013）釋作“莫石”。澤瀉：藥物名。《神農本草經》謂其“主風寒，濕痹，乳難，消水，養五臟，益氣力，肥健。久服，耳目聰明，不饑，延年，輕身，面生光，能行水上”。《名醫別錄》稱其“補虛

損五勞”，“起陰氣，止泄精”。薩：帛書整理小組認爲，即下文“莍”，以讀“朮”爲宜。《名醫别録》稱朮“利腰臍間血，益津液，暖胃，消穀嗜食”。《日華子本草》稱其治“五勞七傷”，“補腰膝”。酸棗：藥物名。《神農本草經》謂其“主心腹寒熱，邪結氣聚，四肢酸疼，濕痹。久服，安五藏，輕身延年”。《名醫别録》稱其治“久洩，虚汗，煩渴，補中，益肝氣，堅筋骨，助陰氣，令人肥健”。

⑤自恣：自己隨意。恣，該字僅餘殘筆，原釋文未釋，現據文例補；陳劍(2013)釋爲“材(裁)”，義同“自恣”。

⑥菀：即紫菀。《神農本草經》謂其“主欬逆上氣，胸中寒熱結氣，去蠱毒痿蹷，安五臟”。《名醫别録》稱其“止哮喘，五勞體虚，補不足”。

⑦冬葵種：即冬葵子。《神農本草經》謂其“主五臟六腑，寒熱羸瘦，五癃，利小便”。

⑧益中：補益身體，又稱“利中”。

⑨界當三物：把上述三藥切細。界，此處引申爲間斷、截斷義；當，讀爲“斷”。帛書整理小組認爲，界疑爲“芥”。《名醫别録》稱芥“主除腎邪氣，利九竅，明耳目，安中，久食溫中”。界當三物，指芥的藥量與上述三味藥的總量相同。但是據前後文意，讀“芥”有所不合。

⑩薄劙：切成薄片。《玉篇·刀部》：“劙，解也，分割也。”

⑪革薢：藥物名。《神農本草經》謂其“主腰背痛，强骨節，風寒濕，周痹，惡創不瘳，熱氣”。《名醫别録》稱其治“傷中恚怒，陰痿失溺”。

⑫置□□牛肉中：周波(2012)指出，經重新綴合後，該句當改釋爲“置牛肉中”。

⑬□人環益强而不傷人：使體力恢復、强壯，沒有任何副作用。周波(2012)指出，經重新綴合後，該句當改釋爲“令人環、益强而不傷人”，“環”疑讀爲“還”，訓爲恢復。

⑭食肉多少恣：吃多少肉隨意。

【釋譯】

治中益氣方法：……用母牛肉……，都陰乾，研末，用三指撮一份的藥末……

一方：……節者，所用的藥物有鳥卵、……、澤瀉、白朮、酸棗……各等分，研末，取松脂摻和，糊丸，飯後服用，多少隨意。

一方：在春秋兩季，取紫菀，陰乾，研末；取冬葵子，研末，用三指撮……混合，有補中益氣之功效。

一方：……防風、……各等分，把上述三藥切細，研末，取三指撮藥末，飯後服用……

一方：取牛肉切成薄片，再取一寸長的革薢，把它放在牛肉裹面，加熱煮沸，停火，再加熱煮沸，又停火，如此三次，把牛肉取出來食用。剩下的藥汁和草薢又用來繼續煮牛肉，用過三次後再把它們扔棄。這種方法可以使體力恢復、强壯，沒有任何副作用。每次吃牛肉的數量可以隨意。

【一曰】：取白杬（芫）本①，陰乾而冶之，以馬醬和②，□丸③，大如指【端】，□□□□□□空（孔）中④，張且大$_{110}$。

【一曰】：滿冬、莁、房（防）風⑤，各冶之等，并之▨$_{111}$

【一曰】：取芍（菌）桂二⑥，細辛四⑦，萩一⑧，戊（牡）厲（蠣）一⑨，秦栐（椒）二⑩，【三】指最（撮）以爲後飯⑪，令人强$_{112}$。

【一曰】：如（茹）⑫，濕靡（磨），盛之，飽食飲酒□□者臭（嗅）之⑬。□□各善冶，皆并，三宿雄鷄血□□□□□□□⑭$_{113}$，以繒藆（裝）之⑮，因以蓋□以韋□雄□堅□□□旬⑯。竹緩節者一節⑰，大徑三寸□▨⑱$_{114}$

【校注】

①白芫本：帛書整理小組認爲，即白芫花之根。《神農本草經》謂芫花"久服令人泄，可用毒魚"。《名醫別錄》稱其"療疥瘡"。

②馬醬：即馬肉醬。

③□丸：周波（2012）指出，據新綴圖版，原釋文"以馬醬和，□丸"當改釋爲"以馬醬和，丸"指以馬醬調和，摶之成丸。

④孔中：即陰莖孔、尿道口。

⑤滿冬：即天門冬。《爾雅·釋草》："蘠蘼，虋冬。"邢昺疏："虋冬，郭注亦云本草一名滿冬，今檢本草有天門冬一名。"莁：即白朮。

⑥菌桂：藥物名。《神農本草經》謂其"主百病，養精神，和顔色，爲諸藥先聘通使。久服輕身不老，面生光華，媚好常如童子"。周波（2012）指出，原釋文"芍"字形體與《養生方》第124行"菌"字寫法相合，當釋爲"菌"。

⑦細辛：藥物名。《神農本草經》謂其"主欬逆，頭痛，腦動，百節拘攣，風濕，痹痛，死肌。久服，明目，利九竅，輕身長年"。《名醫別錄》稱其"主溫中"，"安五臟，益肝膽，通精氣"。

⑧萩：即青蒿。據帛書《五十二病方》"牡痔"篇"青蒿者，荊名曰萩"。《名醫別錄》稱其"生肉，止疼痛"。孟詵《食療本草》稱其"益氣，長髮，補中，明目"。

⑨牡蠣：藥物名。《神農本草經》謂其"主傷寒，寒熱，溫瘧洒洒，驚恚怒

氣，除拘緩鼠瘺，女子帶下赤白。久服，强骨節，殺邪氣，延年”。李珣《海藥本草》稱其“主男子遺精，虛勞乏損，補腎正氣，止盜汗，去煩熱”。

⑩秦椒：藥物名。《神農本草經》謂其“主風邪氣，溫中，除寒痹，堅齒發，明目。久服，輕身，好顔色，耐老增年，通神”。

⑪三指撮：劑量名。“三”字原缺，爲整理者補釋。周波(2012)指出，根據反印文，“指最(撮)”之前當即“參”。“參指最(撮)”亦見於《養生方》第76、105行。

⑫茹：即茹草，柴胡的别名。本方所用爲柴胡地上部分。《名醫别錄》稱柴胡“一名茹草”。《本草綱目》卷十三：“茈胡生山中，嫩則可茹，老則採而爲柴，故苗有芸蒿、山菜、茹草之名，而根名柴胡也。”《神農本草經》謂柴胡“主心腹腸胃中結氣，飲食積聚，寒熱邪氣，推陳致新。久服，輕身，明目，益精”。《日華子本草》稱其“補五勞七傷，除煩止驚，益氣力，消痰止嗽，潤心肺，添精補髓”。一説，茹指茹根，即白茅根。《神農本草經》謂茹根“主勞傷虛羸，補中益氣”。

⑬飽食飲酒□□者臭(嗅)之：周波(2012)指出，根據反印文，該句第一個殘字當釋爲“半”，第二個殘字上部殘損，下部殘筆與“年”字下部的“干”旁寫法相合，當釋爲“年”字。依此，該句釋文爲“飽食飲酒半年者臭(嗅)之”。

⑭三宿雄鶏血：即老雄雞血。三宿，指多年。古籍中，三宿通常指三天三夜或三夜。《本草綱目》卷四十八談到雞冠血時，有“三年雄雞者良”，“用三年老雄者，取其陽氣充溢也”。《五十二病方》“蚖”篇有“亨(烹)三宿雄鶏”。

⑮以繒裝之：用絲綢將藥包起來。繒，絲織品的總稱。

⑯蓋□以韋：周波(2012)指出，根據反印文，殘字可補爲“之”字。

⑰竹緩節者：即莖距較長的竹竿。

⑱大徑三寸：帛書此處殘損。周波(2012)指出，根據重新綴合的圖版，“寸”字下殘字當即“布”字，又下一字當即“長”字。

【釋譯】

一方：取白芫花根，陰乾，研末，用馬肉醬調和，糊丸，像手指一様大，……陰莖口，使它張開變大。

一方：取天門冬、白朮、防風，分别研末，等分，摻合……

一方：取菌桂二份，細辛四份，青蒿一份，牡蠣一份，秦椒二份，每次取三指撮，飯後服用，可使人强壯。

一方：取柴胡，趁着它新鮮含有水份時揉碎研磨，盛到容器裏。在吃飽飲酒……嗅它的氣味。再取……分别研末，混合，同時將三年老雄雞血……，用絲綢將藥包起來，並蓋上……。取莖距較長的竹竿一節，直徑三寸大……

附：

《養生方》第108～114行是由幾塊帛片拼綴而成。周波(2012)指出，原整理報告在上述帛片拼綴方面存在很大問題，有不少誤綴、錯行的情況。根據周波(2012)提供的新綴圖版與釋讀意見，原釋文第111～115行相關文字應當改釋爲：

【一曰】：滿冬、逑、房(防)風，各冶之等，并之，【參】指最(撮)以爲後飯，令人强。

【一曰】：取菌桂二，細辛四，萩一，戊(牡)厲(蠣)一，秦椓(椒)二，各善冶，皆并，三宿雄鷄血□□□□□□如(茹)濕靡(磨)，盛之，飽食飲酒□□者臭(嗅)之旬。竹緩節者一節，大徑三寸布，長☐□□以繒藙(裝)之，因以蓋之，以韋□雄□堅□之，强。

【一曰】：以秋取□鼉(蝥)□□首□□□□□三□□□之[①]，强[②]。
　　唇[③]115。

【一曰】：取□□□□□□□□□□□□□□□□强116。

【一曰】：□□汁置籥中，牡鳥□□□□□□□□□□置水中[④]，飲之[⑤]117。

【一曰】：以豬膏大如手，令蠭(蜂)□□□□□□□□□□□□□□□□□□淳(醇)曹(糟)四斗[⑥]，善冶118□。節(即)弗欲，酒之[⑦]119。

【一曰】：□□□□□等，亦以□□後飯[⑧]120。

【一曰】：□□□大牡兔[⑨]，皮，去腸[⑩]。取萆荚(薢)長四寸一把，茉(朮)一把，烏家(喙)十□□□削皮細析，以大【牡121兔】肉入藥間，盡之，乾，勿令見日百日，冶，裹[⑪]。以三指最(撮)一爲後飯百日，支六、七歲[⑫]，□122食之可也，次(恣)所用123。

【校注】

①□蝥：應爲“斑蝥”。上文“☐巾”篇(第81行)有“盤(斑)鼉(蝥)”。《名醫别録》云斑蝥“八月取”，與本方意合。□□首：周一謀(1988)、馬繼興(1992)均指出，當爲“牡螻首”。周波(2012)指出，“首”前一字左下殘形與帛書《胎產書》第20行“牡狗首”之“狗”字左下相合，故疑此處當補作“牡狗首”。□三：周波(2012)指出，“三”前一字殘筆與帛書《養生方》第89行“抿”字形體頗近，此處可能當補爲“抿”。

②强：周波(2012)指出，根據重新綴合的圖版，該行釋文當改作“【一曰】：

以秋取□䗅(蝥)□□首□□□□□三□强”。

③盾：原釋文無。圖版中該字位於該行末尾，字體較其他文字大，該字也不見於字典、辭書，字義待考。由於帛書中常見一些反印文，該字也可能是某處的反印文。

④牡鳥□：當爲“牡鳥卵”。

⑤飲之：周波(2012)指出，根據重新綴合的圖版，第116行上端“【一曰】：取”應當與第117行連讀，故此處釋文當改作“【一曰】：取□□汁置籥中，牡鳥□□□□□□□置水中，飲之”。

⑥令蜂□□：《養生方》“▨巾”篇(第78行)有“令蠭(蜂)蚉之”之句。醇糟：酒渣。《說文·米部》：“糟，酒滓也。”周波(2012)指出，根據重新綴合的圖版，第118～119行釋文當改作“【一曰】：以豬膏大如手，令蠭(蜂)□□□□□□二升，莫石二升，烏家(喙)□□，淳(醇)曹(糟)四斗，善冶□。節(即)弗欲，洒之”。

⑦洒之：帛書整理小組指出，此行以下有缺損，行數不明。

⑧亦以□□後飯：周波(2012)指出，根據重新綴合的圖版，“以”下一字當即“爲”字，兩字之間應當再無他字，故此處當改釋爲“亦以爲後飯”。

⑨大牡兔：即大公兔。兔的頭、骨、腦、肉皆可入藥。《名醫別錄》稱兔肉“味辛，平，無毒。主補中益氣”。

⑩皮，去腸：剝皮，去腸。《說文·皮部》：“剝取獸革者謂之皮。”《廣雅·釋言》：“皮，剝也。”

⑪乾，勿令見日百日，冶，裹：原釋文爲“乾，勿令見日，百日□裹”。周波(2012)指出，根據反印文，“裹”前一字爲“冶”；該句釋文當重新斷讀，此說可从。帛書《五十二病方》第164～165行、《養生方》第37行所述製藥過程均有“陰乾”、“冶”、“裹”三道工序。

⑫支六、七歲：指藥效可持續六七年。

【釋譯】

一方：在秋季取斑蝥……，使人强壯。

一方：取……使人强壯。

一方：……液汁傾倒在竹管中，雄鳥……放在水中，飲服。

一方：取一塊手掌大小的豬油，讓蜜蜂……酒渣四斗，仔細研末……。如果不想治療，洗乾淨即可。

一方：……飯後服用。

一方：……大公免，剝皮，剔去腸子，再取四寸長的萆薢一把、白朮一把、烏喙十枚……，削去皮後切成細塊。把大公兔肉放入藥裹，充分摻和，陰乾，不要用太陽曬。過了一百天后就可以收藏包裹起來。用時，每次取三指撮到一節的藥量，飯後服用，連續吃一百天，藥效可以持續六七年。……服用也可以，多少隨意。

【一】曰：取細辛、乾桓(薑)、菌桂、烏豙(喙)，凡四物，各冶之。細辛四，乾桓(薑)、菌【桂】、烏豙(喙)各二，并之，三指最(撮)以爲後$_{124}$飯，益氣，有(又)令人免(面)澤①$_{125}$。

【一】曰：取白苻(符)、紅符、伏(茯)霝(苓)各二兩②，桓(薑)十果(顆)，桂三尺，皆各冶之，以美醯二斗和之。即取刑馬膂(臚)肉十$_{126}$□③，善脯之④，令薄如手三指⑤，即漬之醯中，反復挑之，即屚(漏)之；已屚(漏)，陰乾煬(煬)之，□□□$_{127}$□潰(沸)，有(又)復漬煬(煬)如前，盡汁而已。煬(煬)之□脩⑥，即以椎薄段之⑦，令澤，復煬(煬)□$_{128}$□□之，令□澤⑧，□□□□□□□□□□□□□□桼(漆)鬃之⑨，乾，即善臧(藏)之。朝日晝□$_{129}$夕食食各三寸⑩，皆先飯□□□□□□□□□□□□□□。□□□各冶等，以爲後飯$_{130}$。

【校注】

①面澤：容光煥發。

②白符、紅符：即白石脂、赤石脂。《太平御覽》卷九八七引《吳普本草》："五石脂，一名青、赤、黄、白、黑符。"《名醫別録》稱白石脂"養肺氣，厚腸，補骨髓，療五藏驚悸不足，心下煩，止腹輯，下水"。赤石脂"主養心氣，明目，益精"。《神農本草經》謂石脂"久服，補髓益氣，肥健，不饑，輕身延年。五石脂，各隨五色補五臟"。

③刑馬膂肉：帛書整理小組認爲，此句指殺供食用的馬肥肉。《名醫別録》稱馬肉"長筋，强腰脊，壯志，强意利志，輕身不饑。脯，治寒熱痿痺"。膂，即吕，指脊肉。《説文·吕部》："吕，膂骨也。……篆文吕，从肉从旅。"

④脯：將肉製作成平片狀。《周禮·腊人》："腊人掌乾肉，凡田獸之脯腊膴胖之事。"鄭玄注："薄析曰脯。"

⑤令薄如手三指：使馬肉厚度約三指。

⑥脩：捶打加工的肉乾。《説文·肉部》："脩，脯也。"段玉裁注："捶而施薑桂曰段脩。"

⑦以椎薄段之：用木椎把肉捶成薄片。

⑧令□澤：據上下文意，可補釋爲"令面澤"。

⑨漆鬃之：用生漆塗抹。《神農本草經》謂生漆"去長蟲。久服，輕身耐老"。

⑩朝日晝□夕食食各三寸，皆先飯：帛書整理小組認爲，此句的大意是每日

三餐前各服所製肉脯三寸。原文第一個“食”字下有重文符號。

【釋譯】

一方：取細辛、乾薑、菌桂、烏喙四種藥物，分別研末。以細辛四份，菌桂、烏喙各二份，摻和，每次服用取三指撮藥量，在飯後服用，可以補益氣力，又使人額面潤澤有光。

一方：取白石脂、赤石脂、伏苓各二兩、薑十塊、桂三尺，分別研末，以二斗好醋摻和。再取殺死的馬脊肉十斤，將肉製作成平片狀，切成約三手指厚的形狀，浸泡在醋液裏，反復攪拌。然後將醋汁過濾，再將馬肉陰乾、烘烤，……加熱煮沸，再像上次一樣浸泡烘烤，直到藥汁全部吸盡爲止。烘烤肉脯時，用木椎把肉捶成薄片，……使肉脯表面有光澤，又再次烘烤……再用生漆塗到肉脯上面，待其乾後，仔細收藏起來。每日餐前，各服食所製肉脯三寸。……分別研末，等分，在飯後服用。

19. 用少

用少[①]：男子用少而清，□□□□□□□□□□□□□□□□□□雄二之血和完（丸），大如酸$_{131}$棗[②]，以爲後飯，治一即□☐$_{132}$

□□□□□□□斗□□□□□□□□□□□□□□□□□以□化半斗，牡腊□□$_{133}$□□□□□□□□升☐[③]$_{134}$

【校注】

①用少：指男子性機能減退，精液稀少。下句“男子用少而清”是指男子因腎虧虛勞，導致精液減少、稀薄清冷。《千金要方》卷十九論述“五勞”、“七傷”有“精清”、“精少”之說。

②酸棗：陳劍（2013）指出，當釋爲“□黍”。

③□□□□□□□□升☐：帛書整理小組指出，此行後有缺損，行數不明。按，考之圖版，其中並無134行，該行所釋即133行“□□□□□□□斗”，在帛書圖版中，“升”、“斗”兩字形體極其近似。由於該行上下殘斷，“斗”字上半部分殘損（圖版爲“[illegible]”），整理者誤將133行的前半部分內容另立一行，並把“[illegible]”又釋作“升”。

【釋譯】

男子精液稀少：男子精液稀少、清冷，……用兩個雄性……的血液糊丸，像酸棗一樣大小，在飯後服用，……

……

20. 治力

【治力】[①]：□□□□□□□□□□□□□□□□□□□□□□□□□□□□□□$_{135}$身若倦(癢)若不倦(癢)[②]，以☐$_{136}$

【校注】

①治力：應與下文“益力”同義，即補益身體與增强身體精神、精力。帛書整理小組指出，小標題據目録試補於此。從目録行數看，在《治力》和《醪利中》兩題之間，還應該有三四個標題，俱已佚失，以下五方不能確定哪兩方合屬一個標題。

②身若癢若不癢：指身上似癢非癢。

【釋譯】

（略）

21.【黑髮】

☐：黑髮益氣[①]，取□□□□□□□□□□□□□□□□□□□□□□□□□□$_{137}$行，復盛，以一復行□□□□□□□□□□□□□□□□□□□□□□□$_{138}$食，火毋絶，丗□□治，以□□裹，□□□□□□□□□□□□□□□□□□□□□$_{139}$八月爲樂(藥)[②]$_{140}$。

【校注】

①黑髮益氣：促使白髮變黑，補益腎氣。

②八月爲藥：在八月製作藥物。

【釋譯】

（略）

22.【爲醴】

☐：爲醴[①]，用石膏一斤少半[②]，槀(藁)本、牛厀(膝)□□□□□□□□□□□□□□□□□$_{141}$□□□□二斗[③]，上□其汁，淳□□□□□□□□□□□□□□□□□□□$_{142}$☐$_{143}$。

【校注】

①爲醴：製作甜酒。馬繼興(1992)指出，本篇是繼上篇之後醫治白髮的醴酒方。

②石膏：藥物名。《神農本草經》謂其“主中風，寒熱，心下逆氣，驚喘，口乾舌焦，不能息，腹中堅痛，除邪鬼，產乳，金創”。一斤少半：即三分之一斤。

③藁本：藥物名。《神農本草經》謂其“主婦人疝瘕，陰中寒，腫痛，腹中急，除風，頭痛，長肌膚，悅顏色”。牛膝：藥物名。《神農本草經》謂其“主寒濕痿痹，四肢拘攣，膝痛不可屈伸，逐血氣，傷熱，火爛，墮胎。久服，輕身，耐老”。

【釋譯】

（略）

23.【益力】

〼：益力①，敬除□心匈（胸）中惡氣②，取槐莢中實③，置竈□□□□□□□□□□□□□□$_{144}$五實，儀（癢）甚。□之不儀（癢）④，益之，令身若儀（癢）若不儀（癢），□□□□□□□□□□□□□□$_{145}$。

【校注】

①益力：與上文“治力”義同。兩篇部分內容相似。

②敬除□心胸中惡氣：去除心胸悶氣。惡氣，病邪之氣。據圖版，該句中似乎無殘缺字。馬繼興（1992）將“敬”讀作“清”。

③槐莢中實：即槐實，藥物名。《神農本草經》謂其“主五內邪氣熱，止涎唾，補絕傷，五痔，火創，婦人乳瘕，子藏急痛”。《名醫別錄》稱其“久服，明目，益氣，頭不白，延年”。

④□之不癢：據文意，可補釋爲“欲之不癢”。

【釋譯】

……：補益氣力，去除心胸悶氣，取槐實，放置在竈……，非常搔癢。想使身體不搔癢，增加藥量，會使身體似癢非癢……

24.【益壽】

□谷名有泰室、少室①，其中有石，名曰駢石②，取小者□□□□□□□□□□□□□$_{146}$□病，益壽③$_{147}$。

〼：取刑馬脫脯之④。段烏家（喙）一升⑤，以淳酒漬之，□去其宰（滓），□□□□□□□□□□□$_{148}$輿、虋（虋）冬各□□⑥，萆薢、牛膝（膝）各五拼（葉），□莢、桔梗、厚□二尺⑦，烏家（喙）十果（顆），并冶$_{149}$，以淳酒四斗漬之，毋去其宰(滓)，以○□□盡之，□□□以韋橐裹⑧。食以二〈三〉指最(撮)$_{150}$爲後飯。服之六末强⑨，益壽$_{151}$。

〼：冶雲母、銷松脂等⑩，并以麥麴捖(丸)之⑪，勿□手，令大如酸棗，□吞一垸(丸)⑫。日益一垸(丸)，至$_{152}$十日⑬；日後日捐一垸(丸)⑭，至十日⑮，日□□□□□□益損□□□□□，令人壽不老$_{153}$。

【校注】

①泰室：即太室。《左傳·昭公四年》：“陽城、太室。”《史記·封禪書》：“太室，嵩山也。”嵩山爲五嶽之中嶽，其東部爲太室，西部爲少室，統稱嵩山。

②駢石：張顯成(1996)認爲，即䑙石，又稱爲美石，當爲石鐘乳之類礦物藥名。《管子·地員》：“陸山白壤十八施，百二十六尺而至於泉，其下駢石，不可得泉。”《山海經·中山經》：“又東五十里，曰少室之山，……其上多玉。”郭璞注：“今在河南陽城縣西。”又：“又東三十里，曰泰室之山，……上多美石。”郭璞注：“即中嶽嵩山也，今在陽城縣西。”《證類本草》引《名醫别録》稱石鍾乳“益氣，補虛損……强陰。久服，延益壽，好顔色，不老，令人有子。……生少石山谷及太山”。

③益壽：增加壽命。帛書整理小組原釋文將第146、147行排在“益力”篇末尾，今據文意移至“益壽”篇之首。

④取刑馬脱脯之：帛書整理小組認爲，本句指將殺供食用的馬肉去骨，製作成肉脯。《爾雅·釋器》：“肉曰脱之。”郭璞注：“剥其皮也。”李巡注：“肉去其骨曰脱。”馬繼興(1992)將該句點斷爲“取刑馬，脱脯之”。

⑤段：切段。馬繼興(1992)指出，一說假借爲“煅”或“鍛”，但煅法在本草學的炮製中均用於礦物類藥，對於草藥烏喙的炮炙一般用“炮”，故此處“段(煅)”與“炮”同義。按，下文“醪利中”篇有“熏烏家(喙)”。

⑥□輿：當爲藥物名稱，具體所指不詳。虋冬：即天門冬。《本草綱目》謂虋冬爲麥門冬、天門冬之别名，該書卷十六：“虋冬。麥鬚曰虋，此草根似麥而有鬚，其葉如韭，凌冬不凋，故謂之麥虋冬。”又卷十八：“虋冬。草之茂者爲虋，俗作門。此草蔓茂，而功同麥門冬，故曰天門冬。”《神農本草經》謂天門冬“久服，輕身益氣，延年”，與本方所治相合。周一謀(1988)認爲虋冬指麥門冬。

⑦□莢：當爲植物藥名，上文88行有“萩莢”，即皂莢。桔梗：藥物名。《神農本草經》謂其“主胸脅痛如刀刺，腹滿腸鳴幽幽，驚恐悸氣”。《名醫别録》稱其“主利五臟腸胃，補血氣，除寒熱風痺，溫中，消穀”。厚□：當爲藥物名，疑即厚朴。

⑧韋橐：皮囊。

⑨六末：指四肢與前後二陰。

⑩雲母：藥物名。《神農本草經》謂其“主身皮死肌，中風寒熱，如在車船上，除邪氣，安五臟，益子精，明目。久服，輕身延年”。《名醫別錄》稱其“下氣堅肌，續絕補中，治五勞七傷，虛損少氣，止痢。久服，悦澤不老”。銷松脂：熔解松脂。《神農本草經》謂松脂“久服，輕身不老，延年”。馬繼興(1992)指出，本方所用雲母、松脂均爲古代方士所倡議的服食之品，如《千金要方》卷二十七所載“服食法”中有“食松脂方”、“餌雲母水方”。

⑪以麥麴丸之：用雜有麵的麥麩作爲添加劑糊丸。麥麴，指雜有麥麩的麥麵。《說文·麥部》：“麴，麥覈屑也。”段玉裁注：“此云帶覈之屑，謂其糠；碎磨之尚未成末，麩與麪未分，是爲麴。”

⑫□吞一垸(丸)：原釋文爲“□【之】各一垸(丸)”，裘錫圭(1987)指出，據圖版“各”當釋爲“吞”，而且前面可不添加“之”字，可从。

⑬至十日：到第十天。原文“日”字下有重文符號。

⑭日捐一丸：每日減少一丸。與“日益一丸”相對。《說文·手部》：“捐，棄也。”

⑮至十日：原文“日”字下有重文符號。

【釋譯】

……山谷的名稱有太室、少室，出產一種石頭，叫做騂石，取其小塊……，可使人無病，長壽。

……：將殺死供食用的馬肉剔去骨骼，製成肉脯。取烏喙一升，切碎，用醇酒浸泡，然後濾去藥滓，……輿、天門冬各……，萆薢、牛膝各五小把，……桔梗、厚朴二尺，烏喙十枚，研末，用醇酒四斗浸泡，不要把藥滓扔掉，……用皮囊包裹好藥末。服用時，取三指撮，飯後服用。可以使身體六末强壯，長壽。

……將雲母研末，再將松脂熔化，各等分，用雜有麥麩的麵作爲添加劑糊丸，不要用手接觸，每丸如酸棗一樣大小。……第一天吃一丸，以後每天增加一丸，直到第十天；以後每天減少一丸，再吃十天。……可使人長壽不老。

25. 醪利中

【醪利中】[①]：取桼(漆)□之莖[②]，少多等[③]，而□□□□□□□□□□□□□□□其清汁四斗半，□□154□之間爲之若□□□□□□□□□□□□□□□□□□□□以釀之。取熏烏豙(喙)八果(顆)155，□取桼(漆)、節之□□□□□□□□□□□□□□□□□□□□□釀下[④]，善封其罌(罌)口[⑤]，令□156□□□□□□□□□□□□□□□□□□□□□□□□□之孰(熟)，而以平□□157□□□□□□□□□□□□□□□□□□□□□□□□□□□□□□[⑥]158。

【一曰】：□九斗，先□□□□□□□□□□□□□□□□□□□□□□□□□□$_{159}$者二升其中十日，冶□□□□□□□□□□從器出□□□□□□□□□$_{160}$中，服之百日，令腸中毋(無)病$_{161}$。

【校注】

①醪利中：即益中之醪。本條指製作醪的方法。醪，帶滓的酒。《説文·酉部》："醪，汁滓酒也。"利中，即益中。帛書《雜療方》有"益内利中"條。

②漆□之莖：帛書整理小組認爲，疑即漆莖。《名醫别録》謂澤漆"一名漆莖，大戟苗也"。《神農本草經》謂澤漆"主皮膚熱，大腹，水氣，四肢面目浮腫，丈夫陰氣不足"。

③少多等：藥量等分。

④漆、節：帛書整理小組指出，疑爲澤漆、地節的簡稱。《三國志·魏書·方技傳》："阿從佗求可服食益於人者，佗授以漆葉青粘散。漆葉屑一升，青粘屑十四兩，以是爲率。言久服去三蟲，利五臟，輕體，使人頭不白。阿從其言，壽百餘歲。"裴松之注："佗别傳云：青黏者，一名地節，一名黄芝，主理五藏，益精氣。"但是據《名醫别録》，地節一名玉竹，皆葳蕤之别稱，謂其"主治心腹結氣，虚熱，濕毒，腰痛，莖中寒"。《神農本草經》稱爲"女萎"，謂其"主中風暴熱，不能動搖，跌筋結肉，諸不足。久服，去面黑皯，好顏色，潤澤，輕身不老"。《藥性論》稱其"主時疾寒熱，内補不足，去虚勞客熱，頭痛不安"。陳藏器《本草拾遺》稱葳蕤"主聰明，調血氣，令人强壯"。

⑤罌：盛物的瓦器。《説文·缶部》："罌，缶也。"

⑥□□：帛書整理小組指出，此行後有缺損，行數不明。

【釋譯】

製作益中醪酒的方法：取漆莖，等分，……進行釀酒。再取炮烏喙八顆，與澤漆、地節混合，……釀造時將罌口嚴密封住，使……成熟，……

一方：……服用一百天，可以使腸道不生疾病。

【一曰】：爲醪，細斬桼(漆)、節各一斗，以水五□□□□浚①，以汁煮茈(紫)【威】□□□□□□□□$_{162}$，有(又)浚○○○䴹(麴)、○麥䴹(麴)各一斗②，□□□，卒其時，即浚□□□□黍稻□□$_{163}$□各一斗，并□，以䴹(麴)汁脩(滫)之，如恒飯③。取【烏】豙(喙)三果(顆)，乾畺(薑)五，焦□□④，凡三物，甫□□$_{164}$投之⑤。先置□嬰(罌)中，即釀黍其上，□汁均沃之，有(又)以美酒十斗沃之，勿撓，□□$_{165}$□涂(塗)之。十一□孰(熟)矣⑥，即發⑦，勿醴⑧，稍□□

清汁盡，有（又）以□□酒沃，如此三而□□$_{166}$。以餔食飲一音（杯）[⑨]。已飲，身體（體）養（癢）者，靡（摩）之。服之百日，今目【明耳】葱（聰）[⑩]，末皆强，□□$_{167}$病及偏枯[⑪]$_{168}$。

【校注】

①以水五□：據文意，當爲“以水五斗”。

②浚：即去滓留汁。麥麴：用麥做成的酒母。《集韻·屋韻》：“籟，《說文》：‘酒母也。’或作麴、麯。”《說文·米部》：“籟，酒母也。籟，或从麥。”《證類本草》稱小麥麴“補虛，去冷氣，除腸胃中塞，不下食，令人有顏色”。

③以麴汁滫之，如恒飯：用麥麴汁淘洗，像平時做飯一樣。這是一個促進發酵的過程。滫，指淘洗。周一謀（1988）指出，原文“脩”即指淘洗。《周禮·司尊彝》：“凡酒脩酌。”鄭玄注：“脩，讀如滌濯之滌。”馬繼興（1992）認爲，滫之本義爲淘米汁，引申爲令飯食發酵，該句意思爲：按照日常用湯汁泡米飯的方法一樣，使其靜置發酵。

④焦□：據文意，當爲藥物名。馬繼興（1992）釋作“焦牡”，亦認爲其爲藥名，但所指不詳。按，帛書圖版在“乾畺（薑）五”處殘斷，後面文字係另一小片帛書拼合而來，“焦”字也模糊不清，是否確釋，尚存疑問。

⑤甫：此處意義不詳。馬繼興（1992）認爲，假借爲“㕮”。投：混合。《廣韻·侯韻》：“投，合也。”

⑥十一□：據文意，當爲“十一日”。

⑦即發：開封後將發酵成熟的東西取出。

⑧勿醴：不要過濾酒液。《說文·酉部》：“醴，下酒也。”

⑨餔食：晚上進食。《說文·食部》：“餔，日加申時食也。”《武威漢代醫簡》第8～9號簡有“先餔飯米麻（糜）飲藥”。

⑩今：圖版該字模糊，但更似“令”字。

⑪偏枯：半身不遂。《素問·生氣通天論》：“汗出偏沮，使人偏枯。”該句指本方除補中之外，還可用於中風、痿蹶等偏枯一類疾病。

【釋譯】

一方：製造醪酒，將澤漆、地節切碎，各一斗，加水五斗……，濾滓取汁。用藥汁煮紫威，……然後再過濾，取汁。取麴、麥麴各一斗，……一晝夜後，再過濾取汁……將黍米和稻米……各一斗，用麥麴汁淘洗，像平時做飯一樣。再取烏喙三枚，乾薑五塊，……共三種藥，……混合。先把它們放在一個大瓦缸中，在上面釀黍，讓藥汁均勻地澆在上面，又用十斗好酒澆在上面，不要攪拌……。塗抹在上面，放置十一天就可以發酵成熟。開封後將發酵成熟的東西取出，不要過濾酒汁，逐漸待其酒汁變清，吸收完以後，又用酒澆淋，如此反復三次……。在每天吃晚飯時飲服一杯。凡飲服酒後，出現身體發癢症狀，可以按摩。飲服一百天，可使人視力明亮，聽力變好，手足四肢及前後兩陰功能增强，並可治療……及半身不遂等疾病。

26. 治

【治】[①]：取蠃四斗[②]，以涻(酢)瀸(截)漬二日[③]，去蠃，以其汁漬□肉動(撞)者[④]，□犬脯□□，復漬汁，□□169。食脯一寸[勝]一人，十寸勝十人[⑤]170。

【校注】

①治：帛書整理小組指出，此標題與前第30行重復，醫方的内容也與之相似。但是前文方中的藥物爲“雞脯”，而本方爲“犬脯”。本篇與前文“治”篇均指治療男子身體羸弱、性機能衰退的方法。

②蠃：即蝸牛。亦見於《養生方》“☒巾”篇。《尚書大傳·虞夏傳上》：“鉅定蠃。”鄭玄注：“蠃，蝸牛也。”

③酢截：即酸醋。

④□肉：根據下句“犬脯”推測，此處當指狗肉。犬脯，用狗肉製成的肉乾。《日華子本草》稱狗肉“補胃氣，壯陽，暖腰膝，補虚勞，益氣力”。撞：擣擊。《説文·手部》：“撞，丮擊也。”《集韻·絳韻》：“撞，撞擊也。”帛書整理小組認爲，此處意爲椎打。

⑤食脯一寸勝一人，十寸勝十人：此句形容食用犬脯的效果。“勝一人”、“勝十人”均指男子食用脯後與女子交合的人數。

【釋譯】

治：取蝸牛四斗，用酸醋浸泡兩天，棄蝸牛，再取經過擣擊的狗肉泡在醋液裏，製成狗肉脯，又用醋液浸泡……。吃一寸肉一夜可以與一個女子交合，吃十寸肉一夜可以與十個女子交合。

27. 折角

【折角】[①]：燔蟆[②]，治。裹其灰以□牛，可以翕【壺】折角[③]。益力171。

【校注】

①折角：本篇爲益力之方。帛書整理小組指出，本方云以藥予牛，可使牛折角，當爲一種强壯劑。

②蟆：動物名或蟲名，用作藥物，具體所指不詳。

③翕壺折角：原釋文爲“翕□折角”，據圖版與裘錫圭(1987)意見補。一說，可補爲“翕受折角”。翕，强壯。《廣韻·緝韻》：“翕，盛也。”

【釋譯】

折角：取螟烤炙，研末。用這種灰末喂牛，可以使牛在搏鬥時能夠折斷別的牛之角。增强氣力。

28. 走

【走】①：非(蜚)廉(蠊)、方(防)葵、石韋、桔梗、芘(紫)威各一小束②，烏豙(喙)三果(顆)，□□□□□□□□□□大□□$_{172}$□箁五寸③，白螣蛇若蒼梗蛇長三四寸④，若□□□□□□□□□，各蠱(冶)⑤，并以□$_{173}$若棗脂完(丸)，大如羊矢，五十里一食。陰困出雒□□□□□□□□□⑥。七百$_{174}$。

【一曰】：烏豙(喙)五，龍慨(葵)三⑦，石韋、方(防)風、伏兔(菟)各□⑧，陰乾，□□□□□□□□□去其羚□□$_{175}$蠱(冶)五物⑨，入酒中一日一夜，浚去其財(滓)，以汁漬饕(滫)飯⑩，如食【頃】，□□乾⑪，乾有(又)復□□$_{176}$乾，索汁而成⑫$_{177}$。

【一曰】：烏豙(喙)二，北南陳陽□骨一⑬，蠱(冶)，并以細新白布裹三。馬膏□□□□棲肥雞□□□$_{178}$□，復鬻(煮)瓦茝(苔)長如中指⑭，置□□□□汁，出茝(苔)，以囊盛，□□□□日棄貍(埋)□□$_{179}$財(滓)。節(即)行，漬，抍東行水一桮(杯)⑮，置□□□□□□□□□□□□□□□以三出□□$_{180}$□見日飲之⑯$_{181}$。

【校注】

①走：帛書整理小組指出，本篇是旅行時增加足力的藥方。

②蜚蠊：即蟑螂，俗稱偷油婆。《神農本草經》謂其"主血瘀"。《名醫別錄》稱其"通利血脈"。《本草綱目》卷四十一引徐之才《藥對》稱其"主腹中七節，保神守中"。防葵：藥物名。《神農本草經》謂其"久服，堅骨髓，益氣輕身"。《名醫別錄》稱其"主治五臟虛氣"，"除腎邪，强志"。紫威：即紫葳。

③箁：竹皮，笋殼。《說文·竹部》："箁，竹箬也。"朱駿聲通訓定聲："箁，蘇俗謂之笋殼。"

④白螣蛇：即白花蛇。又名褰鼻蛇、蘄蛇。《開寶本草》稱其"主中風濕痺不仁，筋脈拘急"，"半身不遂，節骨疼痛"，"腳弱不能久立"。蒼梗蛇：疑即黑花蛇，《本草綱目》卷四十三稱黑花蛇"功用與白花蛇同"。

⑤冶：研末。原文爲"蠱"。《後漢書·馬融列傳》："田開、古蠱。"李賢注："蠱，音冶。"

⑥陰囷出雒：帛書整理小組認爲，囷疑讀爲“菌”。陰菌，應爲一種植物，具體所指待考。

⑦龍葵：藥物名。《唐本草》稱其“食之解勞少睡，去虚熱腫”。《本草正義》稱其“可服可敷，以清熱通利爲用，故並治跌仆血瘀，尤爲外科退熱消腫之良品也”。

⑧伏菟：即茯苓。《神農本草經》謂茯苓“一名茯菟”。

⑨羚：該字不見於字書，字義待考。

⑩滫飯：一種用淘米汁煮成的飯。按，原文“饕”即“饋”，又作“餴”。《廣雅・釋器》：“饋飯謂之饕。”王念孫疏證：“《釋文》引《倉頡篇》：‘饕，饋也。’”《說文・食部》：“餴，滫飯也。……或从賁。”

⑪乾：原文該字下有重文符號。

⑫索汁而成：待汁盡即成。《廣雅・釋詁一》：“索，盡也。”

⑬北南陳陽□骨：一種骨頭，可入藥。具體所指待考。

⑭瓦苔：即瓦屋上的青苔衣，別名屋遊。《本草經集注》稱屋遊“主治浮熱在皮膚，往來寒熱，利小腸膀胱氣”。

⑮抍：讀爲“抍”，取。《廣雅・釋詁一》：“抍，取也。”東行水：即東流水。陳藏器《本草拾遺》稱其“主病後虚弱”。

⑯以三出：原釋文爲“二以出”，據圖版改正。□見日：周波（2012）指出，根據《養生方》一殘片的反印文，可將殘字補釋爲“令”；並指出第181～182行原釋文“以出□□□見日飲之”可補釋爲“以出之，勿令見日，飲之”。

【釋譯】

旅行時增加足力的藥方：取蜚蠊、防葵、石韋、桔梗、紫葳各一小束，烏喙三枚，……竹皮五寸，長約三四寸的白花蛇或黑花蛇，或……，分別研末，並以……或棗膏糊丸，如羊屎一樣大小，行走五十里服一丸。……可走七百里。

一方：取烏喙五份，龍葵三份，石韋、防風、茯苓各……份，陰乾，……將五味藥研末，放到酒裏浸泡一天一夜，再過濾去滓，以其藥汁泡飯，約一頓飯的時間，將其……乾，乾後再泡，泡後再乾，直至汁盡即成。

一方：取烏喙二份，北南陳陽……骨一份，研末，再用新細白布包裹多層。馬油……，再煮瓦屋上像中指長的青苔衣，放置……汁，取出青苔，用布囊盛好，……棄埋……滓。將要行走時，將其浸泡，取東流水一杯，放到……取出，不要讓它見到太陽，飲服。

【一曰】：□□犬三卒▨182 烏家（喙）一半，冶之，▨183 爲□□□▨184

【一曰】：走者，取女□□□□□□□□□□□□□□□□□□□□□□□

□□□□□□□□□$_{185}$□服一斗[①]，取□□$_{186}$。

【一曰】：□□有□□□□□□□□□□□□□□□□□□□□晦漬，晝乾之[②]，盡□□$_{187}$□行百里$_{188}$。

【一曰】：行宿[③]，自謼(呼)："大山之陽，天□□□，□□先□，城郭不完，□以金關。"即禹步三，曰以産$_{189}$荊長二寸周晝〈畫〉中[④]$_{190}$。

【一曰】：東鄉(嚮)謼(呼)："敢告東君明星[⑤]，□來敢到畫所者，席彼裂瓦[⑥]，何人?"有(又)即周中[⑦]$_{191}$。

【一】曰：走疾欲善先者，取女子未嘗男子者布[⑧]，縣枲[⑨]，懷之，見旋風以投之[⑩]。風止，即□□$_{192}$帶之$_{193}$。

【校注】

①女□□□□：根據下文192行，此處當爲"女子月事布"或"女子未嘗丈夫者布"之類的東西。

②晦漬，晝乾之：在夜間浸泡，白天取出晾乾。

③行宿：在旅行途中夜宿。

④曰以産荊長二寸周畫中：用二寸長的生荊條畫一個大圓圈。帛書整理小組認爲，"曰"爲句首助詞，無義。産荊，生荊條。

⑤東君明星：巫術中的天神名。

⑥□來敢到畫所者，席彼裂瓦：有人敢侵入所畫圓周中，就用破瓦片攻擊它。周一謀(1988)認爲，"席"與"襲"音近義通，席彼裂瓦全句指用破瓦片襲擊它。魏啓鵬(1992)認爲，席彼裂瓦指將被席捲，像瓦片一樣裂碎。

⑦周中：依前文，即周畫中。

⑧女子未嘗男子者布：即處女月經布。《千金要方》卷二十"霍亂第六"稱爲童女月經衣。

⑨縣枲：用麻繩繫住。縣，同"懸"。《說文·木部》："枲，麻也。"

⑩旋風：龍捲風。

【釋譯】

一方：……

一方：在旅途行走，取……

一方：……在夜間浸泡，白天取出晾乾，全部……可以行走一百里。

一方：在旅途中留宿時，自己高聲祝念："大山之陽，天……，……城郭不完，……以金關。"念完後，按照禹步法行三步，並用二寸長的生荊條畫一個大圓圈。

一方：面朝向東方呼喊道："敢告東君明星，……敢來到所畫的圓圈内，就用破瓦片攻擊它，什麽人?"念完就畫一個大圓圈。

一方：要想行走迅速敏捷並走在他人前面的方法，取處女月經布，用麻繩栓住，揣在懷裏。見到迎面刮來的龍捲風，就扔出去。等風停止後再將它拾起來佩帶。

29. 疾行

疾行①：取牛車枲纍(犨)帶之②，欲疾，一約之③194。

【一曰】：行欲毋足痛者，南鄉(嚮)禹步三，曰："何水不截④，何道不枯，氣我□□。"末即取突墨□195□□□□内(納)履中⑤196。

【校注】

①疾行：使人步行速度快。本篇是使人快步行走的醫方。

②牛車枲犨：纏束在牛車轅上的麻繩。《說文·車部》："犨，直轅車纃也。"又《糸部》："纃，絜也。"

③一約之：疑指用繩纏束褲腿。馬繼興(1992)認爲，指在腰部緊緊地捆縛一下。

④何水不截：何處的水流不盡。截，終盡。該字亦見於《五十二病方》"諸傷"篇的"男子竭，女子截"之句。

⑤末：指祝由儀式結束之後。突墨：即竈突墨，又名百草霜，指火竈煙道中的煙末。

【釋譯】

使人步行速度快的方法：取牛車轅上纏束的麻繩佩帶在身上，想加快速度，用麻繩纏束褲腿。

一方：想步行而不讓腳痛，朝南方按禹步法行三步，祝念道："沒有流不盡的水，沒有走不完的路，氣我……。"祝由儀式結束後，取竈末灰……放入到鞋子裏面。

30. ☐

☐①：□□□□天下□□□□□□□□□□□□宗，有氣則產②，无(無)氣則死③，是□□□□□□197。怒而不大者④，據(膚)不至【也；大而不堅者】，筋不【至也】；堅而不熱者，氣不至也。據(膚)不至【而用】198則腄(垂)⑤，筋不至而用則避⑥，氣不至而用則隋(惰)，是以聖人必□□之。湯斿(遊)於摇(瑤)臺⑦，陳□□199於南宮⑧，問○○男女之齊至相當、毋傷於身者若可(何)⑨？合(答)曰：益產者食也，損產【者色】200也，是以〇聖人必有法廁（則）[⑩]：一曰麇（麢）桷（觸）[⑪]，二爰（猨）據，三曰蟬傅，四曰蟾者（諸），五曰魚嘬（嘬），六曰青【靈】201。一曰云石[⑫]，二曰拈瓠，三曰濯昏，四伏□，五曰□□。【一曰】高之[⑬]，二曰下之，三曰左之，四曰右之，【五曰】202深之，六曰淺之，七曰兔敄（騖）[⑭]。一曰疢（吙）[⑮]，二曰癰（齧）。一曰□□，【二】曰震撞（動）[⑯]。一曰定味[⑰]，二曰致氣，【三曰勞】203實，四曰侍（時）節[⑱]204。

【校注】

①☐：此篇小標題已佚，所述內容爲房中方術。部分內容與同墓所出竹簡《合陰陽》、《天下至道談》相似。

②有氣則產：即有氣則生。

③无（無）：原釋文直接寫作"無"，據圖版改。

④怒而不大者：陰莖勃起但不碩大。此句可參看《天下至道談》第15～16號簡。

⑤用：交合。垂：陰莖疲痿。

⑥筋不至而用則避：《天下至道談》作"氣不至而用則避"。

⑦湯：商湯。此處是假托之名。瑤臺：傳說中夏代末代帝王桀和商代末代帝王紂所建造的臺閣。《淮南子·本經》："晚世之時，帝有桀、紂，爲璇室、瑤臺、象廊、玉床。"

⑧陳□：帛書整理小組指出，似爲人名。

⑨男女之齊至相當：男女交合最適當的方法。

⑩〇：原釋文無此符號，據圖版添加。

⑪一曰麢觸：此句指男女兩性交合姿勢。可參看《合陰陽》"十節"、《天下至道談》"十勢"及《醫心方》卷二十八"九法十二"。

⑫一曰云石：此句指女子陰戶名稱。可參看本卷帛書末女子外陰圖、《天下至道談》59～60號簡、《醫心方》卷二十八"監御第五"和"九法十二"。句中"濯昏"兩字不清。

⑬一曰高之：此句指男女兩性交合要領。可參看《合陰陽》"十脩"、《天下至道談》"八道"。

⑭七曰兔敄（騖）：一種模仿兔子奔跑的交合姿勢。據《合陰陽》、《天下至道談》，該小句應位於201行"六曰青【靈】"之後。

⑮一曰吙：此句指女子交合時發出的聲音。可參看《合陰陽》"五音"、《天下至道談》"五音"。

⑯一曰□□，二曰震動：此句指女性交合的姿勢。可參看《合陰陽》"八動"、《天下至道談》"八動"及《醫心方》卷二十八"十動"。

⑰一曰定味：此句指男子交合的步驟。可參看《天下至道談》“十脩”。

⑱四曰時節：相當於《天下至道談》“十脩”中爲“五曰必時”，指把握交合的時機。馬繼興（1992）認爲，節、盈是同源字，原文“侍節”當讀爲“侍（待）盈”，《天下至道談》“十脩”中爲“八曰侍（待）盈”，指等待精氣充盈。

【釋譯】

……有氣則生，無氣則死，這……。陰莖勃起而不碩大，是因爲膚氣不至；碩大而不堅挺，是因爲筋氣不至；堅挺而不熱烈，是因爲神氣不至。膚氣不至即使用，就會垂痿；筋氣不至即使用，就會回避不前；神氣不至即使用，就會勞損怠惰。因此聖人君子一定……。商湯到瑤臺走訪，陳……到南宫走訪，詢問男女交合最適當而不傷害身體的方法是什麽？回答說：有益於生命的是飲食，有損於生命的是情色，因此聖人君子一定有生活規律：（交合姿勢）一是如獐鹿角觸，二是如猿猴憑靠，三是如蟬附着於樹幹，四是如蝦蟆跳躍，五是如魚兒吞食，六是如蜻蜓飛翔。（女子陰戶名稱）一是云石，二是抬瓠，三是濯昏，四是伏……，五是……。（交合要領）一是向上衝刺，二是向下衝刺，三是衝刺左面，四是衝刺右面，五是深深鑽進，六是淺淺進入，七是像驚兔迅跑。（女子交合時發出的聲音）一是吐氣聲，二是咬牙聲。（女性交合的姿勢）一是……，二是震動。（男子交合的步驟）第一是定味，第二是致氣，第三是勞實，第四是時節。

31.【□語】

□語[1]：□見三月吉日在□，禹乃□□入於漩（璇）房[2]，其狀變，色甚雄以美，乃若台（始）壯[3]。羣河（娥）見之[4]，□□$_{205}$□□□□□□□□□□□□□□□河（娥）月之□治釦而見□[5]，凡彼車〈莫〉不溉（既）薵有英[6]。今人□□$_{206}$□□□□□□□□□□□□□□□□□□□我須（鬚）麋（眉）溉（既）化（花）[7]，血氣不足，我无（無）所樂[8]，□□$_{207}$□□□□□□□□□□□□□□□□□□□□□□□欲毋言，王有□色，□□□□$_{208}$□□□□□□□□□□□□□□□□□□□□□□□□□昏有吾（悟）。南河（娥）□□□□[9]$_{209}$女子之□□□□□□□□□□□□□□□□□□□□□□□□□□□□□□□□□□□$_{210}$不能已[10]。西河（娥）□□□□□□□□□□□□□□俞曰：□□□□□□□□□□□□□□□□$_{211}$□堅病而□而不已[11]，恐過而不吾（悟）。少河（娥）□合麋（眉）睞（睫）□□□□□□□□□□□□□□□□□□$_{212}$其□撞而問之[12]，以渴（謁）請故[13]。少河（娥）進合（答）曰：女子之樂有□□□□□□□□□

□□□□□□□$_{213}$幼疾，暴進暴退，良氣不節⑭。[禹][曰]：善弍(哉)言[歟](乎)。□□□□□□□□□□□□□□□□$_{214}$我欲合氣，男女蕃兹(滋)⑮，爲之若何？少河(娥)曰：凡合氣之道，必□□□□□□□□□□□$_{215}$必至□思⑯？氣不□鬱。禹曰：善弍(哉)言歟(乎)！今我血氣外揖⧄$_{216}$曰：君何不䰞(羹)茅、艾⑰，取其湛⑱，以實五賞石膏白□□□□□□□□□□□□□□□□⑲$_{217}$，端夜茨琮⑳，白雖賞，登左下右，亦毋暴成㉑$_{218}$。

【校注】

①□語：該篇内容爲禹與羣娥的問答，所述内容爲生殖、養生之道。周波(2012)指出，結合原圖版和反印文，"□"當爲墨團，而非殘字。如《養生方》第4個標題爲"·加"，第10個標題爲"·勺(約)"等。

②璇房：用美玉砌成的房子。又稱璇宫、璇室。此處代指宫娥美女的住所。

③其狀變，色甚雄以美，乃若始壯：指禹進入宫女住所後，精神抖擻，如春陽盛壯。一説，是描述性興奮時男性外生殖器的形態。

④羣娥：指禹後宫的衆美女。下文有南娥、西娥、少娥等。

⑤治釦：用金銀等緣飾器物。《後漢書·皇后紀》："其蜀、漢釦器九帶佩刀。"李賢注："釦，以金銀緣器也。"

⑥凡彼莫不既蒚有英：形容羣娥見到禹求歡心切，氣氛熾揚。既蒚有英，指蒚草花開。劉釗(2003)指出，原文"卓"應隸定爲"崋"，釋爲"草"。

⑦鬚眉既化：鬚眉已經花白。

⑧无(無)：原釋文直接寫作"無"，據圖版改正。

⑨南娥□□□□：帛書整理小組指出，此行以下缺損，是否與下行直接銜接，不能確定。

⑩女子之□：馬繼興(1992)指出，依殘字形體，當爲"女子之樂"。周波(2012)指出，根據新綴圖版，原釋文第210行前應補三行文字，作"如棗⧄$_1$其□⧄$_2$⧄$_3$"。

⑪而□而不已：周波(2012)指出，該處殘字餘筆與《養生方》第13行首字"起"寫法相合，根據字形殘筆與文意，此殘字可釋爲"起"。起，病愈，與下面"不已"對文。

⑫合：帛書整理小組認爲，疑讀爲"答"。

⑬以譪請故：問明其中緣由。

⑭暴進暴退，良氣不節：性交動作急暴，精氣得不到節制。

⑮男女蕃滋：生育衆多兒女。

⑯必至□思：此處以下第216行，原释文无，爲帛書整理小組漏釋，裘錫圭(1987)已指出並補全，以下行號數目也相應增加。

⑰茅、艾：茅根與艾葉。《神農本草經》謂茅根“主勞傷虛羸，補中益氣，除瘀血，血閉寒熱，利小便”。《名醫別録》稱艾葉“主婦人漏血，利陰氣，生肌肉，辟風寒，使人有子”。

⑱取其湛：取連滓帶湯的茅艾羹。湛，讀爲“沉”，指沉澱物。《荀子·解蔽》：“則湛濁在下，而清明在上。”楊倞注：“湛讀爲沉，泥滓也。”帛書整理小組認爲，湛讀爲“瀋”，義爲汁。

⑲石膏：藥物名。《神農本草經》謂其“主中風，寒熱，心下逆氣，驚喘，口乾，舌焦，不能息，腹中堅痛，除邪鬼，產乳，金創”。白□：殘字僅剩右半似“叚”，帛書整理小組認爲，“白”字後殘字疑爲“煆”字。

⑳端夜茨琮：半夜覆蓋在薄物之上，應指半夜行房事。端夜，半夜。《廣雅·釋詁二》：“茨，覆也。”《說文·无部》：“琮，事有不善，言琮也。《爾雅》：‘琮，薄也。’”

㉑登左下右，亦毋暴成：男女交合，不能急促行事。

【釋譯】

（略）

32.【食引】

食引[①]：利益氣，食飲恒移音（陰）撞（動）之，臥有（又）引之[②]，故曰：飲219□□，有（又）教謀（誨）之[③]。右引而曲左足220。

【校注】

①食引：配合飲食進行的導引。本篇所載兼有食療和導引兩義。

②臥又引之：此句與竹簡《十問》“禹問於師癸”篇中“覺寐而引陰，此謂練筋”一句意思相近。馬繼興（1992）將此句點斷爲“臥，有（又）引之”。

③又教誨之：此句與竹簡《十問》“堯問於舜”篇中“必愛而喜之，教而謀之，飲而食之”一句意思相近。

【釋譯】

配合飲食進行的導引方法：對增强氣力有利，飲食時應經常暗中捶擊陰部，睡覺時又牽引它，所以說：飲食……又對它進行教誨。向右導引，彎屈左腳。

帛書《養生方》卷末爲一女子外陰圖，原圖可能有十二個部位名稱，但圖上僅存八個部位名稱，書爲五排，它們是：

【笄】光[①]

【臭】鼠[②]　　　　□□[③]

麥齒　　　　　穀【實】
赤朱(珠)　　　【琴】弦④
付□⑤

【校注】

①笄光：以下名稱，“笄光”、“麥齒”、“穀實”、“赤珠”均見於《天下至道談》，可參看竹簡《天下至道談》“一曰笄光”一節注文。

②臭鼠：疑即《天下至道談》的“鼠婦”。

③□□：帛書整理小組指出，第一個殘字从“辵”。

④琴弦：《醫心方》卷二十八引《玄女經》：“乃内玉莖，刺其琴弦。”李零(1992)認爲，即小陰唇。

⑤付□：李零(1992)認爲，即大陰唇。

【釋譯】

(略)

附：《養生方》殘片

說　明

馬王堆帛書整理小組在拼復和釋讀《養生方》時，還剩餘了大量殘片，共計180餘片，但是整理小組僅出示了三張殘片匯總的圖版，未進行釋讀。馬繼興(1992)僅錄其中“一名曰蒟干”一條。我們對兩張較大的殘片進行了編號和初步釋讀，計81條。現將其依次列出，並作簡要釋注。

校　釋

(一)

⧄□□大如□□⧄
⧄如[食]頃，漬槀□三日⧄①
⧄□□□□□□⧄

【校注】

①槀□：殘字似爲“草”，疑即蒿草。

（二）

☐☐☐☐☐
☐必十☐☐☐
☐☐☐☐☐☐☐
☐☐☐☐

（三）

☐☐☐
☐☐其一即☐☐
☐☐毋傷癰，善，嘗☐①
☐☐☐

【校注】

①嘗☐：據文意，當爲“嘗試”。該詞語在帛書《五十二病方》中多見。

（四）

☐☐☐☐
☐至者☐☐勿絕☐
☐☐☐☐☐☐☐

（五）

☐其☐以汁漬☐
☐☐而陰乾☐☐

（六）

☐☐王☐☐☐
☐[其]汁復煮，凡三☐☐
☐☐之☐大如☐☐

（七）

□出□□
□裹毋□□□□
□□足□利者□
□□灸□□

（八）

□燔之，美[酒]□
□□而□之□
□
□□□□

（九）

□其□□
□□不起□□①
□其皮□□

【校注】

①不起：當爲疾病名。帛書《養生方》有“老不起”、“不起”篇。

（十）

□□□
□□卵，有子□
□□□□□□

（十一）

□米一斗□裹□□
□益□
□□□□

(十二)

□□□并□
□乾之即□

(十三)

□□□□
□中□□
□□多□□□

(十四)

□□乃□
□□□□
□一斗半□□

(十五)

□□□
□有以□□
□□□□

(十六)

□益□□
□
□□汁四□
□□□

(十七)

□□□□
□□□□

☑啓□☑

（十八）

☑□□☑
☑□□困☑
☑□頭☑

（十九）

☑□□□☑
☑□☑

（二十）

☑□固有□☑
☑□皆宰□☑

（二一）

☑顯，皆冶☑

（二二）

☑勿□□□☑
☑□咸勝□☑

（二三）

☑曰益力☑①
☑以□☑

【校注】

①益力：該詞語亦見於帛書《養生方》“巠（輕）身益力”、“益力”篇。

(二四)

⧄□□⧄
⧄□□⧄

(二五)

⧄□鬻⧄
⧄□中泰□⧄

(二六)

⧄乾□⧄
⧄□足⧄

(二七)

⧄□□□⧄
⧄□□□⧄

(二八)

⧄□用⧄
⧄□一已皆⧄
⧄□□□⧄

(二九)

⧄□令⧄
⧄復□⧄

(三十)

⧄□⧄
⧄□出□□⧄

▨□□▨

（三一）

▨如□▨
▨□□▨

（三二）

▨曰▨
▨已▨
▨治▨

（三三）

▨□出▨
▨□▨

（三四）

▨□▨
▨□歙（飲）▨

（三五）

▨乾□▨
▨□旦□□▨
▨□▨

（三六）

▨□□□▨
▨一名曰鹡干▨①

【校注】

①鹡干：藥物名，即射干。《神農本草經》謂其“主欬逆上氣，喉痹，咽

痛，不得消息，散結氣，腹中邪，逆食飲，大熱”。

(三七)

☐□物□□☐

(三八)

☐取黄芩☐

(三十九)

☐□□䒨☐[①]

【校注】

①䒨：藥物名，讀作“蓷”。

(四十)

☐□□☐

(四一)

☐□橿(薑)☐[①]

【校注】

①□：殘字似爲“四”。

(四二)

☐之肝☐

(四三)

☐□□□□其□☐

☐□□□□□□□☐

（四四）

□□□
□□□□□

（四五）

□□百草□

（四六）

□□□
□□二斗者（煮）□

（四七）

□□歙（飲）之□□
□□□

（四八）

□□□□乾□
□□□□

（四九）

□□皆合而并□

（五十）

□□□天内男子□

（五一）

▨□□□□▨
▨稍益之▨
▨□□▨

（五二）

▨□□□▨
▨踝，勿令▨

（五三）

▨□▨
▨陽□▨
▨□歙（飲）▨

（五四）

▨□中□▨
▨□□▨

（五五）

▨□□▨
▨□煮▨

（五六）

▨□□□▨
▨□□□▨

（五七）

☐☐☐
☐☐☐☐☐
☐☐☐☐

（五八）

☐☐之☐
☐☐☐☐☐

（五九）

☐☐以其一合☐☐
☐☐即☐☐

（六十）

☐☐以食☐☐
☐☐夫周☐☐

（六一）

☐☐☐☐☐☐

（六二）

☐☐☐☐☐
☐☐已☐☐

（六三）

☐☐☐
☐一☐爲☐
☐☐☐

（六四）

☒□□☒

（六五）

☒□□□者□☒

（六六）

☒□□□以□☒

（六七）

☒□之□☒
☒□□□☒

（六八）

☒□□□□□☒
☒瑟弦轂（繫）肉☒

（六九）

☒□□□□□☒

（七十）

☒而已[①]。已，取☒

【校注】

①已：原文該字後有重文符號。

（七一）

☒□□☒

（七二）

☑□□□☑

（七三）

☑□☑
☑之男子，益氣□☑[①]
☑□☑

【校注】

①益氣：帛書《養生方》有“除中益氣”篇。

（七四）

☑□[①]：□汁☑
利身☑
□凡☑

【校注】

①□：殘字的書寫位置高出二、三行的第一個字，且下面有一條明顯墨綫，根據帛書《養生方》書寫體例，該殘字當爲小標題名。

（七五）

☑柏實☑[①]

【校注】

①柏實：藥物名。該詞語亦見於同墓竹簡《十問》、《武威漢代醫簡》。

（七六）

☑□□□☑

（七七）

☑□輕身☑[①]

【校注】

①輕身：帛書《養生方》有“巠(輕)身益力”篇。

(七八)

▨□□魚▨

(七九)

▨□冶之□▨

(八十)

▨燔□□▨

▨□□□▨

▨□▨

(八一)

▨□牛□▨

▨□以▨

上述殘片因文字缺失嚴重，很難說明問題，其中有個别不見於帛書其他醫方的藥物詞語。部分詞語亦見於《養生方》正文，可以與之相補綴。

(十) 雜療方

說　明

本書是獨自成卷的帛書，出土時殘損較多，是一部以養生内容爲主的方劑學著作。書中現存文字主要有四個方面内容：一是增强男女性功能的方法；二是産後埋藏胞衣的方法；三是强身益内、抗老延年的方法；四是預防和治療蜮、蛇等毒虫咬傷的方法。

本書原缺書名，馬王堆漢墓帛書整理小組根據書中內容特點，將它命名爲《雜療方》。復旦大學出土文獻與古文字研究中心馬王堆漢墓帛書整理小組認爲，該卷帛書包括《房中記》與《療射工毒方》兩種醫書，並對其分別命名。

校　釋

□□□□□□□□□□□□□□□□□□□□□□烏卵，□以□□□□□①$_{1}$
□□□□□□□□□□□□□□□□□之便$_{2}$。

□□益氣②：取白松脂、杜虞、□石脂等冶③，并合三指大最（撮），再直（置）☐④$_{3}$

【校注】

①以□□□□□：帛書整理小組指出，本帛書開端缺損，行序依現存行數計算。馬繼興（1992）指出，從本方所用藥物與下方主治（益氣）來看，本條仍屬於補益醫方的範圍。

②□□益氣：從用藥對症方面分析，應爲“除中益氣”。

③白松脂：藥物名。《神農本草經》有松脂，謂其“主疽，惡創，頭瘍，白禿，疥搔，風氣，安五藏，除熱。久服，輕身，不老延年”。《千金翼方》卷二：“松脂，……煉之令白，其赤者主惡痹。久服，輕身，不老延年。”杜虞：藥物名，應即杜若，又名杜衡。虞爲疑母鐸韻，若爲日母魚韻。《神農本草經》載杜若，謂其“主胸脅下逆氣，溫中，風入腦戶，頭腫痛，多涕淚出。久服，益精，明目輕身。一名杜衡”。今《湖南藥物志》以竹葉蓮爲杜若，稱其根莖有“養腎、益陰”之功效。一說，“杜虞”應讀爲“薯蕷”。上古音“杜”屬定母魚部，“薯”屬禪母魚部，二字韻部相同，定母與禪母極爲接近，故可相通。《神農本草經》謂薯蕷“治傷中，補虛羸，除寒熱邪氣，補中，益氣力，長肌肉。久服，耳目聰明，轻身，不饑，延年”。□石脂：藥物名。《神農本草經》載五色石脂，指青、赤、黄、白、黑石脂，功用相同，謂其“主黄疸、泄利、腸澼、膿血，陰蝕、下血、赤白，邪氣、癰腫、疽痔、惡創、頭瘍、疥搔。久服，補髓，益氣，肥健，不饑，輕身延年”。此處所指不知爲何種石脂。

④置：放。

【釋譯】

……烏卵……

除中益氣的方法：取白松脂、杜衡、……石脂等三藥各等分，研末，混合，以三指大撮，再放入……

内加及約①：取空壘二斗②，父（㕮）且（咀）③，段之，□□成汁，若美醯二斗漬之。□□□□$_4$去其掌④。取桃毛二升⑤，入□中撓□。取善【布】二尺，漬□中，陰乾，□□□□□$_5$□□布。即用，用布抿（揗）插中身及前⑥，舉而去之⑦$_6$。

欲止之，取黍米泔若流水⑧，以洒之⑨$_7$。

【校注】

①内加：當指使陰莖增大，促使男子性興奮的壯陽之方。《養生方》有"加"篇，是補氣壯陽處方。約：當指使陰道縮小，促使女子性興奮的壯陰之方。《説文·糸部》："約，纏束也。"

②空壘：藥物名，應即葛藟。《左傳·文公七年》："葛藟猶能庇其本根，故君子以爲比。"楊伯峻注："葛藟爲一物，……亦單名藟，亦名千歲藟、虆蕪、蓷虆、苣瓜、巨荒。"《證類本草》引《名醫别録》曰："千歲虆汁，……主補五臟，益氣，續筋骨，長肌肉，去諸痹。久服，輕身不饑，耐老，通神明。"周一謀（1988）指出，空、蓬均屬上平聲東韻，故疑爲蓬虆之音誤。

③㕮咀：把藥物咬碎、搗碎或切碎。《集韻·噳韻》："㕮咀，嚼也。"

④掌：可能指植物根部。劉釗（2010）認爲，帛書此段講到的都是植物類藥物，並沒有動物，即使"掌"可以指"本"，可植物的根不可稱爲"掌"。又據帛書圖版指出，該字上从"艹"，下从"宰"，應釋爲"莘"，讀爲"滓"。

⑤桃毛：藥物名。《神農本草經》謂其"主下血瘕寒熱，積寒無子"。帛書《養生方》"☐巾"篇稱桃毛爲"桃可"。

⑥即用，用布揗插中身及前：需要時就用藥布摩擦、撫熨陰莖與女子前陰。原文第一個"用"字下有重文符號。揗插，撫摩。《説文·手部》："揗，撫也，一曰摩也。"又："插，摩也。"中身，與下文"入中身孔中"、"搵中身"相應，蓋指陰莖。前，當指女子前陰。周一謀（1988）、馬繼興（1992）均認爲，中身指小腹部。魏啓鵬（1992）認爲，前指龜頭。

⑦舉而去之：待性興奮後除去摩撫所用的藥布。舉，指性興奮（包括男子陰莖勃起）。

⑧黍米泔：淘米汁。《廣韻·談韻》："泔，米汁。"

⑨洒：劉釗（2010）認爲，該字應釋爲"洇"，讀爲"洗"。

【釋譯】

使陰莖增大、促使男子性興奮的壯陽方法和使陰道縮小、促使女子性興奮的壯陰方法：取葛藟二斗，捶打後切碎，……使之成液態狀，或者用好醋二斗浸泡，……除去它的根部。取桃毛二升，放到裏面攪拌。取乾淨的布匹二尺泡在藥液裏，取出，陰乾，……布。應用時，用藥布摩擦、撫熨陰莖與女子前陰，待性興奮後除去所用藥布。

當想消除性興奮時，可用淘米水或流水沖洗陰部。

内加：取春鳥卵①，卵入桑枝中②，烝（蒸）之，□黍中食之③。卵壹決（吷）④，勿多食⑤，多【食】□$_{8}$

内加：取桂、薑、椒、蕉（皂）莢等⑥，皆冶，并合。以穀汁丸之⑦，以榆□摶之⑧，大【如】□□□$_{9}$臧（藏）筒中，勿令歇⑨。即取入中身空（孔）中⑩，舉，去之$_{10}$。

内加：取穀汁一斗，漬善白布二尺，□□烝（蒸），盡汁，善臧（藏）丣（留）用⑪。用布抿中身⑫，【舉】，去之$_{11}$。

内加：取犬肝⑬，置入蠭（蜂）房旁，令蠭（蜂）□螫之，閱十餘房⑭。冶陵樁一升⑮，漬美醯$_{12}$一參中⑯，五宿，去陵樁。因取禹熏、□□各三指大最（撮）一⑰，與肝并入醯中，再$_{13}$□□□□□以善絜□□□□□□盡醯，善臧（藏）筒中，勿令歇。用之以$_{14}$纏中身，舉，【去】之$_{15}$。

【校注】

①春鳥卵：即春天的鳥蛋。原文“卵”字下有重文符號。

②桑枝：馬繼興（1992）誤作“桑汁”。

③□黍中食之：劉釗（2010）指出，句中缺字，從殘筆看很可能是“伏”的異體字。

④卵壹吷：指只吃一卵。帛書整理小組認爲，吷即“歠”字。《説文·歆部》：“歠，歆。吷，歠或从口从夬。”《集韻·薛韻》：“歠，或作歠，通作啜。”周一謀（1988）認爲，原文“卵壹決”是指壹卵即足，與下句“勿多食”相應。

⑤多食：吃過量。原文“多”字下有重文符號，“食”字後面殘缺。

⑥椒：藥物名，《神農本草經》載蜀椒、秦椒兩種，此處當指蜀椒。皂莢：藥物名。《神農本草經》謂皂莢“主風痹、死肌、邪氣、風頭、淚出，利九竅，殺精物”。

⑦穀汁；即煮米水。亦見於《五十二病方》“加（痂）”篇。張顯成（1997）指出，當爲“穀汁”之誤，即楮樹汁。《養生方》“□巾”篇有“穀〈穀〉、椅桐汁”。《説文·木部》：“穀，楮也。”段玉裁注：“《山海經》傳曰：穀，亦名構。此一語之輕重耳。”《名醫别録》稱楮實“主陰痿、水腫，益氣，充肌膚”；楮白皮“逐水，利小便”。

⑧榆□：可能指榆汁。摶：將細碎之物捏聚成形，此處指糊丸。《説文·手部》：“摶，圜也。”

⑨勿令歇：勿使藥物之氣外泄或乾枯。《説文·欠部》：“歇，氣越泄。”揚

雄《方言》卷十二："歇，涸也。"

⑩入中身孔中：應即把藥物放入陰莖口。周一謀(1988)認爲，中身孔於男性疑指臍孔。馬繼興(1992)亦認爲中身孔指肚臍。

⑪善藏留用：仔細收藏起來備用。劉釗(2010)認爲，原釋文此句斷讀有誤，應爲"善臧卯，用"。原文"用"字下有重文符號。

⑫用布揾中身：用布揉擦、按摩陰莖。《廣雅·釋言》："揾，抐擩也。"帛書整理小組認爲，"揾"義爲染。

⑬犬肝：狗的肝臟，可入藥。《醫心方》卷二十八引《玄洞子》"長陰方"中有"以和正月白犬肝汁，塗陰上三度，平旦新汲水洗卻，即長三寸，極驗"。與本方用藥相合。

⑭置入蜂房旁，令蜂□蛓之，閱十餘房：此句斷讀據劉釗(2010)意見改正。指將犬肝放到蜂房裏的一邊，讓蜂螫(以集蜂毒)，經歷十餘房蜂的螫。蛓，螫。《說文·虫部》："蛓，螫也。"閱，經歷。帛書原釋文將該句點斷爲"置入蜂房，旁令蜂□蛓之，閱十餘房。"

⑮陵橧：藥物名。帛書整理小組認爲，當即陵藁，據《名醫別錄》係甘遂別名。《神農本草經》謂甘遂"主大腹疝瘕、腹滿、面目浮腫、留飲宿食，破症堅積聚，利水穀道"。

⑯參：讀爲"升"。

⑰禹熏：藥物名。帛書整理小組認爲，《五十二病方》"蟲蝕"篇中有"禹竈□"，與此疑爲伏龍肝的別名。一說，禹熏讀爲"禹孫"，即澤瀉。《本草綱目》卷十九："去水曰瀉，如澤水之瀉也。禹能治水，故曰禹孫。"《神農本草經》謂澤瀉"治風寒濕痹，乳難，消水，養五臟，益氣力，肥健。久服，耳目聰明，不饑，延年，輕身，面生光，能行水上"。《名醫別錄》稱其"主補虛損、五勞，除五臟痞滿，起陰氣，止泄精、消渴、淋瀝，逐膀胱三焦停水。……實：味甘，無毒。主治風痹、消渴，益腎氣，强陰，補不足，除邪濕。久服，面生光，令人無子"。

【釋譯】

壯陽方：取春天的鳥蛋，和桑樹枝一起蒸煮，拌飯食用。一個鳥蛋就夠了，不要多吃，多吃……

壯陽方：取桂、薑、蜀椒、皂莢各等分，分別研末，混合調和，用煮米水和榆汁糊丸，如……一樣大，藏在竹筒內，不要讓藥氣外泄或乾枯。應用時，取藥丸放入陰莖口內，待陰莖勃起後除去藥丸。

壯陽方：取煮米水一斗，把二尺乾淨的白布泡在藥液裏，……蒸煮，讓汁液全部被吸收，仔細收藏起來備用。應用時，用藥布揉擦、按摩陰莖，待陰莖勃起後除去所用藥布。

壯陽方：取犬肝，放在蜂房周圍，讓蜜蜂螫犬肝四旁，以集蜂毒，經歷十餘房蜂的螫蠚。取甘遂一升研末，浸泡在一升好醋裏面，五夜後，除去甘遂。再取伏龍肝、……各三指大撮的藥量，與犬肝混合放入醋中，再……用好棉布……吸盡醋液，小心地收藏在竹筒裏面，不要讓藥氣外泄或乾枯。應用時，取藥布纏在陰莖上，待陰莖勃起後除去藥布。

約：取蕃（礬）石①、蕉（皂）莢、禹熏三物等，□□□一物，皆冶，并合。【及】爲②，爲小囊，入前中③$_{16}$，如食間④，去之$_{17}$。

約：取桂、乾薑各一，蕃（礬）石二，蕉（皂）莢三，皆冶，合。以絲繒裹之⑤，大如指，入前中，智（知）$_{18}$而出之⑥$_{19}$。

約：取巴叔（菽）三⑦，蛇牀二⑧，桂、薑各一，蕉（皂）莢四，皆冶，并合。以蠠（蜜）若棗膏和⑨，丸之，大$_{20}$如䕩⑩，入前中。及爲⑪，爲小囊裹，以嗛前⑫，智（知）而出之$_{21}$。

【約】：取犬骨燔⑬，與蕃（礬）石各二，桂、彊（薑）各一，蕉（皂）莢三，皆冶，并合。以棗【膏和丸，入】$_{22}$前⑭，智（知）而出之$_{23}$。

約：取蕃（礬）石、桃毛【各】一，巴叔（菽）二，三物皆冶，合。以棗膏和，丸【之，大】如䕩，入【前中】□$_{24}$□如孰（熟）食頃⑮，即□□□□□□□□□庳中⑯$_{25}$。

【校注】

①礬石：藥物名。郭璞注《山海經》引作涅石。《神農本草經》謂涅石"主寒熱、洩利、白沃陰蝕、惡創、目痛，堅筋骨齒。煉餌服之，輕身，不老，增年"。

②及爲：指在性交時。原文"爲"字下有重文符號。

③前中：即陰道。

④如食間：吃一頓飯的時間。相當於"如食頃"。

⑤絲繒：絲帛。劉釗（2010）指出，據圖版"絲"當釋爲"疏"，疏繒是指織得比較稀疏的繒。

⑥知而出之：在女子產生了性衝動的感覺後把藥囊從陰道內取出。

⑦巴菽：即巴豆。《神農本草經》謂其"主傷寒，溫瘧，寒熱，破癥瘕結聚，堅積，留飲，淡癖，大腹水張，蕩練五藏六府，開通閉塞，利水穀道，去惡內，除鬼毒蠱注邪物，殺蟲魚，一名巴叔"。《日華子本草》稱其"通宣一切病，泄壅滯，除風補勞，健脾開胃，消痰破血"。

⑧蛇牀：藥物名。《神農本草經》謂蛇牀子"主婦人陰中腫痛，男子陰痿、濕癢，除痹氣，利關節，癲癇，惡瘡"。

⑨棗膏：用棗肉制成的膏，又稱棗脂。若：或。

⑩蘱：薏苡仁的别名，見《名醫别録》。《神農本草經》有薏苡仁。《説文·艸部》："蘱，艸也。一曰薏苜。"

⑪及爲：指等到性交時。馬繼興（1992）指出，"及爲"二字爲"或"之訛。原文"爲"字下有重文符號。

⑫嗛前：讓陰道銜住藥囊。《説文·口部》："嗛，口有所銜也。"馬繼興（1992）認爲，嗛指愉快、滿足。

⑬犬骨：狗骨。《名醫别録》有犬骨頭。《蜀本草》稱犬骨"燒灰，補虚"。《日華子本草》稱犬骨頭"燒灰，壯陽止瘧"。

⑭以棗膏和丸入前：帛書圖版此處殘損，原釋文爲"【以棗膏】□□□前"，現據文意補全。馬繼興（1992）補釋爲"以棗膏和丸以嗛前"。

⑮前中：帛書此處殘損，原釋文缺，據文意補。熟食頃：煮熟一頓飯的時間。

⑯庳中：疑指女子陰戶裏面。《説文·广部》："庳，中伏舍。"段玉裁注："謂高其兩旁而中低伏之舍也……引申之，凡卑皆曰庳。"庳中與女子陰戶形狀相似。

【釋譯】

壯陰方：取礬石、皂莢、伏龍肝三種藥，各等分，及……一藥，都研末，混合調和。在性交時，將藥末包裹成小包，放入陰道，待一頓飯的時間後除去藥囊。

壯陰方：取桂、乾薑各一份，礬石二份，皂莢三份，都研末，混合。用絲布裹好，如手指大，放入陰道，待女子產生了性衝動的感覺後再把藥囊取出。

壯陰方：取巴豆二份，蛇牀二份，桂、薑各一份，皂莢四份，都研末，混合調和。用蜂蜜或棗膏調和糊丸，如薏苡仁大，放入陰道。在性交時，將藥末包裹成小包，讓陰道銜住藥囊，待女子產生了性衝動的感覺後再把藥囊取出。

壯陰方：取煅燒過的狗骨頭、礬石各二份，桂、薑各一份，皂莢三份，都研末，混合。用棗膏調和糊丸，放入陰道，待女子產生了性衝動的感覺後再把藥囊取出。

壯陰方：取礬石、桃毛各一份，巴豆二份，三種藥都研末，混合。用棗膏調和糊丸，如薏苡仁大，放入陰道，……待煮一頓飯的時間後，即……女子陰戶內。

□痒[①]：羊頭□□□□□□□□□□暴（曝）乾[②]，令凝（凝），以以蠠（蜜）和之[③]，大如□□□$_{26}$□□指端⊠$_{27}$

□□□□□□□□□□□□□【入前】中，女子樂，欲之[④]$_{28}$。

〼[⑤]29

〼之30

〼皆等，并合，陰〼31〼最(撮)，入前【中，女】子甚樂，欲之32。

〼半，皆冶，并合，大如□，置善鬻(粥)〼33〼34

〼美醯□[⑥]，食，先來□□□□不過三食〼[⑦]35

〼三寸，燔冶□□□□，如食頃〼[⑧]36

□□□□而熱□□□□□□□□□□□□□□□□□□□□□□37已，取其□家□□□□□□□□□三日□□□□□□□□□□□□□□38。節(即)其污者不能三指小最(撮)亦可[⑨]。已試[⑩]39。

【校注】

①□痒：因醫方文字殘損，該病症名稱具體意義不詳。《説文・疒部》："痒，瘍也。"《玉篇・疒部》："痒，同癢，痛癢也。"此處疑指女子陰癢之病。魏啓鵬(1992)認爲，本方當指腎虚勞損一類虚症。

②羊頭：用作藥物。孟詵《食療本草》稱羊頭與蹄"緩中，止汗，補胃，治丈夫五勞骨熱"。《本草綱目》稱羊頭與蹄"療腎虚精竭"。

③以以蜜和之：帛書整理小組指出，第二個"以"字係衍文。之，圖版該字殘泐，似爲"丸"。

④女子樂，欲之：女子産生性衝動，渴望交合。

⑤〼：帛書整理小組指出，此行後有缺損，行數不明。

⑥美醯□：劉釗(2010)指出，據圖版缺字應爲"汁"。

⑦□□不過三食：劉釗(2010)指出，"不過三食"的"不"字前之缺文極有可能是"所"字。

⑧如食頃〼：帛書整理小組指出，此行後有缺損，行數不明。

⑨其污者不能三指小撮亦可：帛書整理小組指出，此句大意爲即使藥量還不滿三指小撮，也可以使用。污，同"洿"。《廣雅・釋詁三》："洿，聚也。"此處疑指加工後沉澱下來的藥物。三指小撮，少於三指撮的藥量。馬繼興(1992)將該句點斷爲"其污者不能，三指小撮亦可"。

⑩已試：醫方經過應用有效。

【釋譯】

(略)

禹臧(藏)貍(埋)包(胞)圖法[①]：貍(埋)包(胞)，避小時、大時所在[②]，以産月，視數多者貍(埋)包(胞)□[③]40。

字者已[④]，即以流水及井水清者[⑤]，孰（熟）洒斡（澣）其包（胞）[⑥]，孰（熟）捉[⑦]，令毋（無）汁。以故瓦甗毋（無）無（蕪）者盛[⑧]，善41密蓋以瓦甌，令虫（蟲）勿能入，貍（埋）清地陽處久見日所[⑨]。使嬰兒良心智[⑩]，好色[⑪]，少病42。

【校注】

①禹藏埋胞圖：本圖附於帛書《胎產書》一卷之中，該卷帛書上部繪有兩圖，右爲“人字圖”，左爲“禹藏埋胞圖”。該圖是指根據禹藏圖選擇埋胞的方位方法，認爲照此埋藏胞衣可使小兒健康長壽。《醫心方》卷二十三引《產經》：“昔禹於雷澤之上，有一婦人悲哭而來。禹問其由，答曰：‘妾數生子而皆夭死，一無生在，故哀哭也。’禹教此法，皆長壽，無夭死也。”王燾《外臺秘要》卷三十五“小兒藏衣法”記載了埋胞不慎而導致的各種惡果：“若藏衣不謹，爲豬狗所食者，令兒癲狂；蟲蟻食者，令兒病惡瘡；犬鳥食之，令兒兵死；近社廟旁者，令兒見鬼；近深水洿池，令兒溺死；近故竈旁，令兒驚惕；近井旁者，令兒病聾盲；棄道路街巷者，令兒絕嗣無子；當門戶者，令兒聲不出、耳聾；著水流下者，令兒青盲；棄於火裏者，令兒生爛瘡；著林木頭者，令兒自絞死。如此之忌，皆須慎之。”

②避小時、大時所在：《淮南子・天文》：“斗杓爲小歲。”“咸池爲太歲。”“太時者，咸池也；小時者，月建也。”古代以歲星（木星）紀年，其所設歲所在方位即是“太時所在”，被認爲是凶方。古代以干支紀月，與北斗斗柄旋轉所指的十二辰相對應，月建是該月所屬地支，其地支所在方位即“小時所在”，亦被認爲是凶方。《外臺秘要》卷三十五“禳射法”：“太時者，兑神；小時者，北斗使者。犯之令兒腹脹下痢。”因此古人埋藏胞衣要避大時、小時。

③以產月，視數多者埋胞：帛書整理小組指出，此句意思是按照生育時的月份，選取圖中記數多的方位埋胞。在《禹藏埋胞圖》中，排列的數位自廿至百廿，大小不等。數，表示享年之數，數的大小是表示吉凶壽夭的符號，數多者吉而多壽，數小者凶而易夭。

④字者已：指孕婦分娩之後。字，生育、分娩。《說文・子部》：“字，乳也。”又《乞部》：“乳，人及鳥生子曰乳，獸曰產。”朱駿聲通訓定聲：“人生子曰字，鳥曰孚，獸曰犍。”

⑤井水：《證類本草》引《嘉祐本草》稱爲“井華水”，謂其“主人九竅大驚出血，以水噀面，亦主口臭……，又令好顏色……”

⑥熟洒澣其胞：將胞衣反復清洗乾淨。熟，反復。洒澣，清洗，同義復詞。《說文・水部》：“洒，滌也。”又：“澣，濯衣垢也。”

⑦熟捉：反復擠按。《說文・手部》：“捉，搤也，一曰握也。”

⑧以故瓦甗無蕪者盛：用沒有雜草的陳舊瓦甗盛胞衣。瓦甗，古代炊具。

《說文·瓦部》："甗，甑也。"蕪，指草渣等不潔淨的雜物。《說文·艸部》："蕪，穢也。"《小爾雅·廣言》："蕪，草也"。劉釗(2010)認爲，據圖版"無(蕪)"字誤釋，應爲"津"，指潮氣、水汽、濕氣。據此，該句爲"以故瓦甗毋(無)津者盛"，意思是說將胞衣裝到沒有濕氣的舊陶甗裏。

⑨清地陽處久見日所：潔淨向陽、常年可見太陽的地方。帛書整理小組認爲，清地應讀爲"靜地"。指清靜之地。

⑩良心智：心智聰慧。

⑪好色：皮膚色澤美好。

【釋譯】

禹藏埋胞圖方法：(嬰兒出生後)埋藏胞衣，根據天象曆法要避開太時、小時兩個時辰，按照生育時的月份，選取禹藏埋胞圖中記數多的方位埋胞。

在產婦分娩之後，馬上用流水和清澈的井水，將胞衣反復清洗乾淨，充分擠按，直到它沒有液汁爲止。再用沒有雜草的舊陶甗盛胞衣，仔細地密封陶甗，不要讓蟲子進去。埋在潔淨向陽、常年可見太陽的地方。可以使嬰兒心智聰慧，皮膚色澤美好，少生疾病。

益內利中[①]：取醇酒半桮(杯)，溫之勿熱。毀雞卵，注汁酒中[②]，撓，飲之。恒以旦未食時$_{43}$飲之[③]。始飲[④]，飲一卵，明日飲二卵，【明日】飲三卵；其明日復飲二卵，明日飲一卵$_{44}$。恒到三卵而却[⑤]，却到一卵復【益】[⑥]$_{45}$。

恒以八月、二月朔日始服[⑦]，飲□□□□□。服之二時[⑧]，使人面不焦[⑨]，口唇不乾，利$_{46}$中益內。

恒服□□☒$_{47}$

【校注】

①益內利中：補益體質，通利中氣，指內補養生之法。益內、利中，同義復詞。

②注：將藥注於其中。《周禮·天官》："瘍醫掌腫瘍、潰瘍、金瘍、折瘍之祝藥、劀殺之齊。"鄭玄注："祝，當爲注，讀如注病之注。"賈公彥疏："祝，注也，注藥於瘡。"

③恒以旦未食時飲之：常在清晨未進食前飲服。

④始飲：原文"飲"字下有重文符號。

⑤恒到三卵而却：如此固定不變地遞增，由每天飲服一枚雞蛋遞增到第三天飲服三枚雞蛋後開始遞減。原文"却"字下有重文符號。

⑥却到一卵復益：遞減到每天飲服一卵時復又遞增。

⑦朔日：夏曆每月初一日。《說文·月部》："朔，月一日始蘇也。"

⑧二時：當指二季。古人以四時指四季。

⑨面不焦：面容不顯蒼老。《素問·上古天真論》謂女子"五七，陽明脈衰，面始焦，髮始墮。六七，三陽脈衰於上，面皆焦，髮始白"；男子"六八，陽氣衰竭於上，面焦，髮鬢頒白"。

【釋譯】

補益體質通利中氣的方法：取醇酒半杯加溫，不需太熱。把雞蛋打破，倒入酒內攪拌，飲服。常在清晨未進食前飲服。剛開始飲服，第一天飲服一枚雞蛋，第二天兩枚雞蛋，第三天三枚雞蛋；第四天又是兩枚雞蛋，第五天一枚雞蛋。如此固定不變地遞增，由每天飲服一枚雞蛋遞增到第三天飲服三枚雞蛋後開始遞減，遞減到每天飲服一枚雞蛋時復又遞增。

每逢八月初一、二月初一開始飲服……。服用兩個季度，使人面容不顯蒼老，嘴唇不乾裂，補益身體。

經常服用……

□□□加醴①：取智□□□□□□□□□□□□□□□□□□□□□②$_{48}$□□□□□□□□□□□□□□□□□□□□□□□□□□□□$_{49}$□□□□□□□□□□□□□□□□□□□□孰(熟)□小(少)多□□升煮$_{50}$□□下□其上□□□□□□□□□□□以爲五升。以五物與薜荔根裝甗$_{51}$中③，取下贑汁□□□□□□□□□□□其味盡而已④。即煮其汁，壹費(沸)而$_{52}$成醴⑤。即稍飲之⑥，以□身□□□□□□□□內，兼中多精汁⑦，便身⧄$_{53}$

閭⧄⑧$_{54}$

⧄中飲□狀⧄$_{55}$

⧄曰⧄$_{56}$⧄$_{57}$

【校注】

①加醴：據文意，當指一種酒劑的製作方法。馬繼興(1992)認爲是指壯陽酒。

②智□：可能是藥物名稱。

③薜荔根：藥物名。薜荔又名木連藤。陳藏器《本草拾遺》稱木連"主風血，暖腰腳，變白不衰"。

④下贑汁：帛書整理小組認爲，贑疑讀爲"贛"。《說文·酉部》："贛，酒味淫也。"段玉裁注："淫者，浸淫隨理也，謂酒味淫液深長。"《玉篇·酉部》："贛，酒味苦也。"周一謀(1988)認爲，贑疑爲"贛"，即薏苡仁，下贑汁爲薏

苡根之汁；魏啓鵬(1992)指出，一説齹疑讀爲“泔”，下泔汁即米泔，《外臺秘要》用其治煩渴不止，《本草綱目》卷二十二稱糯米泔有“益氣”之功效。

⑤壹沸而成醴：加熱煮沸後就成爲藥酒。

⑥稍飲之：逐漸飲服。

⑦中多精汁：服藥後能夠使腎精充盈。精汁，指精液。

⑧閜：帛書整理小組指出，閜有兩義，一爲大杯，二爲大開、開啓。揚雄《方言》卷五：“梧也，其大者謂之閜。”《説文・門部》：“閜，大開也。”同時指出，本行與下行所在殘片，與上文第三十行和三十六行殘片對印，前後均已缺損，行數不明。

【釋譯】

（略）

□□來到蜮□□□□□□□□□□名曰女羅①，委□□□□□□□□58□之柧柜□□□□□□□□□□□□□□羿使子毋□□□□□□□□□59徒②，令蜮毋射60。

【令】蜮毋射：即到水，撮米投之61。

一曰：每朝啜禁(柰)二、三果(顆)③，及服食之62。

一曰：每朝啜闌(蘭)實三④，及啜陵(菱)敊(芰)⑤63。

一曰：服見(繭)⑥，若以繆(綴)衣⑦64。

一曰：衣赤纏衣及黑涅衣⑧，屯(純)以馬氂⑨，若以□及□補夜(腋)65。

一曰：以田暘豕邋屯(純)衣⑩，令蜮及虫(虺)蛇蛇弗敢射⑪66。

【校注】

①蜮：傳説中一種能夠射傷人爲害的動物。《詩經・小雅・何人斯》：“爲鬼爲蜮，則不可得。”毛傳：“蜮，短狐，三足，生於南越。南越婦人多淫，故其地多蜮。淫女，或亂之氣所生。”陸璣疏：“蜮，一名射影，江淮水皆有之。人在岸上，影見水中，投人影則射殺之，故曰射影。南人將入水，先以瓦石投水中，令水濁，然後入。或曰含沙射人皮肌，其瘡如疥是也。”《説文・虫部》：“蜮，短狐也，似鼈，三足，以氣射傷人。”葛洪《抱樸子・登涉》：“短狐，一名蜮，一名射工，一名射影，其實水蟲也。狀如鳴蜩，大似三合盃，有翼能飛，無目而利耳，口中有横物如弓弩，聞人聲，以氣爲矢，則因水射人。中人身者即發瘡，中影者亦病而不即發瘡，不曉治之者殺人。其病似大傷寒，不十日皆死。”類似敘述又見於《諸病源候論・射工候》等。女羅：藥物名，又名女蘿，即菟絲。《爾雅・釋草》：“唐蒙女蘿。”郭璞注：“女蘿也，菟絲也。”《神農本

草經》以女蘿爲松蘿之别名，與菟絲爲兩物，謂菟絲“主續絕傷，補不足，益氣力，肥健”；謂松蘿“主瞋怒邪氣，止虚汗頭風，女子陰寒腫痛”。

②□之柧柜：劉釗(2010)指出，“之”前面所缺字應該就是“床”，柧柜應該是指床的某一部位。《玉篇·木部》：“柧，柧棱木也。”朱駿聲通訓定聲：“柜，今文作梐，行馬也。”行馬，即古代官府用於阻礙通行的障礙物，今又稱拒馬。周一謀(1988)指出，柧柜或即有刺之柳樹。羿使子毋□：帛書整理小組指出，后羿善射，故此處咒語是借后羿的神威來震懾善射傷人的蜮，使蜮不敢射傷人。據此及下文，殘字可補釋爲“射”。

③柰：即蘋果。其質綿，味甜帶酸，俗稱綿蘋果。《説文·木部》：“柰，果也。”周一謀(1988)認爲，原文中的“禁”疑即蒜字，兩字形近。《千金翼方》卷四謂蒜“主霍亂，腹中不安，消穀理胃，溫中，除邪痺毒氣”。

④蘭實：蘭草之籽。《神農本草經》謂蘭草“殺蠱毒，辟不祥”。周一謀(1988)認爲，原文“闌實”疑即藍實。《神農本草經》謂藍實“主解諸毒，殺蠱蚑，注鬼，螫毒”。魏啓鵬(1992)指出，疑即蕙實，《名醫别錄》稱其“主明目，補中”。

⑤菱芰：即菱角。《名醫别錄》稱其“安中，補五臟”。《本草綱目》卷三十三謂其“解酒毒、射罔毒”。

⑥服繭：佩帶蠶繭。帛書整理小組指出，原文“見”疑讀爲“絸”，即“繭”字。《説文·糸部》：“繭，蠶衣也。”

⑦若以綴衣：或者用蠶繭綴飾衣服。綴，連綴、裝飾。《廣雅·釋詁四》：“綴，連也。”

⑧衣赤纏衣及黑涅衣：穿染成赤色的繒布衣和用礬石染黑的衣服。纏，同“纏”，指用粗纖維織成的衣料。《説文·糸部》：“纏，粗緒也。”段玉裁注：“粗者，疏也。粗緒，蓋亦繒名。”涅，即礬石，《神農本草經》又稱作涅石，可用於染衣。《玉篇·水部》：“涅，水中黑土。”《淮南子·俶真》：“今以涅染緇，則黑於涅。”高誘注：“涅，礬石也。”

⑨純以馬鬃：用富有彈性的馬毛裝飾衣服。純，裝飾衣服。《爾雅·釋器》：“(衣)緣謂之純。”郭璞注：“衣緣，飾也。”《儀禮·既夕》：“緇純設握裹親膚。”鄭玄注：“飾衣曰純。”鬃，同“氂”，馬鬃即馬毛。《説文·犛部》：“彊曲毛，可以箸(褚)起衣。”《漢書·王莽列傳》：“以氂裝衣。”

⑩田暘豕邋：疑指圍獵以捕獲野豬身上的長毛。田，圍獵。暘，同“場”，指荒地。《集韻·陽韻》：“場，或作暘。”《説文·土部》：“場，祭神道也。一曰山田不耕者，一曰治穀田也。”邋，同“巤”。《説文·囟部》：“巤，毛巤也。象髮在囟上及毛髮巤巤之形。”馬繼興(1992)認爲，邋同“鬣”。《廣雅·釋器》：“鬣，毛也。”《禮記·曲禮》：“豕曰剛鬣。”

⑪令蜮及虺蛇蛇弗敢射：使蜮和蝮蛇不敢射傷人。虺蛇，即蝮蛇。《爾雅·

釋魚》："蝮虺，博三寸，首大如擘。"郭璞注："身廣三寸，頭大如人擘指。此自一種蛇名爲蝮虺。"帛書整理小組指出，第二個"蛇"字係衍文。

【釋譯】

……，使蜮不射傷害人。

使蜮不射傷害人：將到水邊時，先抓一把米投入水中，再穿水過去。

一方：每天早上吃二三個蘋果，再吃飯。

一方：每天早上吃三份蘭實，再吃菱角。

一方：佩帶蠶繭，或者用蠶繭綴飾衣服。

一方：穿着染成赤色的粗布衣或者用礬石染黑的衣服，穿着用富有彈性的馬毛裝飾的衣服，或者用……

一方：用圍獵捕獲的野豬身上的長毛裝飾衣服，可以使蜮和蝮蛇之類的毒虫不敢射傷人。

即不幸爲蜮虫（虺）蛇蠭（蜂）射者①，祝，歃（唾）之三，以其射者名名之②，曰："某③，女（汝）弟兄五$_{67}$人，某索智（知）其名④，而處水者爲鮁，而處土者爲蚑⑤，棲木者爲蠭（蜂）、癙（蛅）斯（蟖）⑥，蜚（飛）$_{68}$而之荊南者爲蜮。而晉□未□⑦，璽（爾）效（教）爲宗孫⑧。某賊，璽（爾）不使某之病巳（已）$_{69}$，且復□□□□□□□□□□□□□□$_{70}$。"

□□□□□□□□□□□□□□□□□□□根一參入中，孰（熟）浚⑨，飲⑩$_{71}$。

□$_{72}$乾，乾冶□⑪$_{73}$。

一曰：取□□□□□□□□□□□魚，夕毋食，旦而食之，以厭爲故⑫$_{74}$，毋歠（歠）汁$_{75}$。

一曰：刑鳖（鼈）⑬，飲其血，烝（蒸）其肉而食之$_{76}$。

一曰：取竈黄土⑭，漬以醯，烝（蒸），以尉（熨）【之】$_{77}$。

一曰：取闌（蘭）葉，產壽（擣）搗（搗）⑮，烝（蒸），尉（熨）之$_{78}$。

一曰：取丘（蚯）引（蚓）之矢⑯，烝（蒸），以尉（熨）之$_{79}$。

【校注】

①虺蛇：一種毒蛇，又名蝮蛇。《爾雅·釋魚》："蝮虺，博三寸，首大如擘。"邢昺疏："蝮，一名虺。江淮以南曰蝮，江淮以北曰虺。"

②以其射者名名之：用射傷人的蟲蛇名字稱呼它。原文第一個"名"字下有重文符號。

③某：指祝者。周一謀(1988)認爲指射人之蜮名，如下文所說蚑、蜂等。

④某索知其名：祝者全部知道五種蜮之名。索，完全、全部、盡。《尚書·牧誓》："惟家之索。"孔安國傳："索，盡也。"孫思邈《千金翼方》卷三十載"禁惡蚝螫人毒法"："蛆似蜂著山蘽，蛇似蝸著山腹，老蚝蚑緣木枝，兄弟五人吾都知，攝汝五毒莫令移，汝不攝毒滅如族。"

⑤而處水者爲鮁，而處土者爲蚑：你生於水中的爲鮁，生於地上的爲蚑。而，你。鮁，當爲水蚑，即水蛭，生於水中的螞蟥。蚑，《名醫別錄》稱水蛭"一名蚑，一名至掌，生雷澤"。蘇頌《本草圖經》："生水中者名水蛭，生山中者名石蛭，生草中者名草蛭，生泥中者名泥蛭。並皆着人及牛馬股脛間，齧咂其血，甚者入肉中產育，爲害甚大。"蚑在此處當爲今天所說的旱螞蟥。劉釗(2012)指出，從"蜮"後來又寫作"魊"來看，"蚑"極有可能後來也變成了"魃"，由此懷疑《五十二病方》所言"魃"這一鬼怪的原型就是水蛭。

⑥蛅蟖：一種背部生毛、能螫傷人的蚝蟲。《爾雅·釋蟲》："螺，蛅蟴。"郭璞注："蛓屬也。今青州人呼蛓爲蛅蟴。"《神農本草經》謂之雀甕，《名醫別錄》稱其"生樹枝間，蛅蟖房也"。陶弘景《本草經集注》："蛅蟖，蚝蟲也。此蟲多在石榴樹上，俗爲蚝蟲，其背毛亦螫人。……蚝，一作蛓爾。"蛅，整理小組釋文寫作"癦"，劉釗(2012)改作"爇"。

⑦晉：帛書整理小組認爲，晉當讀爲"箭"。

⑧爾教爲宗孫：帛書整理小組指出，"宗孫"等字係根據對印頁反印文定。劉釗(2010)指出，原釋文"效"字當釋作"奴"。

⑨熟浚：反復過濾其汁。《說文·水部》："浚，抒也。"

⑩飲：帛書整理小組指出，此行後有缺損，行數不明。

⑪乾，乾冶：原文第一個"乾"字下有重文符號。

⑫以厭爲故：以食夠爲限度。厭，同"饜"，飽足。

⑬刑鼈：殺鼈。鼈又稱團魚、甲魚等。《名醫別錄》稱鼈肉"主傷中，益氣，補不足"。《本草綱目》卷四十五稱鼈血"治口眼喎斜、虛勞潮熱、脫肛"。

⑭竈黃土：即伏龍肝。《名醫別錄》稱其"主婦人崩中、吐血，止欬逆，止血，消癰腫毒氣"。

⑮產𢣋搗：將生藥搗碎。

⑯蚯蚓之矢：即蚯蚓屎，又稱蚯蚓泥。陶弘景《本草經集注》稱蚯蚓"其屎呼爲蚓螻"。《外臺秘要》稱其傅治一切丹毒。《日華子本草》謂其"以鹽研傅瘡，去熱毒及蛇犬傷"。

【釋譯】

即使不幸被蜮、蝮蛇、蜜蜂所射傷的人，念咒語，吐唾三次，用射傷人的虫蛇名字稱呼它，念道："某，你們團夥五個，某全部知道你們的名字，生活在水中是鮁，生活在地上的是蚑，生活在樹上的是蜜蜂、蛅蟖，飛到南方荊楚叢中的是蜮。……，你這個毛賊，如果你不讓某的病患痊愈……”

……一升注入其中，反復過濾其汁，飲服。

……乾燥，乾燥後研末……

一方：取……魚，頭天晚上不要進食，第二天早上吃，盡量吃飽，不要喝它的湯汁。

一方：殺鼈，飲服鼈血，將鼈肉蒸熟後食用。

一方：取伏龍肝，用醋浸泡，蒸熟後，用來溫熨蜮虫所傷部位。

一方：取新鮮的蘭葉，搗碎，蒸熟後，用來溫熨蜮虫所傷部位。

一方：取蚯蚓屎，蒸熟後，用來溫熨蜮虫所傷部位。

（十一）胎產書

說　明

本書是一部有關胎產知識的方技類古籍，但其內容並不全是醫方。本書出土時與《禹藏埋胞圖》、《人字圖》合爲一卷帛書。該帛書分成上下兩部分，上部爲二幅彩圖，左爲埋胞圖（題名爲“南方禹藏”），右爲人字圖（原缺題名，帛書整理小組據《睡虎地秦墓竹簡·日書（甲種）》“人字”圖定名）；下部抄寫《胎產書》。全書主要記載了養胎、埋胞、孕子與產後母子保健等內容。

本書原缺書名，馬王堆漢墓帛書整理小組根據書中內容特點，將它命名爲《胎產書》。

校　釋

禹問幼頻曰[1]：我欲埴（殖）人產子[2]，何如而有？幼頻合（答）曰：【月朔已去汁□[3]，三】日中從之[4]，有子。其一日$_1$南（男），其二日女殹（也）[5]。故人之產殹（也），入於冥冥，出於冥冥，乃始爲人[6]。【一月名曰留（流）刑（形）】[7]，食飲必精，酸羹必$_2$熟，毋食辛星（腥），是謂財貞[8]。二【月始膏[9]，毋食辛臊，居處必靜，男子】勿勞[10]，百茚（節）皆病，是胃（謂）$_3$始臧（藏）。三月始脂，果隋宵效[11]，當【是之時，未有定義（儀），見物而】化[12]，是故君公大人，毋使朱（侏）儒$_4$，不觀木（沐）候（猴）[13]，不食茵（葱）薑，不食兔【羹[14]；□欲產男，置弧矢，□雄】雉[15]，乘牡馬，觀牡虎；欲產$_5$女，佩蠶（簪）

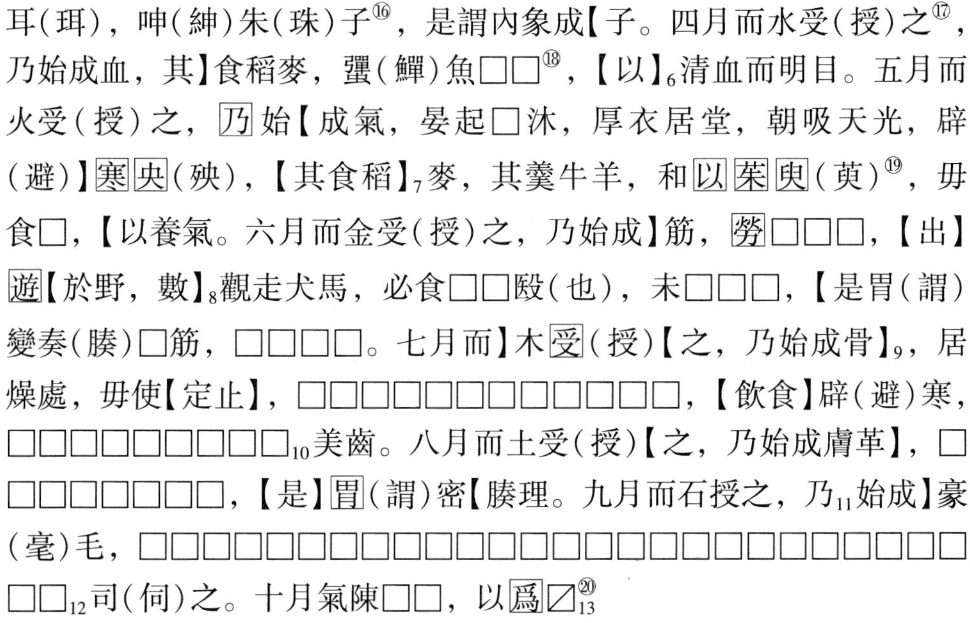

耳(珥)，呻(紳)朱(珠)子[16]，是謂内象成【子。四月而水受(授)之[17]，乃始成血，其】食稻麥，䲡(鱓)魚□□[18]，【以】$_{6}$清血而明目。五月而火受(授)之，乃始【成氣，晏起□沐，厚衣居堂，朝吸天光，辟(避)】寒央(殃)，【其食稻】$_{7}$麥，其羹牛羊，和以茱臾(萸)[19]，毋食□，【以養氣。六月而金受(授)之，乃始成】筋，勞□□□，【出】遊【於野，數】$_{8}$觀走犬馬，必食□□殹(也)，未□□□，【是胃(謂)變奏(腠)□筋，□□□□。七月而】木受(授)【之，乃始成骨】$_{9}$，居燥處，毋使【定止】，□□□□□□□□□□□□，【飲食】辟(避)寒，□□□□□□□□□$_{10}$美齒。八月而土受(授)【之，乃始成膚革】，□□□□□□□□，【是】胃(謂)密【腠理。九月而石授之，乃$_{11}$始成】豪(毫)毛，□□□□□□□□□□□□□□□□□□□□□□□□□□□□$_{12}$司(伺)之。十月氣陳□□，以爲☐[20]$_{13}$

【校注】

①禹：夏禹，此處係托名。幼頻：人名。帛書整理小組認爲，“幼頻”字面上有多子的意思，當係虛構的人物。第1-13行記載養胎方法，主要是男女交合孕子的時機，十月孕期内胎兒在每個月的發育狀況，孕婦在妊娠期間飲食起居的宜忌及其對胎兒的影響。

②殖人產子：繁殖人口，生育子女。周一謀(1988)指出，原文“埴”有“塑造”義；埴亦通“植”，埴人、殖人或植人產子，皆具有施精使人成孕之義。

③月朔已去汁：月經已經完畢。月朔，即月經。睡虎地秦簡《封診式·出子》稱月經爲“朔事”。太陰月又稱爲朔望月，月初爲朔，月中爲望。因月經與太陰月的朔望周期相同，故稱爲朔事。

④三日中從之：月經乾淨後三日内進行交合。《醫心方》卷二十八引《產經》：“素女曰：求子之法，以婦人月經後三日夜半之後，雞鳴之前，嬉戲令女盛動，乃往從之。”又：“彭祖曰：求子之法，以婦人月事斷絶潔三五日而交，有子。”

⑤其一日男，其二日女：月經乾淨後一日内交合孕育男孩，二日内交合孕育女孩。《醫心方》卷二十八引《洞玄子》：“凡欲求子，候女子之月事斷後則交接之，一日三日爲男，四日五日爲女。五日以後徒損精，終無益也。”《外臺秘要》卷三十三“男女受胎時日法”曰：“經淨一日三日五日等單日媾合者孕男，二日四日六日孕女，過六日則不能成子。”這些說法並沒有科學依據。

⑥入於冥冥，出於冥冥，乃始爲人：指男女交合以孕育子女是在幽暗不明的不知不覺中進行。《醫心方》卷二十八引《產經》：“黃帝問曰：人生何以成？岐

伯對曰：人之始生，生於冥冥，乃使爲形。”馬王堆漢墓帛書《經法·道法》：“虛無形，其裻冥冥，萬物之所從生。”又：“故同出冥冥，或以死，或以生，或以敗，或以成。”原文兩處“冥冥”的第一個“冥”字下均有重文符號。

⑦一月名曰流形：受孕一月形成胚胎形狀。流形，原文爲“留刑”，指轉化爲形體。帛書整理小組指出，同墓竹簡《十問》作“溜刑”，即流刑。《淮南子·繆稱》：“金錫不消釋，則不流刑。”刑，讀爲“型”，是鑄造器物用的陶範。《說文·土部》：“型，鑄器之法也。”這裏是以金屬的凝鑄比喻胚胎的始結。《周易·乾卦》：“雲行雨施，品物流形。”原意與此相似。

⑧財貞：胚胎初定。財，初。帛書整理小組認爲，財疑讀爲“哉”，意思是初。《爾雅·釋詁》：“初、哉、首、基……，始也。”邢昺疏：“哉者，古文作才，……以聲近借爲哉始之哉。”貞，定。《周易·乾卦》：“無亨利貞。”孔穎達疏：“貞，正也。”

⑨二月始膏：此句與下文“三月始脂”皆指胚胎在不同階段的發育狀況。膏，液。《醫心方》卷二十八引《產經》爲“二月曰胎”，《諸病源候論·妊娠候》、《千金要方》卷二等爲“三月始胎”。《文子·九守》：“人受天地變化而生，一月而膏，二月血脈，三月而胚，四月而胎，五月而筋，六月而骨，七月而成形，八月而動，九月而躁，十月而生。”俞樾《讀文子》指出：脈疑胝字之誤，胝借作脂，《淮南子·精神訓》作“二月而肤”，肤與脂古音亦相近。

⑩男子勿勞：男子在妊娠期間不能與孕婦進行交合。勞，即房勞。馬繼興（1992）認爲，該句是指想讓孕婦生男孩就不能過分操勞，消耗體力。

⑪果隋宵效：圓而下垂的胚胎已經惟妙惟肖地出現。果隋，即果蓏、果墮，此處用以比喻圓而下垂的胚胎。《周易·說卦》：“艮有果蓏。”《京房易傳》作“果墮”。《詩經·豳風·東山》：“果蓏之實，亦施於宇。”毛傳：“果蓏，栝樓也。”王國維《觀堂集林》指出：“凡雅俗古今之名，同類之異名與異類之同名，其音與義往往相關。……異類之同名，其關係尤顯於偶名。如《釋草》：‘果贏之實栝樓。’《釋蟲》：‘果贏，蒲盧。’案，果贏者，圓而下垂之意，即《易·說卦傳》之‘果蓏’，凡在樹之果與地之蓏，其實無不圓而垂者；故物之圓而下垂者，皆以果蓏名之。栝樓亦果贏之轉語……”宵，讀爲“肖”。果蓏肖效，指胚胎像圓而下垂的栝樓一樣。

⑫見物而化：胎兒將隨孕婦所遇之人不同而發生相應的變化。

⑬沐猴：即獼猴。陸機《毛詩草木鳥獸蟲魚疏》：“猱，獼猴也。楚人謂之沐猴。”朱駿聲通訓定聲：“（沐猴）猶母猴也，獼猴也。”

⑭不食葱薑，不食兔羹：古人認爲食薑會使胎兒多指，食兔則使胎兒豁唇或聾啞。張仲景《金匱要略·禽獸蟲魚禁忌》：“婦人妊娠不可食兔肉、山羊肉及鼈、雞、鴨，令子無聲音。”又《果實菜穀禁忌》：“妊娠食薑，令子餘指。”張華《博物志》卷十：“妊娠者不可啖兔肉，又不可見兔，令兒唇缺；又不可啖生

薑，令兒多指。”《千金要方》卷二：“妊娠食兔肉犬肉，令子無聲並缺唇。”這些都是類似迷信的觀念。

⑮□雄雉：《諸病源候論·妊娠候》作“射雄雞”。

⑯紳珠子：佩帶珠鏈。《廣雅·釋詁三》：“紳，束也。”古人認爲孕婦佩帶珠鏈可以使胎化爲女。

⑰四月而水授之：《諸病源候論·妊娠候》、《千金要方》卷二所引徐之才語及《醫心方》皆作“始受水精”。下文所述火、金、木、土、石等，與諸書之説有所區別。

⑱鱓魚：即鱔魚。《名醫别録》稱其“主補中益血，療瀋唇”。陳藏器《本草拾遺》謂其治“婦人産後淋瀝”。《本草求原》則謂其“孕婦忌”。魏啓鵬(1992)認爲，《諸病源候論·妊娠候》“三月”條中有“食鯉魚”，與《外臺秘要》、《集驗方》、《太平聖惠方》、《日華子本草》中諸方用鯉魚治妊娠水腫、胎氣不長、胎動不安用意相符，疑“鯉”乃與“鱓”字形近而僞。

⑲和以茱萸：食用茱萸。《諸病源候論·妊娠候》作“和以茱萸，調以五味”。

⑳以爲▨：帛書整理小組指出，以上十三行是一篇獨立文字，是《諸病源候論·妊娠候》的一部分及《千金要方》卷二所載北齊徐之才逐月養胎方的祖本。

【釋譯】

大禹問幼頻道：我想蕃殖人口、生育子女，該怎樣做才行？幼頻回答説：等女子月經已經完畢後，三日内進行交合，就能夠生子。其中一日内交合孕育男孩，二日内交合孕育女孩。人的出生，都是經過母體内陰暗幽賓的環境發育成胚胎，而後才生長成人。受孕一個月，胚胎逐漸成形，在這個階段孕婦的飲食一定要精良、營養充足，酸性飲料要煮熟後吃，不要吃辛辣和帶腥氣的食物，這是因爲胚胎初定的緣故。受孕兩個月，胚胎逐漸生液汁，在這個階段孕婦不要吃辛辣和帶有臊氣的食物，生活環境一定要安静，這時男子不能與孕婦進行交合，否則會使四肢百節都生疾病，這是因爲胚胎開始蓄藏於胞宫的緣故。受孕三個月，胚胎開始生長油脂，圓而下垂的胚胎已經惟妙惟肖地顯現出來，在這個時候，胚胎還沒有成型，胎兒將隨孕婦所遇之人不同而發生相應的變化。所以孕婦應該多接觸王室貴族，不要讓身材矮小的人伺候，不要看到猿猴，不要吃葱薑和用兔肉調製的湯汁。如果想生男孩，要爲孕婦備置弓箭，射雄野雞，騎雄馬，觀看雄虎；如果想生女孩，要讓孕婦佩戴簪子和耳環，佩帶珠鏈，這是因爲接觸到什麽形象就孕育什麽樣胎兒的緣故。受孕四個月，胚胎接受水之精氣，開始生成血液，在這個階段孕婦要多吃稻米、麵食、鱔魚和……，使胎兒清血和明目。受孕五個月，胚胎接受火之精氣，開始生成元氣，在這個階段孕婦要晚起床，勤沐浴，穿着厚衣服坐在室内，早晨呼吸新鮮空氣，身體避免寒邪侵襲，飲食要以稻米面食爲主，吃以牛肉或羊肉調製的菜汁，食用茱萸，不要吃……，以調養元氣。受孕六個月，胚胎接受金之精氣，開始生成筋肉，在這個階段孕婦……，要到郊外遊玩散心，經常看奔跑的狗和馬。一定要吃……，未……，這是因爲可以使胎兒强壯筋骨的緣故。受孕七個月，胚胎接受木之精氣，開始生成骨骼，在這個階段孕婦要居住在乾燥之處，不能總是固定在一個地方，……飲食要禁生冷，……可以讓胎兒牙齒堅固完好。受孕八個月，胚胎接受土之精氣，開始生成皮膚，……這是因爲可以使胎兒肌膚緊湊的緣故。受孕九個月，胚胎接受石之精氣，開始生成毛髮，……受孕十個月……

凡治字者①，以清【水】榦（澣）包（胞）⧄②$_{14}$

一曰：必孰（熟）洒榦（澣）【胞】，有（又）以酒榦（澣）□□□□□□□□小□□□□□□□□□□□□□□$_{15}$以瓦甌③，毋令虫（蟲）蛾（蟻）能入，而□□□□□□□□【見】日所，使嬰兒毋（無）疕④，曼理⑤，壽□⑥$_{16}$。

一曰：貍（埋）包（胞）席下，不疕騷（瘙）⑦。內中□□□□以建日飲⑧$_{17}$。

字而多男毋（無）女者而欲女，後□□□□包（胞）貍（埋）陰垣下⑨。多女毋（無）男，亦反〈取〉【胞】貍（埋）陽垣下。一曰$_{18}$：以甗衣約包（胞）⑩，貍（埋）之$_{19}$。

【校注】

①治字：指處理產子之後的若干事項。以下幾條（第 14－19 行）內容記載產後胎衣的處理與埋藏方法，可參看《雜療方》的“禹藏埋胞圖法”及校釋。

②澣：洗滌。《説文・水部》：“澣，濯衣垢也。”

③酒：原釋文爲“洒”，據圖版改正。裘錫圭（1987）、馬繼興（1992）亦曾指正。

④使嬰兒無疕：使嬰兒避免瘡瘍、疥瘡、癬一類的多發病。

⑤曼理：肌膚細膩柔潤。《淮南子・脩務》：“曼頰皓齒。”張衡《七辨》：“於是紅華曼理，遺芳酷烈。”

⑥壽□：當指壽命長久之意。□，疑爲“長”字。

⑦疕瘙：皮膚瘡瘍、瘙癢一類的常見病。

⑧建日：古代數術家以建除一辰來確定日之吉凶，民間術士認爲建日是吉日。古人稱北斗星斗柄所指方位稱爲建，斗柄旋轉所指的十二辰稱爲十二建。如農曆正月叫建寅，二月叫建卯。月份有大小，則稱爲大建、小建。建日是按照北斗星在十二月的不同位置而確定的。據《淮南子》，正月以寅日爲建，二月以卯

日爲建，三月以辰日爲建，四月以巳日爲建，五月以午日爲建，六月以未日爲建，七月以申日爲建，八月以酉日爲建，九月以戌日爲建，十月以亥日爲建，十一月以子日爲建，十二月以丑日爲建。《淮南子·天文》：“寅爲建，卯爲除，辰爲滿，巳爲平，主生；午爲定，未爲執，主陷；申爲破，主衡；酉爲危，主杓；戌爲成，主少德；亥爲收，主大德；子爲開，主太歲；丑爲閉，主太陰。”此處以寅日爲建，主生，宜埋胞以卻嬰兒疾病。可參看《五十二病方·疣》關於“除日”的注釋。

⑨陰垣：背日的牆垣。與下文“陽垣”相對。

⑩甗衣約胞：用蓋甗之布將胞衣包束起來。帛書整理小組指出，甗衣，亦見於《五十二病方·腸穨(㿗)》，疑即蓋甗用的布巾。

【釋譯】

凡是處理婦女產子之後的若干事項，用清水洗滌胞衣……

一方：一定要反復清洗胞衣，又用酒洗滌……用陶罐，不要讓昆蟲螞蟻進入，……可以使嬰兒避免瘖瘍、疥瘡、癬等多發病，肌膚細膩柔潤，壽命長久。

一方：把胞衣埋藏在坐席下面，嬰兒不生瘖瘍、瘙癢等常見病。……在建日飲服。

生育男孩多沒有女孩而想生女孩，……將胞衣埋藏在背日的牆垣下面。生育女孩多而沒有男孩，將胞衣埋藏在向日的牆垣下面。一方：用蓋甗之布將胞衣包束起來，埋掉。

懷子者①，爲享(烹)白牡狗首②，令獨食之，其子美皙，有(又)易出。欲令子勁者，□時食母馬肉③$_{20}$。

懷子未出三月者，呻(吞)爵(雀)䴢(甕)二④，其子男殹(也)。一曰：取爵(雀)䴢(甕)中虫(蟲)青北(背)者三，産呻(吞)之⑤，必産男，萬全$_{21}$。

一曰：以方苴(咀)時⑥，取蒿、牡、卑(蜱)稍(蛸)三⑦，冶，飲之，必産男。已試。一□曰：遺弱(溺)半升⑧，□□堅而少汁$_{22}$。

一曰：取逢(蜂)房中子、狗陰⑨，乾而冶之，以飲懷子⑩，懷子産男。【一曰】：□鮮魚□□食之$_{23}$。

□□□□□□□□□乾，冶之，殳(投)酒中，□□□懷子者産□□□三月不可以□$_{24}$。

□□□□□□□□□令□□□□□□□□□□□□□□□□□産男$_{25}$。

一曰：取烏□□□⑪，【令】男子獨食肉濳(歠)汁，女子席𥌈⧄⑫$_{26}$

[欲]産[女]，【取】烏雌鷄煮⑬，令女[子][獨][食][肉][濳](歠)汁，[席]⧄$_{27}$

【校注】

①懷子：孕育胎兒。以下幾條(第 20-27 行)内容記載孕育健康胎兒以及選擇男女的方法。

②白牡狗首：應指白色雄狗頭。陳藏器《本草拾遺》謂其“煎汁，同米煮粥，補婦人，令有子”。《名醫別録》謂狗血“治難産横生”。帛書整理小組認爲，牡狗首即牡螻首，指出《養生方》“⧄巾”篇作“牡螻首”，《神農本草經》謂螻蛄“主難産”。揚雄《方言》卷十：“(螻蛄)南楚謂之杜狗。”衆家指出，從“烹”字看，白牡狗首應指食物，從“獨食之”則知其可與分食，顯然非細物；螻蛄未聞有白色者，除《神農本草經》外，方家多云孕婦忌服。

③母馬肉：《千金要方》卷二十六有“馬肉”，稱其“主傷中，除熱，下氣，長筋强腰脊，壯健强志，利意輕身不饑”。古人亦認爲馬肉可導致孕婦延産，將馬肉列爲孕婦禁食之物。《千金要方》卷二：“妊娠食驢馬肉，延月；妊娠食騾肉，産難。”

④呻(吞)爵甕：帛書整理小組認爲，呻讀爲“吞”。《戰國策・趙策一》：“吞兩周之地。”帛書《戰國縱横家書》吞字作呻。周一謀(1988)指出，從帛書圖版看，原字應爲“呷”，意爲吸飲。雀甕，見於《神農本草經》，又名蛅蟖房，謂其“主小兒驚癇、寒熱、結氣、蠱毒”。

⑤産吞：即生服。

⑥方咀時：指懷孕三月之時。《管子・水地》云胎兒“三月如咀”。尹知章注：“咀咀，口和嚼之謂，三月之胚渾初凝，類口所嚼食也。”帛書整理小組指出，“方咀時”與“三月如咀”義近。

⑦蒿：蒿類藥物。呂亞虎(2010)指出，馬先蒿有治婦人無子的功效。盧多遜等《開寶本草》卷九稱馬先蒿“主寒熱鬼疰，中風濕痹，女子帶下病，無子。”牡：帛書整理小組認爲，牡讀爲“杜”。《爾雅・釋草》：“杜，土鹵。”郭璞注：“杜衡也，似葵而香。”蜱蛸：即桑螵蛸。《爾雅・釋蟲》：“不過，蟷蠰，其子蜱蛸。”邢昺疏：“不過，一名蟷蠰，一名螳螂，螵蛸母也。其子一名蜱蛸，一名蟳蟭，一名螵蛸，蟷蠰卵也。”《神農本草經》謂桑蜱蛸“主傷中，疝瘕，陰痿，益精生子，女子血閉，腰痛，通五淋，利小便水道”。

⑧遺溺：即新鮮人尿。《日華子本草》稱人尿治“皮膚皺裂，難産，胞衣不下”。

⑨蜂房中子：即蜂蛹。《神農本草經》有“蜂子”，謂其“主風頭，除蠱毒，補虚羸傷中。久服，令人光澤，好顔色，不老”。狗陰：即狗陰莖，又稱狗鞭。《神農本草經》有“牡狗陰莖”，謂其“主傷中，陰痿不起，令强熱大，生子，

除女子帶下十二疾。一名狗精”。

⑩懷子：原文“懷”、“子”兩字後均有重文符號。

⑪烏□□□：根據句意，該句是指生育男孩的方法，此處當爲“烏雄雞煮”，與下行“烏雌雞煮”相對。

⑫咒：帛書整理小組指出，咒疑讀爲“莞”。《説文·艸部》：“莞，草也，可以作席。”《詩經·小雅·斯干》：“下莞上簟，乃安斯寢。”鄭玄箋：“莞，小蒲之席也。”《韓詩外傳》：“上古醫曰茅父，茅父之爲醫也，以莞爲席，以芻爲狗，北面而祝之，發十言耳，諸扶輿而來者，皆平復如故。”周一謀(1988)認爲，咒字从羽，當與毛羽有關，席咒當指坐於雞羽所做成的席墊上。

⑬烏雌鷄：即黑母雞。《名醫别録》有“黑雄雞”，稱其“主風寒濕痹，五緩六急，安胎”。

【釋譯】

婦女懷孕，烹煮白色雄狗頭，讓孕婦獨自食用，可以使胎兒皮膚美好白晰，又容易生。想使嬰兒强勁，……時吃母馬肉。

婦女懷孕不到三個月，生服雀甕二個，可生男孩。一方：取背部青色的雀甕三個，生服，一定生男孩，萬無一失。

一方：懷孕三月之時取青蒿、杜衡、桑螵蛸三份，粉碎，飲服，一定生男孩。已經過應用有效。一方：人尿半升，……可以使胎兒堅實，出生後胎盤裏少見殘存血水。

一方：取蜂蛹、狗陰，晾乾後粉碎，飲服後懷胎，生男孩。一方：取鮮魚……吃掉。

……乾燥後，研末，放入酒内……

……生男孩。

一方：取黑雄雞煮熟，讓男子獨自吃肉飲湯，女子坐在蒲席上……

想生女孩：取黑母雞煮熟，讓女子獨自吃肉飲湯……

求子之道曰[①]：求九宗之草[②]，而夫妻共以爲酒，飲之28。

【校注】

①求子之道：求子的方法。本條(第28行)記載求子方法。

②九宗之草：一種藥草。帛書整理小組指出，九宗之草疑即《爾雅·釋草》之軌巖。周一謀(1988)認爲，九者數之極，宗者傳宗接代也，據此推測其指一種有益於生殖的植物藥。魏啓鵬(1992)指出，當指一種分蘖多、象徵宗族繁衍茂盛的藥草。張顯成(1997)認爲，應指九宗山之草，九宗山在今湖北省孝感市。

【釋譯】

求得生子的方法：找來九宗之草，用它調酒，夫妻兩人一同飲服。

字者①，且垂字②，先取市土濡請（清）者③，□之方三、四尺，高三、四寸。子既產，置土上，勿庸□④，令嬰兒$_{29}$□上，其身盡得土，乃浴之，爲勁有力$_{30}$。

字者已，即燔其蓐，置水中，□□嬰兒⑤，不疕騷（瘙）。及取嬰兒所已浴者水半桮（杯）飲$_{31}$母⑥，母亦毋（無）餘病$_{32}$。

【校注】

①字者：指分娩。以下兩條（第29–32行）記載產後母子保健的方法。

②且垂字：即將臨產。

③市土：一種泥土。原釋文爲“市土”，馬繼興（1992）認爲是指城鎮上的泥土。陳藏器《本草拾遺》有市門土，稱其主“主婦人易產，入月帶之”。周一謀（1988）指出，帛書圖版是“巿”而非“市”，巿土即草木茂盛處之濕潤而潔淨的泥土。《集韻·末韻》：“巿、芾，草木盛貌。”濡清：濕潤而乾淨。

④庸：用。《說文·用部》：“庸，用也。”

⑤□□嬰兒：據文意，可補爲“以浴嬰兒”。

⑥母：原文該字下有重文符號。

【釋譯】

婦女懷孕，即將臨產，先取來草木茂盛處之濕潤而潔淨的泥土，把它壘成三四尺見方、三四寸高的泥堆。孩子生下來之後，把嬰兒放在土堆上，不要隨意……，讓嬰兒……，嬰兒身上沾滿泥巴，將它洗乾淨，可以使嬰兒强勁有力。

婦女生產之後，隨即將她的床蓐燒毀，灰末放入水中，用來洗浴嬰兒，可以使嬰兒不生瘡瘍、瘙癢等病。再取洗浴嬰兒的水半杯，讓其母親喝，母親也不會生其他病。

女子鮮子者產①，令它人抱其□，【以去□□濯】其包（胞），以新布裹之，爲三約以斂之②，入□$_{33}$中，令其母自操③，入谿谷□□□【之三，置去】，歸勿顧；即令它人善貍（埋）之$_{34}$。

【校注】

①鮮子：兒女少。本條（第33–34行）記載少子者能多生子的方法。

②爲三約以斂之：包束三周，以裹緊胞衣。《說文·攴部》：“斂，收也。”

③令其母自操：讓產婦自攜胞衣。

【釋譯】

不易受孕的婦女在生產之後，讓他人抱着……，清洗胞衣，用新布包裹，包束三周，使它裹緊，到……，讓產婦自攜胞衣，到谿谷……三次，丟棄之後返回，不要回頭看；再讓他人將胞衣好好埋藏起來。

附　　録

一、人字圖

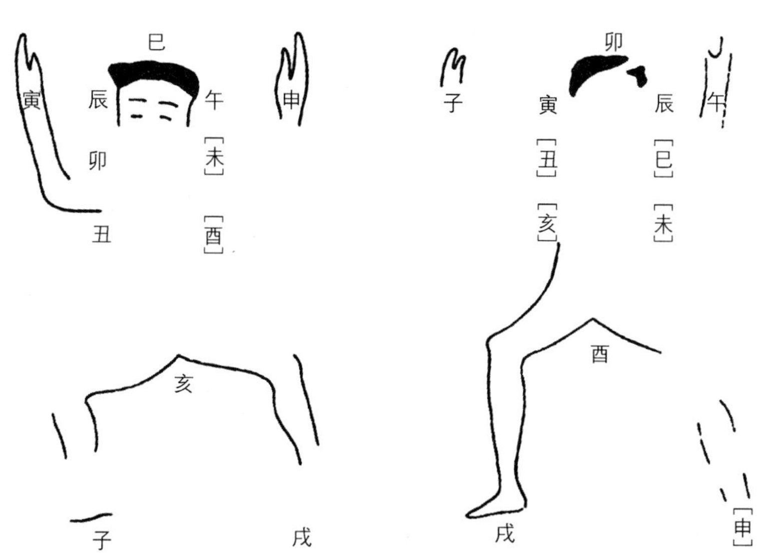

附圖一（録自《馬王堆漢墓帛書〔肆〕》）

【説明】

本圖在帛書《胎產書》右上部的四分之一處，原係彩繪的兩横向排列的全身人像。圖像已殘損過半，字迹部分可辨，圖右標題僅餘末字殘筆。但與此類似的圖亦見於《睡虎地秦墓竹簡》中的《日書》甲種，標題爲《人字》，兩人形圖分上下繪，上者注“秋冬”，下者注“春夏”，並附説明爲：“人字，其日在首，富難勝毆(也)，夾頸者貴，在奎者富，在掖(腋)者愛，在手者巧盜，在足下者賤，在外者奔亡。”這是依胎兒產日預卜命運的迷信方法。竹簡上相當本圖右方人形的注爲春夏所用，相當左方人形的注爲秋冬所用。目前公佈的北京大學所藏西漢竹簡《占產子》圖亦爲人字形，該圖分别見於《文物》雜誌 2011 年 6 期封頁附圖三、《北京大學藏西漢代竹書墨跡選粹》（北京大學出土文獻研究所編著，人民美術出版社 2012）。

馬繼興《馬王堆古醫書考釋》（湖南科學技術出版社 1992 年）參照睡虎地秦簡《人字圖》，對該圖像進行了復原與解說，具體内容可以參見其論著第 814－817 頁。

二、禹臧(藏)圖

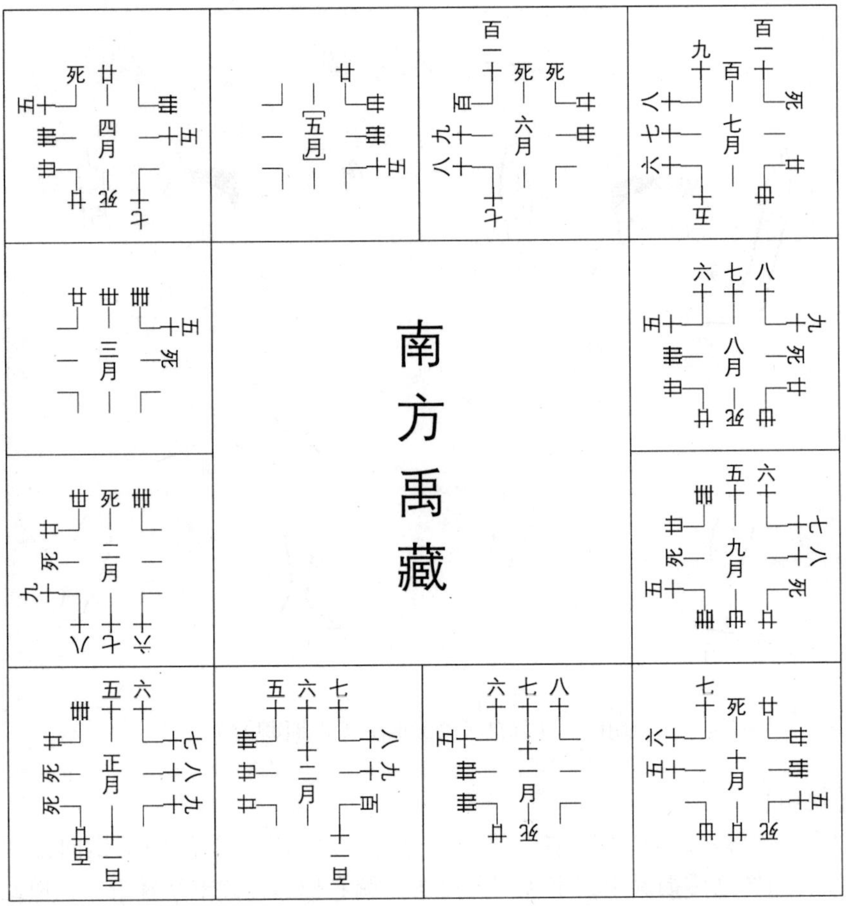

南方禹藏

附圖二（錄自《馬王堆漢墓帛書〔肆〕》）

【説明】

本圖在帛書《胎產書》左上部，名爲《禹臧(藏)》，圖上“南方”係標明方位，以上爲南，與同墓所見古地圖相同。該圖的意義見於帛書《雜療方》中的《禹藏埋胞圖法》。圖中“禹”字原加有硃點。

周一謀、蕭佐桃《馬王堆醫書考注》（天津科學技術出版社 1988 年）對該圖像進行了復原，並指出，按照數與死位的排列規律，二月末“卌”當爲“廿”，具體内容可以參見其論著第 347 頁。馬繼興《馬王堆古醫書考釋》（湖南科學技術出版社 1992 年）對該圖像進行了復原與詳細解説，具體内容可以參見其論著第 817-821 頁。

三、胎產文獻

在《諸病源候論》卷四十一《妊娠候》、《千金要方》卷二引《徐之才逐月养胎方》、《醫心方》卷二十八引《產經》“十月養胎法”等文獻中均有關於婦女妊娠期間胚胎變化與養胎方法的描寫。茲節錄如下，以備參稽。

諸病源候論·妊娠候(節錄)

妊娠一月，名曰始形，飲食精熟，酸美受御，宜食大麥，無食腥辛之物，是謂才貞。足厥陰養之。足厥陰者，肝之脈也。肝主血，一月之時，血流澀，如不出，故足厥陰養之。足厥陰穴，在足大指歧間白肉際是。

妊娠二月，名曰始膏，無食腥辛之物，居必靜處，男子勿勞，百節皆痛，是謂始藏也。足少陽養之。足少陽者，膽之脈也，主於精。二月之時，兒精成于胞裏，故足少陽養之。足少陽穴，在足小指間本節後附骨上一寸陷中者是。

妊娠三月，名始胎。當此之時，血不流，形像始化，未有定儀，見物而變。欲令見貴盛公主，好人端正莊嚴，不欲令見傴僂侏儒，醜惡形人，及猿猴之類。無食薑兔，無懷刀繩。欲得男者，操弓矢，射雄雞，乘肥馬于田野，觀虎豹及走犬。其欲得女者，則着簪珂環佩，弄珠璣。欲令子美好端正者，數視白璧美玉，看孔雀，食鯉魚。欲令兒多智有力，則噉牛心，食大麥。欲令子賢良盛德，則端心正坐，清虛和一，坐無邪席，立無偏倚，行無邪徑，目無邪視，耳無邪聽，口無邪言，心無邪念，無妄喜怒，無得思慮，食無邪臠，無邪臥，無橫足，思欲果瓜，噉味酸葅，好芬芳，惡見穢臭，是謂外象而變者也。手心主養之。手心主者，脈中精神，內屬於心，能混神，故手心主養之。手心主穴，在掌後橫文是。

妊娠四月，始受水精，以成血脈。其食宜稻，其羹宜魚雁，是謂盛榮，以通耳目，而行經絡。洗浴遠避寒暑。是手少陽養之。手少陽者，三焦之脈也，內屬於腑。四月之時，兒六腑順成，故手少陽養之。手少陽穴，在手小指間本節後二寸是也。

妊娠五月，始受火精，以成其氣，臥必晏起，洗浣衣服，深其屋室，厚其衣裳，朝吸天光，以避寒殃。其食宜稻麥，其羹宜牛羊，和以茱萸，調以五味，是謂養氣，以定五臟者也。一本云：宜食魚鱉。足太陰養之。足太陰脾之脈，主四季。五月之時，兒四肢皆成，故足太陰養之。足太陰穴，在足內踝上三寸是也。

妊娠六月，始受金精，以成其筋。身欲微勞，無得靜處，出遊於野，數觀走犬，及視走馬，宜食鷙鳥猛獸之肉，是謂變腠膂筋，以養其爪，以牢其背膂，足陽明養之。足陽明者，胃之脈，主期其口目。六月之時，兒口目皆成，故足陽明養之。足陽明穴，在太衝上二寸是也。

妊娠七月，始受木精，以成其骨。勞躬搖支(肢)，無使定止，動作屈伸，以運血氣，居處必燥，飲食避寒，常宜食稻秔，以密腠理，是謂養骨牢齒者也。手太陰養之。手太陰者，肺脈，主皮手。七月之時，兒皮手已成，故手太陰養之。手太陰穴，在手大指本節後，白肉際陷中是。

妊娠八月，始受土精，以成膚革。和心靜息，無使氣極，是謂密腠理而光澤顔色。手陽明養之。手陽明者，太陽脈，大腸主九竅。八月之時，兒九竅皆成，故手陽明養之。手陽明穴，在大指本節後宛宛中是。

妊娠九月，始受石精，以成皮毛，六腑百節，莫不畢備。飲醴食甘，緩帶自持而待之，是謂養毛髮，多才力。足少陰養之。足少陰者，腎之脈，腎主續縷。九月之時，兒脈續縷皆成，故足少陰養之。足少陰穴，在足內踝後微近下前動脈是也。

妊娠十月，五臟俱備，六腑齊通，納天地氣於丹田，故使關節人神咸備，然可預修滑胎方法也。

千金要方・徐之才逐月养胎方(節錄)

妊娠一月，名始胚，飲食精熟，酸美受御，宜食大麥，毋食腥辛，是謂才正。

妊娠二月，名始膏，無食腥臊，居必靜處，男子勿勞，百節皆痛，是爲胎始結。

妊娠三月，名始胞，當此之時，未有定象，見物而化；欲生男者，操弓矢；欲生女者，弄珠璣。欲子美好，數視璧玉；欲子賢良，端坐清虛，是謂外象而內感者也。

妊娠四月，始受水精，以成血脈。食宜稻粳，羹宜魚雁，是謂盛血氣，以通耳目而行經絡。

妊娠五月，始受火精，以成其氣，臥必晏起，沐浴浣衣，深其居處，厚其衣裳，朝吸天光，以避寒殃。其食稻麥，其羹牛羊，和以茱萸，調以五味，是謂養氣，以定五臟。

妊娠六月，始受金精，以成其筋。身欲微勞，無得靜處，出遊於野，數觀走犬，及視走馬，宜食鷙鳥猛獸之肉，是謂變腠紉筋，以養其力，以堅背膂。

妊娠七月，始受木精，以成其骨。勞躬搖肢，無使定止，動作屈伸，以運血氣，居處必燥，飲食避寒，常食稻粳，以密腠理，是謂養骨而堅齒。

妊娠八月，始受土精，以成膚革。和心靜息，無使氣極，是謂密腠理而光澤顔色。

妊娠九月，始受石精，以成皮毛，六腑百節，莫不畢備。飲醴食甘，緩帶自持而待之，是謂養毛髮，致才力。

妊娠十月，五臟俱備，六腑齊通，納天地氣於丹田，故使關節人神皆備，但俟時而生。

《醫心方·妊婦脈圖月禁法第一》引《產經》十月養胎法（節錄）

懷身一月，名曰始形。飲食必精熟暖美，無御大（丈）夫，無食辛腥，是謂始載貞也。

懷身二月，名曰始膏。無食辛臊，居必靜處，男子勿勞，百節骨間皆病，是謂始藏也。

懷身三月，名曰始胎。當此之時，未有定儀，見物而化。是故應見王公、后妃、公主、好人，不欲見僂者、侏儒、醜惡、瘦人、猿猴，無食苗薑兔肉。思欲食果瓜，激味酸菹瓜，無食辛而惡臭，是謂外像而內及故也。

懷身四月，始受水精，以盛血脈。其食稻粳，其羹魚雁，是謂盛血氣以通耳目，而行經絡也。

懷身五月，始受火精，以盛血氣。晏起沐浴浣衣，身居堂，必厚其裳。朝吸天光，以避寒殃。其食稻麥，其羹牛羊，和以茱萸，調以五味，是謂養氣，以定五臟者也。

懷身六月，始受金精，以成筋骨。勞身無處，出遊於野，數觀走犬走馬，宜食鷙鳥猛獸，是謂變腠理膂細筋，以養其爪，以堅背膂也。

懷身七月，始受本（木）精，以成骨髓。勞躬搖肢，無使身安，動作屈伸，自比於猿。居必燥之。飲食避寒，必食稻粳，肌肉以密腠理，是謂養骨而堅齒也。

懷身八月，始受土精，以成膚革。和心靜息，無使氣控（極），是謂【密】腠理而光澤顔色也。

懷身九月，始受石精，以成皮毛，六腑百節，莫不畢備。飲醴食甘，緩帶自持而待之，是謂養毛髮，多才力也。

懷身十月，俱已成子也。時順天生，吸地之氣，得天之靈。而臨生時乃能啼，聲遂天氣，是始生也。

（十二）十　問

說　明

本書爲竹簡，出土時與《合陰陽》合捲成一卷，本篇在內，《合陰陽》在外。這是一部論述房中之術的專書，全書共 101 枚竹簡，分爲十篇，係假托帝王、諸候、官吏、名醫、術士之間的相互問答，提出了十個有關養生保健（包括生理、病理、服食、呼吸、吐納、房中）的問題，並進行詳細討論。馬王堆漢墓帛書整理小組據此將它命名爲《十問》。

本書中十篇問答分别爲：黄帝問天師，黄帝問大成，黄帝問曹敖，黄帝問容成，堯問舜，王子巧問彭祖，盤庚問耇老，禹問師癸，齊威王問文摯，秦昭王問王期。全書以“養陽”爲主要内容，包括服食、行氣、導引、按摩等多種方法。

校　釋

黄帝問於天師曰①：“萬勿(物)何得而行？草木何得而長？日月何得而明？”天師曰：“璽(爾)$_1$察天【地】之請(情)，陰陽爲正②，萬勿(物)失之而不繼(繼)③，得之而贏④。食陰模陽⑤，稽於神明⑥。食$_2$陰之道，虚而五臧(藏)，廣而三咎⑦，若弗能出楃⑧。食之貴静而神風⑨，距而兩持$_3$⑩，參築而毋遂⑪，神風乃生，五聲乃對⑫。翕毋過五，致之口，枚之心⑬，四輔所$_4$貴⑭，玄尊乃至⑮。飲毋過五，口必甘昧(味)，至之五臧(藏)，刑(形)乃極退⑯。搏(薄)而肌膚⑰，及$_5$夫髮末，毛脈乃遂，陰水乃至，淺(濺)坡(彼)陽炥(勃)⑱，堅蹇不死⑲，飲食賓體(體)⑳，此胃(謂)復$_6$奇之方，通於神明。”天師之食神氣之道$_7$。

【校注】

①天師：指通曉天道、具有精湛道術的人，此處當指岐伯。《素問・上古天真論》：“成而登天，乃問於天師。”王冰注：“天師，岐伯也。”本節主要講“食氣”，即行氣，通過行氣，採陰補陽，達到百脈暢通，女子陰精流溢，男子陽舉堅挺。

②陰陽爲正：以陰陽爲綱紀和法則。正，綱常、準則。

③不繼：不能生育繁衍，後繼不續。

④得之而贏：萬物得陰陽而子孫滿堂，連綿不斷。贏，讀爲“盈”。馬繼興(1992)指出，贏即興盛、有餘。《廣雅・釋詁三》：“贏，餘也。”

⑤食陰模陽：即食陰固陽。食陰，服食陰氣。古代醫家、神仙家以氣功、藥餌、房中術三者爲食陰之道。連劭名(1994)認爲，“食陰”如同“養陰”，《釋名・釋飲器》：“食，殖也。”《廣雅・釋詁一》：“殖，積也。”整理小組認爲，模可能讀爲“疑”，與“凝”字通。《廣雅・釋詁四》：“凝，定也。”凝陽，即固陽。馬繼興(1992)認爲，模爲“疑”字之形訛，讀作“擬”，義爲模擬、仿效。《説文・手部》：“擬，度也。”

⑥稽於神明：同於神明。《廣雅・釋詁二》：“稽，合也。”《尚書・堯典》：“稽古帝堯。”鄭玄注：“稽，同也。”神明，古代有多種意義，主要有：一是指

陰陽；二是指精微；三是指人的精神；四是指掌握宇宙間規律的智慧之人；五是指神聖之事。

⑦廣而三咎：張開你的口鼻三竅。而，你。三咎，指口鼻三竅。下文有“四咎”，但意義不同。周一謀(1988)認爲，三咎疑即三焦。馬繼興(1992)認爲，三咎即三道，指身體内部的上、中、下三條道路，與“三焦”同義。

⑧弗能出楃：所食之氣不出帷幄，全部保存在體内。楃，疑讀爲“幄”。整理小組認爲，楃讀爲“樸”。《老子》：“樸散則爲器。”帛書甲本“樸”字作“楃”。連劭名(1994)認爲，此處“樸”指體内的真氣。魏啓鵬(1992)認爲，此句意爲男子緊貼女身，附着堅牢，如不能分離之狀。馬繼興(1992)將“楃”讀爲“穀”，並將“若弗能出楃食之貴靜而神風”之句點斷爲“若弗能出，楃(穀)食之貴。靜而神風(豐)”；認爲前兩句的意思是指人的正氣(即穀氣)非常寶貴，應當在體内流通順達，而不能使其排出體外。

⑨食之貴靜而神風：食陰要以靜爲貴，運風如神。風，指男女交合。《左傳·僖公四年》：“惟是風馬牛不相及也。”賈逵注：“牝牡相誘謂之風。”一說，神風指男女交合時所生發之精氣流轉。《禮記·孔子閒居》：“地載神氣，神氣風霆，風霆流行，庶物露生。”馬繼興(1992)認爲“靜而神風(豐)”是指服食陰氣時的主要要求是安靜穩重以求達到神氣豐滿之目的。

⑩距而兩栘：支撐你的兩手。距，同“拒”，此處爲支撐義。魏啓鵬(1992)認爲，《説文·木部》：“栘，槌也。”此處比喻爲男子的手臂。整理小組認爲，“栘”疑讀爲“峙”，對峙。連劭名(1994)認爲，“栘”疑讀爲“趾”，指人的足部。馬繼興(1992)認爲，“栘”疑讀爲“持”，堅持。

⑪參築而毋遂：多次抽插而不瀉精。參築，指多次抽插。《醫心方》卷二十八有“上築金溝”之説，金溝即陰道口。遂，完成。連劭名(1994)認爲，“參築”指化合堅實。魏啓鵬(1992)指出，遂本指田間小溝渠，此處爲排瀉義。《字彙補·辵部》：“遂，小溝也。”

⑫五聲乃對：女子發出五種聲音與之回應。五聲，即《合陰陽》、《天下至道談》所述的“五音”，指女子交合發出的五種聲音。

⑬枚之心：即收之心，指吸氣藏進内臟。《廣雅·釋詁三》：“枚，收也。”

⑭四輔：疑即下文所説的“四時爲輔”。周一謀(1988)認爲，四輔爲四肢，謂四肢是頭身之輔佐；另一説，四輔爲官名，是天子的輔佐之臣。《禮記·文王世子》：“設四輔及三公。”馬王堆帛書《周易》卷末古佚書有“黃帝四輔”之語。馬繼興(1992)將“四輔爲貴”讀爲“四輔爲歸”，指吸入體内的精氣，最後收藏到四肢百骸處。

⑮玄尊：古代祭祀所用的玄酒，又稱明水。《吕氏春秋·適音》：“上玄尊。”韋昭注：“玄尊，明水也。”明水是用來釀酒的露水。此處用玄尊比喻口中所生津液。下文有“靈尊”，與“玄尊”之義同。

⑯形乃極退：交合的快感已傳至五臟時，就應急速退出，停止交合。馬繼興(1992)將“極”讀爲“亟”，急速。

⑰薄而肌膚：精氣迫行，外充於皮膚。薄，迫。裘錫圭(1987)指出，原文中的“薄”讀爲“搏”，此處指撫摩。馬繼興(1992)亦讀爲“搏”，指集聚。

⑱濺彼陽炥：輸出灼熱的陽氣。陽炥，灼熱的陽氣。《集韻·未韻》：“炥，熱氣。”周一謀(1988)認爲，陽炥當讀爲“陽勃”，此處指陰莖勃起。

⑲堅蹇不死：陽强而不痿。堅，同“偃”。堅、偃兩字聲紐分別爲見、影，韻部分別爲真、元，故可相通。《楚辭·離騷》：“望瑤臺之偃蹇兮。”王逸注：“偃蹇，高貌。”

⑳賓：協和，協調。《禮記·樂記》：“諸侯賓服。”鄭玄注：“賓，協也。”

【釋譯】

黄帝向岐伯問道：“萬物是靠什麼運行？草木是靠什麼生長？日月是靠什麼放出光明？”天師說：“你觀察天道的真情實況，是以陰陽爲綱紀，萬物背離了它就會後繼中斷，依靠它就能繁衍昌盛。食陰固陽，同於神明之道。食陰的方法是，先讓你的五臟空虛，讓你口鼻三竅張開，所食之氣不出帷幄而保存於體內。食陰時要以静爲貴，運風如神，用你的兩臂支撑，多次上下抽插而不施瀉精陰，神風於是產生，女子於是發出五種聲音與之回應。吮吸陰氣不要超過五次，吸進口中，藏進心裏，以四輔爲貴，玄尊就會在口中生成。飲服玄尊不要超過五口，口裏就會體味到甘美，交合的快感已傳至五臟時，就應迅速退出，中止交合。精氣迫行，外充於皮膚，一直到毛髮的末端，皮毛和血脈的精氣於是通暢，陰精在體內形成，將輸送出灼熱的陽氣。陽强而不痿，飲食調養身體，這就是補衰返陽的方法，它通於神明之道。”岐伯服食神氣的方法。

黄帝問於大成曰①：“民何失而羣(顏)色鹿〈麄〉貍〈貍(黧)〉②，黑而蒼？民何得而奏(腠)理靡曼$_{8}$③，鮮白有光？”大成合(答)曰：“君欲練色鮮白，則察觀尺汙(蠖)④。尺汙(蠖)之食方，通於陰陽$_{9}$，食蒼則蒼，食黄則黄。唯君所食，以變五色。君必食陰以爲當(常)，助以柏$_{10}$實盛良⑤，飲走獸泉英⑥，可以却老復壯⑦，曼澤有光⑧。椄(接)陰將眾⑨，鱧(繼)以蜚虫⑩，春$_{11}$對(爵)員駘⑪，興坡(彼)鳴雄⑫，鳴雄有精，誠能服此，玉筴(策)復生⑬。大(太)上埶遇⑭，廱(壅)坡(彼)玉$_{12}$竇⑮，盛乃從之⑯，員駘送之；若不埶遇⑰，置之以麷⑱。誠能服此，可以起死⑲。”大$_{13}$成之起死食鳥精之道$_{14}$。

【校注】

①大成：黄帝之師。古籍或作太填、太真、太顛等。《太平御覽》卷四百四

引《韓詩外傳》作“黄帝學於太顛”。本節主要講一種服食法，通過食陰，食柏實、雄雞、雀卵、麥芽，飲牛羊乳汁等方法以恢復精神和體力。

②麄黧：粗糙黑暗。麄，“麤(粗)”的異體字。“黧”即黑暗。《玉篇·黑部》：“黧，黑也。”《廣韻·齊韻》：“黧，黑而黄也。”魏啓鵬(1992)認爲，原文“貍”讀爲“剺”，同“剓”、“梸”，指皮膚皴裂。《説文·刀部》：“剺，剥也。”

③腠理靡曼：肌膚柔美。《淮南子·原道》：“靡曼之色。”高誘注：“靡曼，美色也。”

④尺蠖：尺蠖蛾的幼蟲，又名桑蠖。原簡“尺”、“汙”兩字後均有重文符號。

⑤柏實：柏子仁。《神農本草經》謂其“主驚悸，安五藏，益氣，除濕痹。久服，令人悦澤美色，耳目聰明，不饑不老，輕身延年”。盛良：大良，很好。劉玉環(2011)指出，原釋文“良”，依帛書字形，當隸作“食”；由於“助以柏實盛食”於義不通，故該處與下句當點斷爲“助以柏實，盛食走獸泉英”。

⑥走獸泉英：牛羊乳汁。《名醫别録》稱“羊乳，溫，補寒冷虚乏”；“牛乳，微寒，補虚羸，止渴，下氣”。周一謀(1988)認爲，此處走獸泉英也可能指走獸精液，包括以動物陰莖或睾丸煎湯服食，如狗鞭、馬鞭、牛鞭之類。

⑦却老復壯：防止衰老，恢復强壯。《素問·上古天真論》：“夫道者能却老而全身。”又《陰陽應象大論》：“有餘則耳目聰明，身體强健，老者復壯，壯者益治。”

⑧曼澤有光：肌膚細膩潤澤而有光輝。《楚辭·大招》：“曼澤怡面，血氣盛只。”王逸注：“肌膚曼緻，面貌怡澤，血氣充盛，身體强壯。”

⑨接陰將眾：多次與女子交合。接陰，即交接，指與女子交合。將，且。

⑩蜚虫：即飛虫，此處指鳥類。

⑪春爵員駘：即春雀圓駘，指春雀所產之卵。唐慎微《證類本草》卷十九稱雀卵“主下氣、男子陰痿不起，食之令熱多有精子”。爵，同“雀”。《説文·鬯部》：“爵，禮器也，象雀之形。”駘，相當於“子”。

⑫興彼鳴雄：才開始啼鳴的雄雞。馬繼興(1992)認爲，興即舉例、舉證，該句是指舉出雄雞一物。鳴雄，即雄雞。原簡“鳴”、“雄”兩字後均有重文符號。

⑬玉策：即陰莖，又名玉莖、玉鞭。

⑭太上：最佳狀態。埶遇：有節制、有限度地交合。埶，讀爲“槷”，準則。《廣韻·祭韻》：“槷，常也，準也。”遇，會合。《吕氏春秋·淫辭》：“空雄之遇。”韋昭注：“遇，會也。”周一謀(1988)、馬繼興(1992)均認爲，埶同“勢”，指男子生殖器；勢遇，蓋指陰莖勃起，形成可與女子交合之勢。

⑮玉竇：即陰道，又稱玉戶、玉門。

⑯盛乃從之：精液充盈則可隨之施放。從，隨。

⑰若不埶遇：如果不與女子交合。馬繼興(1992)認爲，此指性功能衰退。

⑱麷：炒麥芽。《周禮・籩人》："朝事之籩，其實麷蕡、白黑、形鹽、膴鮑、魚鱐。"賈公彥疏："麷爲熬麥。"孫詒讓正義："古所謂熬，即今所謂炒也。"

⑲起死：指陰莖起死還陽，恢復生理功能。

【釋譯】

黄帝向大成問道："人們喪失了什麽就會使肌膚顔色粗糙黑暗，黑而發青？人們得到什麽才能使肌膚柔美，嫩白有光?"大成回答說："您想使容顔和全身的肌膚修練得既嫩又白，那麽就仔細觀察尺蠖吧。尺蠖取食的方法，合於陰陽之道，食青則體青，食黄則體黄。只憑您進食的物品，就決定了身體五色的變化。您一定要將食陰之道持之以恆，同時把柏實作爲輔助食品就更好，飲用牛羊乳汁，也有返老還壯之功，使肌膚細潤而生光輝。如果與女子交合頻繁，要緊接着要用鳥類補養，一是春雀所產之卵，一是才開始啼鳴的雄雞，雄雞有補精壯陽之功，確實能夠服用這些物品，陰莖就會重新振作高揚。交合最好的要有節制、有限度，陰莖塞進陰道，精液充盈則可施放，泄精後要進食鳥卵。如果沒有房事，平時也可將鳥卵與炒麥芽粉一同服用。確實能夠執行這些方法，就可以起死還陽。"大成起死還陽、服食鳥精的方法。

黄帝問於曹敖曰①："民何失而死？何得而生?"曹【敖合(答)曰】："□□□□□$_{15}$而取其精。侍(待)坡(彼)合氣②，而微動其刑(形)。能動其刑(形)，以致五聲，乃入其精③$_{16}$，虚者可使充盈，壯者可使久榮，老者可使長生④。長生之稽⑤，慎用玉閉⑥，玉閉$_{17}$時辟⑦，神明來積⑧。積必見章⑨，玉閉堅精，必使玉泉毋頃(傾)⑩，則百疾弗$_{18}$嬰⑪，故能長生。椄(接)陰之道，必心塞葆⑫，刑(形)氣相葆⑬。故曰：壹至勿星⑭，耳目$_{19}$葱(聰)明；再至勿星，音氣高陽(揚)；三至勿星，被(皮)革有光⑮；四至勿星，脊胠$_{20}$不陽(傷)；五至勿星，尻脾(髀)能方；六至勿星，百脈通行；七至勿星，冬(終)身失〈无〉$_{21}$央(殃)；八至勿星，可以壽長；九至勿星，通於神明。"曹敖之椄(接)陰治神氣之道$_{22}$。

【校注】

①曹敖：人名，所指不詳。本節主要講"玉閉"，爲一種固精方法，要領是"九至勿星"，即陰莖在陰道抽插多次而不瀉精。

②合氣：指男女交合，使陰陽之氣和合。

③乃入其精：才納入精氣。馬繼興(1992)認爲，指排泄精液。

④老者可使長生：衰老者可以使其長壽。原簡“長”、“生”兩字後均有重文符號。

⑤長生之稽：即長生之道。稽，準則、模式。

⑥慎用玉閉：謹慎啓用玉閉。慎，整理小組釋爲“偵”。馬繼興(1992)認爲，偵讀爲“慎”。劉玉環(2013)指出，原釋文“偵”在竹簡中的字形爲左“心”右“真”，即“慎”字，可从。玉閉，指玉關，是對男性生殖器官的雅稱。原簡“玉”、“閉”兩字後均有重文符號。

⑦辟：開啓，打開。周一謀(1988)認爲，此處有聚藏之義。馬繼興(1992)認爲，辟讀作“避”，指回避、躲避。

⑧神明來積：神明之氣就進入、積聚。原簡“積”字下有重文符號。

⑨章：同“彰”，彰顯，顯著。

⑩玉泉毋傾：男子精液不能任意傾瀉。《千金要方》卷二十七：“玉泉者，口中唾也。”此處玉泉與“玉閉”相對，應指男子精液。

⑪嬰：圍繞，纏繞。張仲景《傷寒論·自序》：“嬰非常之疾。”《說文·女部》：“嬰，頸飾也。”段玉裁注：“嬰，繞也。”

⑫必心塞葆：必須使內心安靜、鎮定自若。塞葆，安靜。

⑬形氣相葆：身體與精神相保相守。

⑭壹至勿星：一次到位而不瀉精。《合陰陽》作“一動毋決”，《天下至道談》作“壹嬞(動)”，《醫心方》卷二十八引《玉房秘訣》作“一動勿寫(瀉)”。星，散離，此處指耗散、瀉精。《釋名·釋天》：“星，散也。”本句及以下內容與《合陰陽》、《天下至道談》部分內容基本相同，但《合陰陽》、《天下至道談》、《醫心方》均有“一動”至“十動”，而《十問》缺“十至”。以上幾部典籍的具體論述可參見《合陰陽》第112～115號簡注釋。

⑮皮革：即皮膚。

【釋譯】

黃帝向曹敖問道：“人們失去了什麽就會死亡，得到了什麽才能生存？”曹敖回答鋭：“……取其精華。等陰陽之氣開始交合，要使女子身體輕輕震蕩。能夠使她的身體輕輕震蕩，可以引來她五種聲音的回應，這時就能納入陰精，可以使虚弱者充實，强壯者保健，衰老者長壽。長生之道的法則，是謹慎啓用玉關，玉關在適當之時開啓，神明之氣就進入積聚。積聚將使神明之氣顯揚，玉關更爲堅固精良。一定要保住玉泉，不能任其傾瀉，那麽百病不能纏繞你，因此能夠長生。與女子交合的方法，必須保持内心安靜，身體與精氣相守相保。所以說：交合一次到位而不瀉精，就能耳目聰明；再次到位而不瀉精，就能音氣高揚；三次到位而不瀉精，就能肌膚生輝；四次到位而不瀉精，背脊和兩脅就不會損傷；五次到位而不瀉精，臀部和大腿就會周正健壯；六次到位而不瀉精，全身經脈就會通達流暢；七次到位而不瀉精，一生都不會有疾病禍殃；八次到位而不瀉精，就能延年長壽；九次到位而不瀉精，就能通於神明。”曹熬的接陰、調理神氣的方法。

黃帝問於容成曰①：“民始蒲（敷）淳溜（流）刑（形）②，何得而生？溜（流）刑（形）成體（體），何失而死？何曳之$_{23}$人也③，有惡有好，有夭有壽？欲聞民氣贏屈施（弛）張之故。”容成合（答）曰：“君若$_{24}$欲壽，則順察天地之道。天氣月盡月盈，故能長生。地氣歲有寒暑$_{25}$，險易相取④，故地久而不腐。君必察天地之請（情），而行之以身。有徵可智（知），間$_{26}$雖聖人⑤，非其所能，唯道者智（知）之。天地之至精，生於无（無）徵，長於无（無）刑（形）$_{27}$，成於无（無）體（體），得者壽長，失者夭死。故善治氣槫（摶）精者⑥，以无（無）徵爲積，精$_{28}$神泉益（溢），翕甘潞（露）以爲積，飲榣（瑤）泉靈尊以爲經⑦，去惡好俗⑧，神乃溜（流）刑（形）。翕$_{29}$氣之道，必致之末⑨，精生而不厥。尚（上）下皆精，塞〈寒〉溫安生？息必探（深）而久，新氣$_{30}$易守。宿氣爲老，新氣爲壽。善治氣者，使宿氣夜散，新氣朝最⑩$_{31}$，以徹九徼（竅），而實六府。食氣有禁，春辟（避）濁陽，夏辟（避）湯風，秋辟（避）霜潛（霧），冬$_{32}$辟（避）凌陰，必去四咎⑪，乃探（深）息以爲壽。朝息之志⑫，亓（其）出也湷（務）合於天，亓（其）入也$_{33}$楑（揆）坡（彼）閨誦（滿）⑬，如臧（藏）於淵，則陳氣日盡，而新氣日盈，則刑（形）有云（雲）光⑭。以精爲充$_{34}$，故能久長。晝息之志，虖（呼）吸必微，耳目葱（聰）明，陰陰孷（喜）氣⑮，中不薈（潰）腐，故身$_{35}$无（無）苛（疴）央（殃）。莫（暮）息之志，深息長除，使耳勿聞，且以安侵（寢），云云（魂）柏（魄）安刑（形）⑯，故能$_{36}$長生。夜半之息也，覺啎（寤）毋變侵（寢）刑（形），探（深）余（徐）去執（勢）⑰，六府皆發，以長爲極。將欲$_{37}$壽神，必以奏（腠）理息。治氣之精，出死入生⑱，驩欣咪彀⑲，以此充刑（形），此胃（謂）槫（摶）$_{38}$精。治氣有經，務在積精⑳，精盈必寫（瀉），精出必補㉑。補寫（瀉）之時，於臥爲之$_{39}$，酒食五味，以志治氣㉒。目明耳葱（聰），被（皮）革有光，百脈充盈，陰乃□生㉓$_{40}$，繇使則可以久交㉔，可以遠行，故能壽長$_{41}$。”

【校注】

①容成：古代傳說爲黃帝之臣，或說是黃帝之師，創曆法，通陰陽，擅長房

中術。《漢書·藝文志》陰陽家有“《容成子》十四篇”、方技房中家有“《容成陰道》二十六卷”,《抱樸子·遐覽》有《容成經》。容成之名還見於《列仙傳》、《後漢書·方術列傳》等著作。陸德明《經典釋文》卷二十八:“容成,老子師也。”本節主要講“治氣摶精”,即行氣和積精。行氣講究深長徐久,吐故納新,動静有時;積精講究精盈必瀉,精出必補。

②敷淳流形:大自然敷布陽和之氣而演化成健康的形體。淳,讀爲“醇”,指陽和之氣。《周易·繫辭下》:“天地絪藴,萬物化醇,男女構精。”流形,指演化爲形體。《周易·乾》:“雲行雨施,品物流形。”孔穎達疏:“雨澤施布,故品類之物,流布成形。”馬繼興(1992)將“蒲”讀作“賦”。

③何曳之人:即何世之人,指爲什麼同世之人。曳,讀爲“世”。在馬王堆漢墓帛書中,“洩”或作“泄”,“拽”或作“抴”,“絏”或作“紲”,故“曳”、“世”兩字可通。

④險易相取:地勢崎嶇和平坦互相依憑。相取,互相依憑。《周易·繫辭下》:“遠近相取而悔吝生。”王弼注:“相取,猶相資也。”《玉篇·又部》:“取,資也。”

⑤間雖聖人:近今即使是智慧的人。《左傳·成公十六年》:“間蒙甲冑。”杜預注:“間,猶近也。”《廣韻·山韻》:“間,近也。”

⑥摶精:凝聚精氣。《廣雅·釋詁三》:“摶,著也。”王念孫疏證:“摶者,聚之著也。”《管子·内業》:“摶氣如神。”尹知章注:“摶,謂結聚也。”

⑦瑤泉:瑤池的泉水。靈尊:義同上文“玄尊”,比喻服氣時口中所生津液。馬繼興(1992)認爲,靈尊即上好的酒器,“瑤泉靈尊”疑爲美酒之代稱。

⑧去惡好俗:即去惡好善。《説文·人部》:“俗,習也。”魏啓鵬(1992)認爲,“惡好”爲偏義復詞,指惡。

⑨末:指六末,即四肢、前陰和後陰。馬繼興(1992)認爲,此處“末”僅指四肢。

⑩新氣朝最:新氣在清晨聚集。《玉篇·日部》:“最,齊也,聚也。”該句是指食氣的時辰,與《却穀食氣》篇的“昏清可”近似。

⑪四咎:承上文當指濁陽、湯風、霜霧、淩陰四種可致病之氣候。《説文·人部》:“咎,災也。”《爾雅·釋詁上》:“咎,病也。”對於食氣的禁忌,在帛書《却穀食氣》篇中有相似論述。

⑫朝息之志:早晨進行呼吸吐納的方法與準則。志,準則、原則。《尚書·盤庚上》:“若射之有志。”孔穎達傳:“當如射之有所準志,必中所志乃善。”馬繼興(1992)將“志”讀爲“治”,釋作“應當遵循的原則”。

⑬揆:衡量、度量。彼:代吸氣之人。閨誦(滿):整理小組認爲,誦讀爲“滿”。連劭名(1994)認爲,閨讀爲“圭”,《説文·土部》:“圭,瑞玉也。”誦讀爲“府”,“閨誦”即玉府,指人的下腹部。馬繼興(1992)認爲,閨讀爲

“潤”，即潤澤。

⑭形有雲光：身體潤澤，如雲光生輝。

⑮陰陰孷氣：整理小組指出，陰陰，形容深藏。孷，常見於周代青銅器銘文，通“釐”，此處讀爲“喜”。喜氣見《春秋繁露·王道通三》。孷氣，猶言生生之氣也。《玉篇·子部》：“孷，孷孖，雙生也。”馬繼興(1992)指出，此句形容體内生機旺盛，猶如春暖宜人。

⑯云云(魂)魄安形：整理小組指出，第一個“云”字爲衍文，是誤加了重文符號。魂魄安形，指精神安於形體。

⑰深徐去勢：呼吸要深沉徐緩，不要强用力。《淮南子·脩務》：“名有其自然之勢。”高誘注：“勢，力也。”《集韻·祭韻》：“勢，威力也。”埶(勢)，整理小組原釋文寫作“執(勢)”。裘錫圭(1987)指出，原釋文“執”應爲“埶”。可从。

⑱出死入生：即吐故納新。死，指由體内排出的陳氣或宿氣。生，指吸入體内的新氣。

⑲驩欣咪斅：歡欣地聽羊兒鳴叫，喝牛羊乳汁。驩，同“歡”。咪，同“咩”，指羊叫鳴聲。斅，哺乳，亦同“穀”，指牛羊乳汁。《說文·子部》：“斅，乳也。”《左傳·宣公四年》：“楚人謂乳穀。”杜預注：“穀，音斅，牛羊乳汁曰斅。”整理小組指出，咪疑讀爲“美”。

⑳治氣有經，務在積精：調整呼吸吐納有一定的法則，務必要聚集體内的精氣。原簡“精”字下有重文符號。

㉑精盈必瀉，精出必補：精氣充盈時宜施瀉，精氣施瀉後需要補充。原簡“補”字下有重文符號。

㉒以志治氣：以五味的功效，有益於練氣補養。志，讀爲“職”，職能、功效。馬繼興(1992)認爲，該句指用養生者本人的意志控制調整呼吸吐納。

㉓陰乃□生：據文意，可補爲“陰乃得生”或“陰乃復生”，指陰氣復蘇回生。

㉔繇使：從此。繇，讀作“由”，自、從。使，讀作“是”。

【釋譯】

黄帝向容成問道：“人開始於大自然敷布陽和之氣而演化成健康的形體，人靠什麽發育生長？胚胎形成後發育成整個人體，失去什麽就會死亡？爲什麽同在世界上的人們，有的醜惡，有的美好，有的夭折，有的長壽？我想知道人的精氣充盈和竭盡、鬆弛和擴張的緣故。”容成回答說：“您若想長壽，那就順應着去觀察天地之道。天之氣在一月之中有盡有盈，所以能長存。地之氣在一年之中有寒有暑，崎嶇和平坦互相依憑，所以大地悠久而永不陳腐。您一定要仔細觀察天地的情態和規律，並且身體力行之。天地之道本有徵兆，是可以認識的，現今即使是見聞敏鋭、學識廣博的聖人，他們也不能夠做到，因爲只有具備道術者才能理解。天地間最精最妙之品，在無徵候中出現，在無形象中長大，在無體態中形成，得到它的人就長壽延年，失去它的人就短命夭亡。所以善於練氣聚精的人，把無徵候作爲積聚的基點，精神就會像源泉似的湧出，吸取天地間的甘露作爲積累，服飲口中的瑤泉靈露作爲養生的常法，去除惡俗，愛好善行，精神就會在體內流布成形。吸氣的方法是，要讓氣一直到達四肢、前後陰和毛髮的末端，精的生成就不會有缺漏。精氣充盈於身體上下，寒溫之類的邪氣哪能侵入致病呢？呼吸一定要深長而持久，新氣才容易在體内留住。陳氣使人衰老，新氣使人長壽。善於練氣的人，總是使陳氣在夜間散走，讓新氣在清晨聚集，並且通徹到九竅，充實於六腑。食氣有禁忌，春天要回避那昏黑塞於天地四方的濁陽亂氣，夏天要回避那火熱襲人的湯風，秋天要回避那迷茫的霜霧，冬天要回避那刺骨的冰雪。一定要遠離這四害，從而通過深呼吸達到長壽。早晨呼吸的方法是，呼出務必要與天道運行的規律和方向一致，吸入應以肺部充盈爲度，再深入下腹，如潛藏在深淵中，那麽廢氣就日日排盡，新氣就日日充盈，全身潤澤，神彩煥發，如輝麗的雲光。讓精氣充滿全身，所以生命能夠久長。白晝呼吸的方法是，呼吸一定要細微，同時讓耳目保持靈敏，深深覆蔭着體内的生生之氣，五臟六腑就不會潰爛腐朽，所以身體可避免疾病禍殃。傍晚呼吸的方法是，呼吸深長徐緩，兩耳保持清淨，不聽雜音，入寢安睡。魂魄與形體相安，所以能長壽延年。半夜的呼吸方法是，睡醒時不要改變就寢時的姿勢，呼吸要深沉徐緩，不要强用力，讓六腑全部開啓，吸氣以盡可能深長爲極限。要使精神凝聚長存，一定要用肌膚的紋理孔隙進行呼吸。練氣的方法，必須吐故納新，同時以歡欣之情，聽羊兒鳴叫，喝牛羊乳汁，以補益自己的身體，這就是聚精。練氣有條準則，就是致力於積蓄精液，精滿必瀉，精瀉必補，補瀉宜在寢臥時進行。美酒佳餚，五味之食，以其各有功效，也有益於練氣補養。耳聰目明，肌膚生輝，全身血脈充盈，陰精就會積聚生長，從此堅持下去，就可以久久交合，可以長途跋涉，因此能長壽。”

堯問於舜曰[①]：“天下孰最貴？”舜曰：“生最貴。”堯曰：“治生奈何？”舜曰$_{42}$：“審夫陰陽。”堯曰：“人有九繳（竅）十二節[②]，皆設而居[③]，何故而陰與人具（俱）生而$_{43}$先身去[④]？”舜曰：“飲食弗以[⑤]，謀慮弗使[⑥]，諱其名而匿其軆（體），亓（其）使甚多$_{44}$而無寬禮[⑦]，故興〈與〉身俱生而先身死。”堯曰：“治之奈何？”舜曰：“必愛而$_{45}$喜之，教而謀之，飲而食之，使其題頏（顇）堅强而緩事之[⑧]，必盬之而勿予[⑨]，必樂$_{46}$矣而勿寫（瀉），材將積[⑩]，氣將褚[⑪]，行年百歲，賢於往者[⑫]。”舜之椄（接）陰治氣之道$_{47}$。

【校注】

①堯問於舜：《漢書·藝文志》方技房中類有“《堯舜陰道》二十三卷”。

本節主要講養陽，包括與房中有關的服食、導引和固精術。

②十二節：當指四肢的十二個關節，即上肢的肩、肘、腕，下肢的股、膝、踝等。《素問·生氣通天論》："天地之間，六合之內，其氣九州九竅五藏十二節，皆通乎天氣。"王冰注："十二節者，十二氣也。天之十二節氣，人之十二經脈而外應之。"但是此處的"十二節"與王冰《素問》注釋文意不合。

③皆設而居：都在身體上陣列有序。設，安排、陳列。居，處。

④陰：此處指男性生殖器官。與人俱生而先身去：與人同時生成卻先於其他器官衰亡。連劭名(1994)認爲，人體中"與身俱生而獨先死者"即是精。

⑤飲食弗以：吃飯進食不靠它。《玉篇·人部》："以，用也。"竹簡《天下至道談》作"飲食弗右"。

⑥謀慮弗使：謀慮思考更不差遣它。

⑦寬禮：指舒緩、恩惠的環境，引申爲節制。《戰國策·趙策二》："身行寬惠達於禮。"《荀子·君道》："請問爲人父？曰：寬惠而有禮。"

⑧使其題頯堅强：使陰莖由疲困早衰變爲堅强。題頯，同於頓萃、頓卒、頓頯，羸疾貌。《說文·頁部》："頯，顦頯也。"連劭名(1994)指出，"頯"讀爲"萃"，"題頯"指積聚。《說文·艸部》："萃，草貌。"朱駿聲通訓定聲："萃，假借爲頯。"《周易·序卦》："萃，聚也。"馬繼興(1992)認爲，題頯應爲男子前陰專稱。

⑨鹽之而勿予：只吸取陰氣而不施予精液。鹽，吸取。《左傳·僖公二十八年》："楚子伏而鹽其腦。"杜預注："鹽，嗻也。"周一謀(1988)認爲，此處"鹽"當指性欲。連劭名(1994)認爲，"鹽"當讀爲"固"，守持。馬繼興(1992)認爲，鹽讀爲"銜"，含住。劉玉環(2013)指出，原釋文"鹽"在竹簡中的字形當釋作"監"，表示監視；"監之而勿予"意義爲"一定監視它而不給予它"。

⑩材將積：體質逐漸凝聚增强。材，指身體。周一謀(1988)認爲，材當爲"精"，指精液。

⑪氣將褚：精氣逐漸貯蓄深藏。褚，積蓄。《左傳·襄公三十年》："取我衣冠而褚之。"杜預注："褚，蓄也。"

⑫賢於往者：身體比以往任何時候都强健。

【釋譯】

堯向舜問道："天下什麽最寶貴？"舜回答說："生命最寶貴？"堯問："那麽怎樣保生、養生呢？"舜回答說："詳細瞭解陰陽的變化。"堯問："人有九竅、十二關節，都在身體上陳列有序，而是什麽原因唯獨使男陰與人同時生成卻先於其他器官衰亡？"舜回答說："吃飯進食不靠它，謀慮思考更不差遣它，諱言它的名稱並隱藏它的形體，當使用它時卻甚爲繁重，缺乏舒緩、恩惠，所以它與身俱來而先於其他器官而衰亡。"堯問："那麽怎樣保護它、治療它呢？"舜問答説："一定要憐惜它喜愛它，爲保護它而學習和謀劃，爲它的康復而着意安排飲食營養，使它由疲困早衰變爲堅强，使用它要舒緩而有節制，在男女相合時，一定只吸取陰氣而不施予精液，不管怎樣快樂也不能讓精液排瀉，那麽體質會逐漸凝聚增强，精氣會逐漸貯蓄深藏，活到一百歲時，身體還比以前更加健康。"舜接陰、練氣的方法。

王子巧父問彭祖曰①："人氣何是爲精虖（乎）？"彭祖合（答）曰："人氣莫如竣（朘）精②。竣（朘）氣$_{48}$宛（菀）閉③，百脈生疾；竣（朘）氣不成，不能繁生，故壽盡在竣（朘）④。竣（朘）之葆愛，兼予$_{49}$成駐（佐）⑤，是故道者發明唾手循辟（臂）⑥，靡（摩）腹從陰從陽。必先吐陳，乃翕$_{50}$竣（朘）氣，與竣（朘）通息，與竣（朘）飲食，飲食完竣（朘），如養赤子⑦。赤子驕悍數起，慎勿$_{51}$出入⑧，以脩美浬（理）⑨，軲白内成⑩，何病之有？坡（彼）生有央（殃），必亓（其）陰精屚（漏）泄，百脈宛（菀）$_{52}$廢，喜怒不時，不明大道，生氣去之。俗人芒生⑪，乃持（恃）巫醫，行年桼（七）十$_{53}$，刑（形）必夭貍（埋）⑫，頌事白〈自〉殺⑬，亦傷（傷）悲戋（哉）。死生安在，徹士製（制）之⑭，實下閉精⑮$_{54}$，氣不屚（漏）泄。心製（制）死生，孰爲之敗？慎守勿失，長生纍迣（世）⑯。纍迣（世）安$_{55}$樂長壽，長壽生於蓄積⑰。坡（彼）生之多，尚（上）察於天，下播於地，能者必神$_{56}$，故能刑（形）解⑱。明大道者，亓（其）行陵雲，上自麇槄（瑤）⑲，水溜（流）能遠，龔（龍）登能高⑳，疾$_{57}$不力倦，□□□□□□□巫成柖□□不死㉑。巫成柖以四時爲輔㉒，天地$_{58}$爲經㉓，巫成柖與陰陽皆生。陰陽不死，巫成柖興〈與〉相視㉔，有道之士亦如此$_{59}$。"

【校注】

①王子巧父：即王子喬，或稱王喬。劉向《列仙傳》載王子喬爲周靈王太子，名晉。浮丘公引王子喬入嵩山修煉，三十餘年後成仙而去。《淮南子·齊俗》："今夫王喬、赤誦子，吹呴呼吸，吐故内新"。高誘注："王喬，蜀武陽人也，爲柏人令，得道而仙。"彭祖：傳説顓頊玄孫陸終氏的第三子，姓籛名鏗，堯封之於彭城，壽年八百歲，以長壽聞名，因其"雉羹之道"可祖，故曰彭祖。其事迹見於劉向《列仙傳》、葛洪《神仙卷》等。本節主要講養陽，即保養朘氣，包括行氣、導引、節制房事。

②朘精：男陰之精。朘，男子生殖器。《説文·肉部》："朘，赤子陰也。"

③朘氣菀閉：男子精道閉塞不通。菀，鬱結。《素問·四氣調神大論》："則

菀槁不榮。”王冰注：“菀，謂蘊積也。”《史記·扁鵲倉公列傳》：“寒濕氣宛。”

④故壽盡在竣(朘)：因此壽命的長短關鍵取決於男陰的生理狀態。原簡“竣”字下有重文符號。

⑤兼予成佐：保愛男陰要同時進行幾種工作：一是予，即給予營養；二是成，即使朘氣穩固，凝聚成精；三是佐，即對男陰的活動變化加以輔佐。

⑥道者發明唾手循臂：善於養生的人闡發彰明了垂直兩手、按摩兩臂以保强朘陰的方法。陶弘景《養性延命錄·導引按摩篇》，巢元方《諸病源候論》中的《虛勞裏急候》、《虛勞陰痛候》、《虛勞陰下癢濕勞》所引《養生方導引法》以及孫思邈《千金要方》卷二十七都有類似記載。馬繼興(1992)將此句與下句點斷爲“是故道者發明唾手、循臂、摩腹，從陰從陽”。

⑦與朘飲食，飲食完朘，如養赤子：給與男陰以飲食滋養，用飲食滋養男陰，要像哺育嬰兒一樣。赤子，指陰莖。《老子·五十五章》：“含德之厚者，比於赤子……骨弱筋柔而握固，未知牝牡之合而朘作，精之至也。”原簡第一個“飲”、“食”、“赤”、“子”四字後均有重文符號。

⑧赤子驕悍數起，慎勿出入：陰莖多次勃起，要審慎把握，不可隨意使精液瀉出。出入，偏義復詞，義偏於“出”。周一謀(1988)、馬繼興(1992)均認爲，“慎勿出入”指房事要慎重，絕不可隨意交合。

⑨以脩美理：調養成美好的肌膚紋理。《荀子·解蔽》：“則足見鬚眉而察理矣。”楊倞注：“理，肌膚之文理。”連劭名(1994)認爲，此處“美浬”可能是指合陰陽之術。

⑩軲白內成：疑指在體內凝聚、生成精液。軲白，疑讀爲“固泊”，指體內精液。整理小組認爲，軲白疑讀爲“固薄”。《廣雅·釋言》：“薄，附也。”指堅固而附着。馬繼興(1992)認爲，軲白讀爲“固博”，指堅固而廣大。

⑪俗人芒生：世俗之人對養生之道蒙昧無知。《莊子·齊物論》：“人之生也，固若是芒乎？其我獨芒，而人亦有不芒者乎？”成玄英疏：“芒，闇昧也。”馬繼興(1992)將“生”讀爲“性”，芒性指人的天性蒙昧。

⑫形必夭埋：身體成爲彎曲之狀。《說文·夭部》：“夭，屈也。”埋，此處應指身體極度彎曲，埋藏於下而不顯露。魏啓鵬(1992)認爲，原文中的“貍”同“霾”，昏暗義。

⑬頌事自殺：疑指訴說身體痛苦之事，以自殺來了斷痛苦。頌，訴說。整理小組指出，頌疑讀爲“庸”，用法與“乃”字同。連劭名(1994)認爲，“頌”應讀爲“功”，“頌事”指人體的功能。

⑭徹士制之：具有遠見卓識、通達義理的人能夠控制生死。徹士，即達士。《國語·越語上》：“其達士，潔其居，美其服，飽其食，而厲之於義。”《呂氏春秋·知分》：“達士者，達乎死生之分。達乎死生存亡之分，則利害存亡弗能惑矣。”

⑮實下閉精：充實下體，鞏固精關。

⑯慎守勿失，長生纍迣(世)：謹慎守衛而失手，必將使世世代代長壽。原簡第一個“纍”、“迣”兩字後均有重文符號。

⑰纍世安樂長壽，長壽生於蓄積：世世代代安樂長壽，長壽源於精氣的蓄藏積累。原簡第一個“長”、“壽”兩字後均有重文符號。

⑱能者必神，故能形解：擅長養生之道的人，必定通於神明，最終能達到身體消失於天地間、與陰陽同在的境界。形解，本指人的形體與精神相互分離而使精神靈魂超脱形體之外，又稱“屍解”。

⑲上自麇槄(瑤)：整理小組指出，麇應即麇字，疑讀爲“群”。槄讀爲“瑤”。《穆天子傳》有群玉之山。據上下文中的“陵雲”、“龍登”等，此處“麇瑤”當指天上仙境。魏啓鵬(1992)認爲，麇槄，即麇瑤，同於精搖、佝搖，義爲迅疾、精進。馬繼興(1992)將“麇槄”讀作“美瑤”，指對瑤池的譽稱。

⑳龍登能高：像龍駕雲升天一樣直入雲宵，攀上高空。

㉑巫成柖：即務成昭，又稱務成子，傳説爲舜之師。《荀子·大略》：“舜學於務成昭。”楊倞注引《尸子》：“務成昭之教舜曰：避天下之逆，從天下之順，天下不足取也；避天下之順，從天下之逆，天下不足失也。”《漢書·藝文志》房中家有“《務成子陰道》三十六卷”。葛洪《抱樸子·明本》：“赤松子、王喬、琴高、老氏、彭祖、務成、鬱華，皆真人，悉仕於世，不便遐遁。”

㉒四時爲輔：採四季之新氣作爲輔助。四時，四季。

㉓天地爲經：以天地變化規律作爲行動準則。經，準則。

㉔巫成柖與相視：務成昭能與陰陽變化相仿效。視，倣效。《廣雅·釋詁三》：“視，效也。”周一謀(1988)認爲，相視，即相比。《孟子·萬章下》：“天子之卿受地視侯。”趙岐注：“視，比也。”此句承上文謂陰陽不死，而務成昭可與陰陽相比。

【釋譯】

王子喬問彭祖：“人氣靠什麽才形成爲精？”彭祖回答説：“對於人氣來鋭，沒有什麽能比男陰之精更重要的了。男陰之氣鬱閉不通，全身經脈就會出現疾病；男陰之氣不成熟，就不能繁衍子孫，所以生命的全部都在於男陰。對男陰的珍愛和保護，要同時做幾件事：一是給與它營養；二是使朘氣穩定，凝聚成精；三是對它的活動變化加以輔佐。因此，善於養生的人闡發彰明了垂直兩手、按摩兩臂、撫摩腹部以調合、溝通陰陽的方法。導引之前一定要先吐盡陳氣，才使男陰吸入新氣，與男陰息息相通，給與男陰以飲食滋養。用飲食滋養男陰，要像哺育嬰兒一樣。男陰經常勃起，還需審慎把握，不能讓其精氣漏泄，以調養成美好的肌膚紋理；男陰之精在體内凝聚，還能發生什麽疾病呢？那些生命遭受禍殃的人，肯定是由於他們的陰精漏泄，全身經脈鬱閉痿廢，同時喜怒無常，不懂養生之道，因而生命的精氣就脱離了他。世俗的人對於人生之理、養生之道往往愚昧無知，只知道依賴巫師庸醫，活到七十歲時，身體極度彎曲，埋藏於下而不顯露，向人訴說身體痛苦之事，最終以自殺來了斷痛苦，實在可悲啊！死生的界限在何處，只有那些具備遠見卓識、通達義理的人才能控制，充實下體，鞏固精關，使精氣不致漏泄。用心志來控制生死，誰能使他敗退下來？謹慎守衛，決不失手，就必將使世世代代長壽。代代安樂長壽，長壽源於精氣的蓄藏積累。那些具有豐富生命力的人，上能體察天道，下能植根大地，擅長此道者，必定通於神明，所以他們最終能達到身形消失於天地間、與陰陽變化同在的境界。明瞭養生之道的人，他們能攀越雲霄，到達天上仙境，像流水一樣奔向遠方，像龍一樣攀上高空，動作神速而精力不倦，……務成昭……不死。務成昭以採四季之新氣爲輔，以天地變化規律爲準則，因此他與陰陽變化一致，能夠長生。陰陽變化，永不滅亡，務成昭與陰陽變化相仿效，懂得養生之道的人也應當像這樣。”

帝盤庚問於耇老曰①：“聞子椄（接）陰以爲强，翕天之精，以爲壽長，吾將何$_{60}$處而道可行？”耇老合（答）曰：“君必貴夫與身俱生而先身老者②，弱者使之$_{61}$强，短者使長，貧者使多量③。亓（其）事壹虛壹實，治之有節：一曰垂枝（肢）④，直$_{62}$脊，橈尻⑤；二曰疏股⑥，動陰，縮（縮）州⑦，三曰合疌（睫）毋聽，翕氣以充腦（腦）⑧；四曰含$_{63}$亓（其）五味⑨，飲夫泉英⑩；五曰羣精皆上，翕亓（其）大明⑪。至五而止，精神日抬（怡）⑫。”耇老$_{64}$妾（接）陰食神氣之道$_{65}$。

【校注】

①盤庚：商代君主，湯九世孫祖丁之子，繼兄陽甲即位，使商中興，負有盛名。《漢書・藝文志》方技房中類有“《湯盤庚陰道》二十卷”。耇老：即高壽的老者，可能不確指某個人。《國語・周語上》：“肅恭明神，而敬事耇老。”《爾雅・釋詁上》：“耇，老壽。”本節主要講接陰之道，在交合過程中應如何通過系列動作以達到長壽之目的。

②貴夫與身俱生而先身老者：指珍視男子之陰。身俱生而先身老者，指男陰。參見上文“堯問於舜”之注。

③貧者使多量：不足的要使其獲得衆多的數量。整理小組認爲，量讀作“糧”，該句指貧困的要使之獲得豐盛的營養。

④垂肢：下垂上肢。

⑤橈尻：彎曲臀部。橈，彎曲。《說文・木部》：“橈，曲木。”段玉裁注：“引申爲凡曲之稱。”整理小組認爲，橈應讀爲“撓”，撓尻，指按摩臀部。

⑥疏股：分開大腿。《淮南子・道應》：“襄子疏隊而擊之。”高誘注：“疏，分也。”

⑦縮州：收縮肛門。州，肛門。

⑧翕氣以充膕：吸引天地之精氣以充實頭腦。原文“膕”，“瘤”的異體字，讀作“腦”。《集韻·尤韻》：“瘤，《説文》：‘腫也。’或从肉。”

⑨含其五味：品含津液，自覺五味皆備。馬繼興(1988)認爲，五味泛指食物。

⑩泉英：指口中所生津液。馬繼興(1992)認爲，此處泉英指牛羊乳汁。

⑪大明：當指日月之精華。

⑫至五而止，精神日怡：修練到第五步爲止，精神就會日益愉悦歡快。周一謀(1988)認爲，此句謂交合時精液五至而不泄瀉，就會使人精神愉快。

【釋譯】

盤庚帝向耇老問道：“聽説您依靠與女子交合而使身體强壯，依靠吸納天之精氣而延年益壽，我將怎樣才能實行您的養生之道呢?”耇老回答説：“您務必要珍愛那與身體同時形成卻先於身體衰老的男陰，衰弱了的要使之强壯，短小的要使之伸長，不足的要使其獲得衆多的數量。因爲它有虚、實兩個方面，修練的方法要有秩序節度：第一是上肢下垂，脊柱挺直，臀部彎曲；第二是分開大腿，振動前陰，收縮肛門；第三是微閉兩眼，不聽不聞，專心吸氣，以充實大腦；第四是品含五味，服飲口中津液；第五是精氣紛紛向上升華，要吸納日月的精華。修練到第五步爲止，精神就會日益愉悦歡快。”耇老接陰、服食精氣的方法。

禹問於師癸曰①：“明耳目之智，以治天下，上均湛地②，下因江水③，至會稽$_{66}$之山，處水十年矣。今四枝(肢)不用④，家大糺(亂)，治之奈何?”師癸合(答)曰：“凡治$_{67}$正(政)之紀，必自身始。血氣宜行而不行，此胃(謂)款(窾)央(殃)⑤。六極之宗也⑥，此氣血$_{68}$之續也，筋脈之族(族)也⑦，不可廢忘也。於膕(腦)也施，於味也移⑧，道(導)之以志，動$_{69}$之以事。非味也，无(無)以充亓(其)中而長其莭(節)⑨；非志也，无(無)以智(知)其中虛興〈與〉實$_{70}$；非事也，无(無)以動亓(其)四支(肢)而移去其疾。故覺侵(寑)而引陰⑩，此胃(謂)練筋⑪；餕(既)信(伸)有(又)詘(屈)$_{71}$，此胃(謂)練骨。動用必當，精故泉出⑫。行此道也，何泄(世)不物⑬?”禹於是飲湩⑭$_{72}$，以安后姚⑮，家乃復寧。師癸治神氣之道$_{73}$。

【校注】

①禹：大禹，繼舜治天下，後傳位於其子啓，啓正式稱帝建立夏朝。傳説大禹在外治水十三年，三過家門而不入。師癸：即天師癸。整理小組指出，從出土位置圖看，此篇原在“盤庚問耇老”篇之後，與所托人物時代次序相反。本節

主要講師癸建議大禹通過導引和服食，恢復身體，安撫妻子，穩定家庭。

②上均湛地：填平了被洪水淹沒的土地。均，平整。《說文·水部》："湛，沒也。"

③下因江水：將泛濫成災的江水疏通理順。因，理順、疏通。

④四肢不用：身體四肢不能活動。不用，指運動機能障礙。《素問·調經論》："(形)不足則四肢不用。"《素問·逆調論》："榮氣虛則不仁，衛氣虛則不用。"亦相當於敦煌漢簡、居延漢簡中所言的"四節不舉"。

⑤窾殃：即鬱閉之殃。《玉篇·穴部》："窾，塞也。"《廣韻·泰韻》："窾，塞外道也。"連劭名(1994)指出，原文"款央"與張家山《脈書》第56號簡"款廿末"同義，"央"指肢體末稍。《廣雅·釋詁一》："央，盡也。"又《釋詁四》："央，已也。""款央"可能指上文所言"四肢不用"。

⑥六極之宗：即六末之宗，指四肢和前後陰的尊主。《素問·平人氣象論》："其動應衣，脈宗氣也。"王冰注："宗，尊也，主也。""六極"亦見於下文。周一謀(1988)認爲，六極指六種災患。《尚書·洪範》："六極，一曰凶短折，二曰疾，三曰憂，四曰貧，五曰惡，六曰弱。"《千金要方》卷十九"補腎"曰："六極，六腑病。"又說"六極者，一曰氣極，二曰血極，三曰筋極，四曰骨極，五曰髓極，六曰精極。"馬繼興(1992)指出，《金匱要略》、《刪繁方》、《諸病源候論》、《千金要方》、《千金翼方》中的六極均指六種疾病，此處亦當指六種疾病。連劭名(1994)認爲，"六極"指六腑。

⑦筋脈之莍(族)：筋脈聚結之處。《廣雅·釋言》："族，湊也。"《莊子·養生主》："每至於族。"郭象注："交錯聚結爲族。"連劭名(1994)認爲，原文"莍"當讀爲"嗣"，與上句"續"字相應。

⑧於腦也施，於味也移：對於大腦它能給予補益，對於五味它要求變換調和。周一謀(1988)、馬繼興(1992)均認爲，施通"馳"，此句意爲要讓頭腦鬆馳，不能老是處於緊張之中，飲食口味要有所變化，不能只偏食某種或某幾種食物。

⑨无(無)以：第70～71號簡的三處"无(無)"，原釋文直接寫作"無"，現據圖版改正。

⑩覺寢而引陰：睡眠醒來牽引陰部。

⑪練筋：因陰部爲宗筋匯聚之所，故曰練筋。馬繼興(1992)認爲，即鍛煉筋肉。

⑫動用必當，精故泉出：運動和使用一定要適當合理，精液就會像泉源一樣不斷湧出。

⑬何世不物：哪個世代不能生殖繁衍。物，生殖繁衍。《禮記·樂記》："物以群分。"鄭玄注："物，謂殖生者也。"整理小組認爲，物疑讀爲"忽"，《爾雅·釋詁下》："忽，盡也。"盡世的意思是終其天年。周一謀(1988)認爲，物指

實踐、行得通。

⑭飲湩：飲服乳汁。湩，當指牛羊乳汁。《說文·水部》："湩，乳汁也。"《玉篇·水部》："江東人呼乳爲湩。"

⑮后姚：整理小組指出，據簡文係禹妻，《尚書·禹稷》載禹"娶於塗山"，此處云后姚，與古書不合。連劭名(1994)認爲，姚假借爲"府"，此處"后府"一語雙關，既指后宮，暗指禹的妻室，又指五臟中的胃。

【釋譯】

大禹向師癸問道："我盡量發揮自己的聰明智慧，爲的是治理好天下，填平了被洪水淹沒的土地，使江河因勢利導，一直到會稽群山之前，整治水道已經十多年了。如今我的四肢疲痿，運用不便，妻室埋怨，后宮大亂，該怎樣調理整頓呢?"師癸回答說："大凡治理國家的綱紀，總是要從自身開始。人的氣血應當運行卻不能運行，這就叫作鬱閉之殃。(朘陰)是四肢和前後陰的尊主，是氣血的連接處，筋脈的聚合部，不能任其衰敗，也不能遺忘了它。對於大腦它能給予補益，對於五味它要求變換調和，要用意向去引導它，要用勞務去運動它。沒有五味，就不能充實内臟，增長關節；沒有意向，就不能瞭解其中的虛實盛衰狀況；沒有勞務，就不能通過四肢的運動而驅除其疾患。所以睡醒之後就要牽引前陰，這叫作練筋；既伸長，又收縮，這叫作練骨。運動和使用一定要適度，精液就會像泉源一樣不斷湧出。實行這樣的養生之道，又有哪個世代不能生殖繁衍呢?"大禹於是飲用牛羊乳汁，以便安撫姚后，大禹的家室就重新安寧了。師癸修練神氣的方法。

文執(摯)見齊威王①，威王問道焉，曰："寡(寡)人聞子大夫之博於道也，寡(寡)人已$_{74}$宗廟之祠②，不叚(暇)其聽，欲聞道之要者，二、三言而止。"文執(摯)合(答)曰："臣$_{75}$爲道三百編，而臥最爲首。"威王曰："子澤(繹)之③，臥時食何氏(是)有?"文執(摯)合(答)曰$_{76}$："淳酒毒韭④。"威王曰："子之長韭何邪⑤?"文執(摯)合(答)曰："后稷(稷)半鞣⑥，草千歲$_{77}$者唯韭⑦，故因而命之。亓(其)受天氣也蚤(早)，亓(其)受地氣也葆⑧，故辟聶(懾)懹(懷)胠(怯)者⑨$_{78}$，食之恒張；目不蔡(察)者，食之恒明；耳不聞者，食之恒蔥(聰)；春三月食$_{79}$之，苛(疴)疾不昌，筋骨益强，此胃(謂)百草之王。"威王曰："善。子之長酒何邪$_{80}$?"文執(摯)合(答)曰："酒者，五穀之精氣也，亓(其)人〈入〉中散溜(流)⑩，亓(其)人〈入〉理也徹而周，不胥$_{81}$臥而九(究)理⑪，故以爲百藥繇(由)⑫。"威王曰："善。然有不如子言者，夫春肤寫人$_{82}$人以韭者⑬，何其不與酒而恒與卵邪⑭？”文執（摯）合（答）曰：“亦可。夫鷄者，陽獸也$_{83}$，發明聲葱（聰）⑮，信（伸）頭羽張者也。復陰三月，與韭俱徹⑯，故道者食之。”威王$_{84}$曰：“善。子之長臥何邪？”文執（摯）合（答）曰：“夫臥，非徒生民之事也。舉鳧雁$_{85}$、鵠、蕭（鷫）相（鸘）、蚖檀（蟺）、魚鱉（鼈）、耎（蝡）動之徒⑰，胥食而生者也；食者，胥臥而成者$_{86}$也。夫臥，使食靡宵（消），散藥以流刑（形）者也。辟（譬）臥於食，如火於金。故一$_{87}$昔（夕）不臥，百日不復。食不化，必如扽鞫（鞠）⑱，是生甘心密墨⑲，糗湯劓惑⑳$_{88}$，故道者敬臥。”威王曰：“善。寡（寡）人恒善莫（暮）飲而連於夜，苟毋（無）苛（疴）虖（乎）？”文$_{89}$執（摯）合（答）曰：“毋（無）芳（妨）也。辟（譬）如鳴〈鳥〉獸，蚤（早）臥蚤（早）起，莫（暮）臥莫（暮）起，天者受明，地者受$_{90}$晦，道者九（究）其事而止。夫食氣譖（潛）人〈入〉而默〈默〉移，夜半而□□□□□$_{91}$氣㉑，致之六極㉒。六極堅精，是以內實外平，痤瘻弗處㉓，癰（癰）壹（噎）不生㉔，此道之$_{92}$至也。”威王曰：“善$_{93}$。”

【校注】

①文摯：戰國時宋國名醫，爲齊湣王所殺。其事迹見於《呂氏春秋·至忠》、王充《論衡·道虛》等。齊威王：戰國時齊國君主田齊，公元前356～前320年在位。本節主要講養陽之道，文摯建議齊威王通過睡臥、飲食淳酒和韭菜以守精固陽。

②已宗廟之祠：由於國家大事。已，同“以”。

③子繹之：你陳述一番。繹，陳述、解說。《爾雅·釋詁上》：“繹，陳也。”

④毒韭：肥厚的韭菜。《說文·屮部》：“毒，厚也，害人之艸，往往而生。”徐灝箋：“毒之本義爲毒草。因與篤同聲通用而訓爲厚。”《名醫別錄》稱韭“歸心，安五藏，除胃中熱，利病人，可久食。子主夢泄精、溺白。根主養髮”。

⑤長韭：即以韭爲長，推崇、重視韭。下文“長酒”、“長臥”用法與此相同。

⑥后稷半鞣：后稷，又名棄，周之祖先，其事迹見於《詩經·大雅·生民》、《史記·周本紀》等典籍。整理小組認爲，半鞣疑讀爲“播耰”。據此，本句指后稷從事農耕種植。

⑦草千歲者唯韭：《齊民要術》卷三引《聲類》曰：“韭者，久長也，一種永生。”《本草綱目》卷二十六：“（韭）謂之長生韭，言剪而復生，久而不乏也。”

⑧其受地氣也葆：指韭吸取大地的陰氣充分。葆，通“飽”。

⑨辟懾懹怯者：肌膚麻木緊縮、畏縮恐懼的患者。原文“辟聶”即“聶辟”，指肌膚麻木緊縮。《素問·調經論》：“虛者聶辟，氣不足。”王冰注：“聶，謂聶皺。辟，謂辟疊也。”楊上善《黃帝內經太素》卷二十四作“懾辟”。

懹怯，畏懼。揚雄《方言》卷七："懹，憚也。"郭璞注："相畏憚也。"

⑩入中散流：指飲酒以後，很快流散到全身。

⑪不胥臥而究理：指酒力很大，不待寢臥就能深入肌理。胥，同"須"，等待。究，深入、遍及。《玉篇·穴部》："究，深也。"

⑫以爲百藥由：指酒爲各種藥物所用。《小爾雅·廣詁》："由，用也。"《名醫别録》稱酒"主行藥勢，殺邪惡氣"。按，原文"繇"當爲"繇"之異體，通"由"。

⑬春貤寫人人以韭者：在春季宴飲中將韭菜放置於食器中，傳送供人食用。貤，讀爲"飫"。《玉篇·食部》："飫，食也。"春飫指春季的祭祀和宴饗，韭爲常用之物。寫，傳食。《禮記·曲禮上》："器之溉者不寫，其餘皆寫。"鄭玄注："寫者，傳己器乃食之也。"整理小組指出，此句疑讀爲"春沃瀉人入以韭者"。周一謀(1988)認爲，寫同"瀉"，該句意指春天因飲食不適而引起腹瀉者，當加食辛溫之物韭菜以安臟腑。

⑭卵：據下文，此處當指雞蛋。周一謀(1988)指出，當指韭卵。王充《鹽鐵論·散不足》有韭卵，是當時市場上出售的食物，可能是用韭汁浸泡或醃製過的禽蛋。

⑮發明聲聰：視力明亮、聽覺靈敏。魏啓鵬(1992)認爲，發、聲，皆用爲動詞。《孟子·萬章下》："金聲而玉振之。"朱熹集注："聲，宣也。"周一謀(1988)認爲，該句謂雞鳴司晨而開啓視聽，使人覺醒。

⑯復陰三月，與韭俱徹：即陽春三月，雞與韭皆能通其陽氣。復陰，陰盡陽至的春季。

⑰舉：凡是。鳧雁：野鴨、大雁。鵠：天鵝。鷫鸘：雁的一種，長頸、緑身。蚖蟺：蛇、蟮。蝡動之徒：泛指各種動物。

⑱食不化，必如扽鞫：疑指飲食不消化，腹部就會像一個敗壞的皮球。扽，疑讀爲"頓"，敗壞。《左傳·襄公四年》："甲兵不頓。"杜預注："頓，壞也。"鞫，古代的皮球。整理小組認爲，扽讀爲"純"，《詩經·召南·野有死麕》："白茅純束。"毛傳："純束，猶包之也。"馬王堆帛書《老子》乙本卷前佚書《正亂》："充其胃以爲鞫(鞠)。"

⑲甘心密墨：心竅被箝制而閉塞。甘，應讀爲"拑"，同"箝"，夾制、緊閉；密墨，同義復詞，閉塞。《靈樞·五亂》："故氣亂於心，則煩心，密嘿，俯首靜伏。"此段文字亦見於楊上善《黄帝内經太素》卷十二"榮衛行氣"。皇甫謐《針灸甲乙經》卷六引文作"密默"。楊上善注："密嘿，煩心，不欲言也。"

⑳舥湯剸惑：整理小組認爲，舥疑讀爲"危"，湯疑讀"傷"，危傷當爲毁傷之意；剸讀爲"痹"，惑疑讀爲"蹶"。一說，"舥湯剸惑"與"甘心密墨"對文，舥湯讀爲"危腸"；剸惑即割斷、撓亂。《廣雅·釋詁三》："惑，撓亂也。"馬繼興(1992)讀作"危傷閉塞"。

㉑夜半而□□□□□氣：陶弘景《養性延命錄・服氣療病篇》："從夜至日中爲生氣，從日中後至夜半爲死氣。"上文"黃帝問於容成"篇中有"宿氣爲老，新氣爲壽"之句。此處似可補全爲"夜半而至日中爲新氣"。

㉒六極：即六末。馬繼興(1992)認爲，指上、下、前、後、左、右六種方位。《莊子・天運》："天有六極、五常。"陸德明《經典釋文》卷二十七引司馬彪注："(六極)，四方，上下也。"原簡"六"、"極"兩字後均有重文符號。

㉓痤瘻：即瘡癤、痔瘻。此句相對於上句"外平"而言。

㉔癰噎：整理小組認爲，癰噎應即癰喉，《釋名・釋疾病》："癰喉，氣着喉中不通，稸成癰也。"揚雄《方言》卷六："㾍、嗌，噎也。"郭璞注："皆謂咽痛也。"一說，《蒼頡篇》："癰，鼻疾也。"此句相對於上句"內實"而言。

【釋譯】

文摯謁見齊威王，威王向他詢問養生之道，說："我聽說大夫您對於道術博學精深，我因爲國家大事，無暇細聽，想聽聽養生之道的要點，兩三句話就可以啦。"文摯回答說："我的養生之道著作有數百卷，而以睡眠最重要。"威王說："您陳述一下，睡眠之前吃些什麼食物呢?"文摯回答說："佳釀和肥韭。"威王問："您爲何推崇韭菜呢?"文摯回答說："后稷管理農耕種植，發現百草中能夠千年延續不死的只有韭菜，所以因其永生長久就命名爲韭。它承受天之陽氣最早，吸取地之陰氣最深，所以那些肌膚麻木緊縮、畏縮恐懼的患者，食用韭菜後肌膚和心志都會開闊舒張；視力模糊的人，食後就看得清晰；聽覺失靈的人，食後就聽得清楚；春季三月食用韭菜，疾病就不能猖獗，人的筋骨生得更堅强，這就是說韭爲百草之王。"威王問："講得好。您爲何推崇美酒呢?"文摯回答說："酒是五穀的精氣凝聚而成的，它入腸胃之後很快流散到全身，在肌體中四通八達，循行周身，不等到睡眠就遍及肌膚紋理間，因此把酒作爲發揮各種藥效的通道。"威王問："講得好。然而，也有不同於您所講的情況，例如春季宴饗時總是把韭菜置於食器中，傳食給人們享用，爲何這時不用酒，卻習慣於用雞蛋與韭配食呢?"文摯回答說："那也是可以的。雞屬於動物中的陽類，它視力明亮、聽覺靈敏，昂頭張翅。春季三個月經常以雞蛋與韭配合而食，有補陰通陽的效果，所以懂得養生之道的人就這樣食用。"威王問："講得好。您爲何推崇睡臥呢?"文摯回答說："睡眠寢臥，不只是人類所必需之事。凡是禽野如野鴨、大雁、天鵝、鷫鷞、蛇鱔、魚鼈等飛禽走獸，都需要吃食才能生存；食物的營養，要待睡眠後才能消化形成。睡眠使食物消化，使藥力流布全身。如果比喻睡眠與食物的關係，就有如爐火對金屬的冶煉。所以一個夜晚失眠，一百天也難以康復。飲食不消化，腹部就會變成像敗壞的皮球一樣，這就會出現心竅被箝制而閉塞、腸道被毀損而割裂撓亂的症狀，所以奉行養生之道的人重視睡眠。"威王問："講得好。我經常愛好從傍晚宴飲直到深夜，該不會生病吧?"文摯回答說："沒有損害。譬如鳥獸，有的睡得早就起得早，有的睡得晚就起得晚，又如蒼天則承受光明，大地則承受陰暗，懂得養生之道的人能推求事理而居處。服食天地的精氣，可以使人潛移默化，從夜半到正午吸取生氣，把它傳送到四肢和兩陰的末端。四肢和兩陰强健精壯，因此身體就達到內實外平的境界，瘡癤、痔瘻無從侵蝕，咽痛不會發生，這就是養生之道的最高水準。”威王說：“講得很好。”

王期見，秦昭王問道焉①，曰：“夛（寡）人聞客食陰以爲動强②，翕氣$_{94}$以爲精明③。夛（寡）人何處而壽可長④？”王期合（答）曰：“必朝日月而翕其精光$_{95}$，食松柏⑤，飲走獸泉英，可以却老復莊（壯），曼澤有光。夏三月去火，以$_{96}$日爨享（烹）⑥，則神慧而葱（聰）明。椄（接）陰之道，以靜爲强，平心如水，靈路（露）$_{97}$內臧（藏）⑦，款以玉筴（策）⑧，心毋秫（怵）爈（蕩）⑨，五音進合（答）⑩，孰短孰長，翕其神$_{98}$稽（霧）⑪，飲夫天將（漿）⑫，致之五臧（藏），欲其深臧（藏）。蘢息以晨⑬，氣刑（形）乃剛，襄$_{99}$□□□，□□近水，精氣淩楗（健）久長⑭。神和內得，云（魂）柏（魄）皇□⑮$_{100}$，五臧（藏）軲白⑯，玉色重光，壽參日月，爲天地英。”昭王曰：“善$_{101}$。”

【校注】

①王期：人名。不見於傳世古籍。秦昭王：戰國時秦國君主，公元前306～前251年在位。本節主要講“翕氣”和“食陰”，翕氣是取天地之精氣，通過食松柏、飲乳汁、取夏天陽光炊煮食物來補益身體；食陰是指通過與女子交合，採女子的陰氣補益自己。

②食陰以爲動强：通過食陰的方法來使身體厚實强壯。動，讀爲“穜”。《廣雅·釋詁三》：“穜，厚也。”

③翕氣以爲精明：通過吸聚天地生氣的方法使精神健旺靈爽。

④何處：採用何種方法，怎樣做。

⑤松柏：當指松脂和柏實。《神農本草經》謂松脂“主疽、惡創頭瘍、白禿、疥搔、風氣，安五藏，除熱。久服，輕身不老，延年”。

⑥以日爨烹：利用日光通過銅鏡聚焦取火來烹煮食物。爨，同“燧”。《玉篇·火部》：“燧，以取火於日。”

⑦靈露：當指精液。與下句“玉策”相對。

⑧款以玉策：把陰莖塞進陰道。款，同“窾”，塞進。

⑨心毋怵蕩：內心不能恐懼與驕縱。魏啓鵬（1992）認爲，怵、蕩爲同義復詞，義爲狂放、驕縱。《集韻·質韻》：“怵，《博雅》：‘狂也。’”劉玉環（2013）指出，竹簡原文當釋爲“爈”而非“爈”，爈讀作“愓”；怵愓，即恐懼、害怕的意思。

⑩五音進答：即“黄帝問於天師”篇中的“五音乃對”，指女子交合時將發出五種聲音回應。

⑪翕其神霧：吸取女子的陰氣。馬繼興(1992)認爲，神霧即甘露。

⑫天漿：指口中所生津液，又名玉漿。《千金要方》卷二十七：“先與女戲，飲玉漿。玉漿，口中津也。”

⑬龔息以晨：在早晨調和呼吸，吸引朝氣。整理小組指出，龔疑讀爲“龍”，《廣雅·釋詁三》：“龍，和也。”

⑭淩健：隆盛而健壯。淩，讀爲“陵”。《釋名·釋山》：“陵，隆也。”

⑮魂魄皇□：此句當與前後句中“剛、長、光、英”協陽韻，因此可補釋爲“魂魄皇皇”。《禮記·少儀》：“祭祀之美，齊齊皇皇。”孔穎達疏：“皇，讀爲歸往之往，皇氏云謂心所繫往。”

⑯五藏軲白：疑指在五臟之內凝聚形成精泉。軲白，疑讀爲“固泊”，參見上文“王子巧父問彭祖”篇注釋。

【釋譯】

王期謁見秦昭王，昭王向他詢問養生之道：“我聽説您用食陰的方法使身體厚實强壯，用吸聚天地生氣的方法使精神健旺靈爽，我將怎樣安排調理才能健康長壽?”王期回答説：“一定要在早晨面向日月，吸取其精華，服食松脂和柏實，飲用牛羊乳汁，這樣就能避免衰老，恢復健康，全身肌膚潤澤有光。夏季三月不用爐火，而要通過銅鏡聚焦日光取火來烹飪飲食，這樣就會大有智慧，耳聰目明。與女子交合的方法，是以静爲貴，心氣平静如水，精液保存體內，將玉莖塞入陰道，心志切勿恐懼與驕縱，女子將以五種聲音來回應，通過它來調節短長。要張開口鼻，吸取女子的神氣，服飲其口中津液，使其輸送到五臟，使其深入下腹珍藏。每天早晨調和呼吸，吸取天地朝氣，身體和元氣就剛健……精氣隆盛而健壯，神志相合，魂魄內守，五臟之中精泉凝聚，容顔如玉重展光輝，壽命能與日月相比，成爲天地的精英。”昭王説：“講得好。”

（十三）合陰陽

説　明

本書爲竹簡，出土時與《十問》合捲成一卷，本篇在外，《十問》在內。這是一部論述房中之術的專書，部分內容與《養生方》、《十問》、《天下至道談》相互重合。全書共32枚竹簡，集中討論了兩性陰陽交合的準備與過程，以及各種房事活動的要領和房事養生的意義。

本書原缺書名，馬王堆漢墓帛書整理小組根據簡首“凡將合陰陽之方”之語，將它命名爲《合陰陽》。

校　釋

凡將合陰陽之方①，握手，土捾(腕)陽②，揗拊(肘)房③，抵夜(腋)旁，上竈$_{102}$綱④，抵領鄉⑤，揗拯匡⑥，覆周環⑦，下缺盆⑧，過醴津⑨，陵勃海⑩，上常(恒)$_{103}$山⑪，入玄門⑫，御交筋⑬，上欲精神⑭，乃能久視而與天地牟(侔)存⑮$_{104}$。

【校注】

①合陰陽之方：即男女交合的方法與原則。陰，指女子。陽，指男子。以下是論述交合前的一些準備，部分爲隱語。

②土腕陽：越過手腕外側。整理小組認爲，土讀爲“度”。《周禮·典瑞》：“封國以土地。”鄭玄注：“土地，猶度地也。”裘錫圭(1987)指出，“隸書出、土二字易混”，故土當釋爲“出”。按，“土”或爲“上”字之誤寫。

③揗肘房：撫摩兩肘旁。房，讀爲“旁”。

④上竈綱：攀上竈臺似的肩樑。竈綱，此處爲人體肩樑之比喻，即肩頭至頸底如横樑者。馬繼興(1992)認爲，竈疑借爲“目”，竈綱指目部外側。

⑤抵領鄉：抵達衣領所在的頸項部位。領鄉，指頸項部與衣領相接的地方，即頸背。馬繼興(1992)認爲，領疑借爲“囟”，鄉疑借爲“旁”，此處囟指囟會穴，爲督脈經穴。

⑥揗拯匡：撫摩嘴唇下面的承漿穴。拯匡，疑爲“承漿”。《靈樞·經脈》有“承漿”穴，位於頦上唇下的凹陷處。周一謀(1988)、馬繼興(1992)均認爲，拯匡疑爲“承光”，爲足太陽經穴名。皇甫謐《針灸甲乙經》卷三：“承光，在五處後二寸。”

⑦覆周環：反復環繞着頸項進行撫摩。馬繼興(1992)認爲，周疑借爲“枕”，指足太陽經玉枕穴。

⑧下缺盆：往下到達如缺盆似的鎖骨窩。缺盆，足陽明胃經穴名，指鎖骨上窩處，其形狀像無蓋之盆，空虛如缺。皇甫謐《針灸甲乙經》卷三“肩凡二十六穴第十三”載：“缺盆，一名天蓋，在肩上横骨陷者中。”

⑨醴津：當指乳房。古代醫家稱乳汁爲仙人酒，故以“醴津”指代乳房。周一謀(1988)認爲，疑指乳暈。李零(1992)認爲，指乳溝。馬繼興(1992)認爲，醴疑借爲“臍”，臍津指肚臍旁。

⑩陵勃海：越過渤海似的腹部。《禮記·學記》：“不陵節而施之謂孫。”孔穎達疏：“陵，猶越也。”勃海，即渤海，此處比喻腹部。人體水穀之海、下氣

海、血海皆在腹部。馬繼興(1992)認爲，勃疑借爲“氣”。

⑪恒山：整理小組指出，常山即恒山，避漢文帝劉恒諱。常山本爲中藥名，此處爲人體部位，當爲今之曲骨與横骨(恥骨)部位。李零(1992)認爲，指陰戶。

⑫玄門：即玄牝之門。又稱玉門、產門，指女子陰戶。

⑬御交筋：撫摩陰蒂部位。御，此指撫摩，與女子交合亦可曰御。交筋，依下文“交筋者，玄門中交脈也”，當指陰蒂。

⑭上欲精神：吸引天氣以凝聚精神。《說文・欠部》：“欲，啜也。”此處與《十問》“翕氣以充腦(腦)……五曰羣精皆上，翕亓(其)大明”之句意同。

⑮久視：爲古代養生家爲求達到健身長壽目的而採用的一種古老練功方法。《老子・五十九章》：“是謂根深蒂固，長生久視之道。”《靈樞・本神》：“故智者之養生也，必順四時而適寒暑，和喜怒而安居處，節陰陽而調剛柔。如是，則僻邪不至，長生久視。”與天地侔存：與天地並存。侔，相同、等同。《說文・人部》：“侔，齊等也。”

【釋譯】

男女準備交合的方法，首先是握手，然後越過手腕外側，沿着肘旁向上撫摩，抵達腋窩邊，再攀上竈臺似的肩樑，到達衣領所在的頸項部位，順着撫摩嘴唇下面的承漿穴，反復環繞着頸項撫摩，然後往下到達缺盆似的鎖骨窩，經過乳房，越過渤海似的腹部，登上恒山一樣的横骨與曲骨，就進入了奇妙的玄牝之門，再撫摩陰蒂部位，此時吸引天氣使精神凝聚於上，就能夠長生久視，與天地並存。

交筋者，玄門中交脈也，爲得操揗之①，使體(體)皆樂養(癢)，說(悅)澤(懌)$_{105}$以好。雖欲勿爲，作相呴相抱②，以次(恣)戲道③。戲道：一曰氣上面執(熱)，徐呴④；二$_{106}$曰乳堅鼻汗，徐抱⑤；三曰舌溥(薄)而滑，徐屯⑥；四曰下汐(液)股濕，徐$_{107}$操⑦；五曰嗌乾咽唾，徐搣(撼)⑧，此胃(謂)五欲之徵⑨。徵備乃上⑩，上揕而勿$_{108}$內⑪，以致其氣⑫。氣至，深內而上撅(蹶)之⑬，以抒其熱，因復下反之，毋使其$_{109}$氣歇，而女乃大竭。然後熱(執)十動⑭，接十莭(節)⑮，雜十脩⑯。接刑(形)已沒，遂$_{110}$氣宗門⑰，乃觀八動，聽五音，察十已之徵⑱$_{111}$。

【校注】

①爲得操揗之：如果能撥弄撫摩它。爲得，猶言“如能”。操揗，撥弄撫摩。

②相呴相抱：互相接吻擁抱。呴，原義爲張口呼氣，此處指接吻。

③戲道：嬉戲之道。原簡“戲”、“道”兩字下均有重文符號。此下戲道內

容又見於《天下至道談》第54～55號簡。

④氣上面熱：精氣上升，面龐發熱。徐呴：慢慢交吻。

⑤乳堅鼻汗：乳頭堅挺，鼻樑出汗。這是女子性興奮的一種特徵。徐抱：慢慢擁抱。

⑥舌薄而滑：舌苔淡薄，舌面輕滑。徐屯：《天下至道談》作“徐傅”，指慢慢聚合、附着。屯，聚合。《後漢書·張衡列傳》：“屯騎羅而星布。”李賢注：“屯，聚也。”馬繼興(1992)認爲，徐屯指逐漸聚合能量。

⑦下液股濕：陰道分泌的粘液使大腿濕潤。徐操：交合動作，指陰莖慢慢抽插。

⑧嗌乾咽唾：咽乾口燥而不斷吞咽唾液。徐撼：指陰莖慢慢搖撼。

⑨五欲之徵：指女子性反應的五種徵候。原簡“徵”字下有重文符號。《天下至道談》“五徵”內容與此相同。《醫心方》卷二十八引《玉房秘訣》作“五徵之候”，曰：“一曰面赤，則徐徐合之；二曰乳堅鼻汗，則徐徐納之；三曰嗌乾咽唾，則徐徐搖之；四曰陰滑，則徐徐深之；五曰尻傳液，則徐徐引之。”《醫心方》卷二十八引《素女經》：“素女曰：五欲者以知其應，一曰意欲得之，則屏息屏氣；二曰陰欲得之，則鼻口兩張；三曰精欲煩者，振掉而抱男；四曰心欲滿者，則汗流濕衣裳；五曰其快欲之甚者，身直目眠。”

⑩徵備乃上：五欲的徵兆都已具備，就能夠進行交合。原簡“上”字下有重文符號。

⑪上揕而勿內：指陰莖先在女子陰戶上面敲擊而不進入。《集韻·沁韻》：“揕，擊也。”內，同“納”，進入。

⑫以致其氣：以便引來精氣。原簡“氣”字下有重文符號。

⑬深內而上蹶之：陰莖深深插入並向上抽動。《爾雅·釋詁下》：“蹶，動也。”郭璞注：“蹶，動搖貌。”

⑭執十動：執行十動的動作。此句與《十問》“太上執遇”之句意同。“十動”具體內容見於下文。

⑮接十節：按照十節的方式交合。接，交合。《說文·手部》：“接，交也。”“十接”具體內容見於下文。

⑯雜十脩：兼顧十脩。“十脩”具體內容見於下文。

⑰遂氣宗門：精氣就通達於前陰的宗筋之門。《天下至道談》作“遂氣血門”。遂，通達。《禮記·月令》：“慶賜遂行。”鄭玄注：“遂，猶達也。”宗門，指陰部，爲各種筋脈會聚之所。

⑱十已：指交合完成十個回合。“十已”具體內容見於下文，亦見於《天下至道談》。

【釋譯】

交筋是玄牝之門內的交脈，如果撥弄撫摩它，就能使全身出現快感，陣陣酥癢，心情愉快美好。即便爲了積精而不願意施瀉，也可以互相接吻擁抱，盡情於男女嬉戲之道。關於嬉戲之道，一是當女子精氣上升、面龐發熱時，就慢慢交吻；二是當乳頭堅挺、鼻樑出汗時，就慢慢擁抱；三是當舌苔淡薄、舌面輕滑時，就慢慢使身體聚合附着；四是當陰下兩腿都被浸濕時，就慢慢操持駕御；五是當其咽乾口燥而不斷吞咽唾液時，就慢慢搖撼，這就叫作五欲的徵兆。五欲的徵兆都已具備，就可以開始交合，陰莖先在上面敲擊而不要進入，以便引來精氣。當其精氣充足後，就深深插入向上抽動，以抒發其熱氣，順其形勢轉向下方搖動，反復進行，不要讓精氣的運行停止，直到女子精疲力盡。然後有節度地實行十動，按照十節的方式交合，同時兼顧十脩。身體交合既已深入，精氣就到達前陰的宗筋之門，於是要冷靜觀察八勤，傾聽五聲，注意十已的各種徵兆。

十動①：始十，次廿、卅、卌、五【十】、六十、七十、八十、九十、百，出入而毋決②。一動毋決，耳$_{112}$目葱（聰）明③，再而音聲【章】④，三而皮革光⑤，四而脊脅强⑥，五而尻脾（髀）方⑦$_{113}$，六而水道行⑧，七而至堅以强⑨，八而奏（腠）理光⑩，九而通神明⑪，十而$_{114}$爲身常⑫，此胃（謂）十動$_{115}$。

【校注】

①十動：指男女兩性交合完成的十個回合。本節內容指一組交合的動作。與《十問》、《天下至道談》所述“十動”內容基本相同。

②決：即決。決，打開缺口，導引流水，此處指精液泄出。《説文·水部》：“決，行流也。”整理小組據《醫心方》卷二十八引《玉房秘訣》“女精出，止男勿得快”之説，認爲“決”讀爲“快”，急速義。

③一動毋決，耳目聰明：《十問》作“壹至勿星，耳目聰明”；《天下至道談》作“壹動耳目聰明”；《醫心方》卷二十八引《玉房秘決》作“一動不瀉，則氣力强”。

④再而音聲章：《十問》作“再至勿星，音氣高揚”；《天下至道談》作“再動聲音章”；《醫心方》卷二十八引《玉房秘決》作“再動不瀉，耳目聰明”。章，彰顯、高揚。此句指兩次交合而不瀉精則使人聲音洪亮。

⑤三而皮革光：《十問》作“三至勿星，皮革有光”；《天下至道談》作“三動皮革光”；《醫心方》卷二十八引《玉房秘決》作“三動不瀉，衆病消已”。

⑥四而脊脅强：《十問》作“四至勿星，脊胠不傷”；《天下至道談》作“四動脊骨强”；《醫心方》卷二十八引《玉房秘決》作“四動不瀉，五神咸安”。

⑦五而尻髀方：《十問》作“五至勿星，尻髀能方”；《天下至道談》作“五動尻髀方”；《醫心方》卷二十八引《玉房秘決》作“五動不瀉，血脈充長”。

方，正，指臀部兩腿周正健壯，肌肉豐滿。《廣雅·釋詁一》："方，大也，正也。"

⑧六而水道行：《十問》作"六至勿星，百脈通行"；《天下至道談》作"六動水道行"；《醫心方》卷二十八引《玉房秘決》作"六動不瀉，腰脊堅强"。

⑨七而至堅以强：《十問》作"七至勿星，終身无殃"；《天下至道談》作"七動至堅以强"；《醫心方》卷二十八引《玉房秘決》作"七動不瀉，尻股益力"。

⑩八而腠理光：《十問》作"八至勿星，可以壽長"；《天下至道談》作"八動志驕以揚"；《醫心方》卷二十八引《玉房秘決》作"八動不瀉，身體生光"。

⑪九而通神明：《十問》作"九至勿星，通於神明"；《天下至道談》作"九動順彼天英"；《醫心方》卷二十八引《玉房秘決》作"九動不瀉，壽命未失"。

⑫十而爲身常：交合十個回合而不泄精，就能夠使身體長存，永葆健康。《天下至道談》作"十動產神明"；《醫心方》卷二十八引《玉房秘決》作"十動不瀉，通於神明"。

【釋譯】

十動：開始爲十次，以後順序爲二十次、三十次、四十次、五十次、六十次、七十次、八十次、九十次、一百次，反復出入抽動而不讓精液外泄。交合一個回合而不泄精，就能耳目聰明；交合兩個回合而不泄精，就能聲音高揚；交合三個回合而不泄精，就能皮膚生輝；交合四個回合而不泄精，就能背脊堅挺；交合五個回合而不泄精，臀部和大腿就會周正健壯；交合六個回合而不泄精，就能水道通暢；交合七個回合而不泄精，身體就能至堅至强；交合八個回合而不泄精，肌理潤澤有光；交合九個回合而不泄精，就能通於神明；交合十個回合而不泄精，就能身體長存，永葆健康。這就是十動。

十茚(節)[①]：一曰虎游[②]，二曰蟬柎(附)[③]，三曰斥(尺)蠖[④]，四曰囷(麕)桷(角)[⑤]，五曰蝗磔[⑥]，六曰爰(猨)116據[⑦]，七曰瞻(詹)諸[⑧]，八曰兔鶩[⑨]，九曰青(蜻)令(蛉)[⑩]，十曰魚嘬[⑪]117。

【校注】

①十節：指一組模仿動物動作的房中氣功導引術式或性交動作。《天下至道談》"十埶(勢)"所述與此基本相同，《養生方》"☐"篇亦有與此相同內容，《養生方》《醫心方》卷二十八引《素女經》有"九法"，與此類似。

②虎游：是一種模仿猛虎漫步行走的性交姿勢，《天下至道談》作"虎流"，《醫心方》卷二十八作"虎步"。李零(1992)認爲，指女子俯首撅臀、男子跪其後的後入勢。

③蟬附：一種模仿像蟬一樣附着的性交姿勢。《天下至道談》作"蟬付(附)"，《養生方》作"蟬傅"，《醫心方》卷二十八與此相同。李零(1992)認

爲，指女子平伏在下、男子平伏在上的後入勢。

④尺蠖：一種模仿尺蠖緣木的性交姿勢，《天下至道談》作“尺扜（蠖）”。尺蠖，一種軟體昆蟲，前進時先屈展身體，再向前伸展。

⑤麕角：一種模仿獐鹿角觸的性交姿勢，《天下至道談》作“囷（麕）暴”，《養生方》作“麇（麕）桷（觸）”。馬繼興（1992）認爲，原文“桷（觸）”借爲“踣”，麕踣即模仿麕俯地之狀。

⑥蝗磔：一種模仿蝗蟲張開翅膀的性交姿勢。《天下至道談》作“黄（蝗）柘（磔）”。《廣雅·釋詁一》：“磔，張也。”又《釋詁三》：“磔，開也。”馬繼興（1992）認爲，磔借爲“蹶”，蝗磔即模仿蝗蟲仆倒之狀。

⑦猨據：一種模仿猿猴憑靠的性交姿勢。《養生方》與此相同，《天下至道談》作“猨居（踞）”。《醫心方》卷二十八有“猿搏”。馬繼興（1992）認爲，據當爲“踞”，指蹲坐。李零（1992）認爲，指女仰男立、男擎女腿的前入勢。

⑧詹諸：一種模仿蟾蜍跳躍的性交姿勢。《天下至道談》與此相同，《養生方》作“蟾者（諸）”。《淮南子·說林》：“月照天下，蝕於詹諸。”高誘注：“詹者，月中蝦蟆，食月，故曰蝕於詹諸。”馬繼興（1992）認爲，指模仿蟾蜍匍匐之狀。

⑨兔騖：一種模仿兔子奔跑的性交姿勢。《天下至道談》、《養生方》均作“兔務（騖）”。騖，奔跑。《淮南子·原道》：“騖恍忽。”高誘注：“騖，馳也。”《醫心方》卷二十八有“兔吮毫”。李零（1992）認爲，指男仰、女反跨男上的後入勢。

⑩蜻蛉：一種模仿蜻蛉飛翔的性交姿勢。《天下至道談》作“青（蜻）靈（蛉）”，《養生方》作“青靈”。蜻蛉，一種昆蟲，形態與蜻蜓相似。

⑪魚嘬：一種模仿魚吞食餌的性交姿勢，《天下至道談》作“魚族（嘬）”，《養生方》作“魚橐（嘬）”。《醫心方》卷二十八有“魚接鱗”。李零（1992）認爲，指男仰、女正跨男上的前入勢。

【釋譯】

十節：（交合姿勢）一是如老虎漫步，二是如蟬附着於樹幹，三是如尺蠖緣木，四是如獐鹿角觸，五是如飛蝗張翅，六是如猿猴憑靠，七是蝦蟆跳躍，八是如兔子迅跑，九是蜻蜓飛翔，十是如魚兒吞食。

十脩[①]：一曰上之[②]，二曰下之，三曰左之，四曰右之，五曰疾之，六曰$_{118}$徐之，七曰希之[③]，八曰數之[④]，九曰淺之，十曰深之$_{119}$。

【校注】

①十脩：指兩性交合動作的上下、左右、快慢、多少、深淺等十種情況。《天下至道談》中有“八道”，內容與此相似，但缺少“希之”、“數之”；也有

“十脩”，但内容與此完全不同。《養生方》“☐”篇亦有與此相似内容，但缺少“疾之”、“徐之”、“希之”、“數之”。

②上：向上衝刺。《天下至道談》、《養生方》均作“一曰高之”。

③希：同“稀”，指交合動作次數稀少，頻率很低。《醫心方》卷二十八有“滑内徐動，出入欲稀”。

④數：指交合動作節律頻繁而細密。

【釋譯】

十脩：一是向上衝刺，二是向下衝刺，三是衝刺左面，四是衝刺右面，五是疾迅動作，六是放慢動作，七是動作節律稀緩，八是動作節律頻繁而細密，九是淺淺進入，十是深深鑽進。

八動①：一曰接手②，二曰信(伸)村(肘)，三曰直踵③，四曰側句(鉤)，五曰上句(鉤)$_{120}$，六曰交股，七曰平甬(踴)④，【八曰】振動。夫接手者，欲腹之傅也⑤；信(伸)$_{121}$村(肘)者，欲上之攠(摩)且距也⑥；直踵者，深不及也；側句(鉤)者，旁$_{122}$欲攠(摩)也⑦；上句(鉤)者，欲下攠(摩)也⑧；交股者，夾(朿)大(太)過也⑨；平甬(踊)者，欲$_{123}$淺也⑩；振動者，欲人久持之也⑪$_{124}$。

【校注】

①八動：指兩性交合時女方的動作姿勢。本節與《天下至道談》所述“八觀”内容基本相同，但順序有異。

②接手：女子以兩手環抱男子並相接。

③直踵：伸直兩腳。踵，本義爲腳後跟，此處指腳。

④平踴：身體平展而上下躍動。

⑤接手者，欲腹之傅：女子以兩手環抱相接，是想腹部緊貼。《醫心方》卷二十八引《素女經》：“兩手抱人者，欲體相薄、陰相當也。”

⑥摩且距：摩擦能夠持久。距，持久，與《十問》“距而兩棱”義同。魏啓鵬(1992)認爲，距義爲刺入。

⑦側鉤者，旁欲摩：女子舉腳側彎，是想要向左右兩旁摩擦。《醫心方》卷二十八引《素女經》：“側搖者，欲深切左右也。”

⑧上鉤者，欲下摩：女子舉腳上彎，是想要深入摩擦。《天下至道談》作“上暴(鉤)者，下不級(及)心也”。《醫心方》卷二十八引《素女經》：“舉兩腳鉤人者，欲其深也。”

⑨交股者，朿太過：女子兩腿相交，是感覺到插入過深。朿，同“刺”。在《武威漢代醫簡》中，“刺”寫作“剌”。《醫心方》卷二十八引《素女經》：

“交其兩股者，內癢淫淫也。”

⑩平踊者，欲淺：女子身體平臥而上下躍動，是想要淺淺進入。踊，原釋文作“踴”。《醫心方》卷二十八引《素女經》：“張腹者，欲其淺也。”

⑪振動者，欲人久持之也：全身震動，想要求男子交合持久。《天下至道談》作“振銅(動)者，至善也。”

【釋譯】

八動：一是兩手相接，二是挺直肘臂，三是伸直兩腳，四是舉腳側彎，五是舉腳上彎，六是兩腿相交，七是身體平臥而上下躍動，八是全身震動。女子以兩手相接，是想腹部緊貼；挺直肘臂，是想要向上摩擦能夠持久；伸直兩腳，是感覺刺入的深度不夠；舉腳側彎，是想要朝兩旁摩擦；舉腳上彎，是想要深入摩擦；兩腿相交，是感覺插入過深；身體平臥而上下躍動，是想要淺淺進入；全身震動是要求男子交合持久。

瘛息者，內急也①；檣(喘)息，至美也②；絫瀎者，玉莢(策)入而養(癢)$_{125}$乃始也③；痞(吹)者，鹽甘甚也④；齧者，身振動，欲人之久也⑤$_{126}$。

【校注】

①瘛息：帛整理小組認爲，瘛疑讀爲“制”，指止住呼吸。周一謀(1988)認爲，瘛息當指急促的呼吸。《天下至道談》作“候(喉)息”。內急：指內心的渴求迫切。《天下至道談》作“侯(喉)息，下咸土(吐)陰光陽”。此段內容指女性交合時發出的聲音，稱爲“五音”或“五聲”。相似內容亦見於《天下至道談》、《養生方》。

②喘息：急促呼吸聲。至美：指感到十分滿意。《天下至道談》作“椯(喘)息，氣上相薄，自宮張”。

③絫瀎：此處指頻頻發出笑聲和號叫。瀎，讀爲“嘰”。《集韻·微韻》：“嘰，唏也。”《說文·口部》：“唏，笑也。”玉策入而癢乃始：陰莖進入陰道後遍身開始酥癢。《天下至道談》作“纍滾(哀)者，尻彼疾而壿(動)封紀”。

④吹：吐氣聲。鹽甘：兩性深入交合。鹽，讀爲“錟”。《爾雅·釋詁上》：“錟，進也。”周一謀(1988)認爲，鹽同“豔”，歆羨之意，此處是對性交快感的形容。馬繼興(1992)認爲，鹽借作“銜”，引申爲口中含物。《養生方》“☐”篇作“一曰疢(吹)”。《天下至道談》作“疢(吹)者，鹽甘甚而養(癢)乃始”。

⑤齧：咬牙聲。《養生方》“☐”篇作“二曰齸(齧)”。欲人之久：要求交合能夠持久。人，當作“入”。《天下至道談》作“齘(齧)者，身振寒(動)，置已而久”。

【釋譯】

屏住呼吸的聲音，是因爲内心的渴求迫切；喘息聲，是因爲感到十分滿意；頻頻發出笑聲和號叫，是因爲陰莖進入陰道後遍身開始酥癢；吐氣之聲，是因爲兩性交合甚爲深入；咬牙，身體震動，是要求男子交合持久。

昏者，男之精將①；早者，女之精責（積）②。吾精以養女精，前脈皆動③$_{127}$，皮膚氣血皆作，故能發閉通塞④，中府受輸而盈⑤$_{128}$。

【校注】

①昏者，男之精壯將：男子精氣在夜暮後得以補充壯大。將，壯大。《詩經·谷風·北山》："鮮我方將。"毛傳："將，壯也。"《爾雅·釋詁上》："將，大也。"馬繼興（1992）將此段内容排在下一段"十已之徵"之後。

②早者，女之精積：女子精氣在清晨得以積累。劉玉環（2013）指出，原釋文"早"，依竹簡中的字形，當釋爲"旦"。

③前脈：指會聚於前陰之經脈。

④發閉通塞：兩性交合得宜，使瘀滯得以通暢。

⑤中府：人體五臟六腑。

【釋譯】

入夜後，男子的精氣强盛；清晨，女子的精氣蓄積。以男子精氣調養女子精氣，會聚於前陰的經脈一齊發動，皮膚氣血全都振作起來，所以能夠使閉塞的前陰精氣疏通流暢，從而輸送到五臟六腑，使之充實而受益。

十已之徵①：一已而清涼出，再已而臭如燔骨，三已而澡（燥）②，四已$_{129}$而膏③，五已而薌④，六已而滑⑤，七已而遲⑥，八已而脂⑦，九已而膠⑧$_{130}$，十已而緓⑨，緓已復滑，清涼復出，是胃（謂）大卒⑩。大卒之徵，鼻汗$_{131}$脣白，手足皆作，尻不傅席，起而去，成死爲薄⑪。當此$_{132}$之時，中極氣張⑫，精神入臧（藏），乃生神明$_{133}$。

【校注】

①十已之徵：兩性交合完成十個回合的標誌。以下相似内容亦見於《天下至道談》第56～58號簡。

②澡（燥）：乾燥。張顯成（1995）認爲，此處"澡"、《天下至道談》第57號簡的"蟍"皆通"臊"，即臊臭味。

③膏：滋潤，指交合時分泌物多且稠。

④薌：同"香"，即米穀之香氣。

⑤六已而滑：完成六個交合回合，身體會感到潤滑。《天下至道談》作"六

已而精如黍粱”。

⑥遲：身體感覺遲鈍。《天下至道談》作“禮(滯)”。

⑦脂：身體感覺被塗上了油膏。

⑧膠：身體感覺被膠粘連。《天下至道談》作“黎(膩)”。

⑨絏：身體感覺疲倦。《天下至道談》作“瀛(迄)”。整理小組認爲，絏疑讀爲“窳”。《玉篇·穴部》：“窳，器中空也。”此處指精疲力竭。馬繼興(1992)認爲，絏讀爲“腴”，此處指身體如肥肉壅滯之狀。原簡“絏”字下有重文符號。

⑩是謂大卒：指性交快感的高潮，房事行將結束，有大功告成之意。原簡“大”、“卒”兩字後均有重文符號。

⑪成死爲薄：在陰莖疲軟前要結束房事，否則對人的身體會有損害。《天下至道談》作“成死有薄”。成死，指陰莖疲軟。薄，損害。《呂氏春秋·仲夏紀》：“薄滋味。”高誘注：“薄，猶損也。”

⑫中極：穴位名，又名玉泉、氣原，爲膀胱之募穴，在前列腺上。《素問·骨空論》：“任脈者，起於中極之下。”王冰注：“中極者，謂臍下同身寸之四寸也。”氣張：即氣門張開。此句指氣血集於陰部，使陰部張大而得以補益。

【釋譯】

十已之徵：第一次交合中止後，清爽涼快的感覺就會出現；第二次交合中止後，有如同焚烤骨頭的氣味發出；第三次交合中止後，會覺得身上乾燥；第四次交合中止後，身體就感覺滋潤；第五次交合中止後，會聞到一股香昧；第六次交合中止後，會感到潤滑；第七次交合中止後，會感覺凝滯；第八次交合中止後，會感覺如同塗上了厚厚的油膏；第九次交合中止後，會有膠着粘連的感覺；第十次交合中止後，就已精疲力竭。精疲力竭的狀態有所緩解，又會感覺潤滑，清爽涼快之感再次出現，這就叫做大卒。大卒的徵兆是，鼻出汗，唇發白，手足顫抖，臀部在席上坐立不穩，這時應趕快起身離開，如果在陰莖疲痿後才退出，就會對身體造成損害。當這個時候，中極穴的氣門張開，精神入聚葆藏，就能通於神明。

（十四）雜禁方

說　明

本書爲木簡，是古方技書之一。出土時與《天下至道談》合捲成一卷，本篇在外，《天下至道談》在內。全書共 11 簡，僅百餘字。本書原缺書名，馬王堆漢墓帛書整理小組根據其內容屬於古代禁方之列，命名爲《雜禁方》。此書主要討論怎樣用符咒等方法消除夫妻不和、婆媳相鬬等現象，以及治療嬰兒啼哭、惡夢頻繁等疾患，屬於古代祝由科著作。

《雜禁方》卷末原附佚文(編號爲12～16號簡)，約140餘字，均爲房中家言，其下緊連《天下至道談》。馬王堆漢墓帛書整理小組將此兩書統一編號，並把第12～16號簡編歸入下書，列於《天下至道談》卷首。

校　釋

又(有)犬善皋(嗥)於亶(壇)與門[①]，埱(塗)井上方五尺。夫$_1$妻相惡[②]，埱(塗)戶□方五尺[③]。欲微(媚)貴人[④]，埱(塗)$_2$門左右方五尺。多惡薨(夢)[⑤]，埱(塗)牀下方$_3$七尺。姑婦善斪(鬬)[⑥]，埱(塗)戶方五尺。嬰兒$_4$善泣[⑦]，涂(塗)㻌(牖)上方五尺[⑧]$_5$。

【校注】

①壇：即中庭。《淮南子・說林》："腐鼠在壇。"高誘注："楚人謂中庭爲壇。"

②夫妻相惡：夫妻不睦。

③戶□：殘字左半爲"木"，右半不清，疑爲"楣"字。楣，與"媚"諧音。戶楣，指門框上的橫木。李零(2000)認爲，這種巫術在古代叫"媚道"，本書中"門楣"、"左眉"似取與"媚"諧音，"門"、"戶"可能也有象徵陰戶之含義。其內容與《醫心方》卷二十六《相愛方》最相近。本書數次講到媚人之術，如欲取媚于貴人，在門楣上方塗泥五尺見方；取兩雌隹尾、雄隹左爪、小女子左爪、左眉製藥飲服，均可以取媚於人等。

④媚貴人：取悅於貴人。周一謀(1988)還指出，原字"微"也可解釋爲使動詞，指使人微賤，因爲痛恨某貴人，企圖以符咒使之衰敗卑微。

⑤多惡夢：睡眠時容易做惡夢。

⑥姑婦善鬬：婆媳間經常爭執。姑婦，婆媳。《說文・女部》："姑，夫母也。"《爾雅・釋親》："子之妻爲婦。"

⑦嬰兒善泣：嬰兒愛哭。

⑧牖：窗戶。周一謀(1988)還指出，原字"㻌"又疑爲"垛"，指用作屏障的土牆或磚牆。

【釋譯】

有狗愛在中庭和門前嗥吠，可在水井上的周圍塗抹泥土五方尺。夫妻反目，相互怨恨，可在門框上橫木塗抹泥土五方尺。想取悅於貴人，可在大門的左右兩側塗抹泥土五方尺。惡夢頻繁，可在床下周圍塗抹泥土七方尺。婆媳關係不和，相互罵詈，可在室內門的周圍塗抹泥土五方尺。嬰兒喜歡啼哭，可在窗戶上面周圍塗抹泥土五方尺。

與人訟①，書其名直(置)履中$_{6}$。

取兩雌隹尾②，燔冶，自飲之，微矣③$_{7}$。

取東西鄉(嚮)犬頭④，燔冶，飲，夫妻相去⑤$_{8}$。

取雄隹左蚤(爪)四，小女子左蚤(爪)四，以鍪熬，并$_{9}$冶，傅，人得矣⑥$_{10}$。取其左麋(眉)直(置)酒中⑦，飲之，必得之$_{11}$。

【校注】

①訟：打官司。

②雌隹：雌雖。《說文・隹部》："雖，祝鳩也。"

③微：整理小組認爲，指官司可以消除。但是據裘錫圭(1987)的編排，此句應講女子媚男子之道。若如是，則此處"微"當與第2號簡的"微"字同義，讀爲"媚"。今从裘氏意見。《醫心方》卷二十六引《千手觀音治病合藥經》："若有夫婦不和如水火者，取鴛鴦尾……是終身歡喜相愛敬。"

④取東西嚮犬頭：從東方或西方取回狗頭。相似內容亦見於《太平御覽・獸部十七》引《淮南萬畢術》："取馬毛犬尾，置朋友夫妻衣中，自相憎也。"裘錫圭(1987)認爲，指取東、西方生長的一種名爲"犬頭"的植物；藥材中有狗脊、犬牙，命名方法與此相似。馬繼興(1992)認爲，該條仍然是一種消除訟事的巫術。

⑤夫妻相去：夫妻相互離棄。與上文"夫妻相惡"同義。原釋文將該簡內容分爲兩段，其中將"夫妻相去"置於第9號簡"取雄隹左蚤(爪)四"之前。裘錫圭(1987)認爲，"夫妻相去"應當與上文連讀，甚確，今从此說。

⑥人得矣：整理小組認爲，指夫妻感情得以恢復。裘錫圭(1987)認爲，當指得人歡心之意。與該方相似有亦見於《醫心方》卷二十六引《延齡經》："取雄雞左足爪，未嫁女右手中指爪，燒作灰，傅彼人衣上。又方：取己爪、髮燒作灰，與彼人飲食中，一日不見如三月。"今从裘氏意見。

⑦左眉：左邊眉毛。眉與"媚"諧音。李零(1992)指出，以上巫術，古代叫做"媚道"，《金瓶梅》稱爲"回背術"，都是女人所用。

【釋譯】

與人打官司，可將對方的名字寫上放置在鞋內。

取兩只雌雖的尾翼，用火燒焙後研末，獨自飲服，可以得到男子的歡心。

從東方或西方向取回狗頭，用火燒焙後研末，飲服，使夫妻相互離棄。

取雄雖左足爪四個，未出嫁的女子左手指甲四個，用鍋煎熬，同時研末，經過敷治之後，可以取得他人歡心。取女子的左眉毛燒灰後放置在酒中，飲服，一定能夠取得他人歡心。

附：

對於帛書《雜禁方》的簡序編排，學術界有較多的討論。例如裘錫圭(1987)指出，統觀《雜禁方》的内容，可以分爲兩大部分，一是從男子角度出發，談如何消災；二是從女子角度出發，談如何媚男子，取得男子歡喜。釋文前六簡是第一部分内容，後五簡是第二部分内容，但原釋文第7～11簡卻反映不出這一特點，應爲簡序排列有誤。裘氏認爲後五簡正確排列順序應當是：8-11-7-9-10或8-11-9-10-7。

(1) 8-11-7-9-10簡的釋文爲：

取東西鄉(嚮)犬頭，燔冶，飲，夫妻相去8。取其左麋(眉)直(置)酒中，飲之，必得之11。

取兩雌隹尾，燔冶，自飲之，微矣7。

取雄隹左蚤(爪)四，小女子左蚤(爪)四，以鍪熬，并9冶，傅，人得矣10。

(2) 8-11-9-10-7簡的釋文爲：

取東西鄉(嚮)犬頭，燔冶，飲，夫妻相去8。取其左麋(眉)直(置)酒中，飲之，必得之11。

取雄隹左蚤(爪)四，小女子左蚤(爪)四，以鍪熬，并9冶，傅，人得矣10。

取兩雌隹尾，燔冶，自飲之，微矣7。

以上五簡排列内容可分爲三小段：8號簡和11號簡合爲一小段，講妻媚夫的兩種方法；7號簡爲一小段，講女子媚男子；9號簡和10號簡合爲一小段，講女子媚男子。

(十五) 天下至道談

説　明

本書爲竹簡，出土時與《雜禁方》合捲成一卷，本篇在内，《雜禁方》在外。簡中有“天下至道談”之句，並獨寫一簡，馬王堆漢墓帛書整理小組取它作爲篇名。全書共56枚簡，其中前兩段(12～16號簡)原爲《雜禁方》卷末佚文，與本書同爲房中家言，整理小組將它們歸入《天下至道談》，置於本篇之首。

《天下至道談》是一部性醫學著作，主要論述了八益、七損、十勢、十脩、八道、八動、五音等有關房中養生的性保健和性科學問題，並把它們視作宇宙間最高境界的養生之道。本書部分內容與《養生方》、《十問》、《合陰陽》等書相近。

校　釋

黃神問於左神曰[①]："陰陽九譤（竅）十二節俱產而獨先死[②]，何也?"左神曰："力事弗使，哀樂12弗以[③]，飲食弗右[④]，其居甚陰而不見陽，萃（猝）而暴用，不寺（待）其莊（壯），不刃（忍）兩熱[⑤]，是故亟傷。諱其13名，匿其體（體），至多暴事而毋（無）禮[⑥]，是故與身俱生而獨先死14。"

怒而而不大者[⑦]，肌不至也[⑧]；大而不堅者，筋不至也[⑨]；堅而不熱者，氣不至也[⑩]。肌不至而用則15遺（垂）[⑪]，氣不至而用則避[⑫]，三者皆至，此胃（謂）三脂（詣）[⑬]16。

【校注】

①黃神：即黃帝。馬繼興（1992）認爲，當指竈神。左神：道教神名。魏華存《黃帝內景經》："左神公子發神語，右有白元並立處。"陸龜蒙《入林屋洞詩》："題之以左神，禮之以天後。"史常永（1993）指出，疑指句芒。《墨子·明鬼下》："昔者鄭穆公當日中，處乎廟，有神入門而左，鳥身，素服三絕，面狀正方。鄭穆公見之，乃恐懼犇。神曰：無懼，帝享女明德，使予錫女壽十年有九，使若國家繁昌，子孫茂毋失。鄭穆公再拜稽首，曰：敢問神名?曰：予爲句芒。"與該段近似的內容亦見於竹簡《十問》"堯問於舜"篇。

②陽：整理小組認爲，當爲"與"字之誤。竹簡《十問》第43～44號簡有"人有九繳（竅）十二節，皆設而居，何故而陰與人具（俱）生而先身去"之句。

③以：使用。《玉篇·人部》："以，用也。"竹簡《十問》第44～45號簡有"飲食弗以，謀慮弗使，諱其名而匿其體（體），亓（其）使甚多而無寬禮，故興〈與〉身俱生而先身死"之句。

④右：幫助，後來寫作"佑"。《說文·又部》："右，手口相助也。"朱駿聲通訓定聲："字亦作佑。"馬繼興（1992）將"右"讀作"囿"，認爲該句義爲不受飲食的限制。

⑤不忍兩熱：不能忍受兩方面熱度的消耗。

⑥至多暴事而無禮：使用時次數繁多，消耗過度，卻不給予恩惠。與《十問》第44～45號簡"其使甚多而無寬禮"之句意同。

⑦怒而而不大者：第二個"而"字爲衍文。怒，指陰莖勃起狀態。與該段近似的內容亦見於帛書《養生方》第30篇以及本書第56號簡。

⑧肌不至也:《醫心方》卷二十八作“肌氣不至”。《養生方》作“膿(膚)不至也”，本書第56號簡亦作“膚不至也”。李零(1992)認爲，肌、膚均指陰莖的皮肉。

⑨筋不至也:《醫心方》卷二十八作“骨氣不至”。李零(1992)認爲，筋當指陰莖的筋膜。

⑩氣不至也:《醫心方》卷二十八作“神氣不至”。李零(1992)認爲，氣當指陰莖中的氣血。

⑪肌不至而用則腄:《養生方》第30篇作“膿(膚)不至而用則腄(垂)”。遀，整理小組原釋作“遌”，讀爲“痿”。裘錫圭(1987)指出，整理小組釋文“遌”當作“遀”，同“隨”。《集韻·支韻》:“隨，古作遀。”隨、垂古音近似。今从裘氏之説。

⑫氣不至而用則避:此句前後當有脱文。《養生方》第30篇作“筋不至而用則避，氣不至而用則隋(惰)”。

⑬三詣:肌氣、筋氣、神氣三者全部到來。詣，本義指至朝廷、尊長所居之處。

【釋譯】

黄帝問於左神道:“陰器與九竅、十二關節同時生成，而陰器又比其他器官先衰亡，是什麼原因呢?”左神回答道:“進行體力勞動不依賴它們，悲歡哀樂不依靠它們，吃飯飲食也不靠它們，位於體内深部而不在外表，而突然粗暴地使用，尚不等待它恢復健壯，不能忍受兩方面熱度的消耗，所以很快就受到損傷。平時諱言它的名稱，藏匿它的形體，使用時非常繁重卻不給予其恩惠，所以它與身體其他器官同時產生卻比其他器官先衰亡。”

陰莖勃起而不碩大，是因爲肌氣不至;碩大而不堅挺，是因爲筋氣不至;堅挺而不熱烈，是因爲神氣不至。肌氣不至即使用，就會垂痿;筋氣不至即使用，就會回避不前;神氣不至即使用，就會勞損怠惰。謹慎地恭候肌氣、筋氣、神氣三者全部到來，這就叫作三詣。

天下至道談[①]$_{17}$。

【校注】

①天下至道談:書名。至道，最高深的理論，此處指極其高深精妙的房中之道。《漢書·藝文志·方技略》:“房中者，情性之極，至道之極，是以聖王制外樂以禁内情，而爲之節文。傳曰:‘先王之作樂，所以節百事也。’樂而有節，則和平壽考;及迷者弗顧，以生疾而殞性命。”

【釋譯】

談談天下高深精妙的房中之道。

如水沫淫①，如春秋氣②。往者弗見，不得其功；來者弗堵(覩)，吾鄉(饗)其賞(饋)。於(嗚)虖(呼)謓(慎)才(哉)！神明之事③$_{18}$，在於所閉。審操玉閉④，神明將至。凡彼治身，務在積精⑤。精贏(贏)必舍，精夬(缺)必布(補)，布(補)舍之時，精$_{19}$夬(缺)爲之⑥。爲之合坐，闕(橛)尻畀(鼻)口，各當其時⑦，物(忽)往物(忽)來⑧，至精將失⑨，吾奚以止之？虖(虛)實有常，謓(慎)用勿忘$_{20}$，勿困勿窮，筋骨淩强⑩，疃(踵)以玉泉⑪，食以粉(芬)放(芳)⑫，微出微入，侍(待)盈是常⑬，三和氣至⑭，堅勁以强$_{21}$。將欲治之，必害(審)其言⑮，疃(踵)以玉閉，可以壹遷(僊)⑯。壹疃(動)耳目葱(聰)明⑰，再疃(動)聲音章，三疃(動)皮革光，四$_{22}$疃(動)脊骨强，五疃(動)尻脾(髀)方，六疃(動)水道行，七疃(動)致(至)堅以强，八疃(動)志驕以陽(揚)⑱，九疃(動)順彼天蓋(英)⑲$_{23}$，十疃(動)產神明⑳$_{24}$。

【校注】

①如水沫淫：像水上的泡沫一樣飄流遠逝。水沫，水上的泡沫。周一謀(1988)、馬繼興(1992)均認爲，沫同“昧”，義爲幽深暗昧。淫，游走、飄流。《廣雅·釋言》：“淫，游也。”《禮記·曲禮上》：“毋淫視。”孔穎達疏：“淫，謂流移也。”此句與下文“往者弗見，不得其功”對應。

②如春秋氣：像春秋兩季的中和之氣按時來臨。春秋氣，指不寒不熱的中和之氣，對人體有益。古人以太陰、太陽、中和爲三元之氣，太陰爲冬氣，太陽爲夏氣，中和爲春秋之氣。此句與下文“來者弗覩，吾饗其饋”對應。馬繼興(1992)、魏啓鵬(1992)均認爲，春秋指一年四季，春秋氣指一年四季的氣候。

③神明之事：指通於神明的房中之事。《靈樞·本神》：“故生之來謂之精，兩精相搏謂之神。”

④玉閉：即玉關，是古代對男性生殖器官的雅稱。

⑤凡彼治身，務在積精：凡是調理身體，都必須致力於積蓄精氣。原簡“精”字下有重文符號。

⑥精贏必舍，精缺必布(補)，布(補)舍之時，精缺爲之：精氣充盈時需要施瀉，精氣損耗後一定要及時補充，補瀉之時，應當依精氣損耗的情況而定。《十問》“黃帝問於容成”篇作“精盈必寫(瀉)，精出必補。補寫(瀉)之時，於臥爲之”。舍，即捨，與“瀉”義同。《說文·手部》：“捨，釋也。”原簡第一個“布(補)”字下有重文符號。

⑦爲之合坐，橛尻鼻口，各當其時：男女交合時，尾骨、臀部、鼻、口兩兩相對，各當其位。橛，尾閭骨。《素問·骨空論》：“灸橛骨。”王冰注：“尾窮謂之橛骨。”

⑧忽往忽來：急速往來出入。與下文“微出微入”相對應。

⑨至精：即真精，男子精液。

⑩淩强：剛强，健壯。裘錫圭(1987)指出，據圖版應改作“洚强”，讀爲“隆强”。古代車蓋弓一名隆强。《爾雅·釋車》：“隆强，謂體隆而强也。”《十問》有“精氣淩健”。

⑪踵以玉泉：繼之以舌下津液作爲吞服補益之用。踵，相繼。魏啓鵬(1992)認爲，踵疑讀爲“湩”。玉泉，口中津液。與《十問》中的“瑶泉”同義。《醫心方》卷二十七引《養生要集》：“道人劉京云，人當朝朝服玉泉，使人丁壯，有顏色，去蟲而堅齒。玉泉者，口中唾也。”

⑫食以芬芳：吸取交合時散發出的芬芳之氣。周一謀(1988)認爲，指吸入新鮮空氣。

⑬待盈是常：等待精氣的充盈是交合的基本准則。常，法度、綱常。

⑭三和氣至：指勿困勿窮、踵以玉泉、微出微入三者結合。《醫心方》卷二十八引《素女經》：“欲知其道，在於定氣、安心、和志，三氣皆至，神明統歸。”魏啓鵬(1992)認爲，三和氣指男陰的肌氣、筋氣、神氣，上文稱作“三詣”。

⑮必審其言：交合前必須審謹地思考其節度。魏啓鵬(1992)認爲，原句中的“害”讀爲“憲”，該句意思是把以上教導作爲憲章。

⑯踵以玉閉，可以壹僊：繼之以注意閉精勿瀉，可以憑藉其成爲長壽的僊人。

⑰壹動耳目聰明：完成一個交合而不泄精，就能耳目聰明。以下相似內容又見於《十問》、《合陰陽》。

⑱八動志驕以揚：八動不泄，意志高揚。《合陰陽》作“八而奏(腠)理光”。

⑲九動順彼天英：九動不泄，與天地長存。《合陰陽》作“九而通神明”。

⑳十動產神明：十動不泄，生發神明。《合陰陽》作“十而爲身常”。此句中的“一動”至“十動”都指交合而不瀉精。《醫心方》卷二十八引《玉房秘訣》：“黄帝曰：願聞動而不施，其效何如？素女曰：一動不寫，則氣力强；再動不寫，則耳目聰明；三動不寫，衆病消已；四動不寫，五神咸安；五動不寫，血脈充脹；六動不寫，腰背堅强；七動不寫，尻股益力；八動不寫，身體生光；九動不寫，壽命未央；十動不寫，通於神明。”

【釋譯】

有的像水上泡沫一樣飄流遠逝，有的像春秋兩季的中和之氣按時來臨。遠逝了的無法再現，我們不能得到它的功效；來臨了的雖然難以覩視，我們卻能安享它的饋贈。唉，謹慎啊，通於神明的房中之事，關鍵在於閉藏。審慎地操持玉關，神明就將到來。凡是調理身體，都必須致力於積蓄精氣。精氣充盈時需要施瀉，精氣耗損後必須補養，補充或施瀉的時間，取決於精氣盈虧的狀況。男女交合時，擁合相坐，尾骨、臀部、鼻、口兩兩相對，各當其位，往來出入，匆忙急速，而最寶貴的精氣卻在此時漏泄失去，我能依靠什麼阻止它？虛實盈虧有一定規律，謹慎把握切勿忘記：不能讓力量疲困，不能任精氣竭盡，筋骨要保持堅實强壯，服飲那玉泉似的口中津液，吸取交合時芬芳的神霧，輕微地往來出入，等待精氣的充盈，這就是交合的基本準則。當勿困勿窮、踵以玉泉、微出微入三者結合而行，人就會更加堅强有力，精氣健旺。凡是調理身體，奉行養生之道的人，交合前必須審謹地思考其節度。只要注意閉精勿瀉，可以憑藉其成爲仙人。一動不泄，就能耳目聰明；再動不泄，就能聲音高揚；三動不泄，皮膚生輝；四動不泄，背脊堅挺，五動不泄，臀部和大腿就會周正健壯；六動不泄，水道通暢；七動不泄，身體至堅至强；八動不泄，意志高揚；九動不泄，與天地長存；十動不泄，生發神明。

氣有八益，有（又）有七孫（損）①。不能用八益、去七孫（損），則行年卌而陰氣自半也②，五十而起居衰，六十而耳$_{25}$目不葱（聰）明，七十下枯上涚（脱）③，陰氣不用④，深（灌）泣留（流）出⑤。令之復壯有道，去七孫（損）以振其病⑥，用八益以$_{26}$貳其氣⑦，是故老者復壯⑧，壯【者】不衰。君子居处（處）安樂，飲食次（恣）欲，皮奏（腠）曼密⑨，氣血充贏，身膿（體）$_{27}$輕利。疾使內，不能道⑩，產病出汗椯（喘）息，中煩氣亂；弗能治，產內熱；飲藥約（灼）灸以致其氣，服司（飼）以輔$_{28}$其外⑪，强用之，不能道，產痤穜（腫）橐⑫；氣血充贏，九激（竅）不道，上下不用，產痤雎（疽），故善用八益、去七孫（損）$_{29}$，五病者不作⑬$_{30}$。

【校注】

①氣有八益，有（又）有七損：指男子前陰精氣的調理有八益之法，又有七損之弊。八益、七損，分別指性生活有八種行爲對人體健康有益，七種做法對人體健康有害。其具體內容在下文中有詳細論述。原簡第二個“有”字下有重文符號。

②行年卌而陰氣自半：男子四十歲而陰氣只剩下一半。陰氣，即前陰精氣，指性生活的能力。《素問・陰陽應象大論》：“年四十，而陰氣自半也，起居衰矣；年五十，體重，耳目不聰明矣；年六十，陰痿，氣大衰，九竅不利，下虛上實，涕泣俱出矣。”與此句及以下幾句內容相似。

③下枯上脱：下肢枯萎上體消瘦。脱，消瘦。《說文・肉部》：“脱，消肉臞也。”段玉裁注：“消肉之臞，臞之甚者也。今俗語謂瘦之太甚者曰脱形，言其形象如解蜕也。”

④陰氣不用：陰氣失去作用。

⑤灌泣：眼淚不斷。《集韻·换韻》："灌，水流盛貌。"馬繼興(1992)將原文"渫"讀作"唾"，指口水。

⑥振其病：救治其疾病。《説文·手部》："振，舉救也。"周一謀(1988)指出，此處指預防病患。

⑦貳其氣：補益精氣。《説文·貝部》："貳，副益也。"

⑧老者復壯：衰老之人可以重新變得强壯。原簡"壯"字下有重文符號。

⑨皮膚曼密：肌膚紋理細密。

⑩疾使内，不能道：急速交合而導致精道鬱閉不通。道，通導、通暢。

⑪服飼：即服食。整理小組認爲，原文"服司"疑讀爲"服餌"。

⑫腫橐：陰囊腫脹。橐，即橐，亦見於《五十二病方》"穜(腫)橐"篇，爲"睾"之本字，指陰囊。

⑬五病：當指上文所述的出汗喘息、中煩氣亂、内熱、腫橐、痤疽五種疾病。周一謀(1988)認爲，指五臟之病或五虚之病，其中五虚之病爲前面所提到的"陰氣自半"、"起居衰"、"耳目不聰明"、"下枯上脱"、"灌泣流出"等五種體弱衰病現象。

【釋譯】

男子前陰精氣的調理有八益之法，又有七損之弊。如果不會運用八益，摒除七損，那麽到四十歲陰氣就只剩下一半，到五十歲起居行動就衰弱不便，六十歲耳聾眼昏，七十歲下肢枯萎上體消瘦，前陰精氣廢損無用，眼淚不斷流出。讓他們恢復健康是有辦法的，摒除七損之弊以救治其疾病，運用八益之法補益其精氣，因此衰老之人可以重新變得强壯，强壯之人可以保持健康而不衰老。君子的起居活動安樂，飲食可以隨意不拘，肌膚紋理細密，氣血充盈，身體輕逸敏捷。在交合時，往往急進蠻幹，而導致精道鬱閉，因而生病，出汗喘息，心煩氣亂；治療無效，又生内熱；他們又是服藥、灸療以便通理内氣，又是進食補品以便輔助身體，在這種情況下仍勉强堅持男女交合，精道依然不通，於是會生痤瘡、陰囊腫大；雖然他們氣血充盈，但是九竅不通暢，上下功能失調，於是産生痤瘡、癰疽。因此善於運用八益之法、摒除七損之弊的人，就不會生上述五種疾病。

八益①：一曰治氣②，二曰致沫③，三曰智(知)時④，四曰畜氣⑤，五曰和沫⑥，六曰竊氣⑦，七曰寺(待)贏⑧，八曰定頃(傾)⑨ 31。

【校注】

①八益：性生活中八種對人體健康有益的行爲。《醫心方》卷二十八引《玉女秘訣》也論及"八益"，具體内容爲："一益曰固精，二益曰安氣，三益曰利臟，四益曰强骨，五益曰調脈，六益曰畜(蓄)血，七益曰益液，八益曰道(導)體。"此外《素問·陰陽應象大論》也有八益的叙述。

②治氣：調整呼吸，調理精氣。

③致沫：產生津液，聚集口中唾液。

④知時：掌握時機，了解交合的最佳時間。

⑤畜氣：蓄養精氣。《廣雅·釋詁一》："畜，養也。"

⑥和沫：交合時抽插節奏均勻。周一謀(1988)認爲，指男女雙方互相親吻而吸取對方津液；又據下文"爲而物(勿)亟勿數，出入和治，曰和沫"，當是指交合動作舒緩而使陰液綿綿不絕。馬繼興(1992)認爲，混合唾液，並疑"和沫"爲"合脈"。

⑦竊氣：即取氣，吸取對方精氣。下文作"積氣"。

⑧待贏：等待精氣充盈，即控制瀉精以等待高潮。李今庸(1984)認爲，原文"寺"通"持"，"贏"通"盈"，"持盈"即"持滿"，此處指男女交合當守持盈滿而不能過度爲之。《越絕書·吳內傳》："天貴持盈。持盈者，言不失陰陽日月星辰之綱紀也。"《素問·上古天真論》："不知持滿。"

⑨定傾：使傾倒者能夠得到安定。周一謀(1988)認爲，此處當爲防止陰痿之意。馬繼興(1992)認爲，指使精神鎮定自若，不出現任何損耗。《國語·越語下》："夫國家之事，有持盈，有節事，有定傾。"韋昭注："定，安也；傾，危也。"

【釋譯】

八益：第一是調整呼吸，第二是聚集津液，第三是掌握交合時機，第四是蓄養精氣，第五是交合時抽插節奏均勻，第六是吸取對方精氣，第七是等待精氣充盈，第八是使傾倒者能夠得到安定。

七孫(損)①：一曰閉②，二曰泄③，三曰渴(竭)④，四曰勿⑤，五曰煩⑥，六曰絕⑦，七曰費⑧32。

【校注】

①七損：性生活中七種對人體健康有害的行爲。《醫心方》卷二十八引《玉女秘訣》也論及"七損"，具體內容爲："一損謂絕氣，二損謂溢精，三損謂奪(脫)脈，四損謂氣泄，五損謂機關厥傷，六損謂百閉，七損謂血竭。"此外《素問·陰陽應象大論》也有七損的敍述。

②閉：即內閉，據下文"爲之而疾痛，曰內閉"，指交合時陰莖疼痛，精道閉塞。

③泄：即外泄，據下文"爲之出汗，曰外泄"，指交合時出虛汗。周一謀(1988)、馬繼興(1992)均認爲，指男精早泄。

④竭：交合無度而不能及時中止，使精液竭盡。

⑤勿：陽痿不舉，不能進入陰道。下文作"弗"。

⑥煩：交合時氣喘，煩躁不安。

⑦絕：沒有性欲時强行交合，如同陷入絕境。

⑧費：因交合不當而導致生病。周一謀（1988）認爲，指交合時過於急速，徒然耗費精力。

【釋譯】

七損：第一是精道閉塞，第二是精液早泄，第三是精液竭盡，第四是陽痿不舉而不能進入陰道，第五是交合時煩躁不安，第六是沒有性欲時强行交合，如同陷入絕境，第七是因交合不當而導致生出疾病。

治八益：旦起起坐[①]，直脊，開尻，翕州[②]，印〈抑〉下之，曰治氣；飲食，垂尻，直脊，翕周（州），通氣焉，曰致沫；先戲兩$_{33}$樂，交欲爲之[③]，曰智（知）時。爲而耎脊[④]，翕周（州），印（抑）下之，曰畜氣；爲而物（勿）亟勿數，出入和治[⑤]，曰和沫；出臥$_{34}$，令人起之，怒擇（釋）之[⑥]，曰積氣；幾已[⑦]，內脊，勿嗆（動）翕氣，印〈抑〉下之，静身須之，曰寺（待）贏；已而洒之[⑧]，怒而$_{35}$舍之，曰定頃（傾），此胃（謂）八益$_{36}$。

【校注】

①旦起起坐：清晨起床端坐。原簡第一個“起”字下有重文符號。

②翕州：收縮肛門。州，竅門。《爾雅·釋畜》：“白州驠。”郭璞注：“州，竅。”《廣雅·釋親》：“州，臀也。”

③交欲爲之：男女雙方都有了交合的欲望。交，皆。《小爾雅·廣言》：“交，俱也。”

④爲而耎脊：交合時放鬆腰脊部位，避免强用力氣。耎，軟。《漢書·王吉列傳》：“數以耎脆之玉體犯勤勞之煩毒，非所以全壽命之宗也。”顔師古注：“耎，柔也。”

⑤和治：和諧而有秩序。

⑥怒釋之：在陰莖勃起時就退出。與下文“怒而舍之”之句義同。釋，放棄、捨棄。

⑦幾已：指交合將近結束。

⑧已而洒之：交合停止前再深入。洒，深入。《玉篇·水部》：“洒，深也。”周一謀（1988）、馬繼興（1992）均認爲，洒即洗滌，此句指房事結束後宜將餘精洒盡，或則加以洗滌。

【釋譯】

八益之法的具體運用：清晨起床端坐，挺直背脊，放鬆臀部，收縮肛門，吸氣向下導引，這就是治氣。吸氣與口中津液相和吞服，下垂臀部，挺直背脊，收縮肛門，使精氣通達，這就是致沫。男女首先嬉戲愉樂，待雙方都有了欲望再交合，這就是知時。交合時讓背脊處於柔軟狀態，收縮肛門，吸氣向下導引，這就是蓄氣。交合既不能急速，也不能頻頻不止，抽插和諧有序，這就是和沫。離開臥榻，兩人都同時合立，讓陰莖在勃起時退出，這就是積氣。交合將近結束時，收縮背脊，停止運動，吸氣向下導引，靜待精氣在體內充盈，這就是待贏。交合結束時再深入一次，在陰莖勃起時退出，這就是定傾。以上這些叫作八益。

七孫(損)：爲之而疾痛，曰內閉；爲之出汗，曰外泄；爲之不已，曰楬(竭)；秦(臻)欲之而不能①，曰帚②，爲之椯(喘)息中$_{37}$亂，曰煩；弗欲强之，曰絕；爲之秦(臻)疾，曰費，此胃(謂)七孫(損)。故善用八益、去七孫(損)，耳目葱(聰)明，身膿(體)輕利，陰$_{38}$氣益强，延年益壽，居处(處)樂長$_{39}$。

【校注】

①臻欲之而不能：等到想交合時卻因陽痿而不能進入。臻，及、到。《玉篇·至部》："臻，及也。"

②帚：整理小組認爲，上文作"勿"，故此字當讀爲"勿"。周一謀(1988)認爲，帚指柔軟的絲織品，此處形容陰莖陽痿。魏啓鵬(1992)認爲，帚即"弗"，指不能進入。

【釋譯】

七損：交合時陰莖疼痛，這就是內閉。交合時出虛汗，這就是外泄。交合無度而不能及時中止，這就是竭。到性欲出現時卻因陽痿而無力進入，這就是勿。交合時氣喘，心煩意亂，這就是煩。沒有性欲卻勉强交合，這就是絕。因交合不當而導致生病，這就是費。以上這些叫作七損。所以善於運用八益之法、摒除七損之弊的人，耳聰目明，身體輕逸敏捷，精氣强盛，延年益壽，起居活動安樂久長。

人產而所不學者二，一曰息，二曰食。非此二者，无(無)非學與服①。故貳生者食也②，孫(損)生者色也，是以聖人$_{40}$合男女必有則也。故$_{41}$：

一曰虎流③，二曰蟬付(附)，思外④，三曰尺打(蠖)，四曰囷(麕)暴，五曰黃(蝗)柘(磔)，息內⑤，六曰爰(猨)居(踞)⑥，思外，七曰瞻(詹)諸，八曰兔$_{42}$務(鶩)，九曰青(蜻)靈(蛉)，思外，十曰魚族（噈）⑦，此謂十埶（勢）⑧[43]。

一曰致氣⑨，二曰定味⑩，三曰治節⑪，四曰劳（勞）實⑫，五曰必時⑬，六曰通才⑭，七曰微嬞（動）⑮，八曰侍（待）盈⑯，九曰齊生⑰[44]，十曰息刑（形）⑱，此謂十脩⑲[45]。

一曰高之，二曰下之，三曰左之，四曰右之，五曰罙（深）之，六曰淺之，七曰疾之，八曰徐之，此謂八道⑳[46]。

【校注】

①无（無）：原釋文直接寫作“無”，據圖版改。服：練習。《廣韻·屋韻》：“服，習也。”

②貳生：益生。

③虎流：《合陰陽》作“虎游”。

④思外：即息外，指吸引外氣。思，讀爲“息”。魏啓鵬（1992）認爲，思疑借爲“司”，司外指在交合中男面對女背位。

⑤息內：靜守內氣。與“思（息）外”相對。

⑥猨踞：此處指模仿猿猴蹲伏的一種交合姿勢。《合陰陽》作“爰（猨）據”。

⑦魚族（噈）：指模仿魚兒吞食的一種交合姿勢。馬繼興（1992）認爲，族、噈兩字古音不通，魚族指魚類追逐食餌時聚集之狀。

⑧十勢：指模仿動物動作的十種交合姿勢。本節內容在《合陰陽》中屬於“十節”。

⑨致氣：使女子產生快感。

⑩定味：口含津液。周一謀（1988）指出，又疑“味”爲“沫”字之誤。馬繼興（1992）認爲，定味當爲“定脈”，指控制、鎮定全身經脈。

⑪治節：活動關節，調和周身血氣。

⑫勞實：刺激陰蒂。周一謀（1988）認爲，勞實當爲“穀實”，指陰蒂。《醫心方》卷二十八有“刺其穀實”。

⑬必時：把握交合時機。

⑭通才：開始交合。才，讀爲“材”。

⑮微動：緩慢抽插。

⑯待盈：等待精氣充盈。

⑰齊生：有益於養生。齊，讀爲“濟”。《爾雅·釋言》“濟，益也。”又《左傳·昭公二十年》：“齊之以味。”杜預注：“齊，益也。”

⑱息形：停止交合，進行深呼吸而靜息形體。

⑲十脩：本節內容指男子交合的十個步驟。《合陰陽》中亦有“十脩”，但內容與此完全不同。

⑳八道：指男女交合的八種動作要領。本節內容與《合陰陽》“十脩”內容基本相同，僅少“希之”、“數之”兩種。

【釋譯】

一個人生下來有兩件事情是不必通過學習就會的，一是呼吸，二是飲食。除了以上兩者之外，其他沒有不是通過學習與實踐而來的。飲食有益於人體健康，而色欲則有害於人體健康，因此聖人兩性生活必須遵循一定的原則與方法。所以：

（交合姿勢）一是如老虎漫步，二是如蟬附着於樹幹，吸引外氣，三是如尺蠖緣木，四是如獐鹿角觸，五是如飛蝗張翅，靜守內氣，六是如猿猴蹲伏，吸引外氣，七是如蝦蟆跳躍，八是如兔子迅跑，九是如蜻蜓飛翔，吸引外氣，十是如魚兒吞食，這就是十種姿勢。

第一是使女子產生快感，第二是口含津液，第三是活動關節，調和全身血氣，第四是撫摸、刺激女子陰蒂，第五是把握時機，第六是開始交合，第七是緩慢抽插，第八是等待精氣充盈，第九是有益於養生，第十是停止交合，進行深呼吸而靜息形體，這就是十脩。

一是向上衝刺，二是向下衝刺，三是衝刺左面，四是衝刺右面，五是深深插入，六是淺淺進入，七是動作疾迅，八是動作緩慢，這就是八道。

十脩曁（既）備，十埶（勢）豫陳[①]，八道雜，椄（接）刑（形）以昏[②]。汗不及走[③]，遂氣血門，翕因（咽）榣（搖）前[④]，通辰（脈）利筋。乃祭（察）$_{47}$八嶂（動），觀氣所存，乃智（知）五音，孰後孰先$_{48}$。

八嶂（動）[⑤]：一曰接手，二曰信（伸）紂（肘），三曰平甬（踊），四曰直踵，五曰交股，六曰振銅（動），七曰廁（側）枸（鉤），八曰上暴（鉤）$_{49}$。

五言〈音〉[⑥]：一曰候（喉）息，二曰椯（喘）息，三曰纍哀，四曰疢（吹），五曰齘（齧）。審蔡（察）五言〈音〉，以智（知）其心；審祭（察）八$_{50}$嶂（動），以智（知）其所樂所通$_{51}$。

【校注】

①豫陳：預先準備。

②接形以昏：交合活動應當在夜間進行。馬繼興（1992）認爲，指房事活動已經完成。

③汗不及走：汗液還沒有排出。馬繼興（1992）認爲，指精液尚保存於體內沒有排出。

④翕咽搖前：摒住呼吸，搖動前身。

⑤八動：女性交合的八種姿勢。與《合陰陽》中的“八動”內容基本相同。

⑥五音：女性交合時所發出的五種聲音。本節部分內容亦見於《合陰陽》。

【釋譯】

十脩已經準備完畢，十勢也預先準備，兼及八道，交合活動應當在夜間進行。汗液還沒有排出，使氣血之門暢通無阻，摒住呼吸，搖動前身，疏通脈絡，利於筋骨。於是審視八動，觀察精氣留存情況，才能了解五音，清楚該先做什麽後做什麽。

八動：一是兩手相接，二是挺直肘臂，三是身體平臥而上下躍動，四是伸直兩腳，五是兩腿相交，六是全身震動，七是舉腳側彎，八是舉腳上彎。

五音：一是屏住呼吸的聲音，二是喘息聲，三是頻頻發出笑聲和號叫，四是吐氣聲，五是咬牙聲。仔細體察五音，以了解女子的心思；仔細體察八動，以了解女子的快樂和興奮點。

接手者，欲腹之傅；信（伸）紂（肘）者，欲上之麻（摩）且據（距）也；廁（側）枸（鉤）者，旁欲麻（摩）也；交股者，刺大（太）過也$_{52}$；直踵者，罙（深）不及；上暴（鉤）者，下不級（及）心也；平甬（踊）者，欲淺；振銅（動）者，至善也，此謂八觀①$_{53}$。

氣上面熱，徐昫（呴）；乳堅鼻汗，徐葆（抱）；舌薄而滑，徐傅；下夕（液）股濕，徐操；益（嗌）乾因（咽）唾，徐$_{54}$緘（撼），此謂五微〈徵〉，此謂五欲②，微〈徵〉備乃上$_{55}$。

【校注】

①八觀：女性交合時的八種心理活動，與“八動”相並。本節部分內容與《合陰陽》基本相同。

②此謂五徵，此謂五欲：《合陰陽》作“五欲之徵”。本節部分內容與《合陰陽》基本相同。

【釋譯】

女子以兩手相接，是想腹部緊貼；挺直肘臂，是想要向上摩擦能夠持久；舉腳側彎，是想要朝兩旁摩擦；兩腿相交，是感覺插入過深；伸直兩腳，是感覺刺入的深度不夠；舉腳上彎，是插入沒有達到心想的程度；身體平臥而上下躍勤，是想要淺淺進入；全身震動，是想交合完美，這就叫做八觀。

當女子精氣上升、面龐發熱時，就慢慢交吻；當乳頭堅挺、鼻樑出汗時，就慢慢擁抱；當舌苔淡薄、舌面輕滑時，就慢慢使身體聚合附着；當陰道分泌的粘液使兩腿都被浸濕時，就慢慢抽插；當咽乾口燥、不斷吞咽唾液時，就慢慢搖撼，這就叫做五種徵兆，這就叫做五欲。徵兆都已具備，就可以開始交合。

怒而不大者，膚不至也；大而不堅者，筋不至也；堅而不熱者，氣不至也；三至乃入。壹$_{56}$已清澋(涼)出①，再已而糗(臭)如靡骨，三已而𧒂(燥)，四已而膏，五已而鄉(薌)，六已而精如黍粱，七已而澧(滯)，八$_{57}$已而肌(脂)，九已而黎(膩)，十已而滊(迄)②，滊(迄)而復滑，朝氣乃出③$_{58}$。

【校注】

①壹已清涼出：第一次交合中止後，身體就會出現清爽涼快的感覺。以下相似內容亦見於《合陰陽》"十已之徵"。

②十已而滊(迄)：第十次交合中止後，就會感覺精疲力竭。原簡"滊(迄)"字下有重文符號。

③朝氣乃出：指精氣釋放出來。《合陰陽》作"清涼復出"。

【釋譯】

陰莖勃起而不碩大，是因爲肌氣不至；碩大而不堅挺，是因爲筋氣不至；堅挺而不熱烈，是因爲神氣不至。三氣皆至，就可以進入。第一次交合中止後，清爽涼快的感覺就會出現；第二次交合中止後，有如同焚烤骨頭的氣味發出；第三次交合中止後，會覺得身上乾燥；第四次交合中止後，身體就感覺滋潤；第五次交合中止後，會聞到一股香味；第六次交合中止後，會感到像黍粱一樣潤滑；第七次交合中止後，會感覺凝滯；第八次交合中止後，會感覺如同塗上了厚厚的油膏；第九次交合中止後，會有膠着粘連的感覺；第十次交合中止後，就會感到精疲力竭。精疲力竭的狀態有所緩解，又會感覺潤滑，精氣才釋放出來。

一曰笄光①，二曰封紀②，三曰調瓠③，四曰鼠婦④，五曰穀實⑤，六曰麥齒⑥，七曰嬰女⑦，八曰反去⑧，九曰何$_{59}$寓⑨，十曰赤繳⑩，十一曰赤毀(珠)九⑪，十二曰碟石⑫，得之而物(勿)擇(釋)⑬，成死有薄⑭，走里(理)毛，置枖(腰)心⑮，脣$_{60}$盡白，汗留(流)至國(膕)，已數以百$_{61}$。

【校注】

①笄光：女子外陰部位名，亦見於帛書《養生方》卷末女子外陰圖，具體所指不詳。周一謀(1988)認爲，即金溝，當指陰道口或陰道前庭；魏啓鵬(1992)認爲，作笄脈，可能是陰蒂包皮或陰蒂係帶。本節十二個名詞，都是女子的外陰與內陰部位名稱，但是衆家解說不一。

②封紀：據下文63～64號簡"彖滾(哀)者，尻彼疾而蹱(動)封紀"，疑爲大陰唇。即《醫心方》卷二十八所述"玉門"。

③調瓠：疑即玄圃，指陰阜或陰道前庭。

④鼠婦：本爲蟲名，此處疑指陰道口或陰蒂。帛書《養生方》卷末所附女子外陰名稱、《醫心方》卷二十八引《玄女經》皆有“臭鼠”。

⑤榖實：疑指陰蒂，亦見於帛書《養生方》卷末女子外陰圖。魏啓鵬(1992)認爲，疑爲形容陰道管腔内覆蓋的鱗狀上皮細胞。《醫心方》卷二十八引《玄女經》：“女舉其陰以受玉莖，刺其榖實。”

⑥麥齒：疑指陰道口的處女膜，亦見於帛書《養生方》卷末女子外陰圖。魏啓鵬(1992)認爲，疑爲形容陰道壁上淡紅色的横皺襞。《醫心方》卷二十八引《玄女經》：“内玉莖刺麥齒，務中其實。”

⑦嬰女：疑指陰道後穹窿。《醫心方》卷二十八引《玄女經》：“深内玉莖刺嬰女，深淺以度，令中其實。”

⑧反去：疑指陰道内的左右穹窿。去，讀爲“阹”。《説文·自部》：“阹，依山谷爲牛馬圈也。”

⑨何寓：整理小組指出，“何”字下一字字形詭變，暫讀爲“寓”。疑即《醫心方》卷二十八所述“幽谷”。

⑩赤纍：疑即《醫心方》卷二十八所述“丹穴”，當指陰道内穹窿。

⑪赤珠：當指陰道穹窿内子宫頸口，亦見於帛書《養生方》卷末女子外陰圖、《醫心方》卷二十八。整理小組指出，“九”字爲衍文。魏啓鵬(1992)指出，據《養生方》卷末圖識，赤珠爲一對小圓球，疑爲前庭球。

⑫磲石：疑即《醫心方》卷二十八所述“昆石”，當指陰道後穹窿與直腸子宫陷窩相接處。

⑬得之而勿釋：能夠得到房事之補益就不要隨便捨棄。

⑭成死有薄：在陰莖疲軟前就應結束房事。《合陰陽》作“成死爲薄”。《醫心方》卷二十八引《洞玄子》：“當津液流溢，男即須退，不可死還，必須生返，如死出大損於男。”

⑮走理毛，置腰心：導行運氣於皮膚腠理，進至腰身和内臟。

【釋譯】

(女子陰戶名稱)一是笄光，二是封紀，三是調瓠，四是鼠婦，五是榖實，六是麥齒，七是嬰女，八是反去，九是何寓，十曰是赤纍，十一是赤珠，十二是磲石。能夠得到房事之補益就不要隨便捨棄，在陰莖疲軟前就應結束房事，導行運氣於皮膚腠理，使其進至腰身和内臟。因交合而嘴唇全都發白，汗流至膝彎部，停止時已進行了幾百次。

人人有善者[①]，不失〈先〉女人[②]，女人有之，善者獨能，毋予毋治[③]，毋作毋疑[④]，必徐以久，必微以持[⑤]，如已不已，女$_{62}$乃大台(怡)。侯(喉)息，下咸土(吐)陰光陽[⑥]；椯(喘)息，氣上相薄，自宮張⑦；象滾（哀）者⑧，尻彼疾而𡎺（動）封$_{63}$紀；疢（吹）者，鹽甘甚而養（癢）乃始；齘（齧）者，身振寒（動），置已而久。是以雄杜（牡）屬，爲陽，陽者外也⑨$_{64}$。𨿽（雌）牝屬，爲陰，陰者内也⑩。凡牡之屬靡（摩）表⑪，凡牝之屬靡（摩）裏⑫，此謂陰陽之數，牝牡之里（理），爲之$_{65}$弗得，過在數已。娚（嬲）樂之要，務在房（遲）久。句（苟）能遲久，女乃大喜，親之弟兄，愛之父母。凡能$_{66}$此道者，命曰天士⑬$_{67}$。

【校注】

①人人有善者：指善於房中養生的男人。一説，指男人有他所爱好的。第二個“人”字爲衍文，是誤加了重文符號。

②不先女人：不會在女子性興奮之前進行交合。原簡“女”、“人”兩字後均有重文符號。“先”原文爲“失”，對於“不失女人”，主要解説有三：一是不失信於女人；二是不能離開女人；三是不讓女人失望。整理小組指出，“人有善者，不先女人，女人有之”三句疑有脱誤。

③毋予毋治：對待房事不能欣喜，也不能倦怠。予，讀爲“豫”，即歡樂、欣喜；治，讀爲“怠”，即懈怠。

④毋作毋疑：對待房事不可太衝動，也不可太遲疑。

⑤必徐以久，必微以持：交合動作要徐緩而持久，細微而堅挺。

⑥吐陰光陽：排出陰氣，充實陽氣。馬繼興（1992）認爲，原文“土”借爲“瀉”，“光”借爲“昌”。

⑦自窨張：陰戶自動張開。整理小組認爲，窨應爲“容”字。周一謀（1988）指出，原文“窨”也可能爲“宮”，指子宮。劉釗（2003）認爲，“窨”字从“宀”从“予”，應隸定作“㝃”，讀爲“舒”。

⑧象滾（哀）：原釋文徑作“象哀”，現據裘錫圭（1987）意見改正。

⑨爲陽，陽者外也：原簡第一個“陽”字下有重文符號。

⑩爲陰，陰者内也：原簡第一個“陰”字下有重文符號。

⑪凡牡之屬摩表：凡是雄性在交合時只在陰器的外表摩擦。

⑫凡牝之屬摩裏：凡是雌性在交合時則在陰器的裏面摩擦。

⑬天士：理解天道的人，此指懂得房中養生的人。

【釋譯】

善於房中養生的男人，不會在女子性興奮之前進行交合。女子有了欲望，只有懂得養生之道的男人才能處理好這件事，既不能欣喜，也不能懈怠；既不能衝動粗暴，也不能遲疑不前。交合時一定要徐緩而長久，要細微而堅挺，似停非停，這樣女子就會快樂無比。當她發出摒住呼吸的聲音時，下面就排出陰氣，充實陽氣；當她發出喘息聲時，神氣就向上接近聚集，陰戶會自動舒張；當她頻頻發出笑聲和號叫時，肛门會迅速收缩，封紀伸展；當她發出吐氣聲時，是因爲深入交合，全身開始酥癢；當她發出咬齒磨牙聲時，身體同時震動，是希望交合能堅持得更長久。因此雄性屬陽，陽主外；雌性屬陰，陰主內。凡是雄性在交合時只在陰器的外表摩擦，凡是雌性在交合時則在陰器的裏面摩擦，这就是陰陽交合之術，雌雄相接之理。如果交合得不到滿意的效果，是交合次數太多所導致的錯誤。男女交歡的關鍵和精要，一定要盡力使交合舒缓持久。如果能够舒緩持久，女子就會倍加歡喜，對他親之如兄弟，愛之如父母。凡是能掌握這個道理和方法的人，可稱之爲理解天道的人。

三、張家山漢簡醫書

總　說

1983年底至1984年初，湖北省江陵縣張家山第247號、249號和258號三座西漢前期墓葬出土了大批竹簡，內容包括法律、醫學、數學、軍事、天文、遣策等。其中247號墓的竹簡共計1236枚（不包括殘片），均爲佚書。根據出土的墓葬所出曆譜可知，墓主去世當在西漢呂后二年（公元前186年）或其後不久。

張家山二四七號漢墓竹簡內容包括《曆譜》、《二年律令》、《奏讞書》、《脈書》、《筭（算）數書》、《蓋廬》、《引書》和遣策等，其中《脈書》和《引書》是兩部醫學佚書。張家山二四七號漢墓整理小組編著《張家山漢墓竹簡》，由文物出版社2001年出版，2006年又以同名出版了釋文修訂本。

（一）脈　書

說　明

《脈書》共66枚竹簡，簡長34.2～34.6釐米。全書內容分爲三部分：一是敍述人體各個部位的疾病症狀及相應的60多個病名，可以將它看作最早的“諸病源候論”；二是敍述人體經脈走向與所主病症；三是敍述與經脈相關的生理機能和疾病特徵。《脈書》第二、三部分內容與馬王堆帛書《陰陽十一脈灸經》甲本、乙本、《脈法》、《陰陽脈死候》基本相同，可以互相補足，可以視作《陰陽十一脈灸經》、《脈法》、《陰陽脈死候》的綜合本。

《脈書》所述人體經脈按照先陽脈、後陰脈的順序，名稱依次爲足太陽脈、足少陽脈、足陽明脈、肩脈（相當臂太陽脈）、耳脈（相當臂少陽脈）、齒脈（相當臂陽明脈）、足太陰脈、足厥陰脈、足少陰脈、臂太陰脈、臂少陰脈，共十一條脈。

本書原文以張家山二四七號漢墓整理小組編著的《張家山漢墓竹簡·脈書》（文物出版社2001年）爲底本，以《張家山漢墓竹簡·脈書》（釋文修訂本）（文物出版社2006年）爲參照本，並參照圖版進行校釋。

校　釋

脈書[①]1背

病在頭，農(膿)爲𩓞[②]，疕爲秃[③]，養(癢)爲鬠[④]。在目，泣出爲浸(浸)[⑤]，脈蔽童(瞳)子爲脈浸(浸)[⑥]。在目際[⑦]，靡(糜)，爲赧[⑧]。在鼻，爲肍(鼽)[⑨]；其疕2痛，爲蟘食[⑩]。在耳，爲聾；其農(膿)出，爲澆[⑪]。在脣(唇)，爲□[⑫]。在口中，靡(糜)，爲篡[⑬]。在齒，痛，爲虫(蟲)禹(齲)[⑭]；其癰，爲血禹(齲)[⑮]。在齗[⑯]，癰，爲䐈3[⑰]。

【校注】

①脈書：書名，題於全書首簡背面。

②爲：整理小組的釋文均寫作“為”，現據圖版全部改作“爲”。𩓞：該字从亁得聲，不見於字書。高大倫(1992)認爲，當爲頭上紅色膿胞塊狀聚集物；史常永(1992)認爲，當指白秃。

③疕：頭瘡。《說文·疒部》：“疕，頭瘍也。”《周禮·醫師》：“凡邦之有疾病者、疕瘍者造焉，則使醫分而治之。”鄭玄注：“疕，頭瘍，亦謂秃也。”

④鬠：此字从髟、啻。高大倫(1992)認爲，疑讀爲“鬖”。《玉篇·髟部》：“鬖，髮亂貌。”

⑤泣出爲浸：眼淚流出成浸病。浸，一種眼病。《釋名·釋疾病》：“目生膚入眸子曰浸。浸，侵也，言侵明也，亦言浸淫轉大也。”

⑥脈浸：指瞳孔被遮住。即白内瘴，爲白膜侵睛所致。《釋名·釋形體》：“脈，幕也。”

⑦目際：眼眶。

⑧赧：指眼眶赤爛。《諸病源候論·目赤爛眥候》：“此由冒觸風日，風熱之氣傷於目，而眥瞼皆赤爛，見風彌甚，世亦云風眼。”

⑨鼽：鼻塞。《說文·鼻部》：“鼽，病寒鼻窒也。”《釋名·釋疾病》：“鼻塞曰鼽。”

⑩蟘食：蟘蟲蛀蝕，相當於鼻癧一類疾病。《說文·虫部》：“蟘，蟲蝕苗葉者。”馬王堆帛書《五十二病方》“蟲蝕”篇有“貣(蟘)食(蝕)口鼻”、“貣(蟘)食(蝕)齒”之疾病。

⑪澆：從症狀看，應爲“膿耳”。《廣雅·釋詁二》：“澆，漬也。”

⑫爲□：缺字左邊从月(肉)，可補爲“胗”，即嘴唇潰爛。《說文·肉部》：“胗，脣瘍也。”

⑬篡：口腔嚴重潰瘍。高大倫(1992)認爲，讀爲“纂”，形容口糜初起時，口腔黏膜出現灼熱紅斑，繼續糜爛擴散。《說文·糸部》：“纂，似組而赤。”

⑭蟲齲：即齲齒，又名蟲牙。

⑮血齲：又稱齒衄，指因胃火亢盛或腎虛火旺而引起的牙齦腫痛、潰爛出膿的病症。

⑯齕：本義是指用牙齒咬東西，此處當指牙齦。《說文·齒部》：“齕，齧也。”或說該字爲“齗”之訛，《說文·齒部》：“齗，齒本也。”

⑰朋：即“孕”的古字，此處形容腫塊、膿色。《玉篇·肉部》：“朋，古孕字。”

【釋譯】

脈書

頭頂生病，膿結成塊，頭瘡成禿斑，頭皮瘙癢而頭髮散亂。眼睛生病，眼淚流出會造成浸病，白膜蒙蔽黑睛會造成白內障。眼眶生病，糜爛，那是面色颳赤。鼻子生病，造成鼻塞；鼻部生瘡瘍疼痛，那是蟦蟲在蛀蝕鼻子。耳朵生病，造成耳聾；耳道出膿，造成膿耳。口唇生病，造成嘴唇潰爛；口內生病，口腔潰瘍，造成糜爛擴散。牙齒生病，牙痛，造成齲齒；化膿感染，造成齒衄。齒齦生病，癰腫，會形成膿腫。

在胅(喉)中，痛，胅(喉)踝〈蹕(痹)〉殹(也)[①]。在面，疕，爲包(皰)[②]。在頤下，爲癭[③]。在頸，爲瘻[④]。在肩，爲□[⑤]。在夜(腋)下，爲馬[⑥]。在北(背)，癰，爲王身[⑦]。在掌中，爲蠹[⑧]。在$_{4}$身，顡顡然[⑨]，□之不智(知)人，爲踝〈蹕(痹)〉。在身，疕如疏[⑩]，養(癢)，爲加(痂)[⑪]。在身，灸痛以行身，爲火疢[⑫]。火疢，赤氣殹(也)。在戒[⑬]，不能弱(溺)，爲閉[⑭]；其$_{5}$塞人鼻耳目，爲馬蛸[⑮]。

【校注】

①喉痹：即喉閉，指喉嚨閉塞不通。《素問·六元正紀大論》：“少陽所至爲喉痹。”又《咳論》：“心咳之狀，咳則心痛，喉中介介如梗狀，甚則咽腫喉痹。”

②皰：皰疹。《說文·皮部》：“皰，面生气也。”《諸病源候論·面皰候》：“面皰者，謂面上有風熱氣生皰，頭如米大，亦如穀大，白色者是。”

③癭：癭瘤。俗稱大脖子，屬於甲狀腺腫大的一種病症。《說文·疒部》：“癭，頸瘤也。”段玉裁注：“頸瘤如囊者也。”

④瘻：瘰癧，即淋巴結核。《說文·疒部》：“瘻，頸腫也。”

⑤爲□：缺字殘泐不清。高大倫(1992)認爲，缺字疑讀爲“疽”，指惡瘡。可參。

⑥馬：讀爲“瘍”，指腋下惡氣，即狐臭。《說文·疒部》：“瘍，目病；一曰惡氣着身也；一曰蝕創。”馬王堆帛書《五十二病方》有“治瘍”篇。馬王堆帛書整理小組認爲，馬當指腋下所生堅而不潰的癰疽，稱爲“馬刀”、“馬刀挾

瘻”，即瘰癧。《靈樞·癰疽》：“腋下生癰，赤堅而不潰者，爲馬刀挾癭，急治之。”《金匱要略·血痹虚勞病脈證並治》：“馬刀挾瘻者，皆爲勞得之。”

⑦王身：指由背部癰瘡惡化而遍佈全身的嚴重症狀，相當於後世所言“王爛瘡”。《諸病源候論·王爛瘡候》：“王爛瘡者，由腑臟實熱，皮膚虚，而受風濕，與熱相搏，故初起作瘭漿，漸漸王爛，汁流浸潰爛，故名王爛瘡也。”

⑧蠿：該字不見於字書。高大倫(1992)認爲，當指手掌藏蟲而危重，即後世所説手心毒；並指出，一説疑即瘑瘡。《諸病源候論·瘑瘡候》：“瘑瘡者，由膚腠虚，風濕之氣，折於血氣，結聚所生。多着手足間，遞相對，如新生茱萸子；痛癢，抓搔成瘡，黄汁出，浸淫生長，拆裂，時瘥時劇，變化生蟲，故名瘑瘡。”吳謙《醫宗金鑑·外科心法要訣·瘑瘡》：“瘑瘡每發指掌中，兩手對生茱萸形，風濕癢痛津汁水，時好時發久生蟲。”“起黄白膿皰，痛癢無時。”

⑨顡顡然：形容感覺遲鈍或喪失。《説文·頁部》：“顡，癡，不聰明也。”

⑩疏：整理小組認爲，疑讀爲“糈”，此處指米粒。《説文·米部》：“糈，糧也。”《莊子·天道》：“鼠壤有餘蔬。”司馬彪注：“蔬讀爲糈。糈，粒也。”馬繼興(1990)認爲，疏讀作“菽”，指疕的外形大小如豆。高大倫(1992)認爲，疏指布陳、散列，此處描述疕散布全身，與馬王堆帛書《五十二病方》的“身疕”爲同一種疾病。

⑪痂：疥瘡。《説文·疒部》：“痂，疥也。”

⑫火疢：熱病。《説文·疒部》：“疢，熱病也。”原簡“火”、“疢”兩字之下均有重文符號。

⑬戒：指陰部。馬王堆帛書《養生方》“益甘”篇有“令女子自探入其戒”。

⑭閉：小便不通症，稱爲閉癃。《靈樞·本輸》：“實則閉癃，虚則遺溺。”

⑮馬蛕：即大瘡瘍。高大倫(1992)認爲，殆即大蛔蟲。馬，大。《爾雅·釋蟲》：“蝒，馬蜩。”郭璞注：“蜩中最大者爲馬蜩。”蛕，腹中長蟲。《説文·虫部》：“蛕，腹中長蟲也。”杜勇(1997)認爲，蛕通“痏”，釋作“痏”，馬蛕即大瘡。

【釋譯】

咽喉生病，疼痛，造成喉嚨閉塞不通。面部生病，長瘡，造成面部皰疹。下顎生病，形成瘻瘤。頸項生病，造成淋巴結核。肩部生病，造成惡瘡。腋下生病，會形成堅而不潰的癰疽。背部生病，生瘡瘍，造成全身感染。手掌生病，形成手部皰疹。身體生病，全身感覺遲鈍，麻木不仁，會造成身痿。身體生病，瘡瘍像米粒一樣分散在全身，癢疼，形成疥瘡。身體生病，如同烤灸疼痛遍及全身，形成火疢病。火疢，是一種熱氣病。陰部生病，不能小便，生成尿閉；阻塞人鼻子耳朵眼睛的是大瘡瘍。

在胃管（脘），癰，爲鬲（隔）中[①]。在肺，爲上氣欬[②]。在心胠下[③]，堅痛，爲□□烝□。

【校注】

①隔中：指胃脘癰。《素問·評熱病論》："食不下者，胃脘隔也。"又《風論》："食飲不下，膈塞不通。"《靈樞·四時氣》："飲食不下，膈塞不通，邪在胃脘。"

②上氣欬：即咳嗽氣喘。《素問·玉機真藏論》："病入舍於肺，名曰肺痹，發咳上氣。"《靈樞·本藏》："肺高，則上氣，肩息咳。"《武威漢代醫簡》稱爲"欬逆上氣"。

③胠：腋下脅上。《説文·肉部》："胠，腋下也。"

【釋譯】

胃脘生病，潰瘍，造成胃部疼痛，飲食不下。肺部生病，造成咳嗽氣喘。心脅生病，脅痛，造成……烝……。

在腸中，小者$_6$如馬戾（矢），大者如桮（杯），而堅痛，榣（搖），爲牡叚（瘕）[①]。在腸中，痛，爲血叚（瘕）[②]。肘（疛）[③]，其從脊胷（胸）起，使腹張（脹），得氣而少可[④]，氣叚（瘕）殹（也）[⑤]。其腹$_7$胗胗如膚張（脹）狀[⑥]，鳴如鼃（蛙）音，膏叚（瘕）殹（也）[⑦]。其衷約隋（墮）[⑧]，上下不通，柣（矢）叚（瘕）殹（也）[⑨]。在肠中，痛，左右不化[⑩]，泄，爲唐（溏）叚（瘕）[⑪]。

【校注】

①牡瘕：即凸瘕，指腹中凸起的積塊。高大倫（1992）認爲，疑爲虙瘕。《素問·氣厥論》："小腸移熱於大腸，爲虙瘕，爲沉。"王冰注："小腸熱已，移於大腸，兩熱相搏，則血溢而爲伏瘕也。血澀不利，則月事沉滯而不利，故云爲虙瘕爲沉也。虙與伏同。"瘕，腹内積塊。按，"牡"本義指雄性的獸類。《説文·牛部》："牡，畜父也。"後引申出"陽"、"丘陵"、"大"等常見義，如《大戴禮記·易本命》："丘陵爲牡，谿谷爲牝。"因丘陵爲突起之形，故"牡"又有"凸起"義。故"牡瘕"疑指腹中凸起的積塊。這與簡文所言"小者如馬矢"、"大者如杯"、"堅痛"、"搖"等症狀完全相合。

②血瘕：血凝成塊積聚於腹中的病症。《素問·太奇論》："三陽急爲瘕，三陰急爲疝。"王冰注："太陽受寒，血凝爲瘕；太陰受寒，氣聚爲疝。"此處描寫與婦女痛經症狀相似。陳自明《婦人良方》所述"血瘕"："產後瘀血，與氣相搏，名曰瘕，謂其痛無定處。此因殆有風冷而成，輕則痞塞，重則不通。"

③疛：心腹病。亦見於馬王堆帛書《足臂十一脈灸經》。《説文·疒部》：

“疛，小腹病。”段玉裁注：“小，當作心，字之誤也。隸書心或作小，因僞爲小耳。《玉篇》云：‘疛，心腹疾也。’仍古本也。”《呂氏春秋·盡數》：“精不流則氣鬱，鬱處頭則爲腫爲風……處腹則爲張(脹)爲疛。”高誘注：“疛，跳動，皆腹疾。”

④得氣而少可：放屁之後症狀稍愈。得氣，指放屁。《靈樞·經脈》：“得後與氣則快然如衰。”少可，疾病稍愈。

⑤氣瘕：指氣瘀積於腹中的病症。《素問·五藏生成論》：“黄脈之至也，大而虚。有積氣在腹中，有厥氣，名曰厥疝。”

⑥胗胗：腫脹狀。慧琳《一切經音義》卷二十七引《三蒼》：“胗，腫也。”

⑦膏瘕：指腹水患者腫脹嚴重，以致患處皮膚腫得發亮，如有光澤，故曰膏瘕。

⑧其中約墮：指腸道因纏束而出現斷裂。《説文·糸部》：“約，纏束也。”揚雄《方言》卷十三：“墮，壞也。”

⑨矢瘕：即腸梗阻。

⑩左右：指陰陽之氣所行道路，即體内臟腑。整理小組認爲，左右指大便。

⑪溏瘕：指腹脹、大便溏泄、小便不利並見的病症。杜勇(1997)認爲，原文“唐”引申爲“大”，表示浩蕩。《難經·五十七難》：“大瘕泄者，裏急後重，數至圊而不能便，莖中痛。”

【釋譯】

腸道生病，輕微的像馬屎，嚴重的像杯子，堅硬疼痛，搖動，這是凸瘕。腸道生病，疼痛，這是血瘕。小腹生病，開始於脊柱胸部，形成腹脹，放屁之後稍微舒服一些，這是氣瘕。如果腹部腫脹得像皮膚充盈，腹滿腸鳴像青蛙叫，這是膏瘕。如果腸道因纏束出現斷裂，腹部上下不通暢，這是腸梗阻。腸道生病，疼痛，陰陽失調，臟腑不能運化，水瀉，造成大便溏泄。

在腸$_8$，左右不化，爲塞〈寒〉中①。在腸，有農(膿)血，篡②、脾(髀)、尻、少腹痛，爲腸辟(澼)③。食即出，爲泄。左右血先出④，爲脈⑤。腸熱而渴，爲寒中$_9$。

【校注】

①寒中：病症名，指大便秘結，俗稱便秘。《靈樞·禁服》：“盛則脹滿，寒中，食不化。”《諸病源候論·冷痢候》：“故痢色白，食不消，謂之寒中也。”又《大便不通候》：“大便不通者，由三焦五臟不和，冷熱之氣不調，熱氣偏入腸胃，津液竭燥，故令糟粕否結，壅塞不通也。”

②篡：會陰部。《素問·骨空論》：“(督脈)其絡循陰器，合篡間，繞篡後。”王冰注：“督脈別絡，自溺孔之端，分而各行，下循陰器，乃合篡間也。

所謂間者，謂在前陰、後陰之兩間也。”

③腸澼：痢疾。吳謙《醫宗金鑑·雜病心法要訣·痢疾總括》：“腸澼、滯下，古痢名。”

④左右血先出：當指大便時先出血。

⑤脈：即脈痔。肛門邊生瘡，既癢又痛，便時出清血。馬王堆帛書《五十二病方》有“脈者”篇，帛書整理小組認爲：“脈，當即脈痔。”

【釋譯】

腸道生病，陰陽失調，臟腑不能運化，造成寒中症。腸道生病，大便下膿血，會陰部、髀骨、臀部、小腹疼痛，這是痢疾。一進食未經消化很快就排泄出來，這是腹瀉。肛門口生瘡，大便時先出血，這是脈痔。腸胃灼熱而乾渴，這是寒中病。

□□□□非時而血出①，痛（滴），爲㾢②；其清，爲浚③。弱（溺）出白，如沐④，爲白叚（瘕）⑤。前出如拳⑥，爲暴⑦。乳癰⑧，爲醉⑨。字而腸痛⑩ 10，弱（溺）而痛，爲血□□□□□□□□□□□□□不能□右（?），爲□⑪。

【校注】

①□□□□非時而血出：指女子月經不正常。這一段所述爲婦科疾病。

②㾢：同“瘉”，讀爲“逾”，指月經過期不停，稱爲“漏下”。《諸病源候論·漏下候》：“漏下者，由勞傷血氣，衝任之脈虛損故也……婦人經脈調適，則月水以時；若勞傷者，以衝任之氣虛損，不能制其經脈，故血非時而下，淋瀝不斷，謂之漏下也。”高大倫（1992）認爲，㾢讀爲“庾”，意爲月水淋漓不止，陰道像水槽倉，水多而不乾枯。史常永（1992）認爲，㾢爲血積之病。杜勇（1997）認爲，㾢通“渝”，表示變化，爲流產之兆。

③浚：同“駿”，急速。此處指出血多且來勢急，即血崩。

④沐：此處指米湯。《史記·外戚列傳》：“丐沐沐我。”司馬貞索隱：“沐，米潘也。”

⑤白瘕：即白帶。《素問·痿論》稱爲“白淫”。王冰注：“白淫，謂白物淫衍，如精之狀，男子因溲而下，女子陰器中綿綿而下也。”

⑥前：此處指女子前陰。亦見於馬王堆帛書《雜療方》。

⑦暴：即陰挺病，此處當指子宮脫垂。

⑧乳癰：疾病名，又名妬。《釋名·釋疾病》：“乳癰曰妬。妬，褚也。氣積褚不通至腫潰也。”

⑨醉：即乳癰，此處指潰爛。《說文·酉部》：“醉，一曰潰也。”杜勇（1997）認爲，醉通“吹”，釋作吹乳。《諸病源候論》卷四十引《養生方》：“熱

食汗出，露乳傷風，喜發乳腫，名吹乳，因喜作癰。”

⑩字：生産，分娩。《説文・子部》：“字，乳也。”

⑪爲□：此處缺損過多，以前後文意推測之，應屬産後病症。

【釋譯】

……不按時出血，一點一滴往下落，這是漏下；鮮血直流，這是血崩。陰道分泌白色粘液，像米湯，這是白帶病。前陰挺出像拳頭，這是陰挺。乳房癰腫，會造成潰爛。分娩之後腹痛，排小便也痛，造成血……不能……，這是……。

橐癰①，爲血穨（癩）②；其癰上下鳴，爲腸穨（癩）③。在篡④，癰 11
如棗，爲牡痔（痔）⑤；其癰有空，汁出，爲牝痔（痔）。在胻，疕，赤淫（淫），爲膫⑥；其疕就就然⑦，爲潞⑧。在踝下，癰，爲痛（㾓）⑨；在足下，爲殿（殿）⑩ 12。

【校注】

①橐癰：陰囊瘀血腫痛。橐，陰囊。

②血癩：即血疝。癩，也作“隤”。《釋名・釋疾病》：“陰腫曰隤，氣下隤也；又曰疝，亦言詵也。詵，引小腹急痛也。”

③腸癩：即狐疝，爲現代醫學所稱的腹股溝疝，指小腸墜入陰囊，時上時下，平臥或用手推起可縮回腹腔，站立時又墜入陰囊。亦見於馬王堆帛書《五十二病方》。

④篡：此處指後陰，即肛門周圍。

⑤牡痔：即外痔。與“牝痔”（内痔）相對。亦見於馬王堆帛書《五十二病方》。

⑥膫：即馬王堆帛書《五十二病方》所謂“胻膫”，指小腿燒傷。《廣韻・校韻》：“膫，炙也。”

⑦就就然：形容瘡突起狀態。《説文・京部》：“就，高也。”

⑧潞：即馬王堆帛書《五十二病方》所謂“露疕”，指顯露在外的疕瘡。

⑨㾓：疾病淫浸、漫延。《廣韻・寝韻》：“㾓，㾓痛。”

⑩殿：腳跟潰爛。《廣雅・釋詁四》：“殿，後也。”

【釋譯】

陰囊瘀血腫痛，造成血疝；其癰腫經常上下發聲，造成腸疝。在肛門周圍，瘡瘍像棗子一様，這是外痔；痔瘡中間有孔，並有濃汁流出，這是内痔。在脛骨上部，生瘡瘍，傷口紅腫、潰爛，這是小腿燒傷；瘡瘍突起，這是露疕。踝下生病，成瘡潰爛，造成四處漫延；腳下生病，造成腳跟潰爛。

內癉①，身痛，艮(眼)蚤(爪)黄，弱(溺)赤，爲黄癉(疸)②。身、面、足、胻盡盈，爲廬(膚)張(脹)③。腹盈，身、面、足、胻盡肖(消)，爲水④。身痛，面盈，爲$_{13}$風⑤。頭、身痛，汗不出而$_{14}$渴，爲溫⑥。身塞〈寒〉熱，渴，四節痛，爲瘧⑦。身病養(癢)，農(膿)出，爲騒(瘙)⑧。四節疕如牛目，麋(眉)突(脱)，爲厲(癘)⑨。身時債⑩，沫出，羊鳴$_{15}$，□□□□見(?)⑪，不能息，爲瘛⑫；反折，爲閒(癇)⑬$_{16}$。

【校注】

①內癉：即內疸，又稱內黄。《素問・玉機真藏論》："發癉，腹中熱，煩心出黄。"《諸病源候論・內黄候》："熱毒氣在脾胃，與穀氣相搏，熱蒸在內，不得宣散，先心腹脹滿氣急，然後身面悉黄，名爲內黄。"

②黄疸：以身黄、目黄、小便黄爲主要症狀的疾病名。病因是由於脾胃濕邪內藴，腸胃失調，膽液外溢而致。《諸病源候論・黄疸候》："黄疸之病，此由酒食過度，腑臟不和，水穀相并，積於脾胃，復爲風濕所搏，瘀結不散，熱氣鬱蒸，故食已如饑，令身體面目爪甲及小便盡黄，而欲安卧。"

③膚脹：疾病名，指因寒氣留於皮膚而出現的全身腫脹。《靈樞・水脹》："膚脹者，寒氣客於皮膚之間，鼕鼕然不堅，腹大，身盡腫，皮厚，按其腹，窅而不起，腹色不變，此其候也。"

④水：即水脹，指身體四肢消瘦，獨腹部脹大，稱爲單腹脹大。《素問・腹中論》、《靈樞・水脹》均稱爲"鼓脹"。

⑤風：指風邪所引起的病症。《素問・平人氣象論》："面腫曰風。"

⑥溫：即溫熱病。

⑦瘧：即瘧疾。《説文・疒部》："瘧，热寒休作。"《諸病源候論・痎瘧候》："夫痎瘧者，夏傷於暑也……以瘧之始發，先起於毫毛，伸欠乃作，寒栗鼓頷，腰脊痛，寒去則外內皆熱，頭痛而渴欲飲。"

⑧瘙：疥瘡。《玉篇・疒部》："瘙，疥瘡。"

⑨癘：癘風，即麻風病。"癘"亦見於《睡虎地秦墓竹簡・封診式》。高大倫(1992)認爲，癘指惡瘡。《山海經・西山經》："英山有鳥焉，其名曰肥遺，食之癘。"郭璞注："癘，或曰惡瘡。"

⑩債：倒仆。《爾雅・釋言》："債，僵也。"郭璞注："卻偃。"邢昺疏："債謂之僵，皆仰偃也。"

⑪□□□□見(?)：馬繼興(1990)寫作"[爲]□；□□見(?)"，並指出"爲"字後的缺文，根據所記症狀，疑爲"癲"字。

⑫瘛：瘛瘲病，又稱小兒急驚風。《素問・玉機真藏論》："病筋脈相引而急，病名曰瘛。"

⑬閒(癇)：原釋文寫作"間(瘸)"，現據圖版改正。癇，癲癇。《諸病源候

論・癇候》:“癇者，小兒病也。十歲以上爲癲，十歲以下爲癇。其發之狀，或口眼相引，而目睛上搖，或手足掣縱，或背脊强直，或頸項反折，或屈指如數。”

【釋譯】

内疸，身體疼痛，眼珠、手指甲和腳趾甲發黃，小便黃赤，這是黃癉病。全身、面部、腿腳、小腿全部都腫大，這是腹水。腹部腫脹，全身、面部、腿腳、小腿全部都消瘦，這是腹部單獨脹大的水脹。全身疼痛，面部盈腫，這是風病。頭部、身上俱痛，不出汗而口渴，這是溫病。身體時冷時熱，口內乾渴，四肢疼痛，這是瘧疾。身體癢痛，膿血流出，這是疥瘡。四肢瘡瘍症狀惡化，瘡大如牛眼，眉毛脫落，這是麻風病。身體時常仆倒，唾沫流出，發出像羊一樣的叫聲，……見，不能停止，這是癒瘲病；身反向後，這是癲癇。

鉅陽之脈①，毄(繫)於蹱(踵)外踝中②，出胎(郄)衷③，上穿臏(臀)，出壓(厭)中④，夾(挾)脊，出於項，上頭角，下顏(顔)，夾(挾)覞(頞)，毄(繫)目内廉⑤。是勭(動)則病⑥：衝(衝)$_{17}$頭⑦，目以(似)脫，項以(似)伐，胸痛，要(腰)以(似)折，脾(髀)不可以運，胎(郄)如結⑧，腨如裂⑨，此爲蹱(踵)蹶(厥)⑩，是$_{18}$鉅陽之脈主治。其所之病⑪：頭痛，耳聾，項痛，灊强⑫，瘧，北(背)痛，要(腰)痛，尻痛，痔(痔)，胎(郄)痛⑬，腨痛，足小指(趾)踝〈踝(痹)〉⑭，爲十二病$_{19}$。

【校注】

①鉅陽之脈：即太陽脈，此指足太陽脈。《陰陽十一脈灸經》甲本作“鉅陽脈”。以下簡文内容與馬王堆帛書《陰陽十一脈灸經》甲本、乙本、《脈法》、《陰陽脈死候》相同或類似。

②繫於踵外踝中：《陰陽十一脈灸經》甲本作“潼外踝婁中”。

③胎(郄)衷：即郄中大脈，位於膕窩中部。胎，即“卻”，後世常寫作“郄”或“郤”。《陰陽十一脈灸經》甲本、乙本均作“出胎(郄)中”。

④厭中：即髀厭，指股骨大轉子處。《素問・氣穴論》:“兩髀厭分中兩穴。”王冰注：“謂環銚穴也，在髀樞後，足少陽、太陽二脈之會。”

⑤内廉：内面，側面。

⑥是動則病：指該脈被外邪侵擾後，會出現系列症狀。該詞語亦見於《陰陽十一脈灸經》甲本、乙本和《靈樞・經脈》。

⑦衝頭：即頭部癰腫。衝，讀作“腫”。《陰陽十一脈灸經》甲本、乙本均作“潼(腫)，項痛”。

⑧胳(郄)：原釋文爲“胠”。整理小組指出，《陰陽十一脈灸經》甲本、乙本爲“膕”。劉慶宇(2010)認爲，胳即“膕”的異體字。膕，膝蓋後面的彎窩。《廣韻·麥韻》：“膕，曲脚中也。”按，簡文“胳”、“胠”兩字形體十分近似，此處應當是整理小組將“胳”誤釋爲“胠”。

⑨腨：小腿肚。《説文·肉部》：“腨，腓腸也。”

⑩踵厥：病症名。指由於足太陽脈受外邪侵襲而引起的疾病，常見四肢寒冷，爲氣衰於下，逆行於上所致。《陰陽十一脈灸經》甲本作“踝蹶”。

⑪其所之病：指本經脈自生的病變。後文稱爲“其所産病”。《陰陽十一脈灸經》甲本、乙本均作“其所産病”。

⑫瀶强：《陰陽十一脈灸經》甲本、乙本均作“耳彊”。整理小組認爲，疑讀爲“枕”，指枕骨部位。

⑬胳(郄)痛：原釋文爲“胠痛”。《陰陽十一脈灸經》甲本、乙本均作“胳(郄)痛”。此處應當是整理小組將“胳”誤釋爲“胠”。

⑭足小指(趾)踝〈踝(痹)〉：《陰陽十一脈灸經》甲本、乙本均作“足小指(趾)痹”。

【釋譯】

足太陽脈，繫結在足跟外踝之中，上行，直入膕窩中部，穿過臀部，到達股骨大轉子處，挾着脊柱两旁，一直穿過頸部，到達額角，從額角折入前額，沿鼻骨下行，聯綴在内眼角。該脈被外邪侵擾，會出現下列症狀：頭腫，眼珠像要脱落一樣疼痛，頸項像被砍掉一樣疼痛，脊柱痛，腰痛像被折斷，大腿不能隨意轉動，膝關節後部像被繩索拴住，小腿肚像被撕裂開，這就是踵厥病，以上各種病症都要以足太陽脈爲主來治療。本脈自生的病變有：頭痛，耳聾，頸項痛，枕骨强直，瘧疾，背痛，腰痛，骶骨到尾椎骨疼痛，生痔瘡，膝關節痛，小腿肚痛，足小趾麻痹，共十二種病症。

少陽之脈，轂(繫)於外踝之前廉①，上出魚股之外②，出脅上③，出耳前④。是勳(動)則病：心與脅痛，不可以反瘦(瘦)⑤，甚則無膏⑥，足外反⑦，此爲陽$_{20}$厥，是少陽脈主治。其所産病：□□痛，□痛(？)，項痛⑧，脅痛，瘧，汗出，節盡痛⑨，脾(髀)廉痛，魚股痛，郄(膝)外廉痛，晨(振)塞〈寒〉⑩$_{21}$，足中指(趾)踝〈踝(痹)〉，爲十二病，及溫⑪$_{22}$。

【校注】

①前廉：前側。

②魚股：亦見於《陰陽十一脈灸經》甲本、乙本。馬王堆漢墓帛書整理小

組認爲，魚股指股部前面的股四頭肌，屈膝時狀如魚形。

③出脅上：《陰陽十一脈灸經》甲本、乙本均缺“脅”字。

④出耳前：《陰陽十一脈灸經》甲本、乙本均作“出目前”。

⑤反瘦：即反側，翻身。瘦，《陰陽十一脈灸經》甲本作“稷”，乙本作“側”，均讀作“側”。

⑥無膏：全身皮膚粗糙而失去光澤。

⑦足外反：足向外翻。指足肌痙攣而使足向外方翻轉。

⑧項痛：《陰陽十一脈灸經》乙本作“□□□頭頸痛”。

⑨節盡痛：本經脈所經過的關節都要疼痛。

⑩振寒：惡寒戰慄。《陰陽十一脈灸經》甲本、乙本均作“振寒”。

⑪及溫：與溫病有關的疾病。《陰陽十一脈灸經》甲本、乙本均無此二字。

【釋譯】

足少陽脈，繫結在外踝前緣，向上行，穿過大腿外側，從脅部出來，止於耳朵前方。該脈被外邪侵擾，會出現下列症狀：心和脅痛，不能翻身，更嚴重的會使全身皮膚粗糙失去潤澤，足向外翻，這就是陽厥病，以上各種病症都要以少陽脈爲主來治療。本脈自生的病症有：……痛，……痛，頸項疼痛，胸側疼痛，瘧疾，出汗，全身關節痛，髖關節外側痛，大腿外側痛，膝部外側痛，惡寒顫抖，足中趾麻痹，共十二種病症，或温病。

陽明之脈，毄(繫)於骭骨之外廉①，循骭而上，穿臏(髕)，出魚股之廉②，上穿乳③，穿頰，出目外廉，環顔(顏)。是勭(動)則病：西(洒)西(洒)病$_{23}$塞〈寒〉④，喜信(伸)⑤，數吹(欠)，顔(顏)墨⑥，病穜(膧)，至則惡人與火⑦，聞木音則狄(惕)然驚，心惕然欲獨閉戶牖而處，病甚則欲乘高$_{24}$而歌⑧，棄衣而走，此爲骭蹷(厥)⑨，是陽明脈主治。其所產病：顔(顏)痛，鼻肌(鼽)⑩，領〈頷〉疢⑪，乳痛，脊痛⑫，心與胠痛，腹外$_{25}$種(腫)，腸痛，厀(膝)外(?)⑬，柎(跗)上踝〈踝(痹)〉⑭，爲十二病⑮$_{26}$。

【校注】

①骭骨：脛骨。《爾雅·釋訓》：“骭瘍爲微。”郭璞注：“骭，腳脛也。”

②出魚股之廉：《陰陽十一脈灸經》甲本、乙本均無“之廉”二字。

③上穿乳：向上穿過乳根穴。乳房有乳中穴和乳根穴，均屬胃足陽明經。此處指乳根，位於乳下一寸處，仰而取之主胸痛、乳痛、臂痛，與後所產病相同。《陰陽十一脈灸經》甲本、乙本均無“上”字。

④西(洒)西(洒)：原釋文徑作“洒洒”。

⑤喜伸：《陰陽十一脈灸經》甲本作“喜龍〈伸〉”。

⑥顔墨：《陰陽十一脈灸經》甲本、乙本均作“顔黑”。

⑦至則惡人與火：病情嚴重時討厭見到人和火光。至，甚。《孟子·萬章下》：“夫謂非其有而取之者盜也，充類至義之盡也。”趙岐注：“至，甚也。”

⑧乘高而歌：登上高處唱歌。乘，登。《釋名·釋姿容》：“乘，陞也，登亦如之也。”

⑨骭厥：指足陽明脈受外邪侵襲而引發的病症。

⑩鼻鼽：鼻流清涕。《素問·金匱真言論》：“春不鼽衄。”王冰注：“鼽，謂鼻中水出。”

⑪頟疢：嘴部發熱。疢，發熱。《説文·疒部》：“疢，熱病也。”頟疢，《陰陽十一脈灸經》乙本作“领〈頟〉頸甬（痛）。”

⑫脊痛：小腿肚痛。《廣雅·釋親》：“脊，腨也。”一説，脊通“脘”，指胃脘痛。《陰陽十一脈灸經》甲本、乙本、《足臂十一脈灸經》均無此二字。

⑬膝外（？）：“外”疑爲“跳”，意爲僵直。《陰陽十一脈灸經》甲本作“膝跳”，乙本作“膝足管淠”。

⑭跗上踝（痹）：《陰陽十一脈灸經》甲本作“付（跗）□□”，乙本無。

⑮十二病：簡文所列僅十種病。二，當爲衍文。《陰陽十一脈灸經》甲本、乙本均作“十病”。

【釋譯】

足陽明脈，繫結在脛骨外側，順着脛骨向上，穿過膝蓋骨，從大腿外側出來，向上穿過乳根，經過顴骨，從外眼角出來，環繞前額外緣。該脈被外邪侵擾，會出現下列症狀：全身冷得發抖，喜歡伸展腰肢，不斷打呵欠，前額呈黑色，身體浮腫，病發時討厭見到人和火光，聽到树木發出的響聲就驚恐不安，心跳不安，想關窗閉户一人獨自居處，病情嚴重時想登上高處放聲高歌，脱棄衣服奔跑，這就是骭厥病，以上各種病症都要以足陽明脈爲主來治療。本脈自生的病變有：面部疼痛，鼻流清涕，嘴部發熱，乳房痛，小腿肚病，心和胸側痛，腹部腫脹，腸痛，膝蓋僵直，足背麻痹沒有知覺，共十種病症。

肩脈，起於耳後，下肩，出肘内廉[①]，出臂外館（腕）上[②]，乘手北（背）[③]。是勭（動）則病：領〈頷〉穜（腫）痛[④]，不可以顧，肩以（似）脱，臑以（似）折，是肩脈主[27]治。其所産病：領〈頷〉痛，腂（喉）踝〈踝（痹）〉，肩痛[⑤]，肘外痛[⑥]，爲四病[28]。

【校注】

①出肘内廉：進入肱部内側。《陰陽十一脈灸經》甲本、乙本均作“出臑外廉”。

②出臂外腕上:《陰陽十一脈灸經》甲本原作“出□□□□”,乙本作“出臂外”。

③乘手背:《陰陽十一脈灸經》乙本作“出指上廉”。

④頜膧痛:《陰陽十一脈灸經》甲本作“頜穜”,乙本作“領甬”;兩本在該病症之前均有“嗌痛”。

⑤肩痛:《陰陽十一脈灸經》乙本作“臂痛”。

⑥肘外痛:《陰陽十一脈灸經》乙本作“肘痛”。

【釋譯】

肩脈,從耳後起始,下行,經過肩部,進入肱部内側,從臂外手腕上出來,登上手背。該脈被外邪侵撓,會出現下列症狀:嘴部腫痛,不能夠自由運轉回頭,肩如同脱落一樣疼痛,肱骨像被折斷,以上各種病症都要以肩脈爲主來治療。本脈自生的病變有:嘴部疼痛,喉嚨閉塞不通,肩痛,肘外側痛,共四種病症。

耳脈,起手北(背),出臂外廉兩骨之間[①],上骨下廉[②],出肘中,入耳中。是勭(動)則病:耳煇煇焞焞[③],益(嗌)種(腫)[④],是耳脈主治。其所$_{29}$產病:目外際痛[⑤],頰痛,耳聾,爲三病$_{30}$。

【校注】

①出臂外廉兩骨之間:此處指從腕至肘的尺骨和橈骨之間。《陰陽十一脈灸經》甲本作“出臂外兩骨之間”。

②上骨下廉:上骨的下側。橈骨在上,尺骨在下,故當指橈骨。

③耳煇煇焞焞:形容聽覺混沌不清。原簡“煇”、“焞”兩字之下均有重文符號。《陰陽十一脈灸經》甲本作“耳聾煇煇脖脖”,乙本作“耳聾煇煇諄諄”。

④嗌腫:咽喉腫痛不能吞食。

⑤目外際:上下眼瞼在顳側連結的部位,即外眼角。《陰陽十一脈灸經》甲本作“目外漬痛”。

【釋譯】

耳脈,從手背起始,上行,由臂外側尺骨、橈骨之間出来,沿着橈骨下緣,從肱骨出来後,進入耳内。該脈被外邪侵撓,會出現下列症狀:耳聾而聽不清楚,咽喉腫,以上各種病症都要以耳脈爲主来治療。本脈自生的病變有:外眼角痛,顴骨外側痛,耳聾,共三種病症。

齒脈,起於次指與大指上[①],出臂上廉,入肘中,乘臑,穿頰,入齒中,夾(挾)鼻。是勭(動)則病:齒痛,朏(頔)穜(腫)[②],是齒脈主

治。其31所產病：齒痛，朏（䪼）穜（腫），目黄，口乾，臑痛，爲五病，及口▨[③]32

【校注】

①次指與大指上：指食指與大拇指之間的虎口穴。

②䪼腫：眼眶下部腫。《説文・頁部》："䪼，頭頡䪼也。"

③及口▨：此处均不見於《陰陽十一脈灸經》甲本、乙本。

【釋譯】

齒脈，起始於食指和大拇指之上，上行，沿着上肢外側前緣，進入肘部，登上肱部，穿過顴骨，進入牙齒中，終止於鼻部兩側。該脈被外邪侵擾，會出現下列症狀：牙齒痛，眼眶下沿腫大，以上各種病症都要以齒脈爲主來治療。本脈自生的病變有：牙齒痛，眼眶下沿腫大，眼黄，口乾，肱部痛，共五種病症，及口……

泰（太）陰之脈[①]，是胃脈殹（也），被胃，下出魚股之陰下廉[②]，腨上廉，出内踝之上廉。是動（動）則病：上走心[③]，使腹張（脹）33，□□□□□□□□□□□怢（快）然衰[④]，是泰（太）陰之脈主治。其所產病：獨心煩，死[⑤]；心痛與34腹張（脹），死；不能食，耆（嗜）臥[⑥]，强吹（欠），此三者同則死；唐（溏）泄，死；水與閉同，則死[⑦]，爲十病35。

【校注】

①太陰之脈：即足太陰脈。此處與"是泰（太）陰之脈主治"，原釋文均徑作"泰陰之脈"。

②下出魚股之陰下廉：《陰陽十一脈灸經》甲本、乙本均作"出魚股陰下廉"。

③上走心：《陰陽十一脈灸經》乙本作"上當走心"。

④□□□□□□□□□□□怢然衰：此句《陰陽十一脈灸經》甲本作"善噫，食欲歐，得後與氣則怢然衰"。可補。怢然，乙本作"逢然"。

⑤獨心煩，死：《陰陽十一脈灸經》甲本、乙本均爲"□□，心煩，死"。獨，只、僅僅。

⑥嗜臥：應爲"不能臥"。《靈樞・經脈》、《陰陽十一脈灸經》甲本作"不能臥"，乙本作"不臥"。原釋文爲"耆〈嗜〉臥"，"耆"當爲"嗜"的古字，而非訛誤字。

⑦水與閉：水腫與小便不通。

【釋譯】

足太陰脈，即胃脈，覆蓋在胃下，向下行，從大腿魚股背後下側出來，行進到小腿肚上緣，止於內踝上側。該脈被外邪侵擾，會出現下列症狀：胃氣往上湧，直沖於心，腹內發脹，（常常噯氣，一進食就想嘔吐，只有在解了大便和放屁後，才會）產生舒服感，以上各種病症都要以足太陰脈爲主来治療。本脈自生的病變有：心煩，死；心痛和腹脹，死；吃不下食物，不能安睡，想打呵欠而打不出，这三種症狀同時出現則爲死症；大便溏泄，死；水腫與尿閉同時出現則爲死症，共十種病症。

瘚（厥）陰之脈，毄（繫）於足大指（趾）叢毛之上，乘足柎（跗）上廉，去內□□□□□□□□□□□□□□□□□□□36觸少腹[①]，夾（挾）紼旁[②]。是勭（動）則病：丈夫則穨（癩）山（疝）[③]，婦人則少腹種（腫），要（腰）痛，不可以卬（仰），則嗌乾[④]，面驪[⑤]，是瘚（厥）陰之脈主37治。其所產病：熱中[⑥]，瘁（癃），穨（癩），扁（偏）山（疝）[⑦]，爲五病[⑧]。五病有而心煩，死，勿治殹（也）；有陽【脈】與之俱病，可治也38。

【校注】

①去內□□□□□□□□□□□□□□□□□□□觸少腹：此句缺19個字，《陰陽十一脈灸經》乙本作“腂一寸，上腂五寸而出太陰之後，上出魚股內廉”。可補。觸，抵。

②挾紼旁：《陰陽十一脈灸經》甲本作“大漬旁”，乙本作“大資旁”。紼，同“胏”。大漬、大資，均讀作“大眥”，即內眼角。

③癩疝：疝氣一種，其症狀爲陰囊腫大、疼痛或腫結堅硬。

④則嗌乾：《陰陽十一脈灸經》甲本、乙本均作“甚則嗌乾”。

⑤面驪：面部變黑。此指失去健康人應有的光澤，成爲一種病態。驪，深黑色。《陰陽十一脈灸經》甲本、乙本均作“面疵”。

⑥熱中：指熱邪滯結於腸胃不得散發，即內熱。中，人體中部，五臟所處之位置。

⑦偏疝：即氣疝，因急哭氣鬱於內所致，其症狀上連腎腧，下及陰囊，偏墜則腫痛，遇怒則發病，氣平則如常人。偏，指陰囊偏墜。

⑧五病：簡文所列僅四病，應缺一病。原簡“五”、“病”兩字後均有重文符號。《陰陽十一脈灸經》甲本、乙本均缺“爲五病”三字。

【釋譯】

足厥陰脈，繫結在足大趾背的聚毛之處上面，登上足背上沿，在距內（踝前一寸處，上行至離内踝五寸處，交叉到足太陰脈後面，往上，從大腿魚股内側出来，）抵達小腹，越過肺部，到達内眼角。該脈被外邪侵擾，會出現下列症狀：男子陰囊腫大，婦人小腹腫脹，腰痛而不能前俯後仰，嚴重的會出現咽喉乾渴，面色深黑，以上各種病症都要以足厥陰脈爲主來治療。本脈自生的病變有：熱邪滯留於腸胃而不得散發，小便不通，陰囊腫大，氣疝……，共五種病症。五種病症同時出現而又心煩不安者，爲死症，不必再治療。若是有陽脈病與它們同時出現，則可以治療。

少陰之脈，毄（繫）於内踝之外廉，穿腨，出胎（䣛）中央，上穿責（脊）之内廉①，毄（繫）於腎，夾（挾）舌本②。是勭（動）即病③：悒悒如亂④，坐$_{39}$而起，則目瞙如無見⑤，心如縣（懸）⑥，病飢，氣不足，善怒，心狄（惕）狄（惕）恐人將捕之⑦，不欲食，面黯若炧色⑧，欬則$_{40}$有血，此爲骨蹶（厥），是少陰之脈（脈）主治。其所產病：口熱⑨，舌柝（坼）⑩，嗌乾，上氣，饐（噎），嗌中痛，癉⑪，者〈嗜〉臥，欬，音（瘖）⑫，爲十$_{41}$病$_{42}$。少陰之脈，久（灸）則强食產肉⑬，緩帶，被髮，大丈（杖），重履而步，久（灸）幾息則病已矣⑭$_{43}$。

【校注】

①内廉：《陰陽十一脈灸經》甲本缺“内”。

②舌本：《陰陽十一脈灸經》甲本作“舌”。

③是動即病：《陰陽十一脈灸經》甲本、乙本均作“是動則病”。

④悒悒如亂：指頻頻哮喘。《陰陽十一脈灸經》甲本作“㰦（喝）㰦（喝）如喘”，乙本此處殘損，帛書整理小組補作“喝喝如喘”。高大倫（1992）認爲，當指心中憂鬱而情緒煩亂。悒悒，憂鬱、憂慮。《禮記·曾子立事》：“君子終身守此悒悒。”鄭玄注：“悒悒，憂念也。”

⑤目瞙如無見：兩眼朦朧好像什麽都看不見。《陰陽十一脈灸經》甲本作“目瞙如毋見”，乙本作“目芒然無見”。瞙，原釋文作“瞙”，今據圖版改正。《玉篇·目部》：“瞙，目不明。”

⑥心如懸：《陰陽十一脈灸經》乙本作“心如絶”。

⑦心惕惕：形容心驚貌。《陰陽十一脈灸經》甲本作“心腸”，乙本作“心易”，均讀作“心惕”。

⑧面黯若炧色：形容面色如燈燭滅後的焦炭顔色。炧，燈燭燃盡。《說文·火部》：“炧，燭盡也。”《陰陽十一脈灸經》甲本作“面黭若灺色”，《陰陽十一脈灸經》乙本作“面黭如炧色”。

⑨口熱：《陰陽十一脈灸經》甲本、乙本均缺。

⑩舌坼：舌頭乾裂。

⑪癉：即濕熱病。《素問·脈要精微論》："風成爲寒熱，癉成爲消中。"王冰注："癉，謂濕熱也。"

⑫瘖：失音病，即口啞。《釋名·釋疾病》："瘖，唵然無聲也。"

⑬强食產肉：努力增加進食量，促使肌肉生長。

⑭幾息：接近結束。《陰陽十一脈灸經》乙本作"希息"。

【釋譯】

足少陰脈，繫結在內踝外緣，上行，穿過小腿肚，進入膝窩中央，向上穿過脊柱內側，聯綴在腎上，歸結於舌根。該經脈被外邪侵擾，會出現下列症狀：心中憂鬱而情緒煩亂，坐下後起身時，兩眼昏花好像什麼都看不見，心像被懸吊着，有饑餓感，心氣不足，容易發怒，心中驚恐不安，與害怕被捕的人心情相似，不想吃東西，面色灰暗得像燈燭灰燼，咳唾中有血，這就是骨厥病，以上各種病症都要以足少陰脈爲主來治療。本脈自生的病變有：口熱，舌頭乾燥開裂，咽喉乾燥，氣往上湧而呼多吸少，進食困難，咽喉痛，濕熱，喜歡躺臥，咳嗽，說不出話，共十種病症。足少陰脈，如果用灸法治療，就應該讓患者努力增加進食量，促使肌肉生長，鬆緩衣帶，散開頭髮，扶着大拐杖，穿上沉重的鞋子，緩步而行，當灸療過程將近結束時，患者的病也就快治愈了。

臂鉅陰之脈，在於手掌中，出臂內陰兩骨之間[①]，上骨□□□□□□□□【陰[②]，入心中】。是勭(動)則病：心彭彭如痛[③]，缺44□□□□□□□□□□□□□□□□□【鉅陰之脈主】治[④]。其所產病：胸痛，脊痛[⑤]，心痛，四末痛[⑥]，叚(瘕)，爲五病45。

【校注】

①出臂內陰兩骨之間：《陰陽十一脈灸經》甲本、乙本均作"出內陰兩骨之間"。

②上骨□□□□□□□□陰：此句據《陰陽十一脈灸經》甲本、乙本可補作"上骨下廉，筋之上，出臂內陰。"

③心彭彭如痛：《陰陽十一脈灸經》甲本、乙本均爲"心滂滂如痛"。彭彭，即膨膨，形容胸內脹滿的狀態。《廣韻·庚韻》："膨，脹貌。"《集韻·庚韻》："膨、脝，大腹。"馬繼興(1992)認爲，形容心跳劇烈而伴有跳動之聲。《漢書·衛青列傳》："出車彭彭。"顔師古注："彭彭，衆車聲也。"原簡"彭"字下有重文符號。

④缺□□□□□□□□□□□□□□□□□鉅陰之脈主治：缺字據《陰陽十一脈灸經》乙本可補作"汾(盆)甬(痛)，甚則交兩手而單(戰)，此爲臂厥，是臂。"

⑤脅痛：即胃脘痛。《陰陽十一脈灸經》甲本、乙本均作"瘛痛"，讀作"脘痛"。

⑥四末：四肢。楊上善《黄帝内經太素》卷九："四末，謂四肢，身之末也。"

【釋譯】

臂太陰脈，起始於手掌心，上行到臂内側尺骨和橈骨之間，沿着肱骨（下側，順着臂筋内側前緣，行進到上肢）内側，注入心中。該經脈被外邪侵撓，會出現下列症狀：胸部脹痛，鎖（骨上窩痛，嚴重的會兩手交叉抱於胸前而顫抖不已，這就是臂厥病，以上各種病症都要）以臂太陰脈爲主来治療。本脈自生的病變有：胸痛，胃脘痛，心痛，四肢痛，腹部出現脹痛而游移不定的積塊，共五種病症。

【臂少陰之脈】[①]，起於臂兩骨之間，下骨上廉，筋之下，出臑内陰，入心中[②]。是勭（動）則病：心痛，嗌渴欲飲，此爲臂蹷（厥）46，是臂少陰之脈主治。其所產病：脅痛，爲一病47。

【校注】

①臂少陰之脈：原本缺，據《陰陽十一脈灸經》甲本、乙本補。

②入心中：《陰陽十一脈灸經》甲本原缺。

【釋譯】

臂少陰脈，起始於臂部尺骨和橈骨之間，沿着尺骨上側，順着臂筋下側，從肱部内側出來，再進入心臟。該經脈被外邪侵撓，會出現下列症狀：心痛，咽喉乾渴而想喝水，這就是臂厥病，以上各種病症都要以臂少陰脈爲主来治療。該脈自生的病變有：胸側痛，只有一種病症。

凡陽脈十二[①]，陰脈十[②]，泰（大）凡廿二脈，七十七病[③]48。

【校注】

①陽脈十二：指人身兩側十二條陽脈。即足鉅陽之脈二、足少陽之脈二、足陽明之脈二、肩脈二、耳脈二、齒脈二。

②陰脈十：指人身兩側十條陰脈。即足泰（太）陰之脈二、足厥陰之脈二、足少陰之脈二、臂鉅陰之脈二、臂少陰之脈二。

③七十七病：即足鉅陽之脈十二病、足少陽之脈十二病、足陽明之脈十病（簡文衍爲十二病）、肩脈四病、耳脈三病、齒脈五病、足泰（太）陰之脈十病、足厥陰之脈五病（簡文缺一病）、足少陰之脈十病、臂鉅陰之脈五病、臂少陰之脈一病，共計七十七病。《陰陽十一脈灸經》甲本、乙本均無此段文字。

【釋譯】

共計有十二條陽脈，十條陰脈，總計二十二條脈，七十七種病症。

【凡三】陽①，天氣殹(也)②，其病唯折骨裂□一死③$_{49}$。凡三陰④，地氣殹(也)⑤，死脈殹(也)⑥，腐臧(臟)闌(爛)腸而主殺⑦。陰病而亂⑧，則不過十日而死$_{50}$。

【校注】

①三陽：即鉅(太)陽、少陽、陽明三條陽脈。本書自“凡三陽”至“先〈无〉活人”內容，與馬王堆帛書《陰陽脈死候》內容相似。

②天氣：《素問·太陰陽明論》：“陽者，天氣也，主外。”

③裂□：《陰陽脈死候》作“裂膚”，指皮肉撕裂。

④三陰：即泰(太)陰、少陰、厥陰三條陰脈。

⑤地氣：《素問·太陰陽明論》：“陰者，地氣也，主內。”

⑥死脈：指三陰脈受邪，是危及生命、無法醫治的重病。

⑦腐臟爛腸而主殺：指三陰脈患病，都是會令五臟腐爛，危及生命的重病。殺，死亡。

⑧陰病而亂：指三陰之病混雜出現。《陰陽脈死候》缺“陰”字。

【釋譯】

凡是三陽脈，像自然界天之陽氣，三陽脈所生病變，只有在筋骨折斷、皮肉撕裂的情況下，才會導致死亡。凡是三陰脈，像自然界地之陰氣，屬於死脈，三陰脈所生病變，會使人五臟腐爛、腸胃潰爛，導致死亡，如果三陰脈病同時出現混雜現象，那麼不出十天病人就會死亡。

凡視死徵①：脣(唇)反人盈②，則肉先死；齦齊齒長③，則骨先死；面墨，目圜視雕〈雅〉④，則血先死⑤；汗出如絲，槫(傅)而不流，則氣$_{51}$先死⑥；舌捆橐拳(卷)⑦，則筋先死。凡徵五，一徵見(現)，先〈无〉活人⑧。

【校注】

①凡視死徵：《陰陽脈死候》作“□□五死”。

②唇反人盈：唇緣外翻，人中腫滿。《難經·二十四難》：“肌肉不潤澤，則人中滿，人中滿則唇反，唇反則肉先死。”

③齦齊齒長：牙齦軟縮，牙齒變長。《靈樞·經脈》：“肉軟卻故齒長而垢。”因牙齦肌肉軟縮，齒根外露，會導致牙齒外露部分增多變長。整理小組認爲，齊讀爲“疾”，朱駿聲通訓定聲：“齊，短言亦即疾。”

④目圜視雅：眼珠發直，目光歪斜。《陰陽脈死候》作“目環視褰”。圜、環，均讀爲“瞏”；《說文·目部》：“瞏，目驚視也。”雅，讀爲“邪”。

⑤則血先死：此處《陰陽脈死候》作“則氣先死”。據《靈樞·經脈》、《難經·二十四難》以及少陰脈所屬死候，當爲“則氣先死”。

⑥則氣先死：此處《陰陽脈死候》作“則血先死”。據《靈樞·經脈》、《難經·二十四難》以及少陰脈所屬死候，當爲“則血先死”。

⑦舌捆橐卷：舌頭僵直，睾丸卷縮。捆，指舌頭僵直得像被捆束一樣。橐，陰囊。

⑧凡徵五，一徵現，无活人：《陰陽脈死候》作“五者扁（徧）有，則不沽〈活〉矣”。馬繼興（1992）認爲，原文“一徵現，先活人”是指只要有一種死兆出現，就應當盡快救治。

【釋譯】

判斷死症的徵兆是：口唇外翻，人中腫滿，是肌肉先死的徵兆；牙齦軟縮，牙齒變長，是骨先死的徵兆；顏面黯黑，眼珠發直，目光歪斜，是氣先死的徵兆；汗出细如絲線，附着在皮膚表面而不流動，是血先死的徵兆；舌頭捆卷，睾丸卷縮，是筋先死的徵兆。以上共五種徵兆，只要出現一種徵兆，就沒有能夠存活的人。

夫留（流）水不腐，戶貙（樞）不橐（蠹），以其勭（動）[①]。勭（動）者實四支（肢）而虛五[52]臧（臟），五臧（臟）虛則玉體利矣[②]。夫乘車食肉者，春秋必㵢[③]，不㵢則脈闌（爛）而肉死。脈盈而洫之[④]，虛而實之，諍（靜）則侍（待）之[⑤][53]。

【校注】

①以其勭（動）：原簡“勭”字下有重文符號。

②五臟：原簡“五”、“藏”兩字後均有重文符號，“五₌”位第52簡的末尾，“藏₌”位于第53簡的開頭。玉體：身體。利：通利。

③㵢：該字不識，疑爲“瀉”之僞。何有祖（2007）認爲，㵢作“滔”字。《淮南子·詮言》：“自身以上，至於荒芒爾遠矣；自死而天下無爾滔矣。”高誘注：“滔，漫長也。”該句意爲：乘車食肉者，若有足夠的運動，會活得長久，否則就會出現脈爛肉死的慘狀。

④洫：虛。高大倫（1992）認爲，《管子·小稱》：“是以長者斷之，短者續之，滿者洫之，虛者實之。”尹知章注：“洫，虛也。”原簡“盈而洫之”與“虛而實之”相對。可从。整理小組認爲，洫疑讀爲“恤”。《說文·心部》：“恤，收也。”

⑤靜則待之：指陰陽平和之人，氣血調和，經脈通暢，盈虛合度，當以靜處

之，並保持這種健康狀態。

【釋譯】

流動的水不會腐臭，轉動的門軸不會被蛀蝕，这是因爲它們經常運動的缘故。一運動就會使四肢充實，内臟血脈通暢，内臟通暢則身體通利。那些成天坐車乘馬，吃膏肉的人，春秋季節一定要用瀉法治療。不“瀉”就會血脈、肌肉腐爛而死去。當脈象過於充實時，應使其瀉泄；脈象空虚時，應使其堅實。脈象應時常保持在平静的狀態。

夫骨者柱殹(也)，筋者束殹(也)，血者濡殹(也)[①]，脈者瀆殹(也)[②]，肉者附殹(也)，氣者朐(呴)殹(也)[③]，故骨痛如斲，筋痛如束，血痛如浞[④]，脈痛$_{54}$如流，肉痛如浮[⑤]，氣勭(動)則夒(擾)。夫六痛者皆存於身而人莫之智(知)治，故君子肥而失其度，是胃(謂)筋骨不勝其$_{55}$任。其氣乃多，其血乃淫，氣血腐闌(爛)，百節皆沈[⑥]，款廿末[⑦]，反而走心。不此豫(預)治，且聞哭音。

【校注】

①濡：汁液。《素問·五常政大論》：“其實絡濡。”王冰注：“濡，有汁也。”整理小組認爲，濡即潤澤。

②瀆：溝渠。《説文·水部》：“瀆，溝也。”

③呴：呼吸吐納。高大倫(1992)認爲，朐讀爲“句”，彎曲、屈曲。

④浞：浸漬。《廣雅·釋詁二》：“浞，漬也。”

⑤浮：漂浮，不牢固。

⑥百節皆沈：全身的各種關節都沉重。沈，沉重、凝滯。此指風濕痹症疼痛之症。

⑦款廿末：指氣血阻塞手指、足趾。款，即窾，讀爲“窽”。《説文·宀部》：“窽，塞也。”廿末，即四肢末端，分别爲手指十、足趾十。

【釋譯】

骨頭如同支撑人體的柱子，筋如同捆縛人體的繩子，血如同人體内的汁液，脈如同人身上的溝渠，肉是附着在人體上的物質，氣是呼吸吐納的東西。因此，骨頭疼痛時，好像柱子被折斷；筋疼痛時，好像被捆縛起来一樣；血液疼痛時，像浸泡了東西一樣；脈痛就像水在流淌；肉痛時，像飄動一樣，氣被攪動就會生病。以上六種病症都集於一身，就無法治療啦。所以，當君子的肥胖超過限度，這就叫作筋骨不能勝任。這樣的人陽氣會太多，血液大大超過身體的需求。多餘的血氣會腐爛，全身的關節都會沉重，氣血阻塞手指、足趾後，反而會使疾病攻入心中。到此時還不趕快治療，那麼用不了多長的時間，就會聽到哭喪的聲音。

夫脈者，聖人之所貴殹（也）56。氣者，利下而害上，從煖而去清①。故聖人寒頭而煖足。治病者取有徐（餘）而益不足，故氣上而不下，則視有過之脈57，當環而久（灸）之，病甚而上於環二寸益爲一久（灸）。氣壹上壹下，當胎（郄）與胕（跗）之脈而砭（砭）之②。用砭（砭）啓脈者必如式③。癰穜（腫）有農（膿）58，稱其小大而爲之砭（砭）④。砭（砭）有四害：一曰農（膿）深而砭（砭）淺，胃（謂）之不遝；二曰農（膿）淺而砭（砭）深，胃（謂）之泰（太）過；三曰農（膿）大而砭（砭）小，胃（謂）59之澰（斂），澰（斂）者惡不畢；四曰農（膿）小而砭（砭）大，胃（謂）之泛，泛者傷良肉殹（也）60。

【校注】

①從煖而去清：追隨温暖，遠離清寒。《素問・至真要大論》："溫者清之，清者溫之。"王冰注："清，薄寒也。"此段及以下内容，與馬王堆帛書《脈法》内容相似。

②胕（跗）：足背。馬王堆帛書《脈法》有"氣出胎（郄）與肘之脈（脈）而【碧（砭）之】"之句。故疑此處"胕"當讀爲"肘"，如此可與上句"氣壹上壹下"相應。《呂氏春秋・審時》："先時者，暑雨未至而胕動，蚼蛆而多疾。"王念孫《讀書雜誌》："胕，當作肘。"同墓竹簡《引書》有"叚（假）縛兩胕於兩脅"之句，該處"胕"讀爲"肘"。

③啓：開啓。

④稱：度量。《廣雅・釋詁一》："稱，度也。"

【釋譯】

因此，脈是聖人都十分重視的。三陽之氣向下運行對人體有益，向上運行則對人體有害，它的本性就喜歡追逐温暖，遠離清寒。所以聖人都採取使頭部清凉、足下温暖的方法。治病的時候，要掌握減少多餘、補充不足的原則，因此，當陽氣上行而不循歸於下，就要仔細诊視那些超過正常運行的經脈，圍繞病脈實行灸療。病情嚴重時，應圍繞病脈處二寸，增加一次灸療。氣一上一下時，應當在經過膝窩和足背的足太陽脈和足少陽脈上用砭石治療。用砭石開啓脈氣一定要符合規則。癰腫形成後，常常有濃汁，應根據濃腫的大小而選擇合適的砭石，如果不合標準，用砭石治療也容易產生四種害處：第一，濃腫深但砭石進入淺，這種情況叫做不及。第二，濃腫淺但砭石進入深，這種情況叫做太過。第三，濃腫大但砭石小，這種情況叫做不够，不够就不能將濃血爛肉排除乾淨。第四，濃腫小但砭石大，這種情況叫做廣泛，廣泛就會使好肌膚受到傷害。

農（膿）多而深者，上黑而大①；農（膿）少而深者，上黑而小；農

(膿)多而淺者，上白而大；農(膿)少而淺者，上白而小，此不可不察殹(也)$_{61}$。有農(膿)者不可久(灸)殹(也)$_{62}$。

【校注】

①膿多而深者，上黑而大：馬王堆帛書《脈法》脱“多而深者，上黑”幾字。

【釋譯】

膿多而且深的，表層黑而面積大，膿少而且深的，表層黑而面積小；膿多而且淺的，表層白而面積大；膿少而且淺的，表層白而面積小，這些情狀都不能不仔細觀察。有膿的就不能用灸法治療。

相脈之道①，左□□□□□案(按)之，右手直踝而簟之②。它脈盈，此獨虚，則主病。它脈滑③，此獨𣶏(澀)④，則主病。它脈靜$_{63}$，此獨勭(動)，則主病。夫脈固有勭(動)者，骭之少陰⑤，臂之鉅陰、少陰，是主勭(動)，疾則病⑥。此所以論有過之脈殹(也)⑦，其$_{64}$餘謹視當脈之過⑧$_{65}$。治病之法，視先發者而治之。數脈俱發病，則擇其甚者而先治之⑨$_{66}$。

【校注】

①相：視察，察看。

②簟：讀爲“彈”。《素問·三部九候論》：“以左手足上，上去踝五寸按之，庶右手足當踝而彈之。”與此相合。

③滑：滑脈。《素問·脈要精微論》：“滑者，陰氣有餘也。”

④澀：澀脈。《素問·脈要精微論》：“澀者，陽氣有餘也。”

⑤骭：本指脛骨，此處指足部，與下句“臂之鉅陰”對應。

⑥疾則病：指脈氣太過，變爲迅疾，就會生病。

⑦有過之脈：指超過正常範圍的脈搏。

⑧當脈之過：指有關經脈所經過之處。《靈樞·經脈》：“氣有餘則當脈所過者熱腫。”

⑨甚者：病情最嚴重的。

【釋譯】

診脈的方法，即用左手……按着內踝，用右手指在踝上輕輕叩彈，其它脈皆充實，只有這條脈空虛，就標志着生病。其它脈皆流暢，只有这條脈迟缓，就標志着生病。其它脈皆平静，只有這條脈在躁動，就標志着生病。脈象中本來就有以動爲常的，譬如足少陰脉、手太陰脉、手少陰脉，这些脈本来就宣動，但如果它们的搏動過於迅速，就會患病。以上这些例子，主要用来論證超過正常範圍的脈搏，至於其它情況，則應仔细觀察有關經脈所經過之地方。治病的方法，要觀察了解首先發病的脈並且要首先治療該病。當数條脈共同發病時，則應找出其中病情最嚴重的那條脈，並首先治療这條脈上的病。

（二）引　書

說　明

《引書》共計 112 枚竹簡，簡長 30～30.5 釐米，寬 0.4～0.5 釐米。其中第 76 號簡下部有“口吳”兩字，當爲抄寫者之名。

《引書》內容可分爲三部分：第一部分(2～7 簡)，闡述一年四季的養生之道，即四季行氣與生活調理；第二部分(8～102 簡)，記載 30 多種導引術式的名稱、動作要領和部分導引術式對身體的功用，以及利用導引術治療疾病的方法；第三部分(103～112 簡)，總結導引行氣和健身治病的關連(包括生病原因與預防方法)，着重說明導引養生的理論。《引書》共記載了 57 個導引術式名稱，對其中 37 個術式作了文字解說，另有 2 個術式因竹簡殘斷或字迹不清而失去名稱。

《引書》與馬王堆帛書《導引圖》的關係密切，書中的部分疾病名稱亦見於馬王堆帛書《陰陽十一脈灸經》甲本、乙本。

本書原文以張家山二四七號漢墓整理小組編著的《張家山漢墓竹簡·引書》(文物出版社 2001 年)爲底本，以《張家山漢墓竹簡·引書》（釋文修訂本）(文物出版社 2006 年)爲參照本，並參照圖版進行校釋。

校　釋

引書①$_{1背}$

春產、夏長、秋收、冬臧(藏)②，此彭祖之道也$_{1}$。春日，蚤(早)起之後，棄水③，澡漱(漱)④，洒齒⑤，泃(呴)⑥，被髮，游(遊)堂下，逆露(露)之清⑦，受天之精，歆(飲)水一棓(杯)，所以益讎(壽)也。入宮從昏到夜大半止$_{2}$之⑧，益之傷氣$_{3}$⑨。夏日，數沐⑩，希浴⑪，毋莫(暮)【起】，多食采(菜)。蚤(早)起，棄水之後，用水澡漱(漱)，疏齒⑫，被髮，步足堂下⑬，有閒而歆(飲)水一棓(杯)⑭。入宮從昏到夜半止$_{4}$，益之傷氣$_{5}$。秋日，數浴沐，歆(飲)食飢飽次(恣)身所欲⑮，入宮以身所利安⑯，此利道也$_{6}$。冬日，數浴沐，手欲寒，足欲溫，面欲寒，身欲溫，臥欲莫(暮)起[17]，臥信(伸)必有跀(正)也[18]。入宮從昏到夜少半止之[19]，益之傷氣$_7$。

【校注】

①引書：書名，題於全書首簡背面。引，“導引”之省稱。《素問·血氣形志》：“形志苦樂，病生於筋，治之以熨引。”王冰注：“熨謂藥熨，引謂導引。”《引書》是對導引的文字解釋。馬王堆帛書有《導引圖》，是對導引術的圖解。

②春產：即春生。《說文·生部》：“產，生也。”該句是指人體的春生、夏長、秋收、冬藏之道。《素問·四氣調神大論》謂“春氣之應，養生之道”；“夏氣之應，養長之道”；“秋氣之應，養收之道”；“冬氣之應，養藏之道”。

③棄水：指排尿。《靈樞·經脈》有“水閉”。《靈樞·五味論》有“水道不行”。注家均解爲“小便不利”，“小便不暢”。

④澡漱：洗面漱口。《華嚴經音義上》引《蒼頡篇》：“澡，盥也。”《說文·皿部》：“盥，洗面也。”漱，洗滌。

⑤洒齒：洗漱牙齒。洒，洗滌。《說文·水部》：“洒，滌也。”

⑥呴：呼氣。亦寫作“欨”。《玉篇·口部》：“呴，亦嘘，吹之也。”《漢書·王褒列傳》：“何必偃卬詘信若彭祖，呴嘘呼吸如僑、松。”顏師古注：“呴嘘，皆開口出氣也。”按，出氣急爲吹，緩爲呴。

⑦逆露之清：迎接晨露中的沖和之氣。逆，迎。《說文·辵部》：“逆，迎也。”清，沖和之氣。《荀子·解蔽》：“養之以清。”楊倞注：“清，謂沖和之氣。”

⑧入宮從昏到夜大半止：即行房事從天黑到夜半這段時間內進行。入宮，指行房事。自古以來，夫妻性生活稱爲房事。昏，日暮，天剛剛黑的時候。夜大半，西漢時稱，指夜半後一個時辰。《居延漢簡》亦見“夜大半”。

⑨益之傷氣：過度會損傷元氣。

⑩數沐：多洗頭。《說文·水部》：“沐，濯髮也。”

⑪希浴：少洗澡。希，少。《說文·水部》：“浴，洒身也。”

⑫疏齒：清洗牙齒。《國語·楚語》：“教之樂，以疏其穢而鎮其浮。”韋昭注：“疏，滌也。”

⑬步足：慢步行走。步，徐行。《釋名·釋姿容》：“徐行曰步。”

⑭有閒：即有頃，一會兒。

⑮恣身所欲：任憑身體需要。恣，任憑。

⑯利安：適合爲止。利，適合。安，止。《爾雅·釋詁下》：“安，止也。”

⑰暮起：晚起。

⑱臥伸必有正：睡眠與站立必須符合法則。

⑲夜少半：西漢時稱，指夜半前一個時辰。亦見於《居延漢簡》。

【釋譯】

引書

春天，陽氣生發；夏天，陽氣隆盛；秋天，陽氣收斂；冬天，陽氣閉藏。(人的身體與四季時令變化相適應，)這就是彭祖的養生法則。春天，早上起床之後，先解小便，洗臉漱口，緩緩呼出廢氣，散開頭髮，在室前散步，迎接晨露中的沖和之氣，受取天地的精氣，然後喝一杯水，這樣做可以延年益壽。房事應在從天黑到夜半這段時間內進行，過了這個時段，行房事會損害人的元氣。夏季，要多洗頭，少洗澡，不要睡懶覺，要多吃蔬菜。早上早起床，解小便之後，用水洗臉，洗漱牙齒，松開頭髮，在庭院中舒緩邁步，過一會兒喝一杯水。房事應在從天黑到半夜這段時間內進行，超過這個時限行房事會損害人的元氣。秋天，要多洗澡洗頭，飲食多少隨身體需要而定。過性生活以身體適宜爲度，這是益身之道。冬季，要多洗澡洗頭，手要保持寒冷，足部要保持溫暖，面部要保持寒冷，身上要時時溫暖，睡覺要晚起，睡眠與站立必須符合一定的法則。房事應在從天黑到小半夜這段時間內進行，超過這個時間，會損害人的元氣。

舉胻交股①，更上更下卅②，曰交股③。信(伸)胻詘(屈)指(趾)卅，曰尺汙(蠖)④$_{8}$。

【校注】

①舉胻交股：擡小腿，交於大腿之上。胻，小腿。《廣雅·釋親》："胻，脛也。"股，大腿。《說文·肉部》："股，髀也。"

②更：交替。

③交股：導引術式名，指兩腿相交。亦見於馬王堆竹簡《合陰陽》、《天下至道談》，兩處均爲房中詞語。

④尺蠖：此處爲導引術式名。尺蠖，蛾之幼蟲，體軟而身細長，生長在樹上，行動時身體一屈一伸地前進，像人用大拇指和中指量尺寸一樣。《爾雅·釋蟲》："蠖，尺蠖。"郝懿行疏："其行先屈後伸，如人布手知尺之狀，故名尺蠖。"《周易·繫辭下》："尺蠖之屈，以求信(伸)也。"此處把伸胻屈趾的動作類比爲尺蠖前進的姿勢。尺蠖，亦見於馬王堆竹簡《合陰陽》、《天下至道談》，兩處均爲房中詞語。

【釋譯】

擡小腿，交於大腿上，兩腿輪流上下揮動三十次，叫做交股。伸小腿，彎屈足趾三十次，叫做尺蠖。

傅(搏)足離翕①，瑶(踰)卅②，曰僉指(趾)③。信(伸)胻直踵

(踵)④，并踞(蹈)卅，曰埤堄⑤9。

【校注】

①搏足離翕：前後脚底先後着地，拍打地面。搏，撫、拍擊。離翕，指脚趾與脚跟相繼踏地面，一開一合。

②蹈：跳躍。《説文·足部》："蹈，跳也。"揚雄《方言》卷一："蹈，跳也。陳、鄭之間曰蹈。"

③僉趾：導引術式名。史常永(1992)認爲，僉趾即勞趾；高大倫(1995)認爲，指脚趾用力。僉，用力多。李發(2005)認爲，僉，即連枷，一種打穀的農具。揚雄《方言》卷五："僉，宋魏之間謂之欐殳。"郭璞注："今連枷，所以打穀者。"僉趾是指前後脚底拍打地面就像連枷打穀一樣。後文102簡有"踈指(趾)以利足氣"。

④踵：足後跟。《玉篇·足部》："踵，足後曰踵。"

⑤埤堄：導引術式名。《廣雅·釋宫室》："埤堄，女牆也。"《釋名·釋室》："城上牆曰睥睨，言於其孔中睥睨非常也。"《墨子·號令》："各垣其兩旁，高丈，爲埤堄。"高大倫(1995)認爲，此處似以舂築垣牆類比導引動作。

【釋譯】

前後脚底先後着地，拍打地面，跳三十次，叫做僉趾。伸脚平直脚後跟，同時跳三十次，叫做埤堄。

纍足指(趾)①，上搖之，更上更下卅，曰纍童(動)②。左右詘(屈)胻，更進退卅，曰襲前③10。以足靡(摩)胻，陰陽各三十而更④，正信(伸)兩足卅，曰引陽筋⑤11。

【校注】

①纍：疊積。

②纍動：導引術式名，指足趾反復運動。

③襲前：導引術式名，疑指左右足重復交替前進或後退。

④陰陽：指小腿前後面。

⑤引陽筋：導引術式名。

【釋譯】

並攏足趾，向上搖動，交替上下做三十次，叫做纍動。左右屈小腿，交替進退三十次，叫做襲前。用足部摩擦小腿前後面各三十次，交替重復做兩次，伸直兩足三十次，叫做引陽筋。

𪒠(摩)足跗各卅而更①12。

【校注】

①跗：足背。《玉篇·足部》："跗，足上也。"

【釋譯】

按摩足背各三十次，交替重復做兩次。

引尼（眉）者[①]，反昔（錯）手北（背）而前俛（俛）[②]。陽見者[③]，反昔（錯）手北（背）而印（仰），後雇（顧）13。

【校注】

①引眉：導引術式名。眉，臀部。《説文·尸部》："眉，尻也。"《廣雅·釋親》："眉，臀也。"

②反錯手背而前俛：雙手相交，反背於後，向前屈身。錯，相互交錯。俛，屈身，低頭。《説文·頁部》："頫，低頭也。俛，頫或从人、免。"

③陽見：導引術式名。

【釋譯】

導引臀部，雙手相交，反背於後，向前彎腰。陽見，雙手相交，反背於後，仰頭，向後看。

窮視者[①]，反昔（錯）手北（背）而俛（俛），後雇（顧）蹱（踵）[②]。則（側）比者[③]，反昔（錯）手北（背）而卑[④]，椺（探）肩[⑤]14。

【校注】

①窮視：導引術式名，指極力向遠處看。窮，到達極點。

②蹱（踵）：原釋文直接寫作"踵"，據圖版應爲"蹱"，讀作"踵"。

③側比：導引術式名，是頭傾於肩的姿式。下文第 81、99 號簡"廁比"與此同。

④卑：高大倫（1995）認爲，讀爲"顊"，頭傾斜。《説文·頁部》："顊，傾首也。"整理小組認爲，卑意義爲向下。

⑤探肩：探出肩膀。高大倫（1995）認爲，原字"椺"讀爲"突"，突出。

【釋譯】

窮視，雙手相交，反背於後，身體前彎，向後看腳跟。側比，雙手相交，手反背於後，傾頭，探出肩膀。

鳧沃者[①]，反昔（錯）手北（背）而揮頭[②]。旋信（伸）者[③]，昔（錯）手，撟而後揮[④]15。

【校注】

①梟沃：即梟浴，如梟浴水，爲道家導引養生術式。《淮南子·精神》："是故真人之所遊，若吹呴呼吸，吐故納新，熊經鳥伸，梟浴猨躩，鴟視虎顧，是養形之人也，不以滑心。"杜正勝(1995)認爲，沃或即夭，《說文·夭部》："夭，屈也。"此式可能學梟前後揮動頭部的樣子。

②揮頭：搖頭。《廣雅·釋詁一》："揮，動也。"

③旋伸：導引術式名，指轉動伸展。

④撟：舉起手。《說文·手部》："撟，舉手也。"

【釋譯】

梟浴，雙手相交，反背於身後，搖頭。旋伸，雙手相交，舉起兩手並向後揮動。

臬栗者[①]，反昔(錯)手北(背)而宿(縮)頸垔(亜)頭[②]。折陰者[③]，前一足，昔(錯)手，㑮(俛)而反鉤(鉤)之16。

【校注】

①臬栗：導引術式名。整理小組指出，疑作"梟栗"。梟，即貓頭鷹。栗，收縮。《漢書·楊惲列傳》："下流之人，眾毀所歸，不寒而栗。"顔師古注："栗，竦縮也。"或說，"栗"爲"垔"字之誤。

②縮頸垔頭：縮頸埋頭。垔，俗字作"堙"，假借爲"湮"，埋沒。

③折陰：指活動腹部的導引術式。《素問·金匱真言論》："背爲陽，腹爲陰。"該術式亦見於馬王堆帛書《導引圖》。

【釋譯】

梟栗，雙手相交，反背於身後，縮頸埋頭。折陰，向前邁一只腳，交叉兩手，彎身下屈而反鉤腹部。

回周者[①]，昔(錯)兩手而㑮(俛)卬(仰)，并揮之。龏(龍)興者[②]，屈前厀(膝)，信(伸)後[③]，昔(錯)兩手，據厀(膝)而卬(仰)[④]17。

【校注】

①回周：導引術式名，指回旋，反復。賈誼《惜誓》："循四極而回周兮，見盛德而復下。"王逸注："回，回旋。"《淮南子·原道》："動不失時，與萬物回周旋轉。"

②龍興：一種如龍升騰之狀的導引術式。興，升起。馬王堆帛書《導引圖》有"龍登"術式，作直立，兩臂向外上方舉起，與"龍興"同義。

③伸後：即"伸後膝"之省。後膝，指右膝。前膝，指左膝。

④據：按着。《廣雅·釋詁三》："據，按也。"

【釋譯】

回周，交錯兩手，前俯後仰，同時用力搖晃。龍興，彎屈左膝，向後伸直右膝，交錯兩手，按住左膝而擡頭。

引䐈(脢)者①，屈前厀(膝)②，信(伸)後③，昔(錯)手，撟而後旋。蛇垔(亜)者④，反昔(錯)手北(背)，齧而垔(亜)頭⑤₁₈。

【校注】

①引脢：導引術式名。脢，背部肌肉。《說文·肉部》："脢，背肉也。"段玉裁注："子夏《易傳》云：'在脊曰脢。'鄭云：'脢，背脊肉也。'"

②前膝：即左膝。

③伸後：伸直右膝。"後"相對於"前膝"（左膝）而言，指右膝。

④蛇亜：一種如蛇伸縮頭部的導引術式。亦作"蛇甄"（見下文第 99 號簡）。杜正勝(1995)認爲，亜爲搖頭的姿勢。

⑤齧：咬，啃。

【釋譯】

引脢，彎屈左膝，伸直右腿，交錯兩手，舉起雙手而向後旋轉。蛇亜，兩手相交，反背於身後，以口作噬狀而埋藏頭部。

傅尻①，手傅▨·大決者②，兩手據地，前後足出入閒③₁₉。

【校注】

①傅尻：撫摩臀部。

②大決：導引術式名，指盡力邁開雙腿。決，開。

③閒：指兩手之間的空隙。

【釋譯】

撫摩臀部，以手撫摩……。大決，雙手按着地面，前後腳出入兩手間的空隙。

□□者，大決足①，右手據左足而俛(俛)左右。支落(?)者②，以手□要(腰)③，撟一臂與足□而匽(偃)④₂₀。

【校注】

①大決足：盡力張開兩腿。

②支落：導引術式名。文義不詳。下文有"支落以利腋下"（見於第 100～101 號簡）。陳斯鵬(2002)指出，落同"胳"，指腋下。

③以手□腰：當爲“以手支腰”，指用手撐腰。

④匽：即偃。仰身。《說文・人部》：“偃，僵也。”段玉裁注：“凡仰仆曰偃，引申爲凡仰之稱。”整理小組的原釋文爲“屈(?)”。劉釗(2003)認爲，當釋爲“匽”。此說可从。

【釋譯】

……者，盡力張開雙腳，右手按住左腳而各向左右低頭。支落，用手撐住腰部，擡起一臂和一腳而……仰身。

受〈爰〉據者①，右手據左足，撟左手負而俛(俛)左右②。參倍者③，兩手奉④，引前而旁軵(軵)之⑤21。

【校注】

①爰據：即猨(猿)據，導引術式名。原文因“受”與“爰”形近而誤。葛洪《抱樸子・雜應》有“猿據”。

②負：低頭。

③參倍：導引術式名，意義不詳。陳斯鵬(2002)認爲，疑讀爲“狻伸”，狻是古代傳說中矮小似人的怪物，“狻伸”即模仿狻伸展的動作。

④奉：兩手相捧。後來寫作“捧”。

⑤軵：推。《逸周書・小開》：“謀有共軵。”朱右曾校釋：“軵，推也，言相推以致遠也。”

【釋譯】

猿據，右手按着左腳，舉起左手，將頭低下，左右彎腰。參倍，兩手相捧，牽引向前方兩旁推拉。

縣(懸)前者①，俛(俛)，撟兩手而卬(仰)，如尋狀②。榣(搖)弘(肱)者③，前揮兩臂，如擊狀22。

【校注】

①懸前：導引術式名。

②尋：整理小組認爲，即尋找。劉釗(2003)認爲，尋爲張開兩臂的長度。方勇(2009)認爲，尋即“舒两肱”，指兩臂張開的長度，爲“撟兩手”之狀。

③搖肱：導引術式名，指揮動雙臂。馬王堆帛書《導引圖》有一圖，題記爲“鷂北(背)”，圖像爲一穿藍色長服之人，兩臂左右伸出，作準備擊掌的姿態，與本書合。可能“鷂北(背)”和“搖肱”是同一導引術式的不同命名。

【釋譯】

懸前，低頭，舉起兩手再擡頭，像在尋找東西的樣子。搖肱，向前揮動兩臂，像擊掌的姿態。

反指者[①]，并（併）兩手，撟而後匽（偃），極之。其下者[②]，屈前厀（膝），信（伸）後[③]，危撟一臂[④]，力引之$_{23}$。

【校注】

①反指：導引術式名。

②其下：導引術式名。

③伸：原釋文爲“倍”，實爲“信（伸）”，因形近而誤釋。現據圖版改正。

④危：高。

【釋譯】

反指，並攏雙手，舉手向後仰，做到最大限度爲止。其下，彎屈前膝，伸直後腿，高高擡舉一臂，同時用力往上提拉。

虎引者[①]，前一足，危撟一臂而匽（偃）。引陰者[②]，反昔（錯）撟手而俛（俛），極之$_{24}$。

【校注】

①虎引：一種模仿老虎動作的導引術式。馬王堆竹簡《合陰陽》中有“虎遊”。華佗“五禽戲”中有“虎戲”。虎，原簡字迹不清。劉釗（2003）認爲，“虎”應爲“渠”；陳斯鵬（2002）認爲，“虎”應爲“柜（櫃）”，“柜引”與第105號簡“偃治巨引”中的“巨引”相同，但所指意義不詳。

②引陰：導引術式名，指活動腹部。與下文“引陽”相對。

【釋譯】

虎引，向前跨一足，高高舉起一臂而仰頭。引陰，雙手交叉於背後并向上擡，俯身，做到最大限度爲止。

引陽者[①]，前昔（錯）手而卬（仰），極之。復鹿者[②]，撟兩手，負而俛（俛），極之$_{25}$。

【校注】

①引陽：導引術式名，指活動背部。

②復鹿：導引術式名，指如藏匿之鹿。復，伏。

【釋譯】

引陽，正面交錯兩手而仰頭，做到最大限度爲止。復鹿，舉起雙手，俯身埋頭，做到最大限度爲止。

虎匽(偃)者[①]，并(併)兩臂，後揮肩上左右。甬莫者[②]，并(併)兩手，左右上下揮之$_{26}$。

【校注】

①虎偃：導引術式名。偃，倒伏。《說文·人部》："偃，臥也，靡也。"

②甬莫：導引術式名，謂如蝦蟆跳躍之狀。甬，讀爲"踴"，跳躍。莫，讀爲"蟆"，蝦蟆。《雲笈七籤》卷三十四有"蝦蟆行氣法"。馬王堆竹簡《合陰陽》、《天下至道談》中有"瞻(詹)諸"，蝦蟆即詹諸之俗稱。

【釋譯】

虎偃，並攏兩臂，向肩後上下左右揮動。踴蟆，并攏兩手，向上下左右揮動。

復車者[①]，并(併)兩臂，左右危揮[②]，下正揮之[③]。鼻胃者[④]，俛(俛)而左右招兩臂$_{27}$。

【校注】

①復車：導引術式名。其義不詳。高大倫(1995)認爲，疑當讀爲"覆車"或"伏車"。

②危：强勁。《廣韻·支韻》："危，疾也。"

③正：正中。

④鼻胃：導引術式名。其義不詳。高大倫(1995)認爲，鼻疑借爲"比"，比胃即协和胃部。《廣韻·脂韻》："比，和也。"

【釋譯】

復車，合攏兩臂，向左右兩方用力高揮，又上下揮動。鼻胃，彎腰，舉起雙臂，左右擺動。

度狼者[①]，兩手各無(撫)夜(腋)下，旋膺(膺)。武指者[②]，前左足，右手前指，信(伸)臂$_{28}$。

【校注】

①度狼：即狼踱，導引術式名。整理小組指出，或說即馬王堆帛書《導引圖》的"螳螂"，但動作不同。

②武指：導引術式名。

【釋譯】

狼度，兩手撫摩兩腋下，扭轉胸部。武指，左足前邁，右手指向前方，伸展手臂。

引內癉[①]，危坐[②]，□尻，左手無(撫)項[③]，右手無(撫)左手，上扼(?)[④]，俛(俛)，極，因余(徐)縱而精昫(呴)之[⑤]，端卬(仰)而已[⑥]，定；有(又)復之五而$_{29}$⊡左右皆十而已$_{30}$。

【校注】

①內癉：即內黄，亦稱黄疸。因脾胃有積熱，濕熱之毒熾盛，灼傷津液，內陷營血，邪入心胞所致。《素問·玉機真藏論》："發癉，腹中熱，煩心出黄。"王冰注："脾之爲病，善發黄癉，故發癉也。"《諸病源候論·內黄候》："熱毒氣在脾胃，與穀氣相搏，熱蒸在內，不得宣散，先心腹脹滿氣急，然後身面悉黄，名爲內黄。"本病名亦見於與同墓所出的《脈書》。

②危坐：正坐。《廣雅·釋詁一》："危，正也。"

③撫：按住。

④扼：抓住。

⑤因徐縱而精呴之：隨後慢慢放鬆并小口吐出熱氣。因，接着。

⑥端：直。《説文·立部》："端，直也。"

【釋譯】

引內癉，正坐，……臀部，左手按着頸項，右手按着左手，抓住往上提，俯身，做到最大限度，隨後慢慢放鬆并小口吐出熱氣，正仰身體，立定；再重復做五次，……左右雙方都做十次爲止。

項疼不可以雇(顧)[①]，引之，炎(倓)臥[②]，□目(?)，信(伸)手足□▨$_{31}$，▨已，令人從前後舉起頭，極之，因徐直之[③]，休[④]，復之十而已；因□也，力拘毋息[⑤]，須臾之頃，汗出走(腠)理[⑥]，極已$_{32}$。

【校注】

①項：頸後。馬王堆帛書《導引圖》有"引項"。

②倓：安。《説文·人部》："倓，安也。"

③因徐直之：隨後慢慢伸直。徐，慢慢。

④休：停止。

⑤力拘毋息：用力摒住呼吸。拘，制止。《説文·句部》："拘，止也。"

⑥腠理：皮下肌肉之間的空隙和皮膚、肌肉的紋理。

【釋譯】

頸項疼痛，不能回頭看，用導引法治療。身體安臥，……目，伸直手足……；……爲止，讓人從前方擡舉患者頭部，盡力向上擡，然後慢慢放正，停止，反復十次後再停止；接着……，用力摒住呼吸，過一會兒，汗水從皮膚中滲出，(摒息)到極限爲止。

引癉病之台(始)也[①]，意回回然欲步[②]，體(體)浸(浸)浸(浸)痛[③]。當此之時，急治八經之引[④]，急虖(呼)急昫(呴)，引陰。清產(顔)以塞〈寒〉水如$_{33}$粲(餐)頃[⑤]，去水，以兩手據兩顫[⑥]，尚(上)無(撫)產(顔)而上下摇(搖)之，口謼(呼)，皆十而已$_{34}$。

【校注】

①癉病：即濕熱病。

②回回：紆回曲折貌。《楚辭·九懷》："魂淒愴兮感哀，腸回回兮盤紆。"王逸注："回回，心紆屈也。"

③浸浸：漸漸，逐漸。原簡"浸"字下有重文符號。

④八經之引：導引術式名。馬王堆帛書《導引圖》有"坐引八維"，沈壽(1980)認爲，該術式即坐式轉體甩手運動，與《八段功》的"手甩八角勢"相似，只是後者由跪坐演變爲站式。馬繼興(1992)指出，"八經"一詞在古代典籍中或指八種封建綱常禮儀之總稱，或爲綜括八類政事的代稱，在傳世醫籍中均未見"八經"，故《引書》的"八經"之"經"有可能爲"維"字之形誤。

⑤餐頃：一頓飯的時間。

⑥顫：此處指頭的兩側。《說文·頁部》："顫，頭不正也。"

【釋譯】

導引癉病初發之際，心中煩悶不安，想散步排憂，身體逐漸疼痛。在這個時候，要趕快用八經之引的導引術式，快速呼氣，快速吹氣，導引陰氣。將額頭浸泡在冷水中約一頓飯的時間，離開水面，兩手按住頭的兩側，然後向上按着額頭上下搖晃，口中呼氣，都做十次爲止。

病腸之始也[①]，必前張(脹)。當張(脹)之時，屬意少腹而精炊(吹)之[②]，百而已$_{35}$。

【校注】

①病腸：即腸病。腸病的最初症狀爲腹脹。

②屬意：專心在意。《尚書·盘庚》："爾忱不屬，惟胥以沈。"孫星衍疏："言乘舟弗濟汝誠不專之故。"吹：吐出涼氣。

【釋譯】

腸病初始之時，一定會感覺到腹部脹滿。當感到脹滿的時候，把心思集中在小腹部，小口急速吐出涼氣，吐一百次爲止。

病瘳(?)瘦[①]，引之之方，右手把丈(杖)，鄉(嚮)壁，毋息，左足踱(蹠)壁[②]，卷(倦)而休；亦左手把丈(杖)，右足踱(蹠)壁，亦卷

(倦)而休；頭氣$_{36}$下流③，足不痿癟〈痹〉④，首不蹱(腫)鼽⑤，毋事恒服之⑥$_{37}$。

【校注】

①瘳癚：由於簡文模糊，整理小組釋作“瘳癚”尚存疑問，該詞當指一種疾病，但是具體所指不明。

②蹠：踐踏。《楚辭·哀郢》：“心嬋媛而伤懷兮，眇不知其所蹠。”王逸注：“蹠，踐也。”

③頭氣下流：頭頂上的陽氣往下流通。

④痹：麻木。劉釗(2003)認爲，原字“癟”讀爲“瘅”，指足癱。《說文·疒部》：“瘅，勞病也。”

⑤首不腫鼽：頭不腫，鼻子不塞。《呂氏春秋·盡數》：“鬱處頭則爲腫爲風，處鼻則爲肍爲窒。”

⑥服：實行。《廣雅·釋詁一》：“服，行也。”

【釋譯】

病瘳癚，用導引治療的方法是，右手握住木杖，面向牆壁，摒住呼吸，左腳踏牆壁，直到疲倦爲止；又用左手握住木杖，右腳踏牆壁，同様直到疲倦爲止；(這樣做可以使)頭上陽氣往下流通，腳部不會發生痿痹，頭不會腫，鼻子不塞，閑暇時要經常這樣做。

引詘(屈)筋①，夸(跨)立，據兩股，壹倚左②，信(伸)右股，厀(膝)傅(附)$_{38}$地；壹倚右，信(伸)左足股，厀(膝)傅(附)地，皆三而已$_{39}$。

【校注】

①屈筋：即筋痿，指筋急而成曲狀。高大倫(1995)指出，一說爲筋攣，指筋肉拘攣。

②倚：側，偏斜。《字彙·人部》：“倚，偏側也。”

【釋譯】

導引屈筋，騎步站立，兩手按住大腿，先身體向左側偏斜，伸展右腿，膝部貼着地面；再身體向右側偏斜，伸展左腿腳，膝部貼着地面，都做三次爲止。

苦兩足步不能鈞(均)而厀(膝)善痛，兩胻善塞〈寒〉①，取木善削之，令$_{40}$其大把②，長四尺，係其兩端，以新纍縣(懸)之③，令其高地四尺，居其上，兩手空(控)纍而更蹶之④，朝爲千⑤，日中爲$_{41}$千，莫

(暮)食爲千，夜半爲千，旬而已42。

【校注】

①胻：小腿。

②把：手握。《說文·手部》："把，握也。"

③纍：繩索。《說文·系部》："纍，大索也。"

④蹶：踢。《廣雅·釋言》："蹶，踶也。"

⑤爲：在本書，整理小組的釋文均寫作"為"，現據圖版全部改作"爲"。

【釋譯】

病兩足不能均勻行走，膝部常常疼痛以及兩小腿常常感到寒冷，選取木條仔細地削治加工，使它如手握那樣粗細，長四尺，拴住兩頭，用新繩索將木條橫挂起來，離地四尺高，人坐於木條之上，兩手抓住繩索，交替踢兩腿。早上做一千次，中午做一千次，傍晚做一千次，半夜做一千次，連做十天爲止。

引踝痛①，在右足內踝，引右股陰筋；在外踝，引右股陽筋；在【左】足內踝，引左股陰筋；在外踝，引左股陽筋43，此皆三而已44。

【校注】

①踝：踝骨。小腿與腳交接處左右兩旁凸起部分。

【釋譯】

導引踝痛，如果痛在右腳內踝，則牽引右腿陰筋；如果痛在右腳外踝，則牽引右腿陽筋；如果痛在左腳內踝，則牽引左腿陰筋；如果痛在左腳外踝，則牽引左腿陽筋，以上都做三次爲止。

引厀(膝)痛①，右厀(膝)痛，左手據權②，內揮右足，千而已；左厀(膝)痛，右手據權，而力揮左足，千而已。左手句(勾)左足45指(趾)，後引之，十而已；右(又)以左手據權，右手引右足指(趾)，十而已46。

【校注】

①引膝痛：導引術式名。亦見於馬王堆帛書《導引圖》，其圖殘損嚴重，摹繪者將其復原成屈膝，雙拳搓腰眼，提踵挺胸腹前傾的姿態，與《引書》本條所描寫的姿態完全不符。

②據權：抓住木柱。權，木柱。《說文·木部》："權，黃華木。"整理小組認爲，權疑讀爲"案"。劉釗(2003)指出，這種用法的"權"字還見於睡虎地秦簡。睡虎地秦簡《封診式》第64號簡："丙死(屍)縣(懸)其室東內中北壁權"。《睡虎地秦墓竹簡》注釋：疑"權"讀爲"椽"。從文意看，"權"應該指

牆壁上的木柱。

【釋譯】

導引膝痛，右膝痛，左手抓住木杖，用力甩動右腳，做一千次爲止；左膝痛，右手抓住木杖，用力甩動左腳，做一千次爲止。（或者用左手抓住木杖），左手勾住右腳趾，向後拉拽，做十次爲止；又用左手抓住木杖，右手拉拽右腳趾，做十次爲止。

股□□□痛[①]，引之，端坐，信（伸）左足，撟右臂，力引之；其在右，信（伸）右足，撟左臂，而力引之，十而已47。

【校注】

①股□□□痛：從前後文意來看，本條當指大腿疾病的導引治療方法。整理小組指出，所缺第三字左从“𨮁”。

【釋譯】

大腿……痛，用導引法治療，正坐，伸展左腳，舉右臂，用力往上牽引；右邊大腿痛，伸展右腳，舉起左臂，用力向上牽引，做十次爲止。

苦兩手少氣[①]，舉之不鈐〈鈞〉[②]，指端湍〈浸〉湍〈浸〉善畀（痹）[③]，賈（假）縛兩胕於兩脅[④]，而力揮之，朝、日中、夜半皆爲千，旬而已48。

【校注】

①少氣：指體力不足。與傳世醫籍中的“少氣”含義不同。吳謙《醫宗金鑑·雜病心法要訣·諸氣辨證》：“少氣，氣不足言。”注：“少氣者，氣少而不能稱形也，皆爲不足之證。”

②鈞：均匀。

③指端浸浸善痹：手指頭逐漸麻木不仁。原簡“湍”字下有重文符號。按，此處“湍”與第33號簡“浘”的字形相同，但整理者作了不同的隸定。又，原文“湍湍”或讀爲“揣揣”（duǒ），指手指顫動。《廣雅·釋詁一》：“揣，動也。”《集韻·果韻》：“揣，搖也。”《靈樞·百病始生》：“其着於伏沖之脈者，揣之應手而動。”《黃帝內經太素》卷二十七《邪傳》異文作“揣揣應手而動”。依此，《靈樞》“揣之”當爲“揣々”，“々”爲重文符號，後世誤以爲“之”。

④胕：肘。《呂氏春秋·審時》：“先時者，暑雨未至胕動，蚼蛆而多疾。”王念孫《讀書雜誌》：“胕，當作肘。”

【釋譯】

病兩手無力，擡手不均匀，手指頭逐漸麻木不仁，假作捆住兩肘於兩脅，用力揮動兩肘，早上、中午、半夜各做一千次，做滿十天爲止。

引腸辟(澼)[①]，端伏[②]，加頤枕上[③]，交手頸下，令人踐亓(其)要(腰)，毋息，而力舉尻，三而已。亓(其)病不能自舉者，令人以衣爲舉亓(其)尻49。

【校注】

①腸澼：痢疾。

②端伏：直身俯臥。伏，面向下臥。

③頤：下頜。

【釋譯】

導引腸澼，直身俯臥，將下頜安放在枕頭上，雙手交叉放在頸項後面，讓人踩踏腰部，摒住呼吸，並用力擡舉臀部，反復做三次。如患者病情嚴重不能自己擡舉的，讓人順着衣服擡舉其臀部。

引北(背)甬(痛)，熊經十[①]，前據(?)十，端立，夸(跨)足，前後俯(俛)，手傅地，十而已50。

【校注】

①熊經：導引術式名。亦見於《莊子·刻意》、《淮南子·精神》和馬王堆帛書《導引圖》等文獻。《莊子·刻意》："吹呴呼吸，吐故納新，熊經鳥申(伸)。"司馬彪注："若熊之攀樹而引氣也。"成玄英疏："吹冷呼而吐故，呴暖吸而納新，如熊攀樹而自懸，類鳥飛空而伸腳。"

【釋譯】

導引背痛，作熊經導引十次，前據導引十次，直立，邁開兩腳，身體前俯後仰，手按住地面，反復做十次爲止。

引要(腰)甬(痛)，兩手之指夾脢(脊)，力輾以印(仰)[①]，極之；兩手奉尻，傋頭[②]，揗之[③]，頭手皆下至蹱(踵)，三而已51。

【校注】

①輾：讀爲"尿"，木絡絲車之搖把，泛指柄。此處引申爲執持、按住。整理小組認爲，輾疑爲"輎"之訛，意爲推。

②傋：俯下。疑爲"俯(俛)"之訛字。

③揗：撫摩。《說文·手部》："揗，摩也。"

【釋譯】

導引腰痛，兩手手指夾持腰脊，用力按住，並仰身，做到最大限度；再將兩手捧住臀部，低頭，撫摩臀部，頭和手都低垂到腳後跟，反復做三次爲止。

支(肢)尻之上甬(痛)，引之，爲木鞠[①]，談(倓)臥，以當甬(痛)者[②]，前後榣(搖)之，三百而休；舉兩足，指上，手撫席，舉尻以力引之，三而已52。

【校注】

①木鞠：木製的球。鞠，古代一種用革製成的球。《説文·革部》："鞠，蹋鞠也。"

②以當痛者：即"以之當痛者"之省。當，抵擋。

【釋譯】

腿臀之上疼痛，用導引法治療，製作一個木球，安臥，用木球頂住痛處，反復搖動三百次後停止；擡起兩腳，向上伸展，手按住簟席，擡起臀部並用力向上提拉，反復做三次爲止。

益陰氣[①]，恒坐夸(跨)股，勿相悔食[②]，左手據地，右手把飯，垂到口，因吸飯氣，極，因飯之[③]；據兩股，折要(腰)，信(伸)少腹，力極之53，乃敪(啜)咽，有(又)復之，三而已54。

【校注】

①益陰氣：增加陰氣。陰氣，與"陽氣"相對，指人體營氣。《素問·至真要大論》："陰氣多而陽氣少，則其發日遠，陽氣多而陰氣少，則其發日近。"

②勿相悔食：不要選擇在晦日進食。此導引術的功能在於增加陰氣，由於晦爲一月之末，是陰之盡日，對增加陰氣沒有效果。相，讀爲"擇"。《周禮·考工記》："凡相笴，欲生而搏。"鄭玄注："相，猶擇也。"悔，讀爲"晦"，指月終，陰之盡。整理小組認爲，悔疑讀爲"捬"，意爲貪。

③因飯之：於是吃掉飯食。飯，吃。

【釋譯】

增加陰氣，保持固定不變的坐姿，跨開雙腿，不要選擇在晦日進食，左手按地，右手端飯，將飯遞到嘴邊，吸入飯所散發的氣味，盡力吞吸，接着吃掉飯食；按住兩腿，彎曲腰肢，伸展小腹，用盡全力提拉，於是吃掉飯食，又重復做一次，以上都做三次爲止。

引□[①]，其在左，反左手頭上[②]，右手句(勾)左手而力引之；其在右，反右手頭上，左手而力引之。危坐，夸(跨)股，□手交55指以癴

（摩）面，以下盾（揗）之至股，而前軵手，反而舉之，而力引之，壹上壹下，壹左壹右而休56。

【校注】

①□：病症名，字殘泐。該殘字从“疒”部。

②反左手頭上：將左手反背在頭上。

【釋譯】

導引……病，若病症在左，就將左手反背在頭上，右手勾住左手並用力提拉；若病症在右，就將右手反背在頭上，左手勾住右手並用力提拉。端坐，邁開兩腿，……手的手指交叉撫摸面部，順着向下撫摩到大腿，向前推手，反手而舉，用力提拉，一上一下，一左一右而止。

引足下筋痛[①]，其在左足，信（伸）左足，右股危坐，右手據地，左手句（勾）左足指（趾）；其右也，信（伸）右足，左股危坐，左手據57地，右手句（勾）右足指（趾），力引之，三而已58。

【校注】

①足下筋痛：即足下轉筋。《諸病源候論》卷二十二有“轉筋候”。

【釋譯】

導引足下筋痛，若筋痛在左腳，則伸展左腳，右腿端坐，右手按地，左手勾住左腳趾；若筋痛在右腳，則伸展右腳，左腿端坐，左手按地，右手勾住右腳趾，用力牽拉，反復做三次爲止。

引蹶[①]，危坐，信（伸）左足，右足支尻，右手撫股，左手句（勾）左足之指（趾）而引，極之，左右皆三而已59。

【校注】

①蹶：疾病名，亦同“厥”，指腳部麻痹。《說文・足部》：“蹶，僵也。”《呂氏春秋・重己》：“多陰則蹶，多陽則痿。”《素問・五藏生成》：“臥出而風吹之，血凝於足者爲厥。”王冰注：“厥，謂足冷也。”張仲景《金匱要略・趺蹶手指臂腫轉筋陰狐疝蚘蟲病脈證治》：“病趺蹶，其人但能前，不能卻。”

【釋譯】

導引蹶病，端坐，伸展左腳，右腳支撐臀部，右手撫摩大腿，左手勾住左腳趾而用力牽拉，做到最大限度爲止，左右都做三次爲止。

引瘥（癃）[①]，端立，抱柱，令人□其要（腰）[②]，毋息，而力引尻$_{60}$。

【校注】

①癃：即淋病。指小便不暢。《素問·宣明五氣》："膀胱不利爲癃。"又《五常政大論》："其病癃閉。"王冰注："癃，小便不通。"杜正勝(1995)指出，《史記·平原君列傳》："臣不幸有罷癃之病。"張守節正義："躄，跛也。"故"引癃"有可能是治跛腳的方法。但司馬貞索隱云："罷癃謂背疾，言腰曲而背隆高也。"意即駝背。

②□：字殘泐。殘字右从"付"，疑爲"柎"字。

【釋譯】

導引癃病，直身站立，雙手抱住柱子，讓人推腰部，摒住呼吸，用力提拉臀部。

□□上□[①]，敦蹱(踵)[②]，壹敦左，壹敦右，三百而已。信(伸)左足，右手據右厀(膝)，左手撫左股，而引左之股三，有(又)引右股三$_{61}$；□[③]，因昫(呴)之卅，去臥，據則(側)而精虖(呼)之卅，精昫(呴)之卅，精炊(吹)卅。端談(倓)，吸精氣而咽之，䐜少腹[④]，以力引陰[⑤]，三而已$_{62}$。

【校注】

①□□上□：缺三字。第一字右从"寺"，第二字右从"耑"，第四字右从"巨"。

②敦：整理小組解釋爲"投"。劉釗(2003)認爲，敦意爲跺，敦踵即跺腳。杜正勝(1995)認爲，敦踵即腳跟着地。《莊子·列禦寇》："敦杖蹙之乎頤。"司馬彪注："敦，豎也。"

③□：根據下句"去臥"，此處當指躺臥。

④䐜：脹起。《說文·肉部》："䐜，起也。"

⑤陰：此指前陰。

【釋譯】

……上……，用力跺腳跟，一跺左腳，一跺右腳，做三百次爲止。伸展左腳，右手按住右膝，左手撫摩左腿，牽拉左腿三次，又牽拉右腿三次；躺臥，接着緩緩吐氣三十次，起來，按住兩脅小口呼氣三十次，小口緩緩吐氣三十次，小口急速吐氣三十次。直身仰臥，吸進精氣並吞咽下去，使小腹脹起，用力提前陰，做三次爲止。

引瘚[①]，臥，詘(屈)兩厀(膝)，直蹱(踵)，并䍃(踰)卅，日引

(?)□。☐梟沃63卅，虎雇(顧)卅，有(又)復炎(倓)臥如前，廿而休；有(又)起，危坐，梟沃卌，虎雇(顧)卌，復炎(倓)臥如前，卅而休；因起[2]，梟沃五十，虎雇(顧)五十而已64。

【校注】

①瘚：氣逆，也作“厥”。《說文·疒部》：“瘚，逆氣也。”

②因起：隨後起來。

【釋譯】

導引瘚病，躺下，彎曲兩膝，伸直腳跟，雙腳並攏搖動三十次，每天導引……。……梟浴三十次，虎顧三十次，又重新像前面一樣直臥，反復做二十次爲止；再起來，端坐，梟浴四十次，虎顧四十次，又重新像前面一樣直臥，反復做三十次爲止；隨後起來，梟浴五十次，虎顧五十次爲止。

引癗(膺)痛，前癗(膺)後手十[1]，引信(伸)十，後反復十而已65。

【校注】

①前膺後手：胸往前挺，手往後擺。

【釋譯】

導引胸痛，胸往前挺，手向後擺，連續做十次，向前引伸十次，向後反復做十次爲止。

夜日臥厥(瘚)[1]，學(覺)心腹及匈(胸)中有痛者[2]，無(撫)之以手而精炊(吹)之，卅而已66。

【校注】

①夜日：指前一天。

②覺心腹及胸中有痛：此爲太陰脈、少陰脈厥病的症狀。《素問·厥論》：“太陰厥逆，䯒急攣，心痛引腹。”“少陰之厥，則口乾溺赤，腹滿心痛。”

【釋譯】

夜晚和白天躺臥發瘚病，感覺心腹與胸部疼痛，以手撫摩痛處，慢慢吐出熱氣，做三十次爲止。

引心痛，係纍長五尋[1]，毄(繫)其衷[2]，令其高丈。兩足踐板，端立，兩手空(控)纍，以力偃，極之，三而已。一曰：夸(跨)足，折要(腰)，空(控)丈(杖)67而力引之[3]，三而已。一曰：危坐，手操左捾(腕)而力舉手[4]，信(伸)臂，以力引之，極，因下手𪎊(摩)面，以下印〈抑〉兩股⑤，力引之，三百而已68。

【校注】

①尋：古代長度單位，八尺爲一尋。《説文·寸部》："度人兩臂爲尋，八尺也。"

②衷：原釋文寫作"衷(中)"。"衷"已有"裏面、内部、正中"義。《廣韻·東韻》："衷，正也。"

③控杖而力引之：抓緊木柱並用力牽拉。用木杖作爲引導或治病的器械，在漢代常見。

④操：握持。《説文·手部》："操。把持也。"

⑤印〈抑〉：劉釗(2003)指出，印"、"抑"古本一字，後分化爲二，"印"即"抑"的本字，與錯訛無關。

【釋譯】

導引心痛，聯結一根長五尋的繩索，拴住繩子中間，使繩子高一丈。兩腳踏木板，直立，兩手抓住繩索，用力往下俯身，做到最大限度，反復做三次爲止。一種方法是：跨開雙腳，彎腰，抓緊木柱並用力牽拉，反復做三次爲止。一種方法是：端坐，右手握住左腕，用力擡手，伸展手臂，用力牽拉，直到最大限度，隨後放下手，撫摩面部，順着往下撫摩至腿，用力按住兩腿，反復做三百次爲止。

引陰①，端坐，張兩股，左手承下②，右手無(撫)上，折要(腰)，信(伸)少腹，力引尻69。

【校注】

①陰：據後文"力引尻"，此處當爲後陰。

②承：托。《説文·手部》："承，奉也。"

【釋譯】

導引後陰病，直身而坐，張開兩腿，左手托住腳掌，右手撫摩頭上，彎腰，伸展小腹，用力提拉臀部。

引穨(癩)①，腸穨(癩)及筋穨(癩)②，左手據左股，詘(屈)左厀(膝)，後信(伸)右足，詘(屈)右手而左雇(顧)三；有(又)前右足，後左足，曲左手，雇(顧)右，三70而已。有(又)復撟兩手以偃，極之三；撟左臂以偃，極之；撟右臂，左手據左尻以偃，極之，此皆三而已71。

【校注】

①癩：即隤，陰部病，即疝氣。《説文·自部》："隤，下墜也。"《釋名·釋疾病》："陰腫曰隤，氣下隤也，又曰疝。"

②腸癩及筋癩：狐疝與筋疝。腸癩，即狐疝，指小腸墜入陰囊中，時上時下，平臥或用手推時可縮入腹腔，站立時又墜入陰囊，如狐之出入無常。筋癩，即筋疝，古病名，見於張從正《儒門事親》，指陰莖疼痛，挺縱不收，或腫或癢，或潰破流濃，或兼陽痿，并有白色粘液隨尿排出的病症，多因房勞所致。

【釋譯】

導引陰部病，狐疝與筋疝，左手按住左腿，彎曲左膝，右腳向後伸，彎曲右手，向左邊看，反復做三次；又向前邁右腳，左腳往後伸，彎曲左手，向右邊看，反復做三次爲止。又，再舉起兩手並仰身，用盡全力做三次；舉起左臂，仰身，用盡全力做；舉起右臂，左手按住左臀，仰身，用盡全力做，以上都做三次爲止。

引腹甬(痛)，縣(懸)纍版(板)，令人高去地尺，足踐其上，手空(控)其纍，後足前癰(膺)[①]，力引之，三而已。因去伏，足距壁[②]，固箸(着)少腹72及股厀(膝)於席[③]，兩手據揬(突)上[④]，稍舉頭及膺(膺)而力引腹，極，因徐直之；已，有(又)復之，三而已。因力舉尻，極，三而已73。

【校注】

①後足前膺：肢向後伸，胸向前挺。整理小組認爲，原字"癰"讀爲"應"，回應。陳斯鵬(2002)認爲，"癰"即"膺"。此説可从。

②距：抵觸，抵住。

③固着：緊貼。

④突：劉釗(2003)認爲，指煙囱。古代火炕的煙道也在屋内，與炕相連，所以在炕上做導引可以兩手支撑煙道。此説可从。整理小組認爲，原字"揬"爲"探"，讀爲"枕"。

【釋譯】

導引腹痛，懸挂起用繩索拴住的木板，讓患者站在木板上面，離地一尺高，腳踏在木板上，兩手抓緊繩索，腳向後伸，胸向前挺，用力踏板，反復做三次爲止。隨後離開木板，俯臥，雙腳抵住牆壁，將小腹與腿膝緊貼在席子上，兩手按住煙囱，逐漸擡起頭和胸，盡力提拉腹部，做到最大限度，隨後慢慢直起身子；停止之後，又重復做一遍，共做三次爲止。又盡力提拉臀部，做到最大限度，反復做三次爲止。

苦腹張（脹），夜日談（偞）臥而精炊（吹）之卅；無益①，精噂（呼）之十；無益，精昫（呴）之十；無益，復精炊（吹）之卅；無益，起，治八經之引$_{74}$。去臥，端伏，加兩手枕上，加頭手上，兩足距壁，興心②，印〈抑〉頤，引之，而賈（固）箸（着）少腹及股厀（膝），三而已$_{75}$。去臥而尻壁，舉兩肢，兩手絇（鉤）兩股而力引之，極之，三而已。□吳③$_{76}$。

【校注】

①無益：無益於病，指病情不見好轉。

②興心：發動心。《周禮·考工記》："下柎之弓，末應將興。"鄭玄注："興，猶動也，發也。"

③□吳：當爲抄寫者名。殘字右邊从"頁"。

【釋譯】

病腹脹，夜晚和白天安臥於床，小口急速吐氣三十次；如沒有效果，小口呼氣十次；如沒有效果，小口緩緩吐氣十次；如沒有效果，又小口急速吐氣十次；病情不見好轉，起身，用八經導引法治療。起身，直身俯臥，將兩手放在枕頭上，再將頭枕在手上，兩腳抵住牆壁，發動心，用力往下按住下額，緊貼小腹與腿膝，做三次爲止。起身，臀部抵住牆壁，擡兩腿，用兩手勾住兩腿，用力往上提拉到極限，做三次爲止。……吳。

引虖及欬①，端立，將壁②，手舉頤，稍去壁，極而已$_{77}$。

【校注】

①虖：本義爲虎哮，此處引申爲哮喘。《說文·虍部》："虖，哮虖也。"

②將壁：扶住牆壁。將，扶。《廣雅·釋言》："將，扶也。"

【釋譯】

導引哮喘及咳逆，直身站立，扶住牆壁，手擡下巴，略微離開牆壁，用盡全力做到極限爲止。

引肩痛，其在肩上，爰行三百①；其在肩後，前據三百②；其在肩前，後復三百③；其在夜（腋）下，支落三百④；其在兩肩之間$_{78}$痛，危坐，夸（跨）股，把捾（腕），印〈抑〉股，以力榣（搖）肩，百而已$_{79}$。

【校注】

①爰行：導引術式名，即猨行，如猿行走之貌。

②前據：導引術式名，具體動作內容不詳，可能與"後復"相對。

③後復：導引術式名，即後覆。

④支落：導引術式名。已見於上文第20號簡。

【釋譯】

導引肩痛，若痛在肩上，則猿行三百次；若痛在後肩，則前據三百次；若痛在前肩，則後復三百次；若痛在腋下，則支落三百次；若痛在兩肩之間，則端坐，跨開兩腿，抓住手腕，按住大腿，用力搖動肩部，做一百次爲止。

引瘛[①]，其在脅，左手據壁，右手據尻，前左足，詘(屈)其郄(膝)，信(伸)右足而力引之，極；因前右足，詘(屈)其郄(膝)，信(伸)左足，各三而已80。

【校注】

①瘛：即瘛瘲，癇病，俗稱抽風。《素問·玉機真藏論》："病筋脈相引而急，病名曰瘛。"杜正勝(1995)認爲，此處似指脅部鬱氣不通之病。

【釋譯】

導引瘛瘲病，若病痛在脅，則左手按住牆壁，右手按住臀部，向前邁左腳并彎曲膝部，伸展右腳而用力牽拉，做到最大限度；隨後向前邁右腳并彎曲膝部，伸展右腳而用力牽拉，各做三次爲止。

引辟[①]，在【左】頰，右手據右顫之髮[②]，信(伸)左手而右手引之；在右頰[③]，引之如左，皆三而已。廁(側)比十，陽見十，鳧沃十81。端立，被髮，敦蹱(踵)三百[④]，却步三百而休82。

【校注】

①辟：讀爲"僻"，指口眼喎斜一類病症。《靈樞·經筋》："足之陽明，手之太陽，筋急則口目爲僻，眥急不能卒視。"

②顫：讀爲"顛"，指頭頂。《說文·頁部》："顛，顛頂也。"

③右頰：右臉的從眼睛到下巴部分。

④蹱(踵)：原釋文直接寫作"踵"，據圖版應爲"蹱"，讀作"踵"。

【釋譯】

導引僻病，若病在左頰，右手抓住右側的頭髮，伸展左手牽拉右手；若病在右頰，導引方法如左頰，都做三次爲止。廁比十次，陽見十次，鳧沃十次。直立，鬆散頭髮，跺腳後跟三百次，後退三百步而止。

引脈(喉)痹[①]，無(撫)乳，上舉頤，令下齒包上齒，力印(仰)，三而已。其病甚，令人騎其北(背)，無(撫)顏(顏)[②]，舉頤而卬(仰)之，亟(極)而已$_{83}$。

【校注】

①喉痹：或稱喉閉，喉中閉塞不通，廣義爲咽喉腫痛病症的統稱。《素問·咳論》："心咳之狀，咳則心痛，喉中介介如梗狀，甚則咽腫喉痹。"

②顏：額頭。

【釋譯】

導引喉痹，按住乳部，向上擡舉下頦，使下門齒包住上門齒，用力後仰身體，做三次爲止。如果病情嚴重，讓人騎在患者背上，按住前額，擡舉下頦，仰頭，做到最大限度爲止。

引鼽[①]，危坐，以手力循(揗)鼻以卬(仰)，極，無(撫)心，以力引之，三而已。去立，夸(跨)足，以俛(俛)據地，極之，三而已$_{84}$。

【校注】

①鼽：鼻塞。《釋名·釋疾病》："鼻塞曰鼽。鼽，久也，涕久不通，遂至窒塞也。"

【釋譯】

導引鼻塞，端坐，用手盡力捺住鼻子，盡力向後仰，撫摩胸部，用力導引，做三次爲止。站立，跨開兩腿，俯身按住地面，做到最大限度，共做三次爲止。

引口痛，兩手指內(入)口中，力引之；已，力張口，力張左輯(頜)[①]，有(又)力張右輯(頜)，乇(吒)而勿發[②]，此皆三而已$_{85}$。

【校注】

①左頜：即左腮。

②吒：張大口發出怒吼聲。《說文·口部》："吒，噴，叱怒也。"

【釋譯】

導引口痛，將兩手指放入口內，用力向兩邊拉拽；停止，用力張嘴，竭力張開左腮，又竭力張開右腮，口腔做出怒吼的動作，但不發出聲音，這樣做三次爲止。

失欲口不合[①]，引之，兩手奉其頤，以兩拇指口中壓[②]，窮耳而力舉頤，即已矣$_{86}$。

【校注】

①失欲口不合：下頜骨關節脫落而使嘴巴不能閉合。欲，會合。《說文·欠

部》："欱，合會也。"

②摩：按住。《説文·手部》："摩，一指按也。"朱駿聲通訓定聲："一指，當爲以指。"

【釋譯】

下頜關節脱落導致口不能閉合，用導引法來治療，兩手捧住下額，用兩手指伸入口内按住，直抵耳部，用力擡舉下額，就能復原位了。

引肘痛，□□三百，□□三百。其掮(腕)痛在左，右手把左掮(腕)而前後榣(搖)之，千而休；其在右，左手把右掮(腕)，前後榣(搖)$_{87}$之，千而休。[此處疑有脱文][①]其在右手，左手杷(把)右掮(腕)，前後榣(搖)之，千而休。其左手指痛，右手無(撫)左手指，反引之；其右手指痛，左手無(撫)右手指$_{88}$，力引之，十而休$_{89}$。

【校注】

①此處疑有脱文：疑脱"其在左手，右手把左掮(腕)，前後榣(搖)之，千而休"。

【釋譯】

導引肘痛，……三百次，……三百次。若是左手腕痛，則右手握住左手腕，前後搖動，做一千次爲止；若是右手腕痛，則左手握住右手腕，前後搖動，做一千次爲止。(若是左手痛，則右手握住左手腕，前後搖動，做一千次爲止。)若是右手痛，則左手握住右手腕，前後搖動，做一千次爲止。若是左手指痛，右手握住左手指，反向牽拉手指；若是右手指痛，左手握住右手指，用力牽拉，做十次爲止。

引目痛，左目痛，右手指𪲬(摩)内脈[①]，左手指無(撫)顫而力引之，三而已；右如左。一曰：兩手之指𪲬(摩)兩目内脈而上循(揗)之，至項$_{90}$，十而已。一曰：起臥而危坐，𪲬(摩)兩手，令指熱，以循(揗)兩目，十而已$_{91}$。

【校注】

①内脈：即内眥，又名大眥，指内眼角。

【釋譯】

導引目痛，左眼痛，用右手指壓住内眼角，左手按住頭頂，用力按，做三次爲止；右眼痛，導引法與左眼相同。一種方法是：兩手之指壓住兩眼的内眼角，向上撫摩，一直到後頸項，做十次爲止。一種方法是：起床之後，端坐，摩擦兩手，使手指發熱，然後用手指按摩兩目，做十次爲止。

引癈（瘻）①，其在右恒陽之胕脈②，視左足之指（趾），俛（俛），力引之；其在左，引之如右。其在右則（側）陽筋胕脈，視左肩，力引之；其在左$_{92}$則（側）陽筋胕脈，如右。其在左則（側）陰（陰）筋胕脈，雇（顧）右足蹱（踵），力引之；其在右則（側）陰（陰）筋胕脈，亦如左。其在前陰（陰）筋，兩手無（撫）$_{93}$乳上，以力舉頤。此物皆十而已③$_{94}$。

【校注】

①瘻：瘰癧，即淋巴結核。《説文・疒部》："瘻，頸腫也。"

②胕脈：即臂脈。

③物：類。此處指上面所説的各種導引動作。

【釋譯】

導引瘰癧病，若病在右側恒陽之臂脈，注視左腳趾，俯身，用力提拉；若病在左側恒陽之臂脈，導引法與右側相同。若病在右側陽筋之臂脈，注視左肩，用力提拉；若病在左側陽筋之臂脈，導引法與右側相同。若病在左側陰筋之臂脈，往後注視右腳跟，用力提拉；若病在右側陰筋之臂脈，導引法與左側相同。若病在前側陰筋，兩手按乳房，用力擡舉下巴。以上都做十次爲止。

引聾①，端坐，聾在左，信（伸）左臂，撟母（拇）指端，信（伸）臂，力引頸與耳；右如左$_{95}$。

【校注】

①聾：聽覺失靈或遲鈍。馬王堆帛書《導引圖》中有"引聾"，但圖像與本則術式所述不同。

【釋譯】

導引耳聾，正坐，若聾在左耳，伸展左臂，舉起拇指尖，伸展臂膀，用力牽引頸項與耳朵；右耳導引法與左耳相同。

引耳痛，內（入）指耳中而力引之①，壹上下，壹前後；已，因右手據左肩，力引之；已，左手據右肩，力引之，皆三而已$_{96}$。

【校注】

①入：插入。

【釋譯】

導引耳痛，將手指插入耳中，用力導引，一上一下，一前一後；完成之後，接着用右手按住左肩，用力牽引；完成後，用左手按住右肩，用力牽引，以上都做三次爲止。

苦頯(?)及顫(顏)痛[①]，漬以寒水如餮(餐)頃，掌安(按)顫，指據髮，更上更下而謼(呼)虖虖[②]，手與口俱上俱下，卅而已$_{97}$。

【校注】

①頯及顏：顴部和額頭。頯，顴部。《說文·頁部》："頯，權也。"

②更上更下而謼(呼)虖虖：原簡第一個"虖"字下有重文符號。

【釋譯】

患有顴部和額頭疼痛，將疼痛部位用冷水浸漬約一頓飯的時間，手掌按住頭側，手指抓住頭髮，兩手交替上下，口中發出呼呼的吐氣聲，手和口都同時上下，做滿三十次爲止。

學(覺)以涿(啄)齒[①]，令人不齲[②]。其齲也，益涿(啄)之$_{98}$。

【校注】

①啄齒：叩齒。

②齲：即齲齒。

【釋譯】

睡覺醒來後叩擊上下牙齒，使人不患齲齒病。若患齲齒病，則應更多地叩擊。

閉息以利交筋[①]，堂落以利恒脈[②]，蛇甄以利距腦[③]，鳧沃以利首輴[④]，周脈循奏(腠)理以利蹱(踵)首[⑤]，廁(側)比以利耳，陽見以利目，啓$_{99}$口以印(仰)以利鼻，秅(吒)而勿發以利口，撫心舉頤以利膑(喉)胭(咽)，臬栗以利柎項[⑥]，虎雇(顧)以利項尼[⑦]，引信(伸)以利肩絵(錦)[⑧]，支落以利$_{100}$夜(腋)下，雞信(伸)以利肩婢(髀)[⑨]，反榣(搖)以利腹心，反旋以利兩胠，熊經以利腜(脢)背，復據以利要(腰)，禹步以利股閒，前厥以利股厀(膝)[⑩]，反$_{101}$擊以利足蹢[⑪]，踙指(趾)以利足氣[⑫]，敦蹱(踵)以利匈(胸)中，此物皆三而已$_{102}$。

【校注】

①交筋：泛指男女前陰。在馬王堆竹簡《合陰陽》中，交筋指女子陰蒂。

②堂落：一種導引術式，具體動作不詳。或疑爲"螳螂"。

③蛇甄：即蛇垔，導引術式名。距腦：大腦。距，讀爲"鉅"，即大。

④輴：該字不見於字書，義不可釋。杜正勝(1995)指出，該字如果是後世的"屌"字，則指男子陰。

⑤周脈：遍身經脈。杜正勝(1995)認爲，疑即前面第17號簡所述導引術式

“回周”。

⑥柎項：頸項底部。《説文·木部》：“柎，闌足也。”段注裁注：“柎，跗正俗字也，凡器之足皆曰柎。”

⑦項尼：頸項背面。《説文·尸部》：“尼，從後近之。”

⑧肩錦：肩胛骨。史常永(1992)認爲，原文“絵”亦作“紟”，通“筋”。

⑨雞伸：當爲“鳥伸”之訛。肩髀：肩骨與大腿骨。《説文·骨部》：“髀，股也。”《禮記·祭統》：“凡爲俎者，以骨爲主。骨有貴賤，殷人貴髀，周人貴肩。”

⑩前厥：即前蹶，一種導引術式。杜正勝(1995)認爲，可能是伸直雙腿，如以腳底板蹋弩的形式。

⑪掔：牽。《莊子·徐無鬼》：“君將黜耆欲，掔好惡，則耳目病矣。”司馬彪注：“掔，牽也。”足蹢：足底。

⑫踱指(趾)：一種導引術式，當與前面第9號簡所衍的“僉指(趾)”相同。

【釋譯】

閉息有益於前陰，堂落有益於恒陽臂脈，蛇亞有益於大腦，梟沃有益於頭，遍身經脈循環腠理有益於腳後跟與頭，側比有益於耳朵，陽見有益於眼睛，張口仰頭有益於鼻，張大口作怒斥狀而不發出聲音有益於口，撫摩胸部擡舉下巴有益於咽喉，梟栗有益於頸項，虎顧有益於頸項與臀部，引伸有益於肩胛，支落有益於腋下，雞伸有益於肩骨與髀骨，反搖有益於腹胸，反旋有益於兩胠，熊經有益於脊背，復據有益於腰，禹步有益於兩腿之間，前蹶有益於腿膝，反牽有益於腳底，踱住腳趾有益於足下陽氣流通，跺腳跟有益於胸中，以上各種術式都做三次爲止。

人之所以得病者，必於暑濕風寒雨露，奏(腠)理啓闔，食歓(飲)不和，起居不能與寒暑相應(應)，故得病焉。是以春夏秋$_{103}$冬之閒，亂氣相薄遝也[①]，而人不能自免其閒(間)，故得病。是以必治八經之引，炊(吹)昫(呴)虖(呼)吸天地之精氣。信(伸)復(腹)折要(腰)，力信(伸)手$_{104}$足，軵蹱(踵)曲指，去起寬亶[②]，偃治巨引[③]，以與相求也，故能毋病。偃臥炊(吹)昫(呴)，引陰(陰)，春日再昫(呴)，壹虖(呼)壹炊(吹)；夏日再虖(呼)，壹昫(呴)壹$_{105}$炊(吹)；冬日再炊(吹)，壹昫(呴)壹虖(呼)。人生於清(情)，不智(知)愛其氣，故多病而易(易)死。人之所以善蹶(瘚)，蚤(早)衰於陰，以$_{106}$其不能節其氣也。能善節其氣而實其陰(陰)，則利其身矣。貴人之所以得病者，以其喜怒之不和也。喜則陽$_{107}$氣多[④]，怒則陰(陰)氣多，是以道者喜則急昫（呴）、怒則劇炊（吹）以和之[⑤]。吸天地之精氣，實其陰（陰），故能毋病。賤人之所$_{108}$以得病者，勞卷（倦）飢渴，白汗夬（決）絕[⑥]，自入水中，及臥寒突之地[⑦]，不智（知）收衣[⑧]，故得病焉；有（又）弗智（知）昫（呴）虖（呼）而除去之$_{109}$，是以多病而易死$_{110}$。

【校注】

①亂氣相薄遝：陰陽失和的雜亂之氣不斷迫及。薄遝，迫及。

②寬亶：寬袒。亶，袒。《廣韻·旱韻》："亶，大也。"

③偃治巨引：仰仆修練，大力導引。

④陽氣：即人體衛氣，指具有溫養組織臟器、維持生理功能和固衛體表等作用，並充盈於人體周身之氣。與"陰氣"相對。

⑤道者：懂得養生之道的人。

⑥決：流。《說文·水部》："決，行流也。"

⑦突：空曠的地方。《廣雅·釋詁三》："突，空也。"

⑧收衣：添加衣服。收，獲取，此處指添加。《廣雅·釋詁一》："收，取也。"

【釋譯】

人之所以會患病，必定是因爲暑濕風寒雨露，肌膚腠理啓合不均，飲食不和，日常生活起居不能與寒暑變化相適應，因而會染上疾病。因此，一年四季春夏秋冬之間，陰陽失和之氣不斷迫及，人們生活在這樣一種環境中，自身又不能避免，所以會得病。因此，必須用八經之引的導引方法來治療，吹呴呼吸天地之精氣，伸展小腹，挺直腰身，用力舒展手足，推進腳跟，彎曲手指，睡眠和起床後穿着都要寬袒，仰仆修練，大力導引，這都是爲了與天地相感應，所以不會得病。仰臥吹呴，導引陰部，春天要緩緩吐兩次熱氣，呼一次溫氣，急速吐一次涼氣；夏天要呼兩次溫氣，緩緩吐一次熱氣，急速吐一次涼氣；冬天要急速吐兩次涼氣，緩緩吐一次涼氣，吹一次溫氣。由於人生長在感情之中，不懂得愛惜身體中的元氣，因而常常會患病而且容易死亡。人之所以容易昏瘀，生殖器官功能過早地衰退，是因爲人們不能節制身體中的元氣，能够好好地節制元氣而充實陰氣，則有益於身體。富貴的人之所以會得病，是因爲他們不能和協喜怒。欣喜，則陽氣旺盛；發怒，則陰氣過多，所以懂得養生之道的人，一旦遇到欣喜就會快速吐出熱氣，而每逢發怒就會急劇吐出涼氣，使身體達到平衡。吸取天地之間的精氣來充實陰氣，所以不會生病。貧賤的人之所以會得病，是因爲辛勞倦怠，又餓又渴，流汗太多，跳入冷水中洗澡，躺臥在寒冷通風的地方，不知道及時添加衣服，所以會患病。患病之後，又不知道用呴呼行氣的方法來排除疾病，因此多病而且容易死亡。

治身欲與天地相求，猶橐籥也，虚而不屈，勭（動）而俞（愈）出①。閉玄府②，啓繆門③，闔五藏（臟）④，達九竅⑤，利啓闔奏（腠）$_{111}$理，此利身之道也。燥則婁（數）虖（呼）、婁（數）臥，濕則婁（數）炊（吹）、毋臥、實陰（陰），暑則精婁（數）昫（呴），寒則勞身，此與燥濕寒暑相癕（應）之道也$_{112}$。

【校注】

①治身欲與天地相求，猶橐籥也，虚而不屈，動而愈出：語出《老子》："天地之間，其猶橐籥，虚而不屈，動而俞（愈）出。"橐籥：古代冶煉時鼓風用具的外殼，即風箱。《老子・五十一章》："天地之間，其猶橐籥乎？"朱謙之校釋引吴澄曰："橐籥，冶鑄所以吹風熾火之器也。爲函以周罩於外者，橐也；爲轄以鼓扇於內者，籥也。"

②玄府：氣門，即汗孔。《素問・水熱穴論》："所谓玄府者，汗空也。"

③繆門：即命門，指生命之門。

④五臟：指心、肝、脾、肺、腎。

⑤達九竅：原釋文爲"逢（？）九竅"。陳斯鵬（2002）指出，應爲"達九竅"。達，即通達。此說可从。九竅，即耳、目、鼻、口、前陰和後陰。

【釋譯】

保養身體要做到和天地運行規律相適應，如同風箱一樣，雖然空虛但不彎曲，鼓動得越快，排出的風越多。閉合氣門，開啓繆（命）門，合攏五臟，開通九竅，有益於啓合腠理肌膚，這就是益身之道啊。當乾燥時，應頻頻呼出溫氣，多躺臥；當潮濕時，應頻頻急速吐出涼氣，不要躺臥，充實陰氣；當暑熱時，應小口頻頻緩緩吐出熱氣；當寒冷時，應多活動身體，這就是身體與燥濕寒暑相適應的法則。

四、阜陽漢簡《萬物》

說　明

1977年，安徽省阜陽雙古堆一號漢墓出土了一部類似本草性質的書。整理者當初將本書命名爲《雜方》，後來根據第一號簡文“萬物之本不可不察也”之句，在正式發表時命名爲《萬物》。

《萬物》竹簡約200枚，惜殘損過多。現可釋讀殘片計133片，最長的約21.6釐米，有30餘字；其餘長短不一，存字多寡不等。與《神農本草經》相比較，該書顯得更爲原始，但遠不如《神農本草經》成熟。出土阜陽漢簡的墓葬主人是西漢開國功臣夏侯嬰之子夏侯竈，卒於漢文帝前元十五年（公元前165年），由此可推斷《萬物》的成書年代早於此時。《萬物》的內容較爲繁雜，主要包括兩類：第一類爲醫藥衛生方面的內容，包括藥物的效用、疾病成因等；第二類爲物理物性方面的內容，包括物體的用處、物理現象或自然現象、動植物的養殖與捕獲等。

因原簡殘損過甚，以下釋文依原釋文都不附加“⊡”、“☒”符號。

由於簡文殘損過多，對於疑難字句在注釋時盡量說明清楚，再次釋譯的意義不大，因此本書不另出譯文。

本書原文以文化部古文獻研究室和安徽阜陽地區博物館兩部門組成的阜陽漢簡整理組所編寫的《阜陽漢簡〈萬物〉》（載《文物》1988年4期）爲底本。由於其圖版迄今尚未公佈，因此只能參照其他相關文獻進行校釋。

校　釋

[天]下之道不可不聞也[1]，萬物之本不可不察也，陰陽【之】化不可不智（知）也W001。（背後反印文：□□□也，□之□□軍也[2]·穿石之。）

茈藫（蕁）之□□已辟也[3]。已瘁（癃）以石韋與燕矢也[4]W002。

矢也[5]。石番之令弱（溺）不遺也[6]W003。

為□也。梓根汁可為堅膿（體）也[7]。馬胭濳居水中使人不弱（溺）死也[8]W004（背後反印文：之可□。）

見〈貝〉母已寒執（熱）也[9]。操案已折也[10]W005。（背後反印文：烏喙與蠶之□節□也。令馬□□□□也。)

之已煩心也，烏喙與蓋之已節(癤)□也[11]。令馬□【□□□也。】W006(背後反印文：魚與黃土已□。)

【校注】

①天下：整理小組指出，“下”字之前，本是兩字之間空白處，今有另一支簡疊壓反印出的字迹，但不能識别。其上又有一殘損之字，似應是“天”字。《素問・陰陽應象大論》：“陰陽者，天地之道也，萬物之綱紀，變化之父母，生殺之本始，神明之府也，治病必求於本。”本條所述的“天下之道”、“萬物之本”、“陰陽之化”，都是傳統醫學的基本理論概念。按，由於《萬物》的圖版至今尚未全部公佈，目前且以整理小組所發表的釋文字形爲准，例如本書釋文中的“為”字，在已經公佈的簡牘圖版與摹本(見《文物》1988年4期“圖版貳”)中，有4例“為”字，其中3例殘泐、1例清晰，其字形亦似“爲”。

②軍：因缺圖版，該字據《文物》1988年4期所載《萬物》釋文隸定。下文W062號簡與此相同。《中國簡牘集成》第十八卷《萬物》兩處均作“單”，因形近而誤。

③茈蔘：即紫蔘。《説文・艸部》：“蔘，人蔘，藥艸，出上黨。”蔘，後作“參”。《神農本草經》謂其“主心腹積聚，寒熱邪氣。通九竅，利大小便”。辟：同“癖”。王燾《外臺秘要》卷十二“療癖方”：“癖者，謂僻側在於兩脅之間，有時而痛是也。”

④已癃以石韋與燕矢：用石韋與燕屎可以治療淋病。癃，即淋症，指小便不暢。石韋，是治療淋病的主藥。《神農本草經》謂其“主勞熱邪氣，五癃閉不通，利小便水道”。馬王堆帛書《五十二病方》“痒(癃)病”篇：“石痒(癃)，三温煮石韋，若酒而飲之。”燕矢，《神農本草經》謂其“破五癃，利小便”。

⑤矢也：據整理小組釋文，此兩字僅殘剩下半部分，而W002號簡末尾“矢也”兩字殘剩上半部分，正可綴合。

⑥石番：張顯成(1997)認爲，为“番石”倒寫之誤，即滑石。《神農本草經》謂滑石“主身熱泄澼，女子乳難，癃閉；利小便，蕩胃中積聚寒熱，益精氣”。整理小組指出，《神農本草經》有“石帆”，主治石淋。本方用於治療遺溺。《素問・宣明五氣》：“膀胱不利爲癃，不約爲遺溺。”施謝捷(1998)認爲，石番應讀爲“石礬”，疑即“礬石”(亦作“樊石”)異稱，與馬王堆帛書《養生方》“潘石”、《雜療方》“蕃石”爲同一種藥物。

⑦梓根汁可為堅體：梓根汁可以使身體堅實。《神農本草經》有梓白皮，謂其“主熱，去三蟲。葉擣傅豬創，飼豬肥大三倍”。

⑧馬胭：馬喉管。胭，讀爲“咽”，咽喉。本句是説明潛水避免淹死的方法，潛水時口含住馬喉管的一端而將另一端伸出水面，用以呼吸。

⑨貝母：藥物名，可治寒熱病。《神農本草經》謂其“主傷寒，煩熱，淋

瀝，邪氣，疝瘕，喉痹，乳難，金創，風痙”。

⑩操案已折：當指手持案盤可以治療骨折。案，古代進食用的盤形器具。馬王堆帛書《五十二病方》“腸穨(癩)”篇下有“操柏杵”、“操葮(鍛)石”、“操箕”等敍述。

⑪烏喙：當指烏頭。《神農本草經》謂烏頭“主中風，惡風，洗洗出汗，除寒濕痹，欬逆上氣，破積聚寒熱”。蓋：即螟，《神農本草經》有“蝦螟”，謂其“主邪氣，破症，堅血，癰腫，陰創”。

□為燭也。石鼠矢已心痛也①W007。

□至□者也。寘當戶之止□也②。燔牡癘(蠣)止氣臾也③W008。

□□久膏之已骨留(瘤)也④。鹽與截□醯⑤。兔白可為裘□⑥W009。

東與醯使人不皸手也⑦。燔灰□之W010。(背後反印文：草以元根也·輕體(體)以越山□□⑧。)

醯腹纍也⑨。四每之已□上□【·】商坴(陸)、羊頭之已鼓張(脹)也⑩W011。(背後反印文：蘭賓〈實〉、鼠出(腦)之已踊也。美糗以畺(蜜)也⑪。)

□□□□□食也。蠶卵之可以免列(裂)也⑫。鶹(鶹)鳥之解惑也⑬W012。

【校注】

①石鼠矢：藥物名，性味不詳。《神農本草經》有“伏翼”(蝙蝠)，其屎曰“天鼠屎”，主“破寒热积聚，除惊悸”。揚雄《方言》謂伏翼一名僊鼠。蘇頌《本草圖經》卷十三謂僊鼠：“在山孔中，食諸乳石精汁，皆千歲，頭上有冠，淳白，大如鳩、鵲。其大如鶉未白者，皆已百歲，而並倒懸石乳中。此僊經所謂肉芝者也。其屎皆白，如大鼠屎，入藥當用此。”整理小組指出，或說“石”可讀爲“鼫”或“碩”。張顯成(1997)認爲，石鼠矢疑爲“碩鼠矢”。

②寘當戶：整理小組認爲，疑指放置屏風之類的用具。《禮記·曲禮下》：“天子當依(扆)而立。”孔穎達疏：“依(扆)，狀如屏風，以絳爲質，高八尺，東西當戶牖之間。”《玉篇·宀部》：“寘，置也。”

③牡蠣：藥物名。《神農本草經》謂其主“驚恚怒氣”，《名醫別錄》云其治“煩滿心痛氣結”，《本草綱目》卷四十六謂牡蠣“止心脾氣痛”。氣臾：疑指氣鬱結不暢而造成的疼痛。與《千金翼方》卷四所載牡蠣“止汗，心痛氣結”功效相合。整理小組指出，或疑臾爲“曳”之誤，讀爲“泄”。

④久膏：陳久的油脂。亦見於馬王堆帛書《五十二病方》，相當於“久脂”。

骨瘤：疾病名，指骨頭生瘿瘤。該病名亦見於《千金要方》卷二十四。

⑤鹽與截□醯：鹽和醋漿……醯醋。《說文・酉部》："截，酢漿也。"□，整理小組指出，該殘字據殘筆疑爲"和"，指調和。

⑥兔白：即白兔皮。此處當泛指兔皮。古文獻中有"狐白"，指狐狸腋下的白毛皮。

⑦皸手：手裂開。皸，讀爲"皸"。《正字通・皮部》："皸，凍裂也。"

⑧元根：疑爲芫花之根。《名醫別錄》謂芫根"療疥瘡，可用毒魚"。《中國簡牘集成》第十八卷《萬物》寫作"無根"，是因"元"、"无(無)"兩字形近而誤。

⑨腹纍：整理小組指出，下文W049號簡作"復纍"，疑即覆盆子，《神農本草經》稱爲"蓬虆"。施謝捷(1998)指出，《說文・虫部》"蛤"字條下："魁蛤，一名復累，老服翼所化。"此兩處當爲《說文》"魁蛤"的異稱，"魁蛤"即今所謂"蚶"，亦稱"魁蚶"；江浙一帶食用蚶時，佐以酒、醋，與W011"醯腹纍也"用法相符；《隨息居飲食譜》謂其"濕熱甚者忌之"，與W049"令甲能濕"之意相合。

⑩每：可讀爲"梅"或"莓"。下文W034號簡有"每(梅)實"，馬王堆帛書《五十二病方》"治痽"篇有"苺(莓)莖"。整理小組指出，"已"後一字可能是"張"，讀爲"脹"。商陸：藥物名。《神農本草經》謂其"主水張，疝瘕，痹，熨除癰腫，殺鬼精物"。羊頭：用作藥物，亦見於《千金要方》、《本草綱目》、《日華子本草》等。整理小組認爲，疑指"羊桃"，《神農本草經》謂羊桃主"風水積聚、惡瘍"。鼓脹：疾病名，指以腹部脹大如鼓，皮色萎黃、脈絡暴露爲特徵的病症。

⑪美糗：炒熟的米麥之上等者。糗，乾糧。

⑫蠶卵：藥物名，馬王堆帛書《五十二病方》"腸積(癩)"篇有"蠶卵"、"冥蠶種"，《神農本草經》有"蠶"，但古醫方中未見蠶卵"免裂"之功用。

⑬鷇鳥：即雛鳥，指幼鳥。解惑：消除頭昏目眩之症。惑，頭昏目眩。《靈樞・大惑》："余嘗上於清冷之臺，中階而顧，匍匐而前，則惑。"又可指其他病症。《金匱要略・百合狐惑陰陽毒病證治》："蝕於喉爲惑，蝕于陰爲狐。"吳謙注："牙疳即惑也，蝕咽齒齦，脫牙穿腮破唇。"

可以已痿也①。貑膏可以美□也②。□□可以已痤也③$_{W013}$。(背後反印文：醯腹纍也。四每之已□[上]□・商[坴](陸)、羊頭之已鼓脹也。)

□以寒水洒目盲也④$_{W014}$。(背後反印文：煮陳□。)

鬻煮陳蒲也⑤。燔艾葉$_{W015}$

□已石痵（癃）也[⑥]·半夏、細辛□W016（背後反印文：殺蚉也。□取中。）

□□□也。蘭賓〈實〉、鼠㽞（腦）之已踊也[⑦]。美粮以置〈蜜〉也W017

□也。魚與黄土之已痔也[⑧]。蜱蛸、杏覈（核）之已癰耳也[⑨]W018。

【校注】

①痿：即痿痹。《説文·疒部》："痿，痹也。"《素問·痿論》王冰注："痿，謂痿弱無力以運動。"

②貒膏：貒油。《説文·豕部》："貒，豕屬也。《逸周書》曰：'貒有爪而不敢以撅。'"

③痤：痤瘡。《説文·疒部》："痤，小腫也。"《素問·生氣通天論》："汗出見濕，乃生痤痱。"

④洒：洗滌。《説文·水部》："洒，滌也。"

⑤螫煮陳蒲：煮陳菖蒲可以治療虫畜咬傷。螫，指蛇螫、犬螫等傷病。陳蒲，菖蒲之陳久者，古醫方中有以菖蒲殺蟲、除毒、治療惡疥瘡瘙等記載。

⑥石癃：即石淋。亦見於《武威漢代醫簡》。

⑦蘭實：即蘭草種子。《神農本草經》有蘭草。馬王堆《雜療方》"令蜮毋射"方有"每朝啜闌（蘭）實三"的記載。鼠腦：用作藥物。《肘後備急方》云："箭鏑及針刀刃在咽喉胸膈諸隱處不出，方杵鼠肝及腦傅之。"《千金要方》卷二十五謂"治針折入肉中，以鼠腦塗之。"馬王堆帛書《五十二病方》"久疕"篇中治瘃方有"以兔產腦塗之"的記載。踊：瘃足，即腳部凍瘡。《説文·足部》："踊，瘃足也。"段玉裁注："疒部曰：瘃，中寒腫覈也。據《趙充國傳》，手足皆有皸瘃之患，此字从足，故訓爲瘃足。"

⑧魚：馬王堆帛書《五十二病方》有用鮒魚（即鯽魚）治療牝痔的記載。《外臺秘要》卷二十六云"治患腸痔，每大便常有血，常食鯽魚羹。"黄土：馬王堆《五十二病方》"白處"篇中有"竈黄土"，帛書整理小組認爲是"伏龍肝"；《本草拾遺》有"黄土"；《本草綱目》卷七引《孫氏集效方》治"内痔腫痛"方曰："以朝陽黄土、黄連末、皮消各一兩，用豬膽汁同研如泥，每日旋丸棗大，納入肛門，過一夜，隨大便去之。"

⑨蜱蛸：藥物名。《説文》謂"蜱蛸"爲"堂（螳）蜋子"，《神農本草經》有"桑蜱蛸"。《本草綱目》卷四謂桑蜱蛸治療聤耳；又卷三十九又謂其治"底耳疼痛"。杏核：藥物名。見於《神農本草經》、馬王堆帛書《五十二病方》。《外臺秘要》卷二十二"療耳疼痛有汁出方"："熬杏仁令焦黑，搗如泥作丸，以綿裹内耳中，頻易之瘥。"

之起唾也[①]。䮽〈貆〉膏之美禾也[②]。杏覈(核)之令人W019(背後反印文：□之道不可不聞也，萬物之本□□□。)

終身不瘙也W020。(背後反印文：陰陽化。)

【□□之已】□也。石番、彘膏已□□[③]W021(背後反印文：□□以石韋與□。)

已疕也[④]。已□之鑿地□[⑤]W022

□縈已痵(癃)也W023。

□□□叔(菽)可已瘻[⑥]W024

【校注】

①起唾：產生唾沫。

②貆膏：豪豬油。《山海經·北山經》："譙明之山有獸焉，其狀如貆而赤豪。"郭璞注："貆，豪豬也。"整理小組指出，一說貆是貉子。

③彘膏：豬油。或作"猪膏"、"豕膏"。

④疕：疾病名。《集韻·戈韻》："疕，病也。或作瘯。"馬王堆帛書《五十二病方》"白處"篇醫方中有"㿗"，或寫作"施"、"虒"。或疑"疕"即"㿗"。馬王堆帛書整理小組認爲，白處應爲皮膚有色素消失症狀的皮膚病，如白癜風之類。

⑤鑿地：穿地。馬王堆帛書《五十二病方》、《武威漢代醫簡》都記載有穿地爲穴、以藥物熏烤治病的方法。

⑥□菽：整理小組指出，前面殘字疑是"陵"，通"菱"。馬王堆帛書《五十二病方》"久疕"篇用"陵(菱)叔〈枝(芰)〉"治療疕病。《雜療方》用"陵(菱)"可"令蜮毋射"。《本草綱目》卷三十三稱菱可"解酒毒、射罔毒"。瘻：頸腫。《說文·疒部》："瘻，頸腫也。"整理小組指出，或說瘻爲"鼠瘻"、"瘰癧"。《靈樞·寒熱》："黃帝問於岐伯曰：寒熱瘰癧在於頸脈者，皆何氣而生？岐伯曰：此皆鼠瘻寒熱之毒氣也，留於脈而不去者也。"

□□也。□相登高之□W025

【□莫盜之】已鼽也[①]。九□主□之W026

其鼻W027

浮滑去湅□□□□[②]W028

□令白髮復黑之W029

□□□[貝]金也[③]。智(蜘)蛛令人疾行也[④]。□□W030(背後反印文：□□之已□也。石番、彘膏已□□)

【校注】

①莫盜之已濞：莫盜治療流鼻涕。莫盜，應爲藥物名，但具體所指不詳。整理小組認爲，疑即馬王堆帛書《五十二病方》所謂“橐莫”。濞，讀爲“洟”。《說文·水部》：“洟，鼻液也。”

②浮滑：意義未明，可能指一種物質，具體所指待考。

③貝金：疑讀爲“貝錦”，見於《詩經·小雅·巷伯》。整理小組指出，或說仍指錢貝。

④蜘蛛令人疾行：蜘蛛使人走得快。蜘蛛雖見於《神農本草經》等醫藥典籍，但諸醫籍均無蜘蛛“令人疾行”的記載。

昌（菖）蒲求游波也[①]。□薑葉使人忍寒也[②]W031。（背後反印文：□也。石鼠矢已。）

□□□也【·】服烏喙百日令人善趨也[③]W032。

與勉〈兔（菟）〉絲也[④]。使人倍力者以羊與軀W033（背後反印文：□少長□憂解。）

□□與每（梅）實也[⑤]。冰時予于之令人[⑥]W034（背後反印文：□寒也。為毋忘畄與闌也。）

牛膽晢目可以登高也[⑦]。理石、朱（茱）臾（萸）可以損勞也[⑧]W035。

□亡也。鲨醯歙（飲）酒每不傷也[⑨]。牡厲（蠣）、冰□可以為漿也[⑩]W036。（背後反印文：□·牛膽晢目可以登高也。理石、朱（茱）臾（萸）可以損勞也。）

【校注】

①菖蒲求游波：整理小組認爲，本句似指菖蒲生長需要活水。

②薑葉使人忍寒：薑葉使人耐寒。《神農本草經》謂“乾薑”主“逐風濕痹”。

③服烏喙百日令人善趨：服用烏喙百天使人善於走路。《本草綱目》卷十七引《經驗後方》云：“草烏、細辛、防風等分，爲末，摻鞋底內，……用之可行千里，甚妙。”

④菟絲：即菟絲子。《神農本草經》謂其“主續絕傷，補不足，益氣力，肥健”。

⑤梅實：藥物名。《神農本草經》謂其“主下氣，除熱煩滿，安心，肢體痛，偏枯不仁，死肌，去青黑志、惡疾”。

⑥冰時予于之令人：此句後闕，句義不詳。陳藏器《本草拾遺》以“夏冰”入藥，謂其“去熱煩，熨人乳石發熱腫”。

⑦牛膽：藥物名。見於《神農本草經》。《名醫別錄》謂其“益目精”。晢目：明目。《說文·日部》：“晢，昭晣，明也。”

⑧理石：石膏之一種。《神農本草經》謂其“主身熱，利胃解煩，益精明目，破積聚，去三蟲”。茱萸：即山茱萸。《神農本草經》謂其“久服輕身”；又有“吳茱萸”，但功用不同。損勞：減除勞倦。

⑨瀣蘸：酸菜醬。瀣，《說文》作“韰”，或作“齏”。段玉裁注：“王氏念孫曰，韰者，細碎之名。”《說文·艸部》：“蘸，瓜菹也。”又：“菹，酢菜也。”段玉裁注：“酢，今之醋字也。菹須醯成味。”

⑩漿：粟米煮爛後做成的酸糊。《名醫別錄》有“漿水”，謂“粟米新熟白花者佳，煎，令醋”。

□已蠱也[①]W037。

草以元根也。輕體（體）以越山之雲也[②]。□□W038（背後反印文：與復爨之令甲能濕也。□□□半□□。）

□魚歙（飲）酒也[③]W039。

寒也。為毋忘畄與蘭也[④]。使韋□□以羖羊矢□[⑤]W040

□也。𡈼土之已睡也[⑥]W041。

之令人垂臥也[⑦]W042。

【校注】

①蠱：疾病名。在不同的時代，該疾病名稱所指的病症也不盡相同。《說文·蟲部》：“蠱，腹中蟲也。”段玉裁注：“中蠱者，謂腹內中蟲食之毒也。自外而入，故曰中；身內而蝕，故曰蠱。”《素問·玉機真藏論》：“病名曰疝瘕，少腹冤熱而痛，出白，一名蠱。”王冰注：“冤熱內結，消鑠脂肉，爲蠱之食，日內損削，故一名曰蠱。”

②輕體：即輕身，古代認爲是得道的標志之一。《神農本草經》載“上藥一百二十種”，能“輕身益氣，不老延年”。馬王堆帛書《養生方》有“巠（輕）身益力”篇。

③□魚：疑爲鮑魚。□，右邊殘“包”。鮑魚，即乾魚，見於《名醫別錄》。本條似指用酒調和乾魚的腥臭。

④畄與蘭：整理小組認爲，畄疑讀爲“芝”。《神農本草經》有赤芝，謂其“主胸中結，益心氣，補中，增慧智，不忘。久食，輕身不老，延年神仙”。赤芝的功效與本條“為毋忘”相合。另外還有黑芝、青芝、白芝、黃芝、紫芝等，都與赤芝一樣有“久食，輕身不老，延年神仙”之功效。蘭，《神農本草經》有蘭草、木蘭、澤蘭、蘭茹等，其中與本條“為毋忘”意思相合的有蘭草、蘭茹

兩物。《神農本草經》謂蘭草“主利水道，殺蠱毒，辟不祥。久服，益氣輕身，不老，通神明”。又謂蘭茹“主蝕惡肉，敗創，死肌，殺疥蟲，排膿惡血，除大風熱氣，善忘不樂”。

⑤韋：生革，即未經鞣製的皮革。“韋”以下兩字都殘存左偏旁，整理小組認爲疑是“能治”。羖羊矢：即黑公羊屎。《説文・羊部》：“夏羊牡曰羖。”

⑥圂土之已睡：鹵鹽治療嗜睡多眠。“圂土”與馬王堆帛書《五十二病方》“□闌(爛)者”篇中的“困土”相同，即鹵土，《神農本草經》稱爲鹵鹽，謂其“主大熱，消渴狂煩，除邪及下蠱毒，柔肌膚”。《名醫别録》稱其“去五藏腸胃留熱結氣”。馬王堆帛書整理小組認爲，困應即“圈”字。睡，指嗜睡多眠。

⑦垂：讀爲“睡”。整理小組指出，或疑垂爲“善”之誤，兩字形近。善臥，安臥。

□槖令人不夢咢也①W043。

□□□□之已譮也②W044。（背後反印文：□□以半夏□壞。）

也。石卦築之已金夷(痍)也③W045。（背後反印文：已疕也。已□之鑿地□。）

已□□(瘼?)□④W046

□□□□□也□□□□□□□□毋出也W047。

治玉者以越金也⑤W048。

【校注】

①□槖：當爲藥物名，具體所指待考。亦見於下文W085號簡“□槖與甑帶之”。夢咢：夢見驚愕之事。整理小組指出，咢疑通“噩”，《周禮・占夢》有“噩夢”，鄭玄注引杜子春説：“噩當爲驚愕之愕，驚愕而夢。”

②譮：指怒氣。《玉篇・言部》：“譮，怒聲。”可引申爲怒氣。該句《中國簡牘集成》第十八卷《萬物》訛作“史已譮也”，是因“之”、“史”兩字形近而誤。

③石卦築之已金痍：石卦搗碎治療金屬器械所致創傷。張顯成(1997)認爲，石卦即石鮁，通用名爲絡石。張光裕(2004)認爲，石卦即石韋。《本草綱目》卷二十謂石韋“主崩漏金創，清肺氣”。《説文・竹部》：“築，搗也。”金痍，金屬器械所致創傷。

④□(瘼?)：從整理小組釋文看，該字僅殘上半“广”。

⑤治玉：即理玉。《玉篇・水部》：“治，修治也。”越金：指越地出産的金屬工具。本條指越地所産的金屬工具可以用於玉器的加工。

【與復纍之】令甲能濕也。泄井以半□□毋□管之水將自及也[①]。紱繳以骨，鳥雖高，射之必及也[②]W049。（背後反印文：□□犀也·□。）

□□□□□衣也。醯刃韋也[③]W050。

袍也。為燭者之以糟（糟）也[④]W051。

□□□以饒地之黎（黎）也[⑤]。資（飭）鏡以水之令[⑥]W052（背後反印文：之起唾也。貍〈貆〉膏之美禾也。杏覈（核）。）

也·□已每（黴）也[⑦]W053。

□已每（黴）也W054。

【校注】

①泄井以半□□毋□管之水將自及：此句似指排乾井水時用虹管原理汲水。

②紱繳以骨，鳥雖高，射之必及也：整理小組認爲，本句似指用骨製作箭頭，繫上絲綫，用以弋射飛鳥。《說文·糸部》："紱，絲屬。"又："絲，扁緒也。"又："繳，生絲縷也。謂縷繫矰矢而以隿射也。"

③醯刃韋：似指醋類液體能使皮革柔韌。刃，讀爲"韌"。本句是指用醋等酸性物質對皮革進行保護或加工鞣製。

④為燭者之以糟：將製酒過濾所得的酒糟曬乾充當燃料。燭，火炬。《禮記·曲禮下》："燭不見跋者。"孔穎達疏："古代未有蠟燭，唯呼火炬爲燭也。"糟，酒滓。《說文·米部》："糟，酒滓也。"整理小組指出，糟爲燭還有另一解，即以帶渣之酒作燃料，但是古代酒一般度數較低，恐難燃燒。

⑤饒地之黎：可使土地增產增收。黎，同"利"。

⑥飭鏡以水：用水將銅鏡磨亮。飭，整治、修理。

⑦黴："黴"的俗字，可能是指一種因黴菌引起的疾病。《玉篇·黑部》："黴，面垢也。"

蚤良□□□也[①]W055。

□已骨留（瘤）也。兔白可以為裘也W056。（背後反印文：圂土之已睡也。）

□出其穴也。殺魚者以芒草也[②]。為熒熒之火以烏蚤（爪）也[③]W057。（背後反印文：□□也。□□□可。）

食齊（薺）之致蟞也[④]。不食以□□也W058。（背後反印文：□莫盜之已瀕也。九□；烏喙與蘁之已。）

朱□之殺蚉也[⑤]W059。

烏喙與□（卑？）使馬益走也[⑥]W060。

【校注】

①蚤良□□□：整理小組指出，第四字似“夏”字，第五字右半从“人”，或是“死”字之殘。

②殺魚者以芒草：用芒草毒殺魚。芒草，即莽草。《神農本草經》謂莽草可“殺蟲魚”。陶弘景《本草經集注》稱莽草：“人用擣以和陳粟米粉，納水中，魚吞即死浮出，人取食之無妨。”《山海經·中山經》：“芒草，可以毒魚。”

③熒熒之火：指熒燭。熒熒，小火。《漢書·敘傳上》：“守突奧之熒燭。”顔師古注：“熒燭，熒熒小光之燭也。”本句大意是，利用鳥類的爪趾，將其尖端磨出一個小孔，前後打通，穿以燈芯。由於鳥爪尖端之孔眼甚小，故可控制燈火不致過大，亦能防止燈火引燃燈油，是謂“為熒熒之火”。

④薺：薺菜。

⑤朱□：當爲“朱臾”，即茱萸。《神農本草經》謂吳茱萸“殺三蟲”，又謂山茱萸“去三蟲”。

⑥烏喙與□（卑？）使馬益走：疑指烏喙與萆薢可以使馬走得更穩當。整理小組指出，卑，原簡該字破裂，故存疑，據文意似指萆薢。《神農本草經》謂萆薢“主腰背痛，强骨節，風寒濕，周痹，惡創不瘳，熱氣”。

□□實也，益氣竇出以屋浴實也[①]。□□□□W061

□□□□也。□之□□軍也。穿石之召鶉也[②]W062。

□葦也。□□□□□□□之□黍也W063。

□□肥彘者之以半夏、鼠壞（壤）[③]W064。（背後反印文：□中毛也。）

□中毛也W065。（背後反印文：□□也。）

□□□□□□□·殺鼠以蜀椒、顛首也[④]W066。

蒿已蚖也[⑤]W067。（背後反印文：□也。）

□□□也W068

□□□毋食以蠶也W069。

□事到高縣（懸）大鏡也[⑥]。□W070

【校注】

①益氣：中醫術語。指採用補益治療氣虛的治病方法，適用于内傷勞倦或病久虛羸、氣短懶言、面色蒼白、神疲無力、肌肉消瘦等症。竇出：指鑽牆洞而出。竇，牆洞。

②穿石：可能指挖斷石塊。但其義與“召鶉”的聯繫不清。按，穿石可疑爲穿山甲。穿山甲又稱石鯪。李元《蠕苑·物偏》：“鯪，石鯪也，陵鯉也，龍鯉也，穿山甲也。……鯉背鼠首，巨鱗黑色，長舌尖喙，尾與身等。尾尖有三

角，四足拱立如馬，人履其背，不少蹲伏。居穴中，其甲能穿穴。……或縶之，少傾即穿石入地丈餘。此物穴山透石，如履平地也。”馬王堆帛書《五十二病方》、《武威漢代醫簡》都有“穿地”一詞，義爲挖土坑。

③鼠壤：藥物名。亦見於馬王堆帛書《五十二病方》“鬃”篇的祝由方，但不是作爲藥物使用。《本草拾遺》有“鼠壤土”。

④蜀椒：即花椒。“蜀椒”見於《神農本草經》。《名醫别錄》謂其“殺蟲魚”。顛首：當爲藥物名，具體所指不明。該詞亦見於周家臺秦簡《病方及其他》第374號簡，但是含義與此處明顯不同。

⑤蒿已蚖：青蒿治療蚖病。蒿，草蒿，一名青蒿。《神農本草經》謂其“主疥搔、痂癢、惡瘡，殺蟲，治留熱在骨節間，明目”。蚖，即虺，一種蛇毒，此處指被虺咬傷。亦見於馬王堆帛書《五十二病方》“蚖”篇。

⑥高懸大鏡：《本草綱目》卷五十二：“凡人家宜懸大鏡，可辟邪魅。”古代文獻記載古鏡靈異繁多，皆爲迷信之舉。

蚀（虹）出也[①]。□W071

□龍須（鬚）與鹽之【已□□也】[②]W072。

□者以河中葯與葵也[③]W073。

苦瓠（瓠）[④]W074

□也。䗬（蜂）㽋〈蜜〉已腸癖（澼）也[⑤]W075。

也。梓莢、莎根可以□[⑥]W076

宿鳥可以□□[⑦]W077

黍□W078

□□也。符離之[⑧]W079

以鼠享與□□毫[⑨]W080（背後反印文：令□。）

【校注】

①虹出：出現彩虹。古人迷信，以虹出爲不祥。《淮南子·原道》：“虹蜺不出，賊星不行，含德之所致也。”

②龍鬚：即石龍芻。《神農本草經》謂其“主心腹邪氣，小便不利，淋閉，風濕，鬼注，惡毒。久服，補虚羸，輕身，耳目聰明，延年。一名龍鬚，一名草續斷，一名龍珠”。馬王堆帛書《五十二病方》“瘩（癃）病”篇亦有“龍鬚”。整理小組指出，W126號簡可與本條拼合。

③葯：即白芷。《山海經·西山經》：“號山，其草多葯。”郭璞注：“葯，白芷也。”《廣雅·釋草》：“白芷，其葉謂之葯。”施謝捷（1998）指出，“葯”當爲“菂”的同音假借字，“河中葯”可讀爲“荷中菂”，即“蓮子”異名。《玉篇·

艸部》："菂，菂藐。亦作的。"又："藐，菂藐，蓮實也。"《集韻·筱韻》："的，蓮子也。或从艸。"《神農本草經》謂蓮子"主補中，養神，益氣力"；與本簡文中"葵"（即"冬葵子"）的功用主治具有共通之處。《神農本草經》謂冬葵子"主五臟六腑，寒熱羸瘦，五癃，利小便"。

④苦瓠：藥物名。《神農本草經》謂其"主大水，面目四肢浮腫，下水，令人吐"。馬王堆帛書《五十二病方》用"苦瓠瓣"治療痂瘡。

⑤腸澼：痢疾。《素問·著至教論》："病起疾風，至如礔礰，九竅皆塞，陽氣滂溢，乾嗌喉塞。並于陰則上下無常，薄爲腸澼。"吳謙《醫宗金鑑·雜病心法要訣·痢疾總括》："腸澼、滯下，古痢名。"

⑥梓莢：梓樹果實，即梓樹的細長蒴果。莎根：似指莎草根，即香附子。見於《名醫別錄》，稱其主"除胸中熱，充皮毛。久服利人，益氣，長鬚眉"。

⑦宿鳥：即宿歇之鳥。

⑧符離：整理小組指出，疑爲地名，戰國楚邑，秦置縣，西漢時爲沛郡之屬縣，故地在今安徽省宿縣東北。施謝捷（1998）認爲，以《萬物》簡文例，"符離"當爲藥物名，實爲"白芷"異名，即"苻離"。《名醫別錄》、《吳普本草》均曰白芷"一名苻離"。《神農本草經》謂白芷"主女人漏下赤白，血閉陰腫，寒熱風頭，侵目淚出，長肌膚，潤澤可作面脂。"

⑨鼠享：整理小組指出，疑指老鼠吃過的食物。享，同"饗"。但是《本草綱目》卷五十一謂鼠涎有毒，"墜落食中，食之令人生鼠瘻，或發黃如金。"施謝捷（1998）認爲，"鼠享"當讀爲"鼠鄉"，是"礜石"異稱。《吳普本草》："礜石，一名鼠鄉。"《神農本草經》謂其"主寒熱，鼠瘻，蝕創，死肌，風痹，腹中堅"。

□風□烏韭□[①]W081（背後反印文：□與甑帶之。）

□以瓜實也[②]W082。（背後反印文：已譫也。）

瓦□□[③]W083

轂中膏與[④]W084

□橐與甑帶之[⑤]W085（背後反印文：轂中膏□。）

比（蚍）蜉之已[⑥]W086

□可以已□也。□可以舂黍也（背後反印文：□□□。實□□□□也）。燔牡厲（蠣）□□□□W087。

亭高也。大發已輩□[⑦]W088（背後反印文：事到高縣（懸）大鏡也。□）

□以□也[⑧]W089。

□犀也[⑨]。商坴（陸）□□W090（背後反印文：可□□□。）

【校注】

①烏韭：藥物名。《神農本草經》謂其“主皮膚往來寒熱，利小腸膀胱氣”。《太平聖惠方》云其治“腰腳風冷”。

②瓜實：即瓜子。《神農本草經》謂其“主令人說澤，好顏色，益氣不饑。久服，輕身耐老”。

③瓦□□：整理小組指出，似爲“瓦前水”。《本草拾遺》以“屋漏水”入藥，主“洗犬咬瘡”。

④轂中膏：即車轂脂，又稱軸脂、轄脂、釭膏。見於《本草綱目》卷三十八。馬王堆帛書《五十二病方》有“車故脂”、“攻（釭）脂”。《開寶本草》有“車脂”。

⑤甑帶：束甑的帶子，可入藥。《唐本草》有“甑帶灰”。《本草綱目》卷三十八引《博物志》曰：“江南以蒲爲甑帶，取久用敗爛者用之。取其久被蒸氣，故能散氣也。”

⑥蚍蜉：即螞蟻之別名。亦見於《本草拾遺》。

⑦大發：詞義未詳，可能是指一種藥物。

⑧□也：整理小組指出，殘字从“艸”从“彳”，右下殘破，似是“荇”字。

⑨□犀：可能爲藥物名。“犀”見於《神農本草經》。整理小組指出，□，僅餘殘筆，不可識。

唯礙（鼫）與□[①] $_{W091}$

朱（茱）臾（萸）也$_{W092}$。

□之土螻也[②] $_{W093}$。（背後反印文：□已□心也。）

□□□也。賁□□喙□$_{W094}$

□為□也[③] $_{W095}$。

□人□□也。□□烏喙□□□□□$_{W096}$（背後反印文：□貝金也。智（蜘）蛛令人疾。）

□□□□□□□□□可為□□$_{W097}$（背後反印文：□□實也，益氣簖□以屋□□□□。）

□□魚□$_{W098}$（背後反印文：□以寒水。）

□□也$_{W099}$（背後反印文：目盲也。）

□壐（璽）也$_{W100}$。（背後反印文：春黍也。）

【校注】

①鼫：即鼫鼠。可入藥，主治咽喉痹痛。《爾雅·釋獸》：“鼫鼠。”郭璞注：

“形大如鼠，頭似兔，尾有毛，青黄色，好在田中食粟豆。”《本草綱目》卷五十一引范成大《桂海虞衡志》云：“賓州鼯鼠專食山豆根，土人取其腹，乾之入藥，名鼯鼠肚。”治“咽喉痹痛，一切熱氣，研末含咽，神效”。

②土螻：即螻蛄。《神農本草經》謂其“主産難，出肉中刺，潰癰腫，下哽噎，解毒，除惡瘡”。《山海經·西山經》中有“土螻”，但指獸類，與此處不同類。

③□也：整理小組指出，殘字左半爲“氵”，疑是“湯”字。

土毛也①W101。（背後反印文：□已□。）

□可出疾也W102。（背後反印文：□□土毛□。）

已蝕②W103

已□也W104。

委痿令人W105

□瓦土也。□W106

□□□□日也。□□W107（背後反印文：□也。□膏可以）

□金可以□□W108（背後反印文：之土螻也□。）

巠□之W109

已□□W110

【校注】

①土毛：施謝捷（1998）指出，以《萬物》簡文例，“土毛”當爲藥物名，即“地毛”。《廣雅·釋草》：“地毛，莎隨也。”見於《名醫別録》、《唐本草》等。

②蝕：爛瘡。《説文·虫部》：“蝕，敗創也。”段玉裁注：“敗者，毀也。創者，傷也。毀壞之傷，有蟲食之，故从虫。”馬王堆帛書《五十二病方》有“蟲蝕”篇。

□可□也。女□W111

□□□目可以□W112

□□·□□之穴W113

□已心□W114

□鳥□也W115

□令調□W116

也□之□□也W117。（背後反印文：□□□□膏□。）

□為銀也$_{W118}$

□□平少長□憂解$_{W119}$

□也·□□□□□$_{W120}$（背後反印文：□□可。）

也·□可以$_{W121}$

□也·□之$_{W122}$

□可以出鼠也·□$_{W123}$

□鳥之□$_{W124}$

□□也。食□$_{W125}$

□□□□□□□已□蚤也$_{W126}$。

□□□□$_{W127}$

□毋食□$_{W128}$

□□已心①$_{W129}$

□之□□$_{W130}$

□□也·□$_{W131}$

□鼻治也②$_{W132}$

□鼻③$_{W133}$

【校注】

①□□已心：整理小組指出，第一字从“艸”从“臾”，疑爲“萸”字。

②□鼻治也：整理小組指出，“治”字下有一小圓點，當是書者誤點。

③□鼻：整理小組指出，疑爲“已鼻”。

五、武威漢代醫簡

説　明

1972 年，甘肅省武威縣柏樹公社五畦大隊旱灘坡漢墓出土了 92 枚醫药簡牘。整理小組根據這批簡的內容當初將其命名爲《治百病方》。後來甘肅省博物館、武威县文化館合編成《武威漢代醫簡》，由文物出版社 1975 年出版。

武威漢代醫簡詳細記載了疾病名稱、症狀、針灸、藥名、劑型、製藥與用藥方法、服藥禁忌等。其內容主要分爲二類：第一類是關於治療內科、外科、婦科及五官科疾病的醫方，其中有數枚木簡爲針灸方面的刺療記錄和針灸禁忌，這在簡帛醫藥文獻中還是首次發現；第二類是治療男科疾病的醫方，其中有些屬於疑難之症。據統計，書中保存較爲完整的醫方有 45 個，藥物 100 餘種。武威醫簡在一定程度上反映了漢代醫藥水平狀況，爲研究漢代醫藥史提供了依據。

在 92 枚簡牘中，木簡計 78 枚，爲松木和楊木所製；牘計 14 枚，均爲松木所製。簡長一般爲 23～23.4 釐米；簡寬爲 1 釐米和 0.5 釐米兩種規格，其中 1 釐米者 41 枚(稱作第一類簡)，0.5 釐米者 37 枚(稱作第二類簡)。簡文係單行墨書，每行 20～40 字不等。木牘計 14 枚，牘長 22.7～23.9 釐米，寬度不等，厚度爲 0.2～0.6 釐米不等，也是墨書。木牘大多是正反兩面書寫，每面行數不等，一般爲兩行，但亦有多達六行者，僅一牘爲單行書寫；其中有兩枚牘爲單面書寫。該批醫簡的字體爲隸書兼草。

武威漢代醫簡的墓葬年代爲東漢早期，其成書年代暫不可考，但據其墓葬時間推斷，該書當在東漢之前就已成書。

整理小組按照第一類簡、第二類簡、木牘的順序進行排列，每類簡又將完整的排列在前，斷簡殘文則排列在後。由於部分木牘正反面都有文字，在釋文中正面稱“甲”（如 80 甲），背面稱“乙”（如 80 乙）。

本書原文以甘肅省博物館和武威县文化館合編的《武威漢代醫簡》（文物出版社 1975 年)爲底本，並參照圖版與摹本進行校釋。

校　釋

第一類簡

(空白簡)$_{1}$

(空白簡)$_{2}$

治久欬上氣喉中如百虫(蟲)鳴狀卅歲以上方①：茈(柴)胡、桔梗、蜀椒各二分②，桂、烏$_{3}$喙、薑各一分③，凡六物，冶④，合和⑤，丸以白密(蜜)⑥，大如嬰(櫻)桃，晝夜含三丸，消$_{4}$咽其汁⑦，甚良$_{5}$。

【校注】

①久欬上氣：即"久欬嗽上氣"之省，長時間咳嗽導致氣逆上喘，呼多吸少。《諸病源候論·久欬嗽上氣候》："久欬嗽上氣者，是肺氣虚極，氣邪停滯，故其病積月累年。久不瘥，則胸背痛，面腫，甚則唾膿血。"喉中如百蟲鳴狀：喉中哮喘聲如百蟲啼鳴。張仲景《金匱要略·痙濕暍病脈證並治》："咳而上氣，喉中水雞聲。"卅歲：即三十歲。歲，此處在武威醫簡的字形作"歳"。

②柴胡：藥物名。《神農本草經》亦作"茈胡"，馬王堆帛書《五十二病方》簡稱"茈"，《居延新簡》有"高夏茈"，指高夏地區出產的柴胡。《神農本草經》謂其"主心腹，去腸胃中結氣，飲食積聚，寒熱邪氣，推陳致新"。分：即藥物等份，非稱量單位。羅福頤(1973)指出，中國歷史博物館藏有漢銅勺一，上有銘文九字曰："一分容黍粟六十四枚"。《漢書·律曆志》："量不失圭撮。"孟康注："六十四黍爲圭。"可與銅勺銘文印證，則一圭就是一分。羅氏還進一步指出："我曾測其容量，約當今日之0.5毫升。"

③烏喙：當指烏頭，又名草頭烏。《神農本草經》謂烏頭"主中風，惡風，洗洗出汗，除寒濕痹，欬逆上氣，破積聚寒熱"。

④冶：把藥物研成細末。整理小組將"冶"、"合"聯合，釋爲"將藥物加工炮製"。

⑤合和：將藥物混合、調和。

⑥白蜜：即凝結成晶體的蜂蜜，呈白色，用作賦形劑。《神農本草經》稱爲"石蜜"，謂其"主心腹邪氣，諸驚癇痓，安五臟諸不足，益氣補中，止痛解毒，和百藥"。

⑦消：讀爲"稍"，逐漸。稍咽其汁，相當於今之"含化"。下文第79號簡作"稍咽之。"

【釋譯】

治療長時間咳嗽而導致氣逆上喘、喉中哮喘聲有如百蟲啼鳴的病症、並且犯病時間在三十年以上的處方：柴胡、桔梗、蜀椒各二份，桂、烏喙、薑各一份，總共六味藥，研成細末，混合調和，用石蜜糊丸，像櫻桃一樣大小，日夜含服三丸，逐漸吞咽其汁水，療效非常好。

治傷寒遂〈逐〉風方①：付（附）子三分②，蜀椒三分，澤舄（瀉）五分③，烏喙三分，細辛五分，茶（朮）五分④，凡五〈六〉物，皆冶6，合，方寸匕酒飲⑤，日三飲7。

【校注】

①傷寒逐風：意爲散寒解表以治傷寒。傷寒，古代泛指感受風寒濕等外因病邪所致的疾病，其表現症狀各有不同，此方當爲傷於風寒之邪後，引起骨節沉痛之症。逐風，祛風。《諸病源候論・中風傷寒候》：“中風傷寒之狀，陽浮而陰弱，陽浮熱自發，陰弱汗自出，嗇嗇惡寒，淅淅惡風，噏噏發熱，鼻鳴乾嘔，此其狀也。”《居延漢簡》醫藥簡有“傷寒四物”一方，四種藥物爲烏喙、朮、細辛、桂。

②附子：藥物名。《神農本草經》謂其“主風寒欬逆邪氣，溫中，金創，破癥堅積聚，血瘕，寒溫，踒躄拘攣，膝痛不能行步”。

③澤瀉：藥物名。《神農本草經》謂其“主風寒濕痹，乳難消水，養五臟，益氣力，肥健”。

④朮：藥物名，即白朮。《神農本草經》謂其“主風寒濕痹，死肌，痙疸，止汗，除熱，消食”。《爾雅・釋草》：“朮，山薊。”林億等《新校備急千金要方例》：“古書惟只言朮，近代醫家咸以爲蒼朮，今則加以白字，庶乎臨用無惑矣。”

⑤方寸匕：原指古代量取藥末的器具，後爲藥劑量名。張延昌（1996）指出，方寸匕其形狀像刀匕，大小爲一寸正方，故名。一方寸匕約等於現代的 2.74 毫升，盛金石藥末約爲 2 克，草木藥末約爲 1 克。陶弘景《本草經集注・序例》：“方寸匕者，作匕，正方一寸，抄散，取不落爲度。”趙有臣（1961）指出，古方中所說的 1 方寸匕，相當於當時的 10 刀圭，其現代折合量爲 5 毫升。

【釋譯】

治療傷寒、祛風去寒的處方：附子三份，蜀椒三份，澤瀉五份，烏喙三份，細辛五份，白朮五份，總共六味藥，全部研成細末，混合，取一方寸匕藥用酒調服，每天服藥三次。

治鴈聲□□□言方①：朮、方（防）風、細辛、薑、桂、付（附）子、蜀椒、桔梗②，凡八物，各二兩，并冶，合和，以方寸匕先餔飯米8麻

(糜)飲藥耳③。

【校注】

①鴈聲：聲音嘶嘎如鵝。鴈，醫簡字形寫作“鳫”，雁的俗體。《說文·鳥部》：“鴈，鵝也。”又《隹部》：“雁，鵝也。”整理小組認爲，雁爲大雁、洪雁，雁聲喻人之久咳聲嘶。聲，原釋文隸作“殸”。何雙全(1986)改釋作“聲”，可从。袁仁智(2011)指出，兩漢魏晉時期，“耳”與“瓦”字形酷似，極易混淆。

②防風：藥物名。《神農本草經》謂其“主大風，頭眩痛，惡風，風邪，目盲無所見，風行周身，骨節疼痹，煩滿”。

③先餔飯米麋飲藥：飯前用米粥送藥。餔飯，進食。《說文·食部》：“餔，日加申時食也。”段玉裁注：“引申之義，凡食皆曰餔，又以食食人之謂餔。”米糜，即米粥。耳：位於句末，當爲語氣詞，劉立勳(2012)指出，此處“耳”應該讀爲“餌”，指藥物。

【釋譯】

治療聲音嘶嘎如鵝、說話像……的處方：白朮、防風、細辛、薑、桂、附子、蜀椒、桔梗，總共八味藥，各二兩，同時研成細末，混合調和，飯前用米粥送一方寸匕藥末。

治諸癃(癃)①：石癃(癃)出石②，血癃(癃)出血③，膏癃(癃)出膏④，泔癃(癃)出泔⑤，此五癃(癃)皆同樂(藥)治之⑥：朮(朮)、薑$_{9}$、瞿麥各六分⑦，兔(菟)系(絲)實、滑石各七分⑧，桂半分，凡六物，皆冶，合，以方寸匕酒飲，日六、七，病立僉(愈)，石即出$_{10}$。

【校注】

①癃：即淋症，指小便不暢，爲泌尿系統疾病。《素問·宣明五氣》：“膀胱不利爲癃。”《說文·疒部》：“癃，罷病也。癃，籀文癃省。”段玉裁注：“凡廢置不能事事者曰罷病。”在古代醫籍中，“癃”與“淋”交叉使用，意義相當。王輝(1988)指出，“癃”因避東漢殤帝劉隆之諱而改爲“淋”字，本集醫簡只有一處稱“淋”(第85簡反面)，其餘均稱“癃”，可見其抄寫年代下限應在殤帝(公元106年)之前。該病名亦見於馬王堆帛書等醫籍。淋，亦寫作“痳”。《玉篇·疒部》：“痳，小便難也。”《釋名·釋疾病》：“痳，懍也。小便難也，懍懍然也。”

②石癃：即石淋，指小便不通，沙石爲阻。又稱沙淋、沙石淋。《諸病源候論·石淋候》：“石淋者，淋而出石也。腎主水，水結則化爲石，故腎客沙石。”

③血癃：即血淋，指小便中帶血。《諸病源候論·血淋候》：“血淋者，是熱淋之甚者，則尿血，謂之血淋。……其熱甚者，血則散失爲常經，溢滲入胞，而成血淋也。”

④膏癃：即膏淋，指小便中有如脂膏，沉澱物如膏狀。《諸病源候論·膏淋候》："膏淋者，淋而有肥，狀似膏，故謂之膏淋，亦曰肉淋。此腎虛不能制於肥液，故與小便俱出也。"

⑤泔癃：不見於傳世醫籍，當指熱淋。《諸病源候論·熱淋候》："熱淋者，三焦有熱，氣搏於腎，流入於胞而成淋也。其狀：小便赤澀。亦有宿病淋，今得熱而發者，其熱甚則變尿血。亦有小便後如似小豆羹汁狀者，蓄作有時也。"臨床表現爲小腹拘急疼痛，小便赤澀如血，尿時灼痛，或伴有寒熱、身酸等症狀，是由於下焦熱結所致，類似於急性泌尿系統感染。

⑥五癃：即五淋。《諸病源候論·諸淋候》指出："又有石淋、勞淋、血淋、氣淋、膏淋。"王燾《外臺秘要》卷二十七引北周姚僧垣《集驗方》："五淋者，石淋、氣淋、膏淋、勞淋、熱淋也。"本書中僅列四淋，應是文獻中較早的記載。此五癃皆同藥治之，體現了異病同治的原則。

⑦瞿麥：藥物名。《神農本草經》謂其"主關格，諸癃結，小便不通，出刺，決癰腫，明目去翳，破胎墮子，下閉血"。

⑧菟絲實：即菟絲子。《神農本草經》謂其"主續絕傷，補不足，益氣力，肥健"。滑石：藥物名。《神農本草經》謂其"主身熱泄澼，女子乳難，癃閉。利小便，蕩胃中積聚寒熱，益精氣"。

【釋譯】

治療各種淋病：石淋出石，血淋出血，膏淋出膏，泔淋出泔，以上五種淋病都用同一藥方治療：白朮、薑、瞿麥各六份，菟絲子、滑石各七份，桂半份，總共六味藥，都研成細末，混合，取一方寸匕用酒調服，每天服六七次，疾病馬上痊愈，淋石隨即排出。

□□瘀方①：乾當歸二分，弓(芎)窮(藭)二分②，牡丹二分，漏廬(蘆)二分，桂二分，蜀椒一分，䖟一分③，凡$_{11}$□□④，皆冶，合，以淳酒和，飲一方寸匕，日三飲。倚恿(痛)者臥藥内當出血⑤，久瘀⑥$_{12}$

【校注】

①瘀：指瘀血，體内血液瘀於某處的病症。本方藥物主要爲活血去瘀之品。陳國清(1990)指出，"□□瘀方"可釋爲"治血(久)瘀方"。

②芎藭：藥物名。《神農本草經》謂其"主中風入腦，頭痛，寒痹，筋攣緩急，金創，婦人血閉無子"。

③䖟：即䖭，昆蟲類藥物名。《神農本草經》中有木䖭和蜚䖭兩物，謂木䖭"主目赤痛，眥傷，淚出，瘀血，血閉，寒熱酸無子"。又謂蜚䖭"主逐瘀血，破下血積堅痞症瘕，寒熱，通利血脈及九竅"。《千金要方》卷二十五在"治被打傷破、腹中有瘀血方"中有用䖟蟲入藥的記載。整理小組指出，䖟即䖭，用

作“莔”，爲貝母之別稱。《説文·艸部》：“莔，貝母也。”

④凡□□：據上文所載方藥味數，可補釋爲“凡七物”。劉金華(2003)指出，第12號簡上端缺口處或缺一個字，或缺三個字，而非兩個字，故第11、12號簡屬於不同醫方的內容。

⑤倚痛：偏痛。何雙全(1986)認爲，倚，同“畸”，指偏。《荀子·天論》：“故道之所善，中則可从，畸則不可爲，匿則大惑。”楊倞注：“畸者，謂偏也。”整理小組釋爲“倍痛”，指出“倍”疑爲“背”之誤寫，即背痛。據圖版，當作“倚”字爲是。恿(痛)：整理小組認爲，恿是“痛”的異體字，當屬誤説。恿是“勇”的異體字，通作“痛”。《説文·力部》：“勇，氣也。古文勇从心。”《睡虎地秦墓竹簡·爲吏之道》：“壯能衰，恿(勇)能屈，剛能柔，仁能忍。”至於“恿”表示“痛”的意思，《集韻》認爲“恿”是“恫”的或文。《集韻·東韻》：“恫，《説文》：‘痛也。’一曰呻吟。或作恿。”內：該字在圖版中模糊不清，整理小組隸作“中”。

⑥久瘀：整理小組指出，此處文義未盡，疑有脱簡。

【釋譯】

治療瘀血方：乾當歸二份，芎藭二份，牡丹二份，漏蘆二份，桂二份，蜀椒一份，蝱一份，總共七味藥，全部研成細末，混合，用醇酒調和，服一方寸匕，每天飲服三次。患偏痛的人在服藥期間應當出血，長時間瘀血……

治金創止恿(痛)令創中温方①：曾青一分②，長石二分③，凡二物，皆冶，合和，温酒飲一刀【圭】④，日三，創立不恿(痛)$_{13}$。

【校注】

①金創：即金瘡，又稱金瘍，指金屬利器所造成的創傷。此方爲醫治外傷處方。馬王堆帛書《五十二病方》“諸傷”篇有治療金傷的處方。

②曾青：藥物名。《神農本草經》謂其“主目痛，止淚，出風痹，利關節，通九竅，破癥堅積聚”。《太平御覽·藥部》：“《本草經》曰：曾青生蜀郡名山，其山有銅者，曾青出其陽。青者銅之精，能化金銅。”

③長石：藥物名，又名方石，指硫酸鹽類礦物硬石膏的礦石。《神農本草經》謂其“主身熱，四肢寒厥，利小便，通血脈，明目去翳眇”。

④一刀圭：古代量藥末的器具，後爲藥劑量名。形狀如刀圭的圭角，一端爲尖形，中部略凹陷，其容量很小，約合方寸匕的十分之一。陶弘景《本草經集注·序例》：“凡散藥有云刀圭者，十分方寸匕之一，准如梧子大也。”

【釋譯】

治療金瘡止痛令瘡中温的處方：曾青一份，長石二份，共兩味藥，都研成細末，混合調和，用温酒調服一刀圭藥末，每天服藥三次，瘡瘍隨即不痛。

皆冶①，合和，以方寸匕酒飲，不過再飲，血立出。不(否)②，不(否)即大便血，良。禁。治金創腸出方：冶龍骨$_{14}$三指撮③，和以鼓〈豉〉汁飲之，腸自入。禁，□□□□④。治金創内痙創養(癢)不恿(痛)腹張(脹)方⑤：黄芩⑥$_{15}$

【校注】

①皆冶：此方上闕，僅剩下半。

②不(否)：袁仁智(2011)認爲，據前後簡文推測，此簡爲治療金創止血類方，原簡“血立出不”疑倒，當爲“血立不出”。

③龍骨：藥物名。《神農本草經》謂其“主心腹，鬼注，精物老魅，欬逆，洩利，膿血，女子漏下，癥瘕堅結，小兒熱氣驚癇，齒主，小兒大人驚癇瘨疾狂走，心下結氣，不能喘息，諸痙，殺精物”。

④□□□□：該處圖版字迹模糊，據文意，可補爲“當毋傳也”。

⑤内痙：即内風，俗稱“内抽”。陶弘景《本草經集注》謂防風主治：“脅痛脅風，頭面去來，四肢攣急，字乳金創内痙。”《諸病源候論》有“金瘡痙”，即破傷風。痙，或識作“痓”。《説文·疒部》：“痓，小腫也。”創癢：即瘡癢，指瘡口癢。張延昌(1996)認爲，原文“創養”應讀爲“瘡瘍”。

⑥黄芩：此方下半殘缺。

【釋譯】

(以上诸药)全部研成細末，混合調和，用方寸匕酒調服，不超過兩服，瘀血馬上流出來。如果不出來，瘀血就會隨大便排出，效果良好，禁止外傳。治療因金瘡造成肛腸外露的處方：取龍骨三指撮，研末，用豉汁調和後飲服，肛腸會自動收縮回去。此方爲禁方，不得外傳。治療金瘡内抽、瘡癢而不痛、腹脹的處方：黄芩……

治目恿(痛)方：以春三月上旬治藥①，曾青四兩，戎(戎)鹽三兩②，皆冶，合，以乳汁和，盛以銅器③，以傅目④。良$_{16}$。

【校注】

①治藥：製作藥物。陳國清(1990)認爲，當爲“冶藥”，即把藥物研成細末。馬王堆帛書《五十二病方》28 行“諸傷”篇、里耶秦簡 8－1243 簡均有“壹治藥，足治病”的描述。

②戎鹽：藥物名。《神農本草經》謂其“主明目，目痛益氣，堅肌骨，去毒蠱”。整理小組指出，一謂戎鹽即青鹽。蘇頌《圖經本草》：“醫家治眼及補下藥多用青鹽，疑此即戎鹽。”

③銅器：指用來盛藥的銅製器皿。整理小組指出，1968 年在河北滿城西漢

劉勝墓中曾出土一件銘有“醫工”字樣的銅器，說明漢代製藥、盛藥多用銅質器皿。

④傅目：敷在眼部。

【釋譯】

治療眼痛的處方：在春天三月上旬製作藥物，曾青四兩，戎鹽三兩，都研成細末，混合，用乳汁調和，用銅製器皿盛藥，把藥物敷在眼部。效果良好。

治百病膏藥方：蜀椒一升，付(附)子廿果(顆)，皆父(㕮)【且(咀)】①。豬肪三斤②，煎之，五沸，浚去宰(滓)③。有病者取$_{17}$大如羊矢，溫酒飲之，日三、四。與〈其〉宰(滓)擣之，丸大如赤豆，心寒氣脅下恿(痛)，吞五丸，日三吞④$_{18}$。

【校注】

①㕮：原文爲“父”，後脫“且(咀)”，爲“㕮咀”。謂把藥物咬碎、擣碎或切碎。陶弘景《本草經集注·序例》：“舊方皆云㕮咀者，謂秤畢擣之如大豆。”王好古《湯液本草》：“㕮咀，古之制也。古者無鐵刀，以口咬細，令如麻豆，爲粗藥煎之……今人以刀器銼細如麻豆大，此㕮咀之湯成也。”

②豬肪：即豬油。

③浚去滓：濾去藥滓。《說文·水部》：“浚，抒也。”段玉裁注：“抒者，挹也，取諸水中也。”

④日三吞：每天服藥三次。劉金華(2012)指出，第18號簡“大如羊矢”、“溫酒飲之”與第17號簡的“膏藥”使用方法不一致，兩簡內容不屬於同一個醫方。

【釋譯】

治療百病的膏藥處方：蜀椒一升，附子二十顆，都擣碎。用豬油三斤煎，五沸之後，濾去藥滓。病者選擇如羊糞一樣大小的藥丸，用溫酒調服，每天服三四次。餘下藥滓完全擣碎，做成像紅豆大小的藥丸，患心寒氣脅下痛，吞服五丸，每天服三次。

懣僋(愈)，出蒧(鍼)①。寒氣在胃莞(脘)，腹懣、[腸]⋯□⋯留(留)[蒧](鍼)病者②，呼四五十，乃出蒧(鍼)③；次刾(刺)$_{19}$膝下五寸分間，榮深三分④，留(留)蒧(鍼)如炊一升米頃，出蒧(鍼)，名曰三里⑤；次刾(刺)項，從上下十一椎俠(侠)椎兩【傍】刾(刺)⑥，榮$_{20}$深四分，留(留)蒧(鍼)百廿息⑦，乃出蒧(鍼)，名曰肺輸(俞)⑧。刾

（刺）後三日，病僾（愈）平復。黃帝治病神魂忌：人生一歲毋夂（灸）心⑨$_{21}$，十日而死；人生二歲毋夂（灸）腹，五日而死；人生三歲毋夂（灸）背，廿日死；人生四歲毋夂（灸）頭，三日而死；人生五$_{22}$歲毋久（灸）足，六日而死；人生六歲毋夂（灸）手，二日死；人生七日〈歲〉毋夂（灸）脛，卅日而死；人生八歲毋夂（灸）肩，九日而死；人$_{23}$［此處有脱簡］⑩者與五歲同，六十至七十者與六歲同，七十至八十者與七歲同，八十至九十者與八歲同，九十至$_{24}$百歲者與九歲同，年已過百歲者不可夂（灸）刾（刺），氣脈壹絕，夂（灸）刾（刺）者隨箴（鍼）夂（灸）死矣。獨⑪$_{25}$

【校注】

①瘱愈，出鍼：此方爲古代針灸醫方，上半已殘闕。鍼，武威醫簡皆寫作“箴”，同“針”，整理小組隸作“箴”。《說文・竹部》：“箴，綴衣箴也。”段玉裁注：“綴衣，連綴之也，謂籤之使不散；若用以縫，則從金之鍼也。”玄應《一切經音義》卷十八：“鍼，《字詁》又作針、箴二形，今作鍼，同。”《山海經・東山經》：“又南四百里，曰高氏之山，其上多玉，其下多箴石。”郭璞注：“箴石，可以爲砥針治癰腫者。”按，第19號簡文是整理小組將兩段殘簡接合而成，劉金華（2003）指出，第19號簡上半段呈四條縱向紋路，而下半段呈五條縱向紋路，因此上下兩段不屬於同一支簡。

②留鍼：針刺手法之一。即針刺入穴位並在出現針感後，將針放置穴內不動，並使病人保持一定體位，經過一定時間後再拔針的治療方法。留針時間長短，可根據病人的具體情況決定。

③出鍼：針刺手法之一，又稱“引針”、“排針”、“拔針”，是指在針刺完畢後，一手固定穴位，一手持針，用撚轉或直接向上提針等手法將針拔出體外。

④榮深三分：刺進皮肉三分深。榮，指肌肉。《靈樞・壽夭剛柔》論針刺有三變：“有刺榮者，有刺衛者，有刺寒痹之留經者……刺榮者出血，刺衛者出氣，刺寒痹者內熱。”此處所謂“榮”、“衛”，有深淺、氣血等概念。

⑤三里：穴位名，即足三里穴。

⑥俠椎：俠脊。皇甫謐《針灸甲乙經》：“背自第一椎兩傍俠脊各一寸五分。”

⑦息：一呼一吸。《說文・心部》：“息，喘也。”古代以呼吸的次數表示時間，一呼一吸的時間約相當於20秒。

⑧肺俞：穴位名，此處疑爲脾俞穴。皇甫謐《針灸甲乙經》中肺俞穴在“第三椎下兩傍各一寸五分”，而上文說“十一椎俠椎兩【傍】”，當爲脾俞。脾俞穴亦恰好主治腸胃疾病，與本方意合。

⑨人生一歲毋灸心：人一歲時不灸刺心。以下是論述針刺禁忌，其中“歲”

或寫作“歳”、“嵗”、“葳”、“蔵”，今統一隸作“歲”。

⑩此處有脱簡：此處前後文義不相銜接，應有脱簡。陳國清(1990)據文意補正，將脱簡補釋爲“生九歲毋灸□，□日而死；人生十歲毋灸□，□日而死。十至廿者與一歲同，廿至三十者與二歲同，三十至四十者與三歲同，四十至五十者與四歲同，五十至六十”。劉金華(2003)進一步指出，根據本處每支簡所容字在39～42字之間，可以斷定第23、24號簡之間所脱竹簡至少在兩枚以上，以兩枚的可能性較大。

⑪獨：整理小組指出，此處文義未盡，疑有脱簡。

【釋譯】

……悶脹痊愈，出針。寒氣在胃脘，腹部悶脹、腸……留針在患者身上，等呼氣四五十次後，才拔針；接着刺膝以下五寸分間，刺進皮肉三分深，留針时间如煮熟一升米，才拔針，這是三里穴；接着刺項，從上下十一椎俠椎兩旁刺入，刺進皮肉四分深，留針时间为一百二十次呼吸量，才拔針，這是脾腧穴。針刺三日後，就會痊愈康復。黄帝治病的禁忌：人一歲不灸刺心，否則十天死；人二歲不灸刺腹，否則五天死；人三歲不灸刺背，否則二十天死；人四歲不灸刺頭，否則三天死；人五歲不灸刺足，否則六天死；人六歲不灸刺手，否則二天死；人七歲不灸刺脛，否則三十天死；人八歲不灸刺肩，否則九天死；人(九歲不灸刺……，否則……天死；人十歲不灸刺……，否則……天死。十至二十歲的人與一歲相同，二十至三十歲的人與二歲相同，三十至四十歲的人與三歲相同，四十至五十歲的人與四歲同，五十至六十歲)的人與五歲相同，六十至七十歲的人與六歲相同，七十至八十歲的人與七歲相同，八十至九十歲的人與八歲相同，九十至一百歲的人與九歲相同，年齡已超過一百歲的人不能够灸刺，否則氣脈一旦斷絕，灸刺的人會隨針灸而死亡。獨……

⊡⧄⊡身不□□名曰□□□□扁(遍)雍(臃)種(腫)上下左右轉□□①$_{26}$

⧄膝者，名曰[泉]水也②。先從⧄氣逆③，膝以下寒，氣脈不通，先$_{27}$

□□出⊡飲食已驗⧄$_{28}$

⧄石鍾乳三分④，巴豆一分⑤，二者二分⑥，凡三物，皆冶，合，丸以密(蜜)，大如吾(梧)實，宿毋食，旦吞三丸$_{29}$。

⧄魚、葷采(菜)⑦，[擇][良][醫]，勿見風，食常飯五□大[麥]飯，禁房内⑧，勿見火皇(煌)日月⑨，六十日知(知)⑩，百冎⑪$_{30}$。

【校注】

①遍臃腫上下左右：指全身浮腫。整理小組認爲，該簡屬於針刺類簡。何雙

全(1986)認爲，此條簡文可補釋爲“身不利者名曰□□□身扁癃種上下左右”，扁，即“偏”。

②泉水：穴位名。傳世醫籍未見“泉水”穴名，但有經穴名“水泉”、經穴别名“泉液”。整理小組認爲，該簡屬於針刺類簡。何雙全(1986)認爲，“泉”當釋爲“窮”。

③氣逆：氣上沖而不順。劉金華(2003)指出，第27號簡下半段可能與第19號簡上半段屬於同一支簡。

④石鍾乳：藥物名。《神農本草經》謂其“主欬逆上氣，明目益精，安五臟，通百節，利九竅，下乳汁”。

⑤巴豆：藥物名，又名巴菽。《神農本草經》謂其“主傷寒，溫瘧，寒熱，破癥瘕結聚，堅積，留飲，淡癖，大腹水張，蕩練五臟六腑，開通閉塞，利水穀道，去惡內，除鬼毒蠱注邪物，殺蟲魚”。

⑥二者：據文意，當爲藥物名，具體所指不詳。袁仁智(2011)認爲，疑“二者”爲“貸赭”之誤，其訛變路徑爲：“貸赭”因形似訛作“貳赭”，再簡作“二者”。

⑦☑魚：從圖版筆迹與文意看，當釋爲“禁用魚”。葷菜：有辛味的蔬菜，如葱、蒜、薑之属。

⑧禁房內：禁行房事。

⑨火煌：即火星。整理小組指出，“皇”用作“星”。何雙全(1986)指出，“星”當爲“煌”之假借字。

⑩知：病愈，此處當指治療湊效、見效。揚雄《方言》卷三：“知，愈也。南楚病愈者謂之差，或謂之間，或謂之知。知，通語也。”

⑪百𣆶：即百日已，指過了一百天疾病就完全痊愈。整理小組指出，𣆶是“日”、“已”兩字之合體，因書至簡末，故合而書之。

【釋譯】

……身不……名曰……全身臃腫轉……

……膝者，叫做泉水穴。先從……氣逆，膝以下受寒，氣脈不通，先……

……出……飲食已驗……

……石鍾乳三份，巴豆一份，二者二份，總共三味藥，都研末，混合，以蜜糊丸，像梧桐子大，服藥頭一天晚上不要進食，早上吞服三丸。

……禁止食用魚肉、有辛味的蔬菜，選擇好醫生，不要見風，吃常飯五……大麥飯，禁止行房事，不要見火星日月，六十天見效，超過一百天病就完全痊愈了。

☑兩手不到頭不得臥方：大黄、勺(芍)樂(藥)、薑、桂、桔

梗、蜀[①]$_{31}$

▨⊡飲水，常作赤豆麻（糜）洙（沫）服之[②]，卅日止，禁豬肉、魚、葷采（菜）$_{32}$。

▨⊡日病愈，禁酒、葷采（菜）、魚亲〈辛〉$_{33}$。

▨鬲（膈）上當歐（嘔），在鬲（膈）下當下泄[③]，良。禁，勿忘（妄）傳也[④]$_{34}$。

⊡▨⊡七，當大下，水盡，飲大麥粥$_{35}$。

五分□□□□□凡七物，皆治，合和，丸，以酒飲一方寸匕，日三飲，不過三飲。此藥禁[⑤]$_{36}$。

胡四▨[⑥]$_{37}$

⊡▨藥畢，餘炊之[⑦]$_{38}$。

▨⊡▨$_{39}$

▨$_{40}$

▨$_{41}$

【校注】

①蜀：此處疑有脱簡，當爲“蜀椒”。整理小組指出，此方應是治痹症。

②赤豆麋沫：即紅豆漿。

③膈上當嘔，膈下當下泄：指膈以上的疾病當用吐法治療，膈以下的疾病當用瀉法治療。《素問·陰陽應象大論》：“其高者，因而越之；其下者，引而竭之。”“當歐（嘔）”，《中國簡牘集成》卷四寫作“當飲”。圖版該字爲[illegible]，與“飲”像似。

④勿妄傳：不要隨意外傳。

⑤此藥禁：整理小組指出，此簡從文意看，似另有脱簡。《中國簡牘集成》卷四指出，自30～36簡，内容多爲禁忌。

⑥胡四▨：陳國清（1990）考證，簡37可能誤由兩塊不同的殘簡綴合而成，上簡殘存“胡四”可補釋爲“柴胡四分”，下簡僅存一字的殘筆，應爲“也”。

⑦▨藥畢，餘炊之：陳國清（1990）考證，簡38可能是誤由兩塊不同的殘簡綴合而成的，從下殘簡留有的編繩痕迹看，下一殘簡應屬第二類簡。餘炊之，疑指剩下的藥再用火煎熬。

【釋譯】

……兩手不能夠伸到頭部不能安睡的處方：大黄、芍藥、薑、桂、桔梗、蜀椒……

……喝水，經常製作紅豆漿飲服，喝三十天後停止，禁食豬肉、魚、有辛味的蔬菜。

……日病愈，禁止飲酒與食用有辛味的蔬菜、魚等辛腥食物。

……疾病在膈上當用吐法治療，在膈下當用瀉法治療，效果非常好。此方爲禁方，不要隨意外傳。

……七，當大瀉，等水盡之後，飲用大麥粥。

五分……總共七味藥，都研成細末，混合調和，糊丸，用酒調服一方寸匕，每天喝三次，不超過三次。此藥爲禁方。

胡四……

……藥完畢，剩下的藥再用火煎熬。

第二類簡

治魯氏青行解解腹方①：麻黄卅分，大黄十五分，厚朴、石膏、苦參各六分，烏喙、付(附)子各二分，凡七物$_{42}$，皆并治，合和，以方寸匕一飲之②，良甚，皆偷(愈)。傷寒逐風$_{43}$。

【校注】

①治魯氏青行解解腹方：此方爲表裏雙解的藥方，有清熱除濕、通絡止痛之功效。原簡“解”字下有重文符號。杜勇(1998)認爲，魯氏青，當爲魯氏青散。魯氏是人名，青散是處方名。《千金要方》卷九：“青散：治春傷寒頭痛發熱方：苦參、厚朴、石膏各三十銖，大黄、細辛各二兩，麻黄五兩，烏頭五枚。右七味，治下篩。覺傷寒頭痛發熱，以白湯半升，和藥方寸匕，投湯中，熟訖去滓。盡服，覆取汗，汗出，溫粉粉之良久。一服不除，宜重服之。或當下利者，有大黄故也。”《千金方衍義》：“青散專治西北傷寒，內外熱邪交結。故首取苦參以治心腹結氣，佐厚朴、石膏、大黄開泄於內，細辛、麻黄開發於外，苦參得烏頭共解心腹寒熱互結之邪也。”行解，指治療傷寒初起，以溫熱藥物抵御寒邪的一種方法。“行解”亦見於《居延漢簡》。王輝(1988)認爲，行解是指通過步行、散步等方式排泄體內寒熱邪毒。[日]赤堀昭(1978)認爲，行解即“漸解”，指逐漸痊愈。段禎(2010)認爲，行解應訓釋成“即解”，指就痊愈。解腹，排泄腹中邪毒結氣。

②以方寸匕一飲之：取一方寸匕飲服。袁仁智(2011)指出，該句當點斷爲“以方寸匕，一飲之”，義即一次性將藥服下。其下第51號簡的“以方寸匕一酒飲”當斷爲“以方寸匕，一酒飲”，第81號簡的“半方寸匕一，先餔飯酒飲”當斷爲“半方寸匕，一先餔飯酒飲”，第84乙號簡的“以方寸匕一为(為)後飯”當斷爲“以方寸匕，一为(為)後飯”。

【釋譯】

治療魯氏青行解解腹的處方：麻黄三十份，大黄十五份，厚朴、石膏、苦參各六份，烏喙、附子各二份，總共七味藥，都同時研成細末，混合調和，取一方寸匕飲服，效果非常好，疾病全都痊愈。此方散寒解表以治傷寒。

治心腹大積上下行如虫(蟲)狀大恿(痛)方①：班(斑)毦(蝥)十枚②，地膽一枚③，桂一寸，凡三物，皆并44冶，合和，使病者宿毋食，旦飲藥一刀圭④，以肊美闭塞十日壹飲藥⑤，如有徵⑥，當出。從⑦45

【校注】

①治心腹大積上下行如蟲狀大痛方：整理小組指出，從症狀上看，此爲治療癥瘕的處方。《諸病源候論·癥瘕候》："癥瘕者，皆由寒溫不調，飲食不化，與藏氣相搏結所生也。其病不動者直名爲癥；若病雖有結瘕而可推移者，名爲癥瘕。"

②斑蝥：一種辛寒、有毒藥物。外用攻毒蝕瘡，內服破癥散結。《神農本草經》作"班貓"。《本草綱目》卷四十二稱其"治疝瘕，解疔毒、猘犬毒、沙虱毒、輕粉毒"。

③地膽：藥物名。《神農本草經》謂其"主鬼注，寒熱，鼠瘻，惡創，死肌，破症瘕，墮胎"。

④藥：原字寫作"茱"。據統計，武威醫簡第45、46、50、55、57、59、60、61、66、67、69、70、71、73、80乙、83乙、91乙號簡中均寫作"茱"，說明當時的"樂"已出現簡化字"乐"的現象。現統一隸作"藥"。

⑤肥美：當指心腹大積患者所出現的身體腫脹症狀。張麗君(1996)認爲，肥美當讀作"肥滿"，指胸中氣滿。《說文·肉部》："肊，胸骨也。"闭塞：原字形爲"刃宔"。于豪亮(1985)指出，刃字上部"冂"是草書的門字，又《居延漢簡》的"塞尉"的塞字草書作宔。"刃宔"兩字是漢朝習用的一種草書，今據漢代書寫習慣改，下文第48號簡"闭塞"與此同。張麗君(1996)認爲，"刃"是"身"的異體字，"宔"即"空"字，兩字連用意爲身體虛弱。彭達池(2012)認爲，"刃宔"兩字是"兩完"的異寫，即"兩碗"，此處指服藥方法。

⑥徵：讀爲"癥"，指腹內積塊。

⑦從：整理小組指出，此處文義似未盡，疑有脫簡。劉金華(2003)指出，此處可與第72號簡"□徵當下，從大便出"繫聯起來，即"如有徵當出，從……；(有)徵當下，從大便出"。此說可參。

【釋譯】

治療心腹大積、腹腔上下像有蟲在爬行、腹內異常疼痛的處方：斑蝥十枚，地膽一枚，桂一寸，總共三味藥，都同時研成細末，混合調和，讓患者前一天晚上不要進食，早上服藥一刀圭。患心腹大積、腫脹閉塞，每隔十天服一次藥，如有積塊，定當排出，從……

治伏梁裹膿在胃腸之外方[①]：大黄、黄芩、勺(芍)藥各一兩[②]，消石二兩[③]，桂一尺$_{46}$，桑卑(螵)肖(蛸)十四枚[④]，䗪虫(蟲)三枚[⑤]，凡七物，皆父(㕮)且(咀)，漬以淳酒五升[⑥]，卒(晬)時[⑦]，煮之三$_{47}$。

【校注】

①伏梁：古病名，此處當指小腹内癰腫。《靈樞・經筋》："其成伏梁，唾血膿者，死不治。"《素問・腹中論》："帝曰：伏梁何因而得之？岐伯曰：裹大膿血，居腸胃之外，不可治，治之每切按之致死。"故此方應屬治療不治之症的方劑。除指小腹内癰腫外，伏梁還指另外兩種病症：一是指心積症，《靈樞・邪氣藏府病形》："心脈……微緩，爲伏梁，在心下，上下行，時唾血。"二是指髀股胻皆腫、環臍而痛的病症，《素問・腹中論》："帝曰：人有身體髀股胻皆腫，環臍而痛，是爲何病？岐伯曰：病名伏梁，此風根也。其氣溢於大腸而着於肓，肓之原在臍下，故環臍而痛也。不可動之，動之爲水溺濇之病。"胃腸：即胃腸。

②大黄：藥物名。原簡"黄"字下有重文符號。

③消石：即硝石，一名芒硝。《神農本草經》謂其"主五臟積熱，胃張閉，滌去蓄結飲食，推陳致新，除邪氣"。

④桑螵蛸：藥物名。《神農本草經》稱爲"桑蜱蛸"，謂其"主傷中，疝瘕，陰痿，益精生子，女子血閉，腰痛，通五淋，利小便水道"。《爾雅・釋蟲》："不過蟷蠰，其子蜱蛸。"郭璞注："蜱蛸，一名蟳蟭，蟷蠰卵也。"

⑤䗪蟲：藥物名，一名地鼈。《神農本草經》謂其"主心腹寒熱洗洗，血積癥瘕，破堅，下血閉，生子大，良。一名地鼈"。

⑥漬：浸泡。《說文・水部》："漬，漚也。"

⑦晬時：指一晝夜。賈思勰《齊民要術・煮膠》："經宿晬時，令勿絕火。"石聲漢注："周時曰晬。"

【釋譯】

治療小腹癰腫、膿液瘀積在胃腸之外的處方：大黄、黄芩、芍藥各一兩，硝石二兩，桂一尺，桑蜱蛸十四枚，䗪蟲三枚，總共七味藥，都搗碎，用醇酒五升浸泡一晝夜，分三次煮飲。

去中[①]，令病後不復發閉塞方[②]：穿(穿)地長與人等[③]，深七尺，横五尺，用白羊矢乾之十餘石[④]，置其$_{48}$阬中，從(縱)火其上，羊矢盡(燼)，索横木阬上，取其臥，人臥其阬上，熱氣盡乃止。其病者慎，勿得出見$_{49}$。

【校注】

①去中：即除去寒中。此方功效爲溫經散寒，消脹止痛。整理小組指出，從簡文看，係用羊屎薰法去中冷病，並使之不復發。

②闭塞：原字形爲“刃宔”。彭達池(2012)認爲，“刃宔”兩字亦是“兩完”的異寫，即“兩全”，此處是復指前面“去中”、“病後不復發”，說明該方能夠做到標本兼治，兩全其美。

③穿地：即挖地坑。

④石：古代量詞。一石相當於十斗，略等於30公斤。

【釋譯】

除去寒中，令病後不復發闭塞處方：挖一個與人一樣長的地坑，深七尺，寬五尺，取十餘石乾燥白羊糞倒在坑內，在上面燒火，羊糞燒成灰燼，在坑上架一條橫木，人臥在橫木上，等熱氣散盡才起來。患者行動要謹慎，不得外出讓他人看見。

治金創內漏血不出方[①]：藥用大黃丹二分[②]，曾青二分，消石二分，䗪虫(蟲)三分，虻$_{50}$頭二分[③]，凡五物，皆冶，合和，以方寸匕一酒飲。不過再飲，血立出，不(否)，即從大便出$_{51}$。

【校注】

①金創內漏血不出：症狀名。指受金創血瘀於體內而不能夠流出。

②大黃丹：指帶有紅色的大黃。甘肅武威地區所產的大黃，屬西大黃類，其斷面黃棕色，散有紅色油點。丹，原文爲“肙”，似“肉”字。劉綱(1986)指出，如果作大黃肉解，指去粗皮的大黃；如果作大黃丹解，則指斷面帶有紅色的大黃。王輝(1988)認爲，大黃丹應爲大黃肉，即大黃去皮的根狀莖。施謝捷(1991)認爲，疑指黃丹之大者。(宋)寇宗奭《本草衍義》：“鉛丹本謂之黃丹。”《神農本草經》：“鉛丹，主吐逆胃反，驚癇顛疾，除熱下氣。”《名醫別錄》：“鉛丹，止小便利，除毒熱臍攣，金瘡溢血。”《日華子本草》稱鉛丹可“敷金瘡長肉及湯火瘡”。本簡中以“大黃丹”內服，治金瘡內漏血不出，與後世所說相合，唯內服、外敷有別，並不違背藥理。陳魏俊(2010)指出，大黃丹可能是指大黃根磨成的粉。《神農本草經》謂大黃“除寒熱邪氣，逐六腑積聚，結固留癖，能化七十二種石”。段禎(2010)指出，大黃丹當爲療效突出或稀世難求的黃丹，《神農本草經》載有“鉛丹”，陶弘景注曰：“即今熬鉛所作黃丹也。”張仁壽(2010)認爲，大黃丹可能是“大黃”、“牡丹”這兩種藥名的缺省寫法。

③虻頭：即䖟。《說文・䖵部》：“䖟，齧牛飛蟲。”䖟蟲有治瘀血功效。《神農本草經》謂蜚䖟“主逐瘀血，破下血積堅痞症瘕，寒熱，通利血脈及九竅”。

【釋譯】

治療金瘡內漏瘀血不能夠流出的處方：藥用大黄丹二份，曾青二份，硝石二份，䗪蟲三份，䖟二份，總共五味藥，都研成細末，混合調和，取一方寸匕用酒調服。不超過兩服，瘀血會隨即流出來，如果瘀血不立即流出，就會隨大便排出來。

治金創止慂（痛）方①：石膏一分，薑二分，甘草一分②，桂一分，凡四物，皆冶，合和，以方寸寸〈匕〉，酢52漿飲之③，日再，夜一。良甚。勿傳也53。

【校注】

①治金創止痛方：此方爲外傷止痛方劑。

③酢：即醋。古代稱醋爲酢漿。《玉篇・酉部》："酢，酸也。"或謂酢爲酸酒。

【釋譯】

治療金瘡止痛處方：石膏一份，薑二份，甘草一份，桂一份，總共四味藥，都研成細末，混合調和，取方寸匕，用醋漿調服，白天服兩次，夜間服一次。效果非常良好。不要外傳。

治金【創】膓出方①：冶龍骨三指撮，以鼓（豉）汁飲之，日再，三飲，膓自為入②。大良。勿傳也54。

【校注】

①膓：即腸。《正字通・肉部》："膓，俗腸字。"

②膓自為入：腸道自動回縮。

【釋譯】

治療因金瘡腸道外露的處方：龍骨研末，取三指撮，用豉汁飲服，每天服兩次，共服三次，腸道會自動回縮。此方療效非常好，不要外傳。

治□□□□□□潰醫不能治禁方：其不僾（愈）者，半夏、白斂、勺（芍）藥、細辛55、烏喙、赤石脂、貸（代）赭、赤豆初生未臥者、蠶矢①，凡九物，皆并冶，合，其分各等，合和②56

【校注】

①赤豆初生未臥者：即剛生出的紅豆芽。《神農本草經》謂"赤小豆，主下水，排癰腫膿血"。蠶矢：即蠶屎。

②合和：此處文義未盡，似有脫簡。

【釋譯】

治療……潰爛凡醫不能治愈的禁方：對沒有痊愈的人，藥用半夏、白斂、芍藥、細辛、烏喙、赤石脂、代赭、紅豆芽、蠶矢，總共九味藥，都同時研成細末，混合，各等分，混合調和……

治千金膏藥方[①]：蜀椒四升，弓(芎)窮(藭)一升，白茝一升，付(附)子卅果(顆)，凡四物$_{57}$，皆冶，父(㕮)且(咀)，置銅器中，用淳溘(醯)三升漬之[②]，卒(晬)時，取賁豬肪三斤[③]，先前(煎)$_{58}$之。先取雞子中黃者置梧〈栝(杯)〉中，撓之三百[④]，取藥成(盛)以五分匕一置雞子中[⑤]，復$_{59}$撓之二百，薄以塗其雍(癰)者。上空者，遺之中央大如錢，藥乾，復塗之如$_{60}$前法。三塗，去其故藥，其毋(無)農(膿)者行億(愈)[⑥]，已有農(膿)者潰。毋得力作，禁食諸采(菜)[⑦]$_{61}$□置□上，良甚。創恿(痛)痙皆中之，良。勿傳也$_{62}$。逆氣[⑧]，吞之；喉痹，吞之，摩之；心腹恿(痛)，吞之；嗌恿(痛)[⑨]，吞之；血府恿(痛)[⑩]，吞之，摩之；咽$_{63}$乾，摩之；齒恿(痛)，塗之；昏衄[⑪]，塗之；鼻中生惡傷(瘡)，塗之，亦可吞之。皆大如$_{64}$酸棗，稍咽之，腸中有益為度[⑫]。摩之皆三乾而止。此方禁。又中帰(婦)人乳餘[⑬]$_{65}$，疾吞之。氣龍(聾)[⑭]，裹藥以穀[⑮]，塞之耳，日壹易之[⑯]。金創，塗之；頭恿(痛)風，塗$_{66}$之，以三指摩；□□□□庛(疕)，吞之；身生惡氣[⑰]，塗之。此膏藥大良，勿得傳$_{67}$。

【校注】

①治千金膏藥方：整理小組指出，此簡以下十一枚簡的排列，有兩種意見：一謂簡的形制、字體、墨色都相近似，文意也比較連貫，應是一完整的膏藥方。惟其中第61、62兩簡文意不甚銜接，疑有脫簡。另一種意見認爲，簡62與簡61文意不銜接，似是另一醫方之尾；64、65兩簡的書寫體例，與其他各簡不同，因此，在簡61下應接第63、66、67三簡，而簡62、64、65疑是另一同類醫方的殘簡。方中的藥物配劑與木牘89"百病膏藥方"基本相同，比簡17"百病膏藥方"多"芎藭、白茝"二藥。

②淳醯：即濃醋。

③賁豬肪：即閹割後的公豬油。賁，讀爲"豮"。《說文·豕部》："豮，羠豕也。"段玉裁注："羠……皆去勢之謂也。"

④撓之三百：攪拌三百次。

⑤五分匕：五分之一匕。

⑥行愈：很快就痊愈。行，行將，指時間短。

⑦諸菜：整理小組未釋出“諸”。李具雙（2002）指出，諸讀爲“菹”，菹菜，指醃製的鹹菜。《禮記·內則》：“桃諸、梅諸。”孔穎達疏：“諸，菹也。謂桃菹、梅菹。即今之藏桃、藏梅也。”勿食諸菜，即不要吃有辛辣的醃菜。

⑧逆氣：爲沖脈病的一種症候。《素問·骨空論》：“沖脈爲病，逆氣裹急。”

⑨嗌：食管的上口。

⑩血府：此處指小腹，在男子爲精室，在女子爲胞宮。

⑪昏衄：指鼻竅出血伴見目黑、頭痛。李具雙（2002）指出，古籍中“昏”可與“蔑”通。《尚書·牧誓》“昏棄肆祀弗答。”王引之《經義述聞》：“昏，蔑也。”昏衄，即衊衄。《說文·血部》：“衊，污血也。”《篇海類編·血部》：“衊，鼻出血。”《素問·氣厥論》：“傳爲衄衊瞑目，故得之氣厥也。”王冰注：“衊，謂（鼻）汗血也。”

⑫腸中有益為度：以吃飽作爲標準。益，飽滿。

⑬又中婦人乳餘：謂此方又治療乳餘病。乳餘，即產後雜病，又名產乳餘疾或產後乳餘。

⑭氣聾：泛指聾耳病。

⑮裹藥以縠：用紗布包裹藥丸。《說文·糸部》：“縠，細縛也。”

⑯日壹易之：每天換藥一次。

⑰惡氣：體內生成的有害之氣。《素問·四氣調神大論》：“惡氣不發。”王冰注：“惡，謂害氣也。”

【釋譯】

治療疾病價值千金的膏藥方：蜀椒四升，芎藭一升，白芷一升，附子三十枚，總共四味藥，都研成細末，搗碎，盛在銅器內，用三升濃醋浸泡一晝夜。取豬油三斤，先煎煮。取雞蛋黄放置在杯中，攪拌三百次，又取五分匕盛一分藥末放入雞蛋內，再攪拌二百次，攤薄後塗在癰瘡上面。如瘡內膿盡已空，留下中間大如銅錢位置，待藥乾後，再按前面方法塗藥。共塗三次，取下原來的膏藥。如果患處沒有膿，會立即痊愈；如果患處有膿，則瘡會潰破。不要過度勞作，禁吃辛辣的醃鹹菜，……置……上，效果非常好。對瘡痛、痙病都可治愈，療效非常好。不得外傳。逆氣，吞服；喉痹，內吞服，外塗抹；心腹痛，吞服；嗌痛，吞服；血府痛，內吞服，外塗抹；咽乾，塗抹；齒痛，塗抹；昏衄，塗抹；鼻內生有惡瘡，塗抹，也可吞服。藥丸都像酸棗一樣大小，逐漸咽下，以吃飽作爲標準。塗抹的方法都是以藥乾三次爲止。本方是禁方。又治療婦女乳餘病，需快速吞服。氣聾，把藥裹在紗布內，塞進耳朵裏面，每天換藥一次。金瘡病，塗抹；頭風痛，塗抹，用三指塗抹；……疝，吞服；身體生惡臭之氣，塗抹。這種膏藥療效非常好，不得外傳。

六日脛中當恿(痛)①，恿(痛)至足下，傷膿出，逐〈遂〉服之。卅日知僉(愈)，六十日須(鬚)麋(眉)生，音聲雖㪇(嘶)敗能復精②。鼻柱③68鼻中當胥(腐)血出④。若膿出，去死肉，藥用代廬如(茹)、巴豆各一分⑤，并合和，以絮裹藥塞鼻，諸息肉皆69出。不出，更飲調中藥⑥，藥用亭磨〈磿(歷)〉二分，甘逐〈遂〉二分，大黄一分，冶，合和，以米汁飲一刀圭，日三、四飲，徵出乃止。即鼻不利70，藥用利(藜)廬(蘆)一本，亭磨〈磿(歷)〉二分，付(附)子一分，早(皂)莢(莢)一分，皆并父(㕮)且(咀)，合和，以醇溫(醯)漬，卒(晬)時，去宰(滓)，以汁灌其鼻中71。

【校注】

①六日脛中當恿(痛)：原簡"恿"字下有重文符號。

②音聲雖嘶敗能復精：聲音即使嘶啞，亦能恢復清亮。聲，整理小組隸作"殸"。

③鼻柱：鼻梁。整理小組指出，此簡及以下三簡，其形制、墨色，以及書勢字體均相類似，每簡的字數較其他簡爲多，文意也較連貫，故排在一起。但首尾皆有脱簡，無從考其全貌。從内容看，簡 68 屬於醫治大風方的殘簡，第 69、70、71 號三枚簡應是屬醫治五官科病症方。

④腐血：指色迹晦暗之血。

⑤代廬茹：即代地所產的廬茹，又稱藘茹。《名醫别録》稱其"去熱痹，破癥瘕，除息肉……生代郡川谷"。按，此處或指茜根。《廣雅・釋草》："屈居，盧茹也。"馬王堆帛書《五十二病方》251 行："藘者，荊名曰盧茹。"《名醫别録》稱茜根"一名茹蘆"。

⑥調中藥：即調理中氣之藥。原簡"藥"字下有重文符號。

【釋譯】

六日後小腿部必定疼痛，痛延至腳底，傷口膿汁流出，於是服藥。三十天即痊愈，六十天就可以長出鬚眉，聲音即使嘶啞，亦能恢復清亮。鼻梁鼻腔内定有腐血流出。如果膿血已流出，想除去死肉，藥用代廬茹、巴豆各一份，同時混合調和，用棉花裹藥塞在鼻内，息肉都會外露。如息肉不外露，再服調理中氣之藥，藥用葶藶二份，甘遂二份，大黄一份，研成細末，混合調和，用淘米水飲服一刀圭，每天服三四次，直到症狀消失爲止。如果鼻道閉塞不通暢，藥用藜蘆一根，葶藶二份，附子一份，皂莢一份，都同時搗碎，混合調和，用濃醋浸泡一晝夜，濾去滓，把藥汁灌在鼻道内。

□徵當下，從大便出72。

⊡老瘦者，以人事感之①。此藥亦中治毒養(癢)②，如$_{73}$

⊡飲食數□禁，不傳也$_{74}$。

⧄二升□□復置水一升其中，為東鄉(嚮)造(竈)炊以葦薪若桑③$_{75}$。

⧄相得，丸之大如吾(梧)實，先餔食吞二丸④，日再，服藥一$_{76}$。

⧄梵四兩⑤，消石二兩，人參、方(防)風、細辛各一兩，肥棗五$_{77}$

右治百病方⑥$_{78}$。

【校注】

①以人事感之：即用心理療法醫治。人事，指人之真情。

②中：恰好，正對。

③東嚮竈炊以葦薪若桑：用口朝東方向的火竈煎煮，同時用蘆葦或桑枝作燃料。"東嚮竈"亦見於馬王堆帛書《五十二病方》"□蠱者"篇、羅布淖爾漢簡L49A號簡。《千金要方》卷二："煎藥作東嚮灶，用葦薪煮之。"

④餔食：晚飯時候。《說文・食部》："餔，日加申時食也。"申時，指15～17時。古代人們一般每天只吃兩頓飯，故申時爲晚飯時間。

⑤梵：當爲藥物名，具體所指不詳。

⑥右：原醫簡豎排，故"右"指前面，相當於横排的"上"。

【釋譯】

……徵當下瀉，隨大便排出。

……老弱羸瘦之人應當採用心理療法醫治。這些藥物也可以治療身體因遇毒而引起瘙癢的各種病症，如……

……飲食數……禁方，不要外傳。

……二升……再往裏添一升水，用口朝東方向的火竈煎煮，同時用蘆葦或桑枝作燃料。

……相得，做成像梧桐子大的藥丸，晚飯前吞服二丸，每天服二次，服藥一。

……梵四兩，硝石二兩，人參、防風、細辛各一兩，肥棗五顆。

以上爲治療各種疾病的醫方。

木　牘

治久欬上氣喉中如百虫(蟲)鳴狀卅歲以上方①：茈(柴)胡、枯〈桔〉梗、蜀椒各二分，桂、烏喙、薑各一分，凡六物，皆冶，合和，丸白密(蜜)，大如嬰(櫻)桃，晝夜哈三丸，稍咽之，甚良$_{79}$。

【校注】

①治久欬上氣喉中如百蟲鳴狀卅歲以上方：此簡內容與第3～5號簡內容

相似。

【釋譯】

治療長時間咳嗽導致氣逆上喘、喉中哮喘聲有如百蟲啼鳴的病症，並且犯病時間在三十年以上的處方：柴胡、桔梗、蜀椒各二份，桂、烏喙、薑各一份，總共六種藥物，都研成細末，混合調和，以白蜜糊丸，像櫻桃一樣大小，日夜含三丸，并逐漸咽下，療效非常好。

治久欬逆上氣湯方[①]：茈（紫）菀七束[②]，門冬一升[③]，款東（冬）一升[④]，橐吾一升[⑤]，石膏半升，白□一束[⑥]，桂一尺，密（蜜）半升，棗卅枚，半夏十枚，凡十物，皆父（㕮）且（咀）80甲，半夏毋父（㕮）且（咀），洎水斗六升[⑦]，炊令六沸，浚去宰（滓）。溫飲一小棓（杯），日三飲。即藥宿，當更沸之。不過三、四日逾（愈）80乙。

【校注】

①久欬逆上氣：疾病名。《諸病源候論·久欬逆上氣候》："肺感於寒，微者則成欬嗽。久欬逆氣，虛則邪乘於氣，逆奔上也。肺氣虛極，邪則停心，時動時作，故發則氣奔逆乘心，煩悶欲絕，少時乃定，定後復發，連滯經久也。"該方所治與第3～5、79號簡所治病症相似，但用藥不同，體現了同病異治原則。

②紫菀：藥物名。《神農本草經》謂其"主欬逆上氣，胸中寒熱結氣，去蠱毒痿蹶，安五臟"。

③門冬：藥物名，《神農本草經》有天門冬、麥門冬兩物，根據本方主治，當爲麥門冬。《神農本草經》謂其"主心腹，結氣傷中傷飽，胃絡脈絕，羸瘦短氣"。整理者小組注："'門冬'，據《本草》所載，有'麥門冬'及'天門冬'，此處不知何指。"施謝捷（1991）指出，檢陶弘景《本草經集注》可知，麥門冬"惡款冬、苦瓠"，因此本方所言"門冬"當指"天門冬"。

④款冬：藥物名，即款冬花。《神農本草經》謂其"主欬逆上氣，善喘，喉痹，諸驚癇，寒熱邪氣。一名橐吾"。孫星衍在"橐吾"下校注："《太平御覽》作橐石。"整理小組指出，簡文中款冬、橐吾各一升，與文中所記"凡十物"之數相符，應爲二物。按，據武威醫簡此條簡文，款冬、橐吾確爲二物，由此可證《神農本草經》謂款冬花"一名橐吾"當爲誤寫，而《太平御覽》所言款冬花"一名橐石"正確。

⑤橐吾：藥物名。據《質問本草》，蓮蓬草別稱爲橐吾，並稱其"治風熱感冒，咽喉腫痛，癰腫，疔瘡"等。《神農本草經》稱款冬爲橐吾，此處並非指款冬。張顯成（1995）指出，橐吾即鬼臼，又名八角烏。

⑥白□：藥物名。當爲"白茝"，即白芷。

⑦洎：往鍋裹加水。

【釋譯】

治療長時間咳嗽導致氣逆上喘的湯藥處方：紫菀七束，門冬一升，款冬一升，橐吾一升，石膏半升，白芷一束，桂一尺，蜂蜜半升，大棗三十枚，半夏十枚，總共十味藥，都搗碎，半夏不搗碎，往鍋裹加水六升，煮沸六次，濾去滓。溫服一小杯，每天飲服三次。如果藥留過夜，要再煮沸。不過三四天，病即痊愈。

治痹手足雍（臃）種（腫）方：秦瘳（艽）五分[1]，付（附）子一分，凡二物，冶，合和，半方寸匕一，先餔飯酒飲[1]，日三，以僋（愈）為度[3]$_{81}$。

【校注】

①秦艽：藥物名。《神農本草經》謂其“主寒熱邪氣，寒濕，風痹，肢節痛，下水，利小便”。

②先餔飯酒飲：飯前用酒服藥。

③以愈為度：指用藥量以疾病痊愈作爲標準。

【釋譯】

治療手足麻痹與臃腫的處方：秦艽五份，附子一份，共兩味藥，研成細末，混合調和，取半方寸匕藥末一份，飯前用酒調服，每天服三次，以疾病痊愈爲標準。

治久泄腸辟（澼）臥血□□裹□□□□醫不能治皆射（謝）去方[1]：黃連四分，黃芩、石脂、龍骨、人參、薑、桂各一分[2]，凡七物，皆并冶，合，丸以密（蜜），大如彈丸。先餔$_{82\text{甲}}$食以食，大湯飲一丸[3]。不知□□□□，腸中恿（痛），加甘草二分；多血，加桂二分；多農（膿），加石脂二分；□一□□□□□；多□，加黃芩一分。禁鮮鱼（魚）、豬肉。方禁。良$_{82\text{乙}}$。

【校注】

①腸澼臥血：下痢膿血。腸澼，即腸澼，此處指便血。袁仁智（2011）指出，臥血當作“歐血”。邵英《說文解字群經正字》：“歐，吐也。今經典作‘嘔’，正字當作‘歐’。”謝去：推辭離開，謝而不醫。藍壽梅（1997）指出，本方在辨證論治上達到了空前水平，久泄必虛，故以石脂、龍骨固澀止瀉，以人參、薑、桂溫陽補虛，膿血是熱毒內蘊所致，故以黃蓮、黃芩清熱解毒；整個方劑寒熱並用，攻補兼施，固本清源，遣方用藥，絲絲入扣，是針對“腸澼”而設的一張良方。謝去：應指不能治療而辭謝不醫。鄭剛（2005）指出，謝去當指脫肛，並

非不能醫而辭謝。

②石脂：礦物藥名。《神農本草經》將石脂按照顔色分爲青、赤、黄、白、黑五類，但是功效相似。此處不知指何種石脂。

③大湯：指大劑量的湯藥。王燾《外臺秘要》卷二十九載許仁則療吐血及墮損方："或慮損傷，氣不散，外雖備用諸方，腹内亦須資藥，但不勞大湯。"張延昌(1996)認爲，此處"食大湯"指米湯。

【釋譯】

治療久泄、下痢膿血……裹……醫生不能治療都謝而不醫的處方：黄連四份，黄芩、石脂、龍骨、人參、薑、桂各一份，總共七味藥，都同時研末，混合，用蜂蜜糊丸，如彈丸大小。在晚飯前服用，用大劑量的湯藥調服一丸。不愈……腸中疼痛，加甘草二份；多血，加桂二份；多膿，加石脂二份；……；多……，加黄芩一份。服藥期間禁食鮮魚與豬肉。此方是禁方，療效很好。

樊(礬)石二分半[①]，牡麴三分[②]，禹餘量(糧)四分[③]，黄芩七分，蘗米三分[④]，厚朴三分，凡六物，皆冶，合和，丸以白密(蜜)，丸大如吾(梧)實。旦吞七丸，餔吞九丸83甲，莫(暮)吞十一丸[⑤]。服藥十日，知；小便數多，廿日僋(愈)。公孫君方83乙。

【校注】

①礬石：藥物名，即明礬。《神農本草經》謂礬石(又稱涅石)"主寒熱泄利，白沃，陰蝕惡瘡，目痛，堅甘齒"。

②牡麴：藥物名，即大麯，指發酵力强的酒母。《本草綱目》卷二十五："麴以米麥包而成，故字从米从麥从包省文，會意也。酒非麴不生，故曰酒母。"《本草綱目》有"小麥麴"、"大麥麴"、"米麴"、"面麴"、"神麴"、"紅麴"等藥物。

③禹餘糧：藥物名。《神農本草經》謂其"主欬逆，寒熱，煩滿，下痢赤白，血閉，癥瘕，大熱"。

④蘗米：即穀芽。《名醫别録》稱其"主寒中，下氣除熱"。

⑤暮：指黄昏，或稱昏時，後世稱戌時，相當於19～21時。

【釋譯】

礬石二份半，牡麴三份，禹餘糧四份，黄芩七份，蘗米三份，厚朴三份，總共六味藥，都研成細末，混合調和，用蜂蜜糊丸，如梧桐子大。早上吞服七丸，晚飯時吞服九丸，黄昏吞服十一丸。服藥十日便見效，小便頻多，二十天疾病痊愈。這是公孫氏的處方。

白水侯所奏治男子有七疾方[①]：何謂七疾？一曰陰寒[②]，二曰陰痿(痿)[③]，三曰苦衰[④]，四曰精失，五曰精少，六曰橐下養(癢)濕[⑤]，⊡不卒[⑥]，名曰七疾。令人陰□小，橐下養(癢)濕，搔之[⑦]，黄汁出〼行小便時難，溺□赤黄泔白□[⑧]，便赤膿餘酒⊡苦恿(痛)，膝脛寒，手足熱，且煩臥不安床[⑨]，涓目泣出，⊡白下常恿(痛)[⑩]，溫溫下溜(溜)旁(膀)急84甲□蘇□□者□□陰⊡[⑪]。有病如此，名为(為)少鍚(傷)[⑫]。何已□□□尚□⊡伏下⊡已汻□孫□内傷⊡其坐則應中〼見□□□驚□□酒大樂[⑬]。久坐不起，□便不⊡。有病如此，終古毋(無)子[⑭]。治之方：活(栝)樓根十分[⑮]，天雄五分[⑯]，牛膝四分，續斷四分，□□五分，昌(菖)蒲二分，凡六物，皆并冶，合和，以方寸匕一为(為)後飯，偷(愈)。久病者卅日平復，百日毋疾苦。建威耿將軍方。良。禁，千金不傳也84乙。

【校注】

①白水侯：據杜勇(1998)初步考證，白水侯爲東漢初年劉敞。七疾：此處指男子腎氣虧損的七種證候，與第85號簡“七傷”類似。

②陰寒：指男子前陰寒冷、陽痿而不舉的病症。張璐《張氏醫通》稱之爲“陰冷”。

③陰痿：即陽痿，指男子性功能喪失、陰莖不舉的病症。

④苦衰：指男子因勞苦而導致性功能衰退的病症。

⑤橐下癢濕：即陰囊癢濕。橐，指陰囊。

⑥不卒：依據圖版，前面兩字可補爲“臨事”。“臨事不卒”亦見於《諸病源候論·虛勞候》，指因性功能障礙，交合活動不能順利進行。

⑦搔：該字據陳國清(1990)考釋補正。整理小組原釋文爲“盈”，何雙全(1986)釋爲“侵”，張延昌(2004)釋爲“灘”。

⑧溺□赤黄泔白□：指小便赤黄，或像淘米水一樣濁白。白□，何雙全(1986)認爲，當釋爲“白劇”。

⑨且煩臥不安床：睡臥不安於床席。何雙全(1986)指出，“且”當釋爲“上”。

⑩白下：陳國清(1990)釋爲“自下”，張延昌(2004)釋爲“丹下”。

⑪下溜膀急：小便頻急。《靈樞·口问》：“胃中空則宗脈虛，虛則下溜。”膀急，指膀胱脹急。

⑫少傷：疾病名，此處指男科疾病。

⑬驚：可能是指陰莖勃起。馬王堆帛書《養生方》“〼巾”篇有“馬因驚”之說，周一謀(1988)認爲是指陰莖受刺激後興奮、勃起。從本句的“大樂”看，

似指男子性功能得到恢復。

⑭終古無子：終生沒有生育能力。楊森(2007)指出，下面所列醫方包含補腎滋陰、强腰壯筋的功效，是治療男子不育症的最早方劑。

⑮栝樓根：藥物名，即天花粉。《神農本草經》謂其“主消渴，身熱，煩滿，大熱，補虛安中，續絕傷”。

⑯天雄：藥物名。《神農本草經》謂其“主大風，寒濕痹，瀝節痛，拘攣，緩急，破積聚，邪氣，金創，强筋骨，輕身健行”。

【釋譯】

白水侯所奏獻治療男性七種疾病的處方：七種疾病是什麽？一爲陰寒，二爲陰痿，三爲苦衰，四爲精失，五爲精少，六曰陰囊癢濕，……不能順利進行，稱做七疾。使人陰……小，陰囊癢濕，抓搔其間，有黄汁流出……解小便困難，小便……紅黄泔白……，小便紅赤膿多……苦痛，膝腿寒冷，手脚熱，睡臥不安床，眼淚不由自主地流出，……白下經常疼痛，小便頻急……。患這類病，叫做少傷。何已……。久坐不起，……便不……。患上這類病，終生沒有生育能力。治療的處方：栝樓根十份，天雄五份，牛膝四份，續斷四份，……五份，菖蒲二份，總共六味藥，都同時研成細末，混合調和，飯後服一方寸匕，病即痊愈。久病之人三十天痊愈，百天內無病痛。這是建威耿將軍的處方。療效良好。此方是禁方，(即使他人用)千金求購都不得外傳。

⊡分[①]，人髮一分，煩(燔)之，□焦一□，□二分，□一分，凡八物，冶，合和，以溫酒飲方寸匕一，日三飲之。呂功君方：有農(膿)者自為□□□□□□□□□□出，有血不得為農(膿)。治東海白水矦(侯)所奏方：治男子有七疾及七傷[②]。何謂七傷？一曰陰寒；二曰陰痿(痿)；三曰陰衰；四曰橐下85甲濕而養(癢)，黃汁出，辛恿(痛)[③]；五曰小便有餘；六曰莖中恿(痛)如林(淋)狀；七曰精自出，空居獨怒[④]，臨事不起[⑤]，起，死玉門中[⑥]，意常欲得婦人，日甚者更而苔(笞)輕，重時腹中恿(痛)，下弱(溺)旁(膀)光(胱)。此病名曰內傷[⑦]。□桔梗十分，牛膝、續斷、方(防)風、遠志、杜仲、赤石脂、山朱(茱)臾(萸)、柏實各四分，肉從(蓯)容(蓉)、天雄、署與(蕷)、虵(蛇)⊡[⑧]，凡十五物，皆并冶，合☒[⑨]85乙

【校注】

①☒分：整理小組指出，此方上闕，因簡殘損，無從考。

②七傷：此處指男子腎氣虧損的七種證候。《諸病源候論·虛勞病諸候》：

"七傷者，一曰陰寒；二曰陰痿；三曰裏急；四曰精連連；五曰精少，陰下濕；六曰精清；七曰小便苦數，臨事不卒。"《千金要方》卷十九："一曰陰衰；二曰精清；一曰精少；四曰陰滑；五曰囊下濕；六曰腰(一作胸)脅苦痛；七曰膝厥痛冷不欲行，骨熱，遠視淚出，口乾，腹中鳴，時有熱，小便淋瀝，莖中痛，或精自出。有病如此，所謂七傷。"

③辛痛：袁仁智(2011)認爲，辛當隸作"卒"，卒痛即猝痛。

④空居獨怒：指未性交時陰莖無端勃起。

⑤臨事不起：指性交時陰莖不能勃起。原簡"起"字下有重文符號。馬王堆帛書《養生方》有"老不起"、"不起"篇，《尹灣漢墓簡牘》有"恐不起"之疾，都是指男子性機能喪失。

⑥死玉門中：指陰莖在陰道中萎縮。《尹灣漢墓簡牘》中有"直久不死"記載。玉門，指產門、陰道。

⑦内傷：此處指男科疾病名。

⑧肉蓯蓉：藥物名。《神農本草經》謂其"主五勞七傷，補中，除莖中寒熱痛，養五臟，强陰，益精氣"。署蕷：藥物名，又作署豫，即山藥。《神農本草經》謂其"主傷中，補虛羸，除寒熱邪氣，補中益氣力，長肌肉"。蛇⊡：據文意，應爲"蛇牀子"。《神農本草經》謂其"主婦人陰中陰痛，男子陰痿，濕癢，除痹氣，利關節，癲癇，惡創"。

⑨合☐：此處文意未盡，下有殘簡。

【釋譯】

……份，人髮一份，燒灰，……焦一份，……二份，……一份，總共八味藥，研末，混合調和，取一方寸匕藥末，用溫酒調服，每天飲服三次。吕功的處方：患者出膿自爲……出，患者出血不會轉爲膿。掌管東海的白水侯所奏獻的處方：治療男人七疾與七傷。什麽是七傷：一爲陰寒；二爲陰痿；三爲陰衰；四爲陰囊濕而癢，流黄汁，辣痛；五爲小便頻數；六爲陰莖疼痛如患有淋病；七爲精液不由自主流出，獨處時陰莖無端勃起，行房時又不能勃起，即使勃起，也在陰道内萎縮，經常臆想房事，白天症狀明顯的人陰莖像鞭子一樣打擊腹部，這算是輕微病情，病情嚴重時腹部疼痛，小便時膀胱疼痛。這種病叫做内傷。藥用……桔梗十份，牛膝、續斷、防風、遠志、杜仲、赤石脂、山茱萸、柏實各四份，肉蓯蓉、天雄、署蕷、蛇牀子……，總共十五味藥，都同時研成細末，混合……

☐[惡]病大風方①：雄黃、丹沙(砂)、礜石、⊡兹(磁)石、玄石、消石、☐長⊡一兩②，人[參]⊡[搗]之各異斯⊡三重盛藥□□三石□□□三日③ 86甲 ☐熱⊡上□□十□□⊡飯藥以⊡[豬][肉]、[魚]辛。卅日知(知)，六十日偷(愈)。☐皆蕗(落),隨皆復生④,☐雖折能復起⑤,不仁皆仁⑥86乙。

【校注】

①大風:即麻風病。《素問·長刺節論》:"病大風,骨節重,鬚眉墮,名曰大風。"李牧(1995)指出,這是我國迄今爲止最早治療麻風病的複方。《千金要方》卷二十三有"惡疾大風"。

②丹砂:即硃砂。《神農本草經》稱爲丹沙,並謂其"主身體五臟百病,養精神,安魂魄,益氣,明目,殺精魅邪惡鬼"。玄石:又稱玄水石。《本草綱目》卷十:"慈石生山之陰有鐵處,玄石生山之陽有銅處,雖形相似,性則不同,故玄石不能吸鐵。"張延昌(1996)指出,玄石即磁石。玄石與前一味藥"磁石"異名同物,同一味藥在一方中兩次出現,當有一者爲誤寫。陶弘景《本草經集注》卷二雖將"磁石"、"玄石"列爲兩物,但陶氏在"玄石"條下的注中亦指出:"世中既不復用,無識其形者,不知與磁石相類否?"

③搗之各異斯:分别將它們搗碎。斯,語氣助詞。

④隨皆復生:指病情逐漸好轉。此處可能是指瘡痂脱落後又生長出新的肌膚。

⑤雖折能復起:即使病到深處也能夠好轉。

⑥不仁皆仁:指肢體麻木等情況都能好轉。不仁,指肢體麻木,感覺失靈。《靈樞·刺節真邪論》:"衛氣不行,則爲不仁。"皆仁,指病情轉愈。

【釋譯】

……嚴重之疾麻風病處方:雄黄、朱砂、礜石、……磁石、玄石、硝石、……長……一兩,人參……分别將它們搗碎……三重盛藥……三石……三日……熱……上……十……飯藥以……禁吃豬肉、魚等葷腥之物。三十天見效,六十天痊愈。……都脱落,隨即病情逐漸好轉,……即使病情嚴重也能好轉,肢體麻木都能轉愈。

治加(痂)及久(灸)創及馬[育]方①:取[陳]駱蘇一[升]②,付(附)子廿枚,蜀椒一升,乾當歸二兩,皆父(㕮)且(咀)之;以駱蘇煎之,三沸。藥取以傅之,良甚。治人卒雍(癰)方③:冶赤石脂,以寒水和④87甲,塗雍(癰)上,以偷(愈)為故⑤,良。治狗齧人創恿(痛)方⑥:煩(燔)狼毒⑦,冶,以傅之。創乾者,和以膏傅之。治湯火涷〈湅〉方⑧:煩(燔)☐羅,冶,以傅之,良甚87乙。

【校注】

①治痂及灸瘡及馬膏方:此爲治療外傷處方。痂,痂瘡。杜勇(1998)認爲,

痂當指疥瘡。灸瘡，指用灸法治療時引起的瘡瘍。《諸病源候論》卷三十五有“灸瘡急腫痛候”。馬胔，亦見於《敦煌漢簡》，整理小組指出，關於“馬胔”的解釋主要有三種說法：一說是馬身上所生的病，如《流沙墜簡》將“治馬胔方石南草五分”殘簡釋爲獸醫方；二說是食馬鞍下腐肉中毒成疾，因《金匱要略·禽獸魚虫禁忌並治》有“馬鞍下肉，食之殺人”；三說是騎馬時臀部磨損的創傷。按，胔即“胺”的異體，指肉質腐敗變臭。《玉篇·肉部》：“胺，肉敗也。”《廣韻·曷韻》：“胺，肉敗臭。”杜勇（1998）認爲，馬胔可能爲“馬疳”之誤識，“馬”意義爲“大”，“疳”與“疨”、“疳”相通，馬胔就是指人身上的大瘡。袁仁智（2012）指出，胔同“胺”，與“鞍”通，在《肘後備急方》、《千金要方》、《外臺秘要》等醫藥文獻中，常見“馬鞍”、“牛領”兩詞連用及其治療方藥，蓋因兩者爲馬牛負重之處，常因磨損而致傷；而且本方所用藥物除陳駱酥外，其他幾味亦見於治療“馬鞍”的醫方。今據簡文內容，此處“馬胔”應釋作人體外傷爲宜。

②陳駱蘇：即陳年酪蘇。整理小組認爲，駱酥指用駱駝乳製成的酥。張標（1988）指出，駱蘇當爲落蘇。《本草綱目》卷二十八引陳藏器《本草拾遺》曰：“茄，一名落蘇，名義未詳。按《五代貽子錄》作酪酥，蓋以其味如酪酥也，於義似通。”《本草綱目》謂茄主治“傅腫毒”，“散血止痛，消腫寬腸”，花主治“金瘡”，根及枯莖葉於“凍瘡皴裂，煮湯漬之，良”。其藥性與本方所治相合。袁仁智（2012）認爲，駱通“酪”，酪酥即用牛、羊、馬等乳汁煉成的食品。《說文·新附字》：“酪，乳漿也。”而且“駱”字單用時指黑毛鬣尾的白馬，並不指駱駝。《說文·馬部》：“駱，馬白色黑鬣尾也。”按，陶弘景《本草經集注·序例》治“口瘡”方中有“酪蘇”，或寫作“酪酥”。

③卒癰：指突然癰腫。

④寒水：冷水。亦見於馬王堆帛書《五十二病方》和《養生方》、阜陽漢簡《萬物》。施謝捷（1991）認爲，當爲溶有寒水石之水。寒水石，一名凝水石，有清熱降火消腫之功用。《新修本草》謂凝水石“主身熱，腹中積聚邪氣，皮中如火燒爛，煩滿，水飲之”。

⑤以愈為故：即“以愈爲度”，故、度兩字相通。

⑥狗齧人：即狗咬傷人。馬王堆帛書《五十二病方》有“狂犬齧人”、“犬筮（噬）人”篇。

⑦燔：煅燒。整理小組認爲，原文“煩”即碎，意謂將藥搗碎。狼毒：藥物名。《神農本草經》稱之爲“續毒”，謂其“主欬逆上氣，破積聚飲食，寒熱，水氣惡創，鼠瘻，疽蝕，鬼精，蠱毒，殺飛鳥走獸”。

⑧湯火涑：指燙傷和燒傷。湯，即湯，指熱水。涑，洗滌。《說文·水部》：“涑，瀞也。”《廣雅·釋詁二》：“瀞，洒也。”袁仁智（2012）認爲，原文“涑”通“凍”，此處指凍傷。□羅：疑爲“松羅”，即松蘿，又名女蘿，見於《神農

本草經》，“女羅”亦見於馬王堆帛書《雜療方》58行。趙學敏《本草綱目拾遺》卷七謂松蘿“治蛇虎傷、湯火烙傷及頑瘡等症”，與本方所治類似。袁仁智(2012)將“□羅”補爲“瓜羅”，但未作考釋。

【釋譯】

治療瘖痂、灸瘡與馬膂的處方：取陳駱蘇一升，附子二十枚，蜀椒一升，乾當歸二兩，都搗碎，用駱酥煎煮，多次煮沸。取藥敷在患處，效果非常好。治療人患身體突然癰腫的處方：取赤石脂研末，用冷水調和，塗抹在癰瘡上，以痊愈爲標準，療效良好。治療狗咬傷人瘡口疼痛的處方：煆製狼毒，研成細末，敷在患處。如瘡口已乾燥，就用油脂調和，再敷上。治療燙傷和燒傷的處方：煆製松蘿，研成細末，敷在患處，效果非常好。

治如(婦)人膏藥方：樓三升[①]，付(附)子卅枚，弓大鄭十分[②]，當歸十分，甘草七分，菒(藁)草二束[③]，白茝四分，凡七物，以朌膊高(膏)[④]，舍之[⑤]88甲。

【校注】

①樓：藥物名，疑爲栝樓。

②弓大鄭：當爲藥物名，不見於其他醫書，其義待考。據杜勇(1998)考證，鄭通“蓷”。《說文·艸部》：“蓷，萑也。”《爾雅·釋草》：“萑，蓷。”郭璞注：“今茺蔚也，葉似荏，方莖，白華，華生節間，又名益母。”因此弓大鄭應是治療婦科疾病的良藥——益母草。彭達池(2012)認爲，“弓”當隸作“乃”，“大鄭”即“大薊”，是具有涼血、止血功效的菊科藥物。張壽仁(2000)、袁仁智(2011)、段禎(2013)均認爲，弓大鄭當隸作“弓藭”，即川芎；並指出“大鄭”是被整理者拆分了的“窮”字。

③藁草：即藁本。《神農本草經》謂其“主婦人疝瘕，陰中寒腫疼，腹中疼，除風頭痛，長肌膚”。

④朌膊：豬油。張麗君(1996)指出，朌即“肪”的通假字。袁仁智(2011)將“朌膊”隸作“肪脂”。鄭剛(2005)認爲，朌膊表示不同的製藥工序。《釋名·釋飲食》：“膊，迫也。薄椓肉迫着物使燥也。”馬王堆帛書《五十二病方》常見用油脂調製藥物的記錄。《中國簡牘集成》卷四認爲，意爲將肉反復細切重剁成膏脂。

⑤舍之：使藥力充分釋放。舍，釋放。朱駿聲通訓定聲：“舍，假借爲釋。”袁仁智(2011)指出，疑“舍”爲“余”字之訛，通作“塗”。

【釋譯】

治療婦女疾病膏藥處方：栝樓三升，附子三十枚，弓大鄭十份，當歸十份，甘草七份，藁草二束，白芷四份，總共七味藥，用豬油製膏，使藥力充分釋放。

治如(婦)人高(膏)藥方[①]：樓三升，付(附)子卅枚，弓大鄭十枚，當歸十分，甘草七分，菒(藁)草二束，白茝四分，凡七物，以肦膊高(膏)，【舍】之。之之凡六物合後曰[②]88乙

【校注】

①治婦人膏藥方：此方與上一則處方内容相似。

②之之凡六物合後曰：爲習字者隨意書寫，不屬於處方内容。

【釋譯】

治療婦女疾病膏藥處方：栝樓三升，附子三十枚，弓大鄭十份，當歸十份，甘草七份，藁草二束，白芷四份，總共七味藥，用豬油製膏，使藥力充分釋放。

百病膏藥方[①]：蜀椒四升，弓(芎)窮(藭)一升，白茝一升，付(附)子卅果(顆)，凡四物，父(㕮)且(咀)，漬以淳醯三升，漬□□□三斤，先□□□□89甲枚煎藥□□□□□□□浚去宰(滓)[②]89乙。

【校注】

①百病膏藥方：此方與第57～58兩簡所記内容相似。

②浚去滓：濾去藥滓。張延昌(2006)釋作“後去宰”。

【釋譯】

(治療)各種疾病的膏藥方：蜀椒四升，芎藭一升，白芷一升，附子三十枚，總共四味藥，搗碎，用濃醋三升浸泡，浸泡……三斤，先……枚煎藥……濾去滓。

五辰辛不可始久(灸)刺(刺)[①]，飲藥必死。甲寅、乙卯不可久(灸)刺(刺)，不出旬死。五辰不可飲藥，病者日益加深90甲。無□禁朔晦日甲午皆不可始□□□□□□□□月六日[②]、十六日、十八日、廿二日皆不可久(灸)可久刺(刺)見血[③]，止己□90乙。

【校注】

①五辰辛不可始灸刺：指在時間年、月、日、時上，如遇辰辛時，不可施灸刺。這是當時流行的一種針灸用藥禁忌。陳魏俊(2010)指出，古代年、月、日的記法一般採用天干、地支配合，而時則採用十二地支記，“辰辛”地支、天干配，顯然不是一詞，應當以“五辰、辛”來斷句，下句也有“五辰”的出現，可爲互證；疑“五辰”指六十甲子中凡地支遇辰的，即甲辰、丙辰、戊辰、庚辰、壬辰；“辛”就是“庚辛”日之“辛”。刺(刺)，本簡共出現三次，原釋文隸作“剌”，據圖版當改爲“刺”。

②始□□□□□□□□□：此處字迹模糊。陳國清(1990)指出，應釋爲“始久(灸)剌(刺)飲藥□”六字。

③可久(灸)可久：整理小組指出，後面“可久”二字爲衍文。

【釋譯】

在時間年、月、日上，如遇五辰、辛時，不可施灸刺，否則服藥必死。甲寅、乙卯不可施灸刺，否則不過十天死。在時間年、月、日上，如遇五辰時，不可服藥，否則患者病情日益加重。無……禁朔晦日甲午都不可施……月六日、十六日、十八日、二十二日都不可施灸刺、見血，止已……。

牛膝半斤，直(值)五十；卑□半斤[①]，直(值)廿五；朱(茱)臾(萸)二升半，廿五；方(防)風半斤，百；慈(磁)石一斤半，百卅；席(䗪)虫(蟲)半升，廿五；小椒一升半，五十；山朱(茱)臾(萸)二升半，直(值)五十；黄芩一斤，直(值)七十91甲；黄連半斤，直(值)百；□□二斤，直(值)廿七。子威取[②]。河菆半斤[③]，直(值)七十五；續斷一斤，百。子威取。□□□取藥，凡直(值)九百廿七91乙。

【校注】

①卑□：疑爲“卑肖”，即蜱蛸，爲桑螵蛸的簡稱。

②子威：人名。

③河菆：藥物名。不見於諸醫藥典籍，其義待考。杜勇(1998)考證，“菆”通“蕺”。《說文·艸部》：“蕺，菜也。”段玉裁注：“《廣雅·釋草》：‘蕺，蘵也。’……即今之魚腥草也。”故河菆即魚腥草。施謝捷(1998)認爲，河菆當讀爲“荷菆”。《集韻·矦韻》：“菆，莖也。”荷菆即荷莖，亦稱荷梗。袁仁智(2011)指出，比較原簡字形與兩漢寫法，當釋作“河豚”。

【釋譯】

牛膝半斤，價值五十；桑蜱蛸半斤，價值二十五；茱萸二升半，價值二十五；防風半斤，價值一百；磁石一斤半，價值一百三十；䗪蟲半升，價值二十五；小椒一升半，價值五十；茱萸二升半，價值五十；黄芩一斤，價值七十；黄連半斤，價值一百；……二斤，價值二十七。子威取藥。河菆半斤，價值七十五；續斷一斤，價值一百。子威取藥。……取藥，總價值九百二十七。

□□□□□□□大兄為天一[①]，中者為大(太)歲[②]，小者為大將軍。大(太)歲常三月壹上天常□□巳上□□己酉未下[③]，當此將□92甲

□大(太)歲、大將軍，百官盡□□□□□□□不嫁女皆□□□□□□

□□□入④ 92乙

【校注】

①大兄：即大祝。是《周禮·春官》宗伯的屬官，爲祝官之長。秦漢置大祝令、丞爲大常屬官。天一：又稱太一、泰一，指北極。《史記·封禪書》："天神貴者太一，太一佐曰五帝。"該木牘所記内容與醫藥無關。

②太歲：指太歲之神。古代認爲太歲有歲神，凡太歲神所在之方位及與之相反的方位，均不可興造、移徙和嫁取、遠行，犯者必有凶兆。大將軍：即大將軍之神。

③太歲常三月壹上天常□□巳上□□己酉未下：原簡字迹模糊，文意不明。張延昌(2004)補正，此句當爲"太歲尚青，壹上天，常乙下巳上，□己、酉、未下"。

④百官盡□□□□□□不嫁女皆□□□□□□□□入：原簡字迹模糊，文意不明。于豪亮(1985)指出，"嫁女"前面兩字爲"取婦"草書。張延昌(2004)補正，此句當爲"百官盡□□送朓、取婦、嫁女，皆□□入"。朓，祭祀。《説文·肉部》："朓，祭也。"

【釋譯】

……大祝爲天一，中者爲太歲，小者爲大將軍。太歲……巳上……己酉未下，當此將……

……太歲、大將軍，百官盡……取婦、嫁女，都……入……

六、其他散見醫藥簡牘

總　說

在目前已經整理發表或出版的簡牘材料中，也散見一些醫藥資料，它們主要包括：

1. 里耶秦簡醫藥簡
2. 敦煌漢簡醫藥簡
3. 居延漢簡醫藥簡
4. 居延新簡醫藥簡
5. 張家界古人堤醫方木牘
6. 羅布淖爾漢簡醫藥簡
7. 額濟納漢簡醫藥簡

以上散見簡牘醫藥材料，是從各種簡牘文獻中搜羅、勾輯而來的。其數量或多或少，書寫體例亦不盡一致。

（一）里耶秦簡〔壹〕醫藥簡

說　明

2002年，在湖南省龍山縣里耶古城的始建於戰國而廢棄於秦末的1號古井中，出土秦代官署檔案簡牘38000多枚（其中有字簡牘17000余枚），2005年在北護城壕11號坑中出土51枚簡牘，這兩批簡牘即里耶秦簡。湖南省文物考古研究所編著《里耶秦簡〔壹〕》，收錄第五、六、八層出土的簡牘，由文物出版社2012年出版。

在里耶秦簡第八層出土的簡牘文書中有一些醫藥簡牘，但殘損嚴重。由於里耶秦簡將分五部出版，目前僅見第一部，其中醫藥簡數量不多，整理者沒有進行系統編聯，因此將其按簡牘號碼順序全部匯總，並進行集中注譯。

以下簡文以湖南省文物考古研究所編著《里耶秦簡〔壹〕》（文物出版社2012年）爲底本，並參照圖版進行校釋。原釋文徑出示簡文原字，未加標點，亦未對特殊用字作出標示。現根據簡帛釋文慣例，對釋文進行標點，用相關符號標示其中的古字、通假字、異體字、訛誤字等特殊用字。

校　釋

(1) ☐即用，不臧(藏)①。以五月盡時艾(刈)取析蓂暴(曝)☐②8-792

【校注】

①即用：馬上使用。該詞語亦見於馬王堆帛書《五十二病方》和《雜療方》。即，該字僅殘餘下半。原釋文作“☐用”。

②刈取：割取。《說文·丿部》：“乂(刈)，芟草也。”《玉篇·刀部》：“刈，穫也，取也。”析蓂：藥物名，即菥蓂。《神農本草經》謂菥蓂子“主明目，目痛淚出，除痹，補五臟，益精光”。按，艾(刈)，原釋文作“決”，但是圖版該字从“艸”从“乂”，當爲“艾”字，讀作“刈”。析蓂，原釋文作“析縈”，該書8-1221號簡也有“析蓂實”，字形與本例相似。析蓂，即菥蓂。《爾雅·釋草》：“菥蓂，大薺。”《本草綱目·菥蓂》：“薺與菥蓂，一物也，但分大小二種耳。小者爲薺，大者爲菥蓂。”整理小組對“艾”、“析蓂”均因形近而誤釋。

【釋譯】

……(藥物)馬上要使用，不必留藏。在五月末割取菥蓂曬乾……

(2) 治暴心痛方①：令以□屋在□□□□□取其□草蔡長一尺②，□□三③，析，尃(傅)之病者心上④8-876。

【校注】

①暴心痛：心胸突然疼痛。《廣雅·釋詁二》：“暴，猝也。”《素問·刺熱》：“心熱病者，先不樂，數日乃熱，熱爭則卒(猝)心痛。”

②在、取、其：整理小組均未釋出，據圖版和《里耶秦簡牘校釋》(第一卷)補釋。草蔡：草芥。《說文·丨部》：“丯，草蔡也。”又《艸部》：“蔡，草也。”

③□□三：何有祖(2012)指出，根據簡文字迹，疑爲“禹步三”。但是根據後面的“析”字，“□□”可能是一種藥物名稱。

④尃(傅)之：整理小組未釋，據圖版和《里耶秦簡牘校釋》(第一卷)補釋。

【釋譯】

治療心胸劇痛方：讓……草長一尺，……三份，剖取，傅在患者胸上。

(3) ☐善瞑①，善飤(食)不能飤(食)②8-1042

【校注】

①善瞑：原釋文作"□瞑"，"善"字上半殘斷，僅餘下半。何有祖（2012）指出，該字可與8-1363號簡"而"字後面殘字所餘上半部筆劃"羊"組合成"善"，此說可从。瞑，竊視。《說文·目部》："瞑，小視也。"

②善飤（食）不能飤（食）：想吃但不能進食。陳偉（2013）指出，通過比較睡虎地秦簡所見的"飤"、"飢"二字形體，該處"善飤"當釋爲"善飢"；善飢不能食，是指容易餓，卻吃不下東西。《素問·刺瘧》："胃瘧者，令人且病也，善饑而不能食，食而支滿腹大。"

【釋譯】

……喜歡竊視，嗜食但不能進食……

（4）九十八[①]，治令金傷毋𤻸方[②]：取鼢鼠，乾而☑

石、薪（辛）夷、甘草各與鼢8-1057

【校注】

①九十八：根據里耶秦簡醫方首端所見數字，當爲醫方順序號。本簡雙行書寫，下半殘斷。

②治令金傷毋𤻸方：該方文意未完，下有缺簡。相似內容亦見於馬王堆帛書《五十二病方》23～24行"諸傷"篇："令金傷毋痛方，取鼢鼠，乾而冶；取𩵦（鮧）魚，燔而冶；□□、薪（辛）夷、甘草各與【鼢】鼠等。"李家浩（2011）指出，北京大學所藏西漢竹簡醫書"治令金傷毋痛方"用到"長石、新（辛）夷、甘草"三味藥。根據北大醫簡、里耶秦簡，結合帛書殘存筆畫，《五十二病方》"薪（辛）夷"前面兩殘字可補爲"長石"無疑。

【釋譯】

第九十八，治療金刃外傷不生𤻸痏的醫方：取鼴鼠，殺死晾乾……取長石、辛夷、甘草三藥分別和鼴鼠……

（5）七，病暴心痛灼灼者[①]，治之，析蓂實冶二[②]，枯橿（薑）、菌桂冶各一[③]，凡三物，并和，取三指冣（撮）到節二[④]，温醇酒[⑤]8-1221

【校注】

①灼灼：很熱的樣子。《靈樞·師傳》："食飲者，熱無灼灼，寒無滄滄。"張介賓注："飲食欲熱者，亦不宜灼灼之過。"原簡第一個"灼"字下有重文符號。

②析蓂實：即菥蓂子。冶：藥物粉末。"冶"字該義亦見於馬王堆帛書《五十二病方》162行"毒堇冶三"、327行"熱膏沃冶中"、250行"取䔧莖幹冶二升"等處。

③枯薑：即乾薑。《神農本草經》謂其“主胸滿欬逆上氣，溫中止血，出汗，逐風，濕痹，腸澼下利”。菌桂：藥物名。《神農本草經》謂其“主百病”。

④三指撮到節二：即兩份三指撮到節的藥量。

⑤溫醇酒：該方文意未竟，下有缺簡。

【釋譯】

第七，心胸劇痛、灼熱的患者，治療的方法，菥蓂子末二份，乾薑、菌桂末各一份，共三味藥，混合調和，取兩份三指撮到節的藥量，溫熱的濃酒……

（6）五，一曰啓兩臂陰脈[①]。此治□□方[②] 8-1224。

【校注】

①啓：張開。陰脈：內脈。原釋文作“陰□”，圖版中“脈”字模糊，基本可識。

②此治□□方：原釋文作“□□□□□”，據圖版和《里耶秦簡牘校釋》(第一卷)補釋。

【釋譯】

第五，張開兩臂內脈。這是治療……的醫方。

（7）三，一曰取闌(蘭)本一斗[①]，□□二□□□□□□煮□□□□□□孰(熟)，出之，復入，飲盡☐[②] 8-1230

【校注】

①闌(蘭)本一斗：原釋文作“闌□一□”，據圖版和《里耶秦簡牘校釋》(第一卷)補釋。蘭本，即蘭根。馬王堆帛書《五十二病方》“乾騷(瘙)”篇下有“闌(蘭)根”。

②飲盡：全部飲服。飲，原釋文作“餘”，因形近而誤釋。該簡下半文字模糊，字數不能確定。

【釋譯】

第三，一方是取蘭根一斗，……煮熟後，取出，再放入，全部飲服……

（8）内[①]，病已如故。治病毋時〈時〉。壹治藥[②]，足治病。藥已治，裹以繒臧(藏)[③]。治林(朮)[④]，暴(曝)若有所燥，治 8-1243。

【校注】

①内：原釋文作“宂”，誤。該方上闕，相似內容亦見於馬王堆帛書《五十二病方》28～29行“諸傷”篇“令金傷毋痛”方：“毋近内，病已如故。治病

毋時。壹治藥，足治病。藥已治，裹以繒臧(藏)。治林(朮)，暴(曝)若有所燥，冶。”

②壹：原釋文作“畚”，因形近而誤釋。

③裹以繪臧(藏)：原釋文作“裹□繪臧”。圖版中“以”字雖然模糊，但基本可認。繪，五彩的刺繡。《說文·糸部》：“繪，五采繡也。”

④林(朮)：即白朮。原釋文作“梜”，該字不見於辭書，因形近而誤釋。

【釋譯】

……禁止行房事，待病愈後即可像往常一樣。用此法治療不拘時間，任何季節均可。製作一次藥物的分量必須滿足整個治療過程的需要。藥物已經製好暫不用時，可用絲帛包裹收存起來。白朮的製作方法，在陽光下晾曬使其充分乾燥後，研成粉劑。

(9) ☐以溫酒一桮(杯)和歙(飲)之，到$_{8-1397}$莫(暮)有(又)先食歙(飲)[②]，如前數。恒泿〈服〉藥廿日[③]，雖久病必已$_{8-1290}$。服藥時禁毋食彘肉[④]$_{8-1397}$。

【校注】

①以溫酒一杯和飲之：該條內容由8-1397、8-1290兩則殘簡根據簡的紋路、色澤、茬口和文字內容綴合而成。其中8-1397簡雙行書寫，下半殘斷，其內容爲“以溫酒一桮(杯)和，歙(飲)之[①]，到☐服藥時禁毋食彘肉☐”；8-1290簡單行書寫，上半殘斷，其內容爲“以溫酒一桮(杯)和，歙(飲)之，到莫(暮)有(又)先食歙(飲)，如前數。恒泿〈服〉藥廿日，雖久病必已”。該條文字的相似內容亦見於馬王堆帛書《五十二病方》“脈者”篇。

②到暮又先食飲：到晚上在進食前飲服藥物。

③泿〈服〉：原釋文作“汲”，因形近而誤釋。

④服藥時禁毋食彘肉：服藥期間禁吃豬肉。原釋文作“服藥時禁女、食彘肉”，因女、毋兩字形近而誤，該字與8-1057簡的“毋”字形體基本相同。馬王堆帛書《五十二病方》238行亦作“服藥時禁毋食彘肉”，同樣可證“女”爲“毋”之誤。

【釋譯】

……用一杯溫酒調和飲服，到晚上時又是在飯前服用，數量如早上一樣多。堅持服用二十天，即使久病也會痊愈。服藥期間禁吃豬肉。

(10) ☐已病不盈三[①]

☐食後食次(恣)[②]$_{8-1329}$。

【校注】

①已病不盈三：因前後文意殘斷，該句意思不明。盈，超過。本簡雙行書寫，上半殘斷。

②食後食次(恣)：馬王堆帛書《五十二病方》常見“先食後食次(恣)”之句，指不論是飯前還是飯後飲服均可，隨意不拘。

【釋譯】

……在飯前或飯後飲服，隨意不拘。

(11) 苐(第)一，人病少氣者①，惡聞人聲，不能視，而□☐②
臨食而惡臭③，以赤雄雞冠，完(丸)8-1363

【校注】

①少氣：指體虛無力。包山楚簡221簡：“既又(有)疠(病)，疠(病)心疾，少𢙮(氣)，不內飤(食)。”本簡雙行書寫，下半殘斷。

②而☐：殘字僅餘上半“羊”，何有祖(2012)指出，此簡與8-1042號簡紋路、色澤、茬口均能吻合，殘字僅餘上半“羊”與8-1042簡“瞶”字前面殘字組合成“善”，兩簡綴合後的釋文爲：“苐(第)一，人病少氣者，惡聞人聲，不能視而善瞶，善飤(食)不能飤(食)，臨食而惡臭，以赤雄雞冠，完(丸)”。此說可从。

③臭：氣味。《玉篇·犬部》：“臭，香臭揔稱也。”

【釋譯】

第一，患者體虛無力，討厭聽到人聲，不能視物，而……進食時討厭聞到氣味，用紅公雞冠，糊丸。

(12) ☐尺，方尺半①，□水三、四斗，瀵(沸)，注□
☐三參②8-1369

【校注】

①方尺半：半尺見方。方尺，亦見於馬王堆帛書《五十二病方》“瘁(癃)病”篇。本簡雙行書寫，上半殘斷。

②三參：即三升。原釋文作“₌一參”，整理小組將“三”字的上面二横誤認作重文符號。參，相同用法亦見於馬王堆帛書《五十二病方》和《養生方》。

【釋譯】

……尺，半尺見方，……水三四斗，煮沸，加入……三升。

（13）因以左足□踵其心①，男子十踵，女子[子]☑②
嘗試，毋禁③ 8-1376。

【校注】

①踵：踐踏。何有祖(2012)指出，該簡可以與8-1959簡“☑□□□踵”綴合，兩簡綴合後的釋文爲：“因以左足□踵其心，男子十踵，女子七踵。嘗試。勿禁。”按，何氏誤“毋”爲“勿”。本簡雙行書寫，下半殘斷。

②男子十踵，女子☑：原釋文作“□子方踵，如□☑”，因簡文模糊而未釋與誤釋。現據圖版和《里耶秦簡牘校釋》（第一卷）改補。

③嘗試，毋禁：原釋文作“□誠□□”，因簡文模糊而未釋與誤釋。現據圖版和《里耶秦簡牘校釋》（第一卷）改補。毋，《里耶秦簡牘校釋》作“勿”，誤。

【釋譯】

接着用左腳……踐踏患者胸部，男子踐踏十腳，女子……。此方經過試用有療效，治療沒有禁忌。

（14）☑治心腹痛①，心腹痛者☑
☑□鬻（粥）☑② 8-1718

【校注】

①心腹痛：心腹疼痛。原簡“心”、“腹”、“痛”三字後均有重文符號。本簡雙行書寫，上下皆殘斷。

②鬻（粥）：該詞在周家臺秦簡《病方》和馬王堆帛書《五十二病方》用例較多。何有祖(2012)認爲，“鬻”讀作“煮”。

【釋譯】

……治療心腹疼痛的醫方，心腹疼痛的患者……

（15）☑[中]①，撓歓（飲）②，已歓（飲），如再□☑
☑□食次（恣），毋禁，毋時。治□□ 8-1766

【校注】

①中：該字僅餘左下半和中間豎劃下半，整理小組未釋。馬王堆帛書《五十二病方》26行有“入藥中，撓歓”之句，可爲佐證。本簡雙行書寫，上下均殘斷。

②撓飲：攪拌混和後飲服。

【釋譯】

……攪拌混和後飲服，飲服後，……在飯前或飯後飲服，隨意不拘，治療沒有禁忌，沒有時間限制。治……

（16）☑若有所燥①，冶②。冶□☑③

☑乾，取乾、取實，臧（藏）☑8-1772

【校注】

①若有所燥：該簡上闕，即“暴（曝）若有所燥”，指在陽光下晾曬使其充分乾燥。本簡雙行書寫，上下均殘斷。

②冶：研末。原簡該字下有重文符號。

③冶☑：原釋文作“冶已”。何有祖（2012）指出，該簡可與8-792簡綴合，“已”僅殘餘上半，屬於整理小組誤釋，該字與8-792簡第一個殘字下半部分連綴，當爲“即”字，可从。兩簡綴合後的釋文爲：“☑若有所燥，冶。冶即用，不臧（藏）。以五月盡時艾（刈）取析蓂暴（曝）☑乾，取乾、取實，臧（藏）☑”。

【釋譯】

……在陽光下晾曬使其充分乾燥，研末。研末後……乾燥，揀取種子，收藏……

（17）病煩心①，穿地深二☑②

水□中視其□□☑8-1937

【校注】

①病煩心：原釋文作“病□心”。因簡文模糊，整理小組未釋出“煩”，但該字基本可識，現據圖版和《里耶秦簡牘校釋》（第一卷）補釋。何有祖（2012）指出，該簡可以與8-1369簡綴合，兩簡綴合後的釋文爲：“病煩心，穿地深二尺，方尺半，□水三、四斗，潰（沸），注水□中，視其□□三參。”本簡雙行書寫，下半殘斷。

②穿地：即挖地。

【釋譯】

患心煩病，挖地深二……

（18）☑□半斗①，歙（飲）之。此治黃☑8-1976

【校注】

①半斗：劑量單位。本簡上下皆殘斷，從劑量詞語“半斗”、動詞“歙（飲）”和“治”，可以推測其爲一則醫方簡牘，其中“黃”當與後面殘缺的文字構成疾病名。

【釋譯】

……半斗，飲服。這種方法治療……

（二）敦煌漢簡醫藥簡

說　明

20 世紀初至八十年代，河西疏勒河流域漢代邊塞烽隧遺址出土漢代簡牘，即敦煌漢簡。其中有一些醫方簡牘，但是殘損嚴重。甘肅省文物考古研究所編著《敦煌漢簡釋文》，由甘肅人民出版社 1991 年出版；後又編著《敦煌漢簡》，由中華書局 2001 年出版。

簡牘原有殘泐，可據殘筆或文例釋出的字，敦煌漢簡原釋文沒有外加方框符號，現按簡牘釋文的通行符號更改。簡號數碼後的 A、B 表示同一簡的各面。

整理者沒有對敦煌漢簡醫藥簡進行系統編聯。由於敦煌漢簡中的醫藥簡數量不多，因此將其按照簡牘號碼順序全部匯總，並進行集中注釋。又因部分簡文殘損過多，對於疑難字句在注釋時盡量說明清楚，再次釋譯的意義不大，本書不另出譯文。

以下簡文以甘肅省文物考古研究所編著的《敦煌漢簡》（中華書局 2001 年）爲底本，並參照圖版與《敦煌漢簡釋文》（甘肅人民出版社 1991 年）進行校釋。

校　釋

（1）▨大如母（拇）指[①]。

▨八物，皆父（㕮）且（咀）[②]505。

【校注】

①大如拇指：本簡雙行書寫，上半殘斷。

②八物皆父且：原釋文作“□物皆又□”。圖版中“指”字右半殘缺，“八”字清晰，“且”字右大半筆畫清楚。研究者一般不把該條看作醫藥簡，可能是由於該簡前半闕失和原釋文不全之緣故。

（2）□□□□□、郭□、□□、虻、六□、白檟葉二把[①]，□□□，薑一半，當歸、半夏、黄芩、蜀署、存付[②]，水銀二斤，卩▨

□□□入各半斤563A。

【校注】

①虻：昆蟲類藥物，《神農本草經》有木䖟和蜚䖟兩種，均列爲中品。《武

威漢代醫簡》也有“虻一分”、“虻頭二分”等記載。白櫝葉二把：“白櫝葉”原釋文寫作“白櫝帶”。考之圖版，“葉”（圖版文字爲[illegible]）字似“帶”，但釋“帶”於文意明顯不合。“把”字僅存左殘筆“扌”和右邊小勾，原釋文空缺，張顯成(1997)寫作“枚”。

②蜀署：藥物名。具體所指待考。圖版“署”字筆畫模糊，馬繼興(2005)釋作“膠”，讀爲“椒”。存付：藥物名。具體所指待考。

（3）⧄□月□十分，白礜石十分，良母脂取善者一兩[①]，李石(實)十分[②]，人參十分取善者⧄$_{563B}$

【校注】

①良母脂：藥物名。可能是一種動物油脂，具體所指待考。脂，圖版字形似“治”。

②李實：藥物名，即李子。亦見於馬王堆帛書《五十二病方》，不見於《神農本草經》，但《名醫別錄》果部中品有“李核人(仁)”。

（4）府元二斤[①]，地榆根□⧄[②]$_{564}$

【校注】

①府元：藥物名。具體所指待考。

②地榆根：藥物名。《神農本草經》謂地榆“主婦人乳痓痛、七傷、帶下病，止痛，除惡肉，止汗，療金創”。

（5）⧄[白]草各一分[①]，皆冶⧄$_{1060}$

【校注】

①白草：藥物名。圖版“白”字上面殘缺。馬繼興(2005)指出，此方中的“白”字，因字迹不夠清楚，疑爲“甘”字之訛。

（6）⧄□分，攝水，取桔梗、龜板、芍藥各二分[①]，海湈、黃芩⧄[②]$_{1177}$

【校注】

①龜板：藥物名。《神農本草經》謂龜甲“主漏下赤白，破癥瘕，痎瘧，五痔，陰蝕，濕痹，四肢重弱，小兒顖不合”。

②海湈：藥物名，疑爲“海藻”。原簡字迹模糊，不易辨識。黃芩：原釋文寫作“黃岑”，據圖版，岑當爲“芩”。

（7）治馬脊方[①]：石方□□1996

【校注】

①馬脊：疾病名，指人身所生的大面積瘡瘍。該病名亦見於下文第2004號簡和《武威漢代醫簡》。王國維（1914）認爲該方與第2004號簡所述內容均屬於獸醫方，不確。

（8）須臾，當泄下[①]。不下，復飲藥盡，大下[②]，立僾（愈）矣。良甚1997。

【校注】

①泄下：排泄。

②大下：大部分排泄出來。

（9）☐諸絕。大黄，主靡（糜）穀去熱[①]；亭磨〈曆（歷）〉[②]2001

【校注】

①糜穀去熱：腐化穀物，祛除熱邪。本方中大黄性味利下，有加速食物腐化、退燒之功用。

②亭歷：即葶藶，藥物名。《神農本草經》謂其"主癥瘕積聚，結氣，飲食，寒熱，破堅"。此方下闕，文意未完。

（10）治馬脊方：石南草五分□[①]2004

【校注】

①石南草：藥物名。《神農本草經》謂其"主養腎氣，內傷，陰衰，利筋骨皮毛"。

（11）治傷寒□☐[①]2008

【校注】

①傷寒：疾病名。該病名在西北漢簡中多見。

（12）☐治久欬逆、匈（胸）痹、痿痹、止泄、心腹久積、傷寒方[①]：人參、茈（紫）宛（菀）、昌（菖）蒲、細辛、薑、桂、蜀椒各一分，烏喙十分，皆合和，以[②]2012

【校注】

①心腹久積：指因飲食不化而導致的心腹長時間鼓脹。積，指身體因長期瘀積形成的內臟病患。

②以：此方文意未完，下有缺簡。

（13）股寒[①]，曾載車馬驚隋（墮），血在凶（胸）中，恩與惠君方[②]。服之廿日，□徵下[③]。卅日，腹中毋積，匈（胸）中不復，手足不滿[④]，通利。臣安國[⑤] $_{2013}$。

【校注】

①股寒：此方上闕，應是治療從馬車上墜下、胸中積血等症狀的處方。

②恩與惠君方：圖版中“與”字筆畫繁雜，馬繼興（2005）認爲是“恩典惠君方”。

③□徵下：原釋文爲“徵下”，但圖版中尚存留缺字殘筆。

④滿：本指鬱悶、閉塞不通的病症。此處指手足因經脈閉塞而造成的酸痛、腫脹。

⑤臣安國：爲醫生的簽名。臣，醫生自稱。安國，醫生名。

（14）煮三沸，分以三灌（罐），五飲盡[①]。□漕孝寧方[②] $_{2052}$。

【校注】

①五飲盡：分五次服完。

②漕孝寧：當爲人名。王國維（1914）認爲，“漕孝寧”爲處方者姓名，並以爲“蓋古無方書，醫家所習醫經，《本草》而已，其處方殆集名醫方之有治效者而師之，故並其診案與醫者姓名而同著之歟”。

（三）居延漢簡醫藥簡

說　明

1927–1930年，額濟納河流域的古張掖郡居延縣舊址出土了大批漢代簡牘，即居延漢簡。中國社會科學院考古研究所編著《居延漢簡甲乙編》，由中華書局1980年出版。

簡牘原有殘泐，可據殘筆或文例釋出的字，居延漢簡原釋文沒有外加方框符號，現按簡牘釋文的通行符號更改。簡號數碼後的 A、B 表示同一簡的各面。

整理者沒有對居延漢簡醫藥簡進行系統編聯。由於其中醫藥簡數量不多，因此將其按簡牘號碼順序全部匯總，並進行集中注釋。又因部分簡文殘損過多，對於疑難字句在注釋時盡量說明清楚，再次釋譯的意義不大，本書不另出譯文。在居延漢簡中，還有許多簡牘記錄了疾病名稱、就醫診治等內容，由於這類簡牘數量多而零散，此處不作收錄。

以下簡文以中國社會科學院考古研究所編著的《居延漢簡甲乙編》(中華書局 1980 年)爲底本，並參照圖版進行校釋。

校　釋

(1) 傷寒四物①：烏喙十分，朮十分，細辛六分，桂四分，以溫湯飲一刀刲(圭)②，日三，夜再，行解③，不出汗$_{89:20}$。

【校注】

①傷寒四物：此方爲治療傷寒病的處方。

②刀圭：容量單位。亦見於《武威漢代醫簡》。

③行解：指治療傷寒初起、初有寒冷感覺時，以溫熱藥物抵御寒邪的一種方法。亦見於《武威漢代醫簡》第 42 號簡“治魯氏青行解解腹方”。王輝(1988)認爲，行解是指通過步行、散步等方式排泄體內寒熱邪毒。段禎(2010)認爲，行解應訓釋成“即解”。

(2) □□蜀椒四分，桔梗二分，薑二分，桂☑$_{136:25}$

(3) 昌邑方與士里陳係，十二月癸巳病傷頭、右手，傅膏藥$_{149:19;\ 511:20}$。

(4) ☑分，細辛三分，□桂☑$_{149:32}$

(5) ☑延就醫藥①，敢言之$_{231:104}$。

【校注】

①延就醫藥：就醫服藥。

(6) 第八隧(隊)卒宋□病傷汗①，飲藥十齊(劑)，癸未醫行☑$_{257:6A}$

【校注】

①第八隧卒宋□病傷汗：《居延漢簡甲乙編》釋作“第八隧卒□上□病傷汗”。傷汗：疾病名，指因汗出過量而引起身體不適的病症。

（7）☐□始捂實，先餔食吞五丸[①]265：2A。

【校注】

①☐□始捂實先餔食吞五丸：《居延漢簡甲乙編》釋作“☐□始捂□先餔食蚤五分”。

（8）漆一斤，□膠一斤[①]，醇酒財足以消膠[②]，膠消，內（納）漆，撓取，沸[③]265：41。

【校注】

①□膠一斤：《居延漢簡補編》、張顯成（1997）均寫作“善膠一斤”。

②財足：數量適足。該詞語亦見於馬王堆帛書《五十二病方》。消：溶解。《說文·水部》：“消，盡也。”

③漆一斤□膠一斤醇酒財足以消膠膠消內漆撓取沸：《居延漢簡甲乙編》釋文第二個“膠”字下有重文符號。本條由於圖版照片缺失，無法核對原文，《居延漢簡補編》釋作“桼一斤善膠一斤醇酒財足以消膠膠消內桼撓數沸”。

（9）第十隧（隊）卒高同病傷汗，飲藥五齊（劑）☐265：43

（10）桂十二，胡豆三，□十七[①]488：1。

（11）并合和，以方寸匕☐497：20

（12）薑二升，直（值）卌505：16。

【校注】

①桂十二，胡豆三，□十七：研究者一般不把該條看作醫藥簡，但該條簡文中桂與胡豆均可入藥，當爲藥方，雖有數量，但不知劑量單位。□，該字雖然清晰，但似不可識，《居延漢簡甲乙編》釋爲“窜”，不見於字書，疑有誤。

（四）居延新簡醫藥簡

說　明

1972–1974 年間在漢代居延甲渠候官所在地破城子、甲渠塞第四燧、肩水金關遺址等三處遺址出土漢簡 19400 餘枚，1976 年又在額濟納旗布肯托尼以北地區調查獲得漢簡 173 枚，1982 年於甲渠候官遺址發現漢簡 22 枚，以上所出漢簡統稱爲“居延新簡”。甘肅省文物考古研究所、甘肅省博物館、文化部古文獻研究室、中國社會科學院歷史研究所編著《居延新簡——甲渠候官與第四燧》，由中華書局 1994 年出版。

整理者沒有對居延新簡醫藥簡進行系統編聯。由於居延新簡中的醫藥簡數量相對較少，因此將其全部匯總，按先後順序標明序號，進行集中注譯。又因部分簡文殘損過多，對於疑難字句在注釋時盡量說明清楚，再次釋譯的意義不大，本書不另出譯文。在居延新簡中，還有許多簡牘記錄了疾病名稱、就醫診治等內容，由於這類簡牘數量多而零散，此處不作收錄。

原簡出土地點及探方的順序編號分別爲：EPT 指破城子探方；EPF 指破城子房屋遺址；EPS4 指甲渠塞第四燧遺址。簡牘原有殘泐，可據殘筆或文例釋出的字，居延新簡原釋文沒有外加方框符號，現按簡牘釋文的通行符號更改。簡號數碼後的 A、B 表示同一簡的各面。

以下簡文以甘肅省文物考古研究所、甘肅省博物館、文化部古文獻研究室、中國社會科學院歷史研究所編著的《居延新簡——甲渠候官與第四燧》(中華書局 1994 年)爲底本，並參照圖版進行校釋。

校 釋

(1) ☒六日，病傷臟[①]，藥十齊(劑)□☒ E.P.T9：3

【校注】

①傷臟：疾病名，指臟氣受損。楊上善《黃帝內經太素》卷三："五臟之氣，爲陰氣也，六腑之氣，爲陽氣也。人能不勞五臟之氣，則五神各守其臟，故曰神藏也……若怵惕思慮，悲哀動中，喜樂無極，愁憂不解，盛怒不止，恐懼不息，躁動不已，則五神消滅，傷臟者也。"

(2) 大黄十分，半夏五分，桔梗四分，卩☒ E.P.T9：7A

(3) 薑四兩[①]，兩二錢七分[②]，直(值)☒

伏(茯)令(苓)四兩[③]，兩三☒ E.P.T9：7B

【校注】

①薑四兩：原文"兩"字下有重文符號。本簡反面雙行書寫，下半殘斷。

②兩二錢七分：指一兩薑的價值爲二錢七分。

③茯苓四兩：原文"兩"字下有重文符號。

(4) 治除熱方：貝母一分[①]，桔更(梗)三分☒ E.P.T10：8

【校注】

①貝母：藥物名。《神農本草經》謂其“主傷寒，煩熱，淋瀝，邪氣，疝瘕，喉痹，乳難，金創，風痙”。

（5）□臧去，它人毋敢取☑

前所示者，多螵蛸二分半☑[①]E.P.T40：191A

（6）☑桑螵蛸未有，遠志四☑[②]

石公龍六分半[③]，付（附）子毋有☑

枳殼六分[④]，多一分，高夏茈（柴）□☑[⑤]

乾桑一分半[⑥]，孰（熟）地黄五分[⑦]，多二分E.P.T40：191B。

【校注】

①多螵蛸：藥物名。當爲下文的“桑螵蛸”，又稱桑蜱蛸。《神農本草經》謂桑蜱蛸“主傷中，疝瘕，陰痿，益精生子，女子血閉，腰痛，通五淋，利小便水道”。

②遠志：藥物名。《神農本草經》謂其“主欬逆，傷中，補不足，除邪氣，利九竅，益智慧，耳目聰明，不忘，强志倍力”。

③石公龍：藥物名，當爲雄性石龍子。《神農本草經》謂石龍子“主五癃邪，結氣，破石淋，下血，利小便水道”。

④枳殼：藥物名。《神農本草經》有“枳實”，謂其“主大風在皮膚中，如麻豆苦癢，除寒熱結，止痢，長肌肉，利五臟，益氣輕身”。

⑤高夏柴：藥物名，即產於高夏地區的柴胡。《名醫别録》有“紫芝生高夏地上”之句。

⑥乾桑：藥物名，當爲乾桑葉。《神農本草經》有“桑根白皮”，並謂桑“葉：主除寒熱，出汗”。《本草綱目》三十六卷有“桑”。《湯頭歌訣》“清燥救肺湯”條云：“經霜收下乾桑葉，解鬱滋乾效可誇。”

⑦熟地黄：藥物名，即熟地，又名乾地黄。《神農本草經》謂乾地黄“主折跌絕筋，傷中，逐血痹，填骨髓，長肌肉，作湯，除寒熱積聚，除痹，生者尤良”。

（7）☑藥卅齊（劑），不偷〈愈（愈）〉。至八月已☑E.P.T43：251

（8）……創□日□□□□□□旦以湯器置阬（坑）下，令湯氣上勳（熏）創中。三、四日，復用一分[①]E.P.T50：26。

【校注】

①復用一分：再用一份劑量的藥物。

（9）▨飲藥五齊（劑），積三日 E.P.T51：423。

（10）▨酉，卒夏同予藥二齊（劑）①，少俞（愈）E.P.T52：228。

【校注】

①卒夏：當指夏季末。

（11）▨□□酒一杯飲，大如雞子，已飲。傅衣□□① E.P.T53：141

【校注】

①傅衣：穿上衣服。

（12）治養（癢）身□▨①
三分，大黃□▨
□消□□□▨ E.P.T54：14

【校注】

①癢身：身體瘙癢。本簡三行書寫，下半殘斷。

（13）▨一分，栝樓、䓤眯四分①，麥、丈句、厚付（朴）各三分②，皆合和，以方寸匕取藥一，置杯酒中飲之，出矢鍭③ E.P.T56：228。

【校注】

①䓤眯：藥物名。具體所指待考。

②丈句：藥物名。具體所指待考。

③矢鍭：即箭鍭。本方爲治療被箭鍭所傷的金創方。

（14）第七隧（隊）卒舒□胡除……
飲藥三齊（劑）▨ E.P.T56：367

（15）▨門冬▨ E.P.T59：695B

（16）▨氣□臟方①：補諸與澤寫（瀉）、門冬、□□各□▨② E.P.T65：476

【校注】

①▨氣□臟方：根據本方中澤瀉、門冬兩味藥物的功用主治，可以將前面所殘的劑型補釋爲“治結氣傷臟方”。

②補諸：藥物名。具體所指待考。門冬：當指麥門冬。《神農本草經》謂麥門冬“主心腹，結氣傷中傷飽，胃絡脈絕，羸瘦短氣”，與本方所治相合。

（17）☑□中助，薪（新）病者，三日一飲[①]；久病者☑E.P.F22：817

【校注】

①三日一飲：三天飲服一次。

（18）☑□皆父（㕮）且（咀），以淳酸漬之壹宿[①]。

☑費（沸）藥成，浚去宰（滓），以酒飲E.P.S4.T2：65。

【校注】

①淳酸：即濃醋。本簡雙行書寫，下半殘斷。

（五）張家界古人堤醫方木牘

説　明

1987年，湖南省張家界市古人堤出土木簡和木牘90枚。其中一塊署名曰"治赤穀（?）方"的漢代木牘，正面記錄藥物十五味，諸藥後附有劑量，反面記有簡要的藥物加工方法。

張家界古人堤醫方木牘釋文以湖南省文物考古研究所、中國文物研究所合著的《湖南張家界古人堤簡牘釋文與簡注》（載《中國歷史文物》2003年2期）爲底本，由於其圖版迄今爲止尚未公佈，因此只能參照其他相關文獻進行校釋。

校　釋

治赤穀（?）方[①]：

烏頭三分、朱（茱）臾（萸）五分、細辛三分、防已三分[②]、桂三分、朮三分、白沙參三分、黄芩三分、茯令（苓）三分、麻黄七分、乾薑三分、付（附）子三分、桔梗三分、人參三分、貸（代）堵（赭）七分[③]1正面，凡十六〈五〉物[④]，當熬之，令變色1反面。

【校注】

①赤穀：因原牘"穀"字左旁下半"禾"之字跡漫漶，是否爲確釋，尚存疑問。學界對此方名大致持兩種觀點：一是認爲"治"作"治理"解，"赤穀"爲物名，"赤穀"見於《千金翼方》卷十"劉次卿彈鬼丸方"，方中"赤穀"屬於物名；二是認爲"治"作"治療"解，"赤穀"爲古病名，"穀"字可能是

“蠱”假借字，即“赤蠱”。丁媛(2011)指出，《千金翼方》所載“劉次卿彈鬼丸方”並無“赤穀”，而只有“赤縠”，屬於縐紗一類的紅色絲織品，用來包裹藥丸；並認爲，該方與《千金要方》卷九“赤散方”的藥物組成近似，根據對照和方藥測證的方法分析，“赤穀”當是一種具有惡寒身熱、頭項强痛，肢節不利、咳逆氣喘，或有脘腹冷痛、下利泄瀉等症狀的傷寒病證。

②防己：藥物名。《神農本草經》謂其“主風寒溫瘧熱氣諸癇，除邪，利大小便”。

③代赭：藥物名。《神農本草經》謂其“治鬼注，賊風，蠱毒，殺精物惡鬼，腹中毒，邪氣，女子赤沃漏下”。

④十五物：原文爲“十六物”，上述醫方只列出十五味藥，“六”當爲“五”之誤寫。

【釋譯】

治赤穀方：

烏頭三分、茱萸五分、細辛三分、防己三分、桂三分、朮三分、白沙參三分、黄芩三分、茯苓三分、麻黄七分、乾薑三分、附子三分、桔梗三分、人參三分、代赭七分，總共十五味藥物，將它們煎熬，使其改變顔色。

（六）羅布淖爾漢簡醫藥簡

説　明

羅布淖爾漢簡是北京大學黄文弼先生隨西北科學考察團在進行考察發掘過程中，於1927-1930年在吐魯番、樓蘭等地所發現的木簡，共計71枚。其成果在《羅布淖爾考古記》（中國西北科學考察團叢刊之一，北京大學1948年）、《羅布淖爾漢簡考釋》等論文中刊佈，兩文後收入黄文弼《西北史地論叢》（上海人民出版社1981年），其中有一枚木簡的正反面兩則釋文與醫藥關係密切。

校　釋

（1）爲東鄉(嚮)造(竈)①，水三斗，醇酒一斗□□L49A。

（2）□□一分□

【方(防)】風八分□② L49B。

【校注】

①東嚮竈：即口朝東方向的火竈。該詞語亦見於馬王堆帛書《五十二病方》

“□蠱者”篇和《武威漢代醫簡》第75號簡。

②防風：藥物名。《神農本草經》謂其“主大風，頭眩痛，惡風，風邪，目盲無所見，風行周身，骨節疼痹，煩滿”。

【釋譯】

(略)

(七)額濟納漢簡醫藥簡

說　明

内蒙古自治區文物考古研究所於1990-2002年間在額濟納旗①漢代烽燧遺址進行考古調查清理時，共採獲500餘枚漢代木簡。後經整理，内蒙古自治區文物考古研究所魏堅主編成《額濟納漢簡》，由廣西師範大學出版社2005年出版。

在額濟納漢簡中，有一枚藥方簡，其圖版與釋文皆見於《額濟納漢簡》第271頁。

校　釋

(1) ▨一分，石膏二分，□□二分，□參一分①，弓一分②，厚朴一分，杏亥(核)中人一分③，并合 2000ES14SF1：5

【校注】

①□參：當爲“人參”。

②弓：藥物名，可能爲“弓(芎)窮(藭)”之省。在《武威漢代醫簡》中，有“弓(芎)窮(藭)”、“弓大鄭”等藥物名稱，其中“弓大鄭”之名不見於其他醫書，具體所指還有待進一步考證。

③杏亥(核)中人：即杏仁。人，同“仁”。

【釋譯】

(略)

---

① 額濟納：是至今保存西夏語音的地名，它是西夏語“亦集乃”的異寫，“亦集”意爲“水”，“乃”意爲“黑”，“額濟納”意譯爲漢語即“黑水”，黑水城(又稱黑城)是我國中古時期西夏王朝西北地區的重鎮。

下　編

簡帛醫藥文獻疾病藥物詞語匯釋

一、簡帛醫藥文獻疾病詞語匯釋

說明：

1. 每個詞語用【】表示，進行簡要解釋，並列出該詞語在簡帛醫書中出現的頻次和出處。

2. 如果是同一詞語的不同文字形式，則列爲同一條，以正體字形的詞語(如無正體字形詞語，則以筆畫少的詞語)作爲詞條，其餘形式排在該詞條下面，分別注明出處。

3. 如果一個詞語有兩個以上義項，則用①②等數字符號標明，分別注明出處。

4. 爲簡便計，本附錄對部分醫書名稱使用了簡稱，分別是：周家臺《病方》簡稱“病方”；馬王堆《足臂十一脈灸經》簡稱“足臂”；《陰陽十一脈灸經》甲本簡稱“陰陽(甲)”；《陰陽十一脈灸經》乙本簡稱“陰陽(乙)”；《武威漢代醫簡》簡稱“武威醫簡”；居延新簡醫藥簡標示原簡出土地點及探方的順序編號：EPT指破城子探方，EPF指破城子房屋遺址，EPW指破城子塢壁內，EPC指破城子鄣、塢外的灰堆，EPS4指甲渠塞第四燧遺址，ESC指額濟納旗三十井次東燧。

二　畫

【七疾】　男子腎氣虧損的七種症狀。4見：武威醫簡84簡甲(3)[①]、85簡甲。

【七傷】　男子腎氣虧損的七種症狀。2見：武威醫簡85簡甲(2)。

【九激(竅)不道】　九竅不通。1見：天下至道談29簡。

【人州出不可入】　脫肛。1見：五十二病方263行。

【人星(腥)】　體臭。1見：五十二病方66行。

【人毒】　被人咬傷。1見：五十二病方76行。

三　畫

【上下不用】　身體上下功能失調，或失去正常功能。1見：天下至道談26簡。

① 武威醫簡84簡甲(3)：表示該詞語在武威醫簡84號簡的正面出現3次；以下括弧內的數字，均表示詞語出現的次數。

【上氣】 即氣喘，指氣逆壅上呼多吸少。3見：陰陽(甲)65行，陰陽(乙)13行，脈書41簡。

尚(上)氣。1見：足臂15行。

【上氣欬】 即氣喘加咳嗽。1見：脈書6簡。

【下枯上涚(脱)】 下體痿廢，上體消瘦。1見：天下至道談26簡。

【下弱(溺)旁(膀)光(胱)】 小便時膀胱疼痛。1見：武威醫簡85簡乙。

【久(灸)創】 因用灸法治療而引起的瘡瘍。1見：武威醫簡87簡甲。

【久欬上氣】 即"久欬逆上氣"之省，又稱上氣咳。2見：武威醫簡3、79簡。

【久欬逆】 長時間咳嗽氣逆。1見：敦煌漢簡2012簡。

【久欬逆上氣】 因長時間咳嗽導致的氣逆上喘。1見：武威醫簡80簡甲。

【久傷】 長期外傷。1見：五十二病方21行。

【刃傷】 刀傷。1見：五十二病方10行。

【口乾】 口腔乾渴少津。3見：陰陽(甲)53行，陰陽(乙)9行，脈書32簡。

【口鉗(拘)】 即撮風，指唇口收緊，撮如魚口。1見：五十二病方45行。

【口痛】 嘴巴疼痛。1見：引書85簡。

【口熱】 口腔灼熱。2見：陰陽(甲)64行，脈書41簡。

【夕下】 發於腋下的一種皮膚病。3見：五十二病方68、69、70行。

【大風】 即麻風病。1見：武威醫簡86簡甲。

【大帶】 古病名。或推測爲纏帶風一類疾病。1見：五十二病方132行。

【女子瘁(癃)】 即女子淋症。2見：五十二病方187、188行。

【女病】 婦科疾病。1見：居延漢簡62：55簡。

【小便有餘】 小便頻數。1見：武威醫簡85簡乙。

【小便數多】 小便頻數。1見：武威醫簡83簡乙。

【尢】 跛，行走不方便。2見：五十二病方200、206行。

四　畫

【不出汗】 身體不流汗。1見：居延漢簡89：20簡。

【不可以印(仰)】 腰身不能夠俯仰。1見：脈書37簡。

【不可以反稷(側)】 不能夠翻身。1見：陰陽(甲)39-40行。

不可以反瘦(瘦)。1見：脈書20簡。

不可以反則(側)。1見：陰陽(乙)3行。

【不可以顧】 頭頸不能夠回轉。3見：陰陽(甲)48行，陰陽(乙)7行，脈書27簡。

【不臥】 不能夠安睡。1見：陰陽(乙)11行。

【不耐食飲】 沒有食欲。1見：EPF22：80-81。

【不食】　不能夠進食。1 見：陰陽(乙)11 行。

【不耆(嗜)食】　不欲飲食。1 見：足臂 17 行。

【不能臥】　不能夠安睡。1 見：陰陽(甲)56 行。

【不能食】　不能夠進食。2 見：陰陽(甲)56 行，脈書 35 簡。

【不能弱(溺)】　不能夠排小便。1 見：脈書 5 簡。

【不能息】　不能夠順暢呼吸。1 見：脈書 16 簡。

【不能視】　眼睛不能夠視物。1 見：里耶秦簡 8-1363 簡。

【不能飲食】　不能夠進食。1 見：EPT59：157。

【不起】　指男子性機能衰退，陰莖不能勃起。3 見：養生方 13 行(2)，養生方殘片。

【不得臥】　不能夠安睡。1 見：足臂 22 行。

【不欲食】　不想進食。3 見：陰陽(甲)64 行，陰陽(乙)12 行，脈書 40 簡。

【中亂】　即“中煩氣亂”。1 見：天下至道談 37-38 簡。

【中煩氣亂】　心煩氣亂。1 見：天下至道談 28 簡。

【内復】　指因房勞太過而生的疾病。1 見：五十二病方 192 行。

【内傷】　指男科疾病。2 見：武威醫簡 84 簡乙、85 簡乙。

【内熱】　指體内臟腑陰陽偏勝之熱。1 見：天下至道談 28 簡。

【内癉】　即内黄，又名黄疸。2 見：脈書 13 簡，引書 29 簡。

【反折】　身反向後。1 見：脈書 16 簡。

【少氣】　①即氣虛，指呼吸短促微弱，言語乏力。1 見：里耶秦簡 8-1363 簡。②身體氣虛無力，力量不足。2 見：養生方 80 行，引書 48 簡。

【少腹腫】　小腹腫脹。1 見：陰陽(乙)15 行。

少腹穜(腫)。2 見：陰陽(甲)60 行，脈書 37 簡。

【少鍚(傷)】　指男科疾病。1 見：武威醫簡 84 簡乙。

【尤(疣)】　又稱贅疣，是生於體表的一種贅生物。9 見：五十二病方 102(3)、103(2)、104(2)、106、111 行。

又(疣)。4 見：五十二病方 108 行(2)、109 行(2)。

宥(疣)。3 見：五十二病方 111 行(3)。

【心如絕】　五臟絕候之一，指心氣好像被阻斷一樣，是一種危重脈證。1 見：陰陽(乙)12 行。

【心如縣(懸)】　心内感到虛懸不安。2 見：陰陽(甲)63 行，脈書 40 簡。

【心易(惕)】　心中驚恐不安。1 見：陰陽(乙)12 行。

心腸〈惕〉。2 見：陰陽(甲)45、63 行。

【心狄(惕)狄(惕)】　心中驚恐不安。1 見：脈書 40 簡。

【心惕然】　心中驚恐不安。1 見：脈書 24 簡。

【心疾】　指心臟疾患，又稱“心病”。2 見：病方 336、337 簡。

【心寒氣脅下恿(痛)】 心裹受寒與脅下疼痛。1見：武威醫簡18簡。

【心彭彭如痛】 胸内脹滿疼痛。1見：脈書44簡。

心滂滂如痛。2見：陰陽(甲)68行，陰陽(乙)16-17行。

【心痛】 胸脘部疼痛的症狀。10見：足臂14、25行，陰陽(甲)56、69、70-71行，脈書34、45、46簡，引書67簡，萬物W007。

心甬(痛)。3見：陰陽(乙)11、17、18行。

【心煩】 胸中煩熱鬱悶的症狀，又稱煩心。7見：足臂17、25行，陰陽(甲)56、61行，陰陽(乙)11行，脈書34、38簡。

【心腹久積】 因飲食不化而導致的心腹長時間鼓脹。1見：敦煌漢簡2012簡。

【心腹大積上下行如虫(蟲)狀】 因飲食不化而導致的心腹鼓脹、腹腔上下像有蟲在爬行的症狀。1見：武威醫簡44簡。

【心腹支滿】 胸部和腹部脹懣。2見：居延漢簡4：4A、293：5簡。

【心腹痛】 心胸與腹部疼痛。2見：里耶秦簡8-1718(2)簡。

心腹恿(痛)。1見：武威醫簡63簡。

【心與胠痛】 心和腋下側胸部疼痛。3見：陰陽(甲)46行，陰陽(乙)6行，脈書25簡。

【心與脅痛】 心和側胸部疼痛。3見：陰陽(甲)39-40行，陰陽(乙)3行，脈書20簡。

【手足雍(臃)種(腫)】 四肢浮腫。1見：武威醫簡81簡。

【手足熱】 手脚發熱。1見：武威醫簡84簡甲。

【手痛】 手臂疼痛。1見：足臂3行。

【支(肢)尻之上甬(痛)】 大腿與臀部疼痛。1見：引書52簡。

【水】 水脹，水腫。4見：陰陽(甲)57行，陰陽(乙)11行，脈書13、35簡。

【火疢】 一種熱病。2見：脈書5簡(2)。

【犬所齧】 ①被瘋狗咬傷。1見：五十二病方56行。

②被狗(非狂犬)咬傷。1見：五十二病方64行。

【犬筮(噬)人傷】 被狗(非狂犬)所咬傷。1見：五十二病方61行。

【王身】 即往身，指由背部癰瘡惡化而遍佈全身的嚴重症狀。1見：脈書4簡。

五　畫

【出汗】 身體流出汗液。2見：天下至道談28、37簡。

【出血】 血液流出。2見：病方319簡，武威醫簡12簡。

【包(皰)】 皰疹。1見：脈書4簡。

【北(背)如流湯】 指背部大汗淋漓，爲亡陽之兆。1見：足臂23行。

【北(背)痛】　背部疼痛。3見：陰陽(甲)38行，陰陽(乙)2行，脈書19簡。

北(背)甬(痛)。1見：引書50簡。

【右手指痛】　右手指疼痛。1見：引書88簡。

【右厀(膝)痛】　右膝部疼痛。1見：引書45簡。

【四末痛】　四肢疼痛。2見：陰陽(甲)69行，脈書45簡。

【四媘甬(痛)】　四肢疼痛。1見：陰陽(乙)17行。

【四枝(肢)不用】　四肢不能活動失去正常功能。1見：十問67簡。

【四節不舉】　四肢不能活動失去正常功能。4見：居延漢簡4：4A、5：18，255：22、239：59簡，EPF22：280。

四節不與(舉)。1見：敦煌漢簡1577簡。

【四節疕如牛目】　四肢瘡瘍症狀惡化，瘡大如牛眼，爲麻風病的症狀。1見：脈書15簡。

【四節痛】　四肢疼痛。1見：脈書15簡。

【失欲口不合】　下頜骨關節脱落而使嘴巴不能閉合。1見：引書86簡。

【尻痛】　臀部疼痛。2見：陰陽(甲)38行，脈書19簡。

【左手指痛】　左手指疼痛。1見：引書88簡。

【左目痛】　左眼疼痛。1見：引書90簡。

【左厀(膝)痛】　左膝部疼痛。1見：引書45簡。

【甘心密墨】　心竅被箝制而導致閉塞。1見：十問88簡。

【用少】　男子性機能減退，精液稀少。2見：養生方131行(2)。

【白下常恿(痛)】　小便濁白，排解時陰部疼痛。1見：武威醫簡84簡甲。

【白叚(瘕)】　即白帶病。1見：脈書10簡。

【白處】　當爲皮膚色素消失症狀的皮膚病，如白癜風之類。1見：五十二病方115行。

【白瘧】　疑爲“白處”之異名。2見：五十二病方130行(2)。

【目以(似)脱】　眼珠像要脱落一樣疼痛。1見：脈書18簡。

【目外漬(眥)痛】　外眼角疼痛。2見：足臂8行，陰陽(甲)51行。

目外膭(眥)甬(痛)。1見：陰陽(乙)8行。

【目外際痛】　外眼角疼痛。1見：脈書30簡。

【目芒然无(無)見】　兩眼昏花好像什麽都看不見。1見：陰陽(乙)12行。

目䀮如無見。1見：脈書40簡。

目瞙(瞠)如毋見。1見：陰陽(甲)63行。

【目黄】　眼睛鞏膜泛黄。3見：陰陽(甲)53行，陰陽(乙)9行，脈書32簡。

【目痛】　眼睛疼痛。2見：足臂4行，引書90簡。

目恿(痛)。1見：武威醫簡16簡。

【目圜視雕〈雅〉】　眼珠發直，目光歪斜。1見：脈書51簡。

【目環(睘)視褏(衺)】 眼珠發直，目光歪斜。1見：陰陽脈死候87行。

【目繲(繫)睞(斜)然】 目睛上翻而斜視。1見：五十二病方51行。

【石痒(癃)】 即石淋。3見：五十二病方185行，武威醫簡9簡，萬物W016。

【肊美】 指心腹大積患者所出現的身體腫脹症狀。1見：武威醫簡45簡。

六 畫

【交兩手而戰】 兩手交叉抱於胸前而顫抖不已。1見：陰陽(甲)68行。

交兩手而單(戰)。1見：陰陽(乙)17行。

【伏梁裹膿在胃腸之外】 小腹癰腫、膿液瘀積在胃腸之外。1見：武威醫簡46簡。

【匈(胸)脅支滿】 胸脅部脹滿。1見：EPF22：80。

【匈(胸)痹】 胸部麻木，沒有知覺。1見：敦煌漢簡2012簡。

【因(咽)敝(蔽)】 咽喉腫痛、乾渴。1見：五十二病方250行。

【多弱(溺)】 小便頻數。1見：足臂20行。

【多惡薨(夢)】 常做恐怖、不祥之夢。1見：雜禁方3簡。

【汗不出而渴】 不流汗而口腔乾渴。1見：脈書14-15簡。

【汗出】 汗液非正常流出，又名出汗。3見：陰陽(甲)41行，陰陽(乙)4行，脈書21簡。

【汗出如絲】 流汗細如絲綫。2見：陰陽脈死候87行，脈書51簡。

【牝痔】 即內痔。3見：五十二病方248、253、254行。

牝府(痔)。1見：脈書12簡。

【百脈宛(菀)廢】 經脈閉塞與頹廢。1見：十問52-53簡。

【百節皆沈】 全身關節都感到沉重無力。1見：脈書56簡。

【羊不閒(癇)】 即羊癇。1見：五十二病方小標題。

【羊鳴】 發出像羊一樣的叫聲。1見：脈書15簡。

【老】 衰老。3見：養生方17行，十問17、61簡。

【老不起】 因年老體衰、腎虛不足而引起的性機能減退。1見：養生方1行。

【老瘦】 年老力衰，身體羸弱。1見：武威醫簡73簡。

【耳目不葱(聰)明】 聽力不強和視力不好。1見：天下至道談25-26簡。

【耳前痛】 耳朵前部疼痛。1見：足臂8行。

【耳痛】 耳朵疼痛。1見：引書96簡。

【耳煇煇焞焞】 聽覺混沌不清。1見：脈書29簡。

【耳彊】 疑爲“項彊”，指後頸部強硬腫脹。2見：陰陽(甲)37-38行，陰陽(乙)2行。

【耳聾】 聽力衰退或喪失。6見：陰陽(甲)37、51行，陰陽(乙)2、8行，脈書

19、30 簡。

【耳聾煇煇脖脖】　聽力模糊。2 見：陰陽（甲）50-51 行，陰陽（乙）8 行。

【肉雎（疽）】　生長在肌肉内的癰疽。1 見：五十二病方 271 行。

【舌坼】　舌頭乾燥開裂。1 見：陰陽（乙）13 行。

舌柝（坼）。1 見：陰陽（甲）65 行。

舌秖（坼）。1 見：脈書 41 簡。

舌輅（坼）。1 見：足臂 15 行。

【舌捆橐拳（卷）】　舌頭捆卷，睪丸卷縮。1 見：脈書 52 簡。

【舌掐（陷）橐卷】　舌頭捆卷，睪丸卷縮。1 見：陰陽脈死候 87 行。

【艮（眼）蚤（爪）黄】　眼珠和指甲發黄。1 見：脈書 13 簡。

【虫（蟲）禹（齲）】　即齲齒。1 見：脈書 3 簡。

【血在凶（胸）中】　胸部瘀血。1 見：敦煌漢簡 2013 簡。

【血出】　即出血。3 見：五十二病方 11、12、13 行。

【血府恿（痛）】　小腹疼痛。1 見：武威醫簡 63 簡。

【血叚（瘕）】　血凝成塊積聚於腹腔的病症。1 見：脈書 7 簡。

【血禹（齲）】　即齒衄，指因胃火亢盛或腎虚火旺而引起的牙齦腫痛、潰爛出膿的病症。1 見：脈書 3 簡。

【血氣不足】　元氣與血液不充足。1 見：養生方 207 行。

【血氣外揖】　元氣與血液散發。1 見：養生方 216 行。

【血雎（疽）】　疑爲赤疽。1 見：五十二病方 289 行。

【血胕（痔）】　古代五痔之一。大便時造成清血流出的痔瘡。1 見：五十二病方 264 行。

【血瘁（癃）】　即血淋，指血尿而伴有尿道熱澀刺痛，下腹部疼痛脹急的病症。2 見：五十二病方 184 行，武威醫簡 9 簡。

【血穨（癩）】　即血疝。1 見：脈書 11 簡。

【行小便時難】　小便排解困難。1 見：武威醫簡 84 簡甲。

【闭塞】　體内不舒暢。2 見：武威醫簡 45、48 簡。

【尳（鼽）洧（衄）】　流清鼻涕和鼻血。2 見：足臂 4、11 行。

【疝（疝）】　腹臍劇痛，氣控引上下之疾。1 見：武威醫簡 67 簡。

七　畫

【折】　骨折。1 見：萬物 W005。

【折骨】　即骨折。1 見：足臂 23 行。

【折骨列（裂）膚】　骨頭折斷、皮肉撕裂。1 見：陰陽脈死候 85 行。

【每（霉）】　黴菌。2 見：萬物 W053、W054。

【牡叚(瘕)】 腹中凸起的積塊。1見：脈書7簡。

【牡痔】 即外痔。3見：五十二病方239、244、246行。

牡府(痔)。1見：脈書12簡。

【狂犬傷人】 瘋狗咬傷。1見：五十二病方60行。

【狂犬齧】 瘋狗咬傷。1見：五十二病方59行。

【狂犬齧人】 瘋狗咬傷。2見：五十二病方56、57行。

【疕】 指瘡瘍、疥瘡、癬一類的皮膚病。19見：五十二病方380、394、419(3)、420(2)、421、422、423、424行，胎產書16行，脈書2(2)、4、5、12(2)、15簡。

【疕騷(瘙)】 指皮膚瘡瘍、瘙癢的疾病。2見：胎產書17、31行。

【禿】 沒有頭髮。1見：脈書2簡。

【肘(疛)】 指心跳過速、心悸之類的疾病。2見：足臂18行，脈書7簡。

【肘外痛】 肘外側疼痛。1見：脈書28簡。

【肘痛】 肘關節疼痛。2見：陰陽(甲)49行，引書86簡。

肘甬(痛)。1見：陰陽(乙)7行。

【肘癰種(腫)】 肘關節癰腫。1見：居延漢簡311∶8簡。

【肝痛】 肝臟疼痛。1見：足臂14行。

【赤淫(淫)】 傷口紅腫、潰爛。1見：脈書12簡。

【赤穀】 古病名。具體所指尚存爭議。1見：張家界古人堤醫方1簡正面。

【足下筋痛】 腳掌筋絡疼痛。1見：引書57簡。

【足大指(趾)廢】 足拇趾麻痹，失去知覺。1見：足臂17行。

【足小指(趾)次指(趾)廢】 足小趾、第二趾麻痹，失去知覺。1見：足臂7行。

【足小指(趾)痹】 腳小趾麻痹，失去知覺。2見：陰陽(甲)38行，陰陽(乙)2行。

足小指(趾)踝〈踝(痹)〉。1見：脈書19行。

【足小指(趾)廢】 足小趾麻痹，失去知覺。1見：足臂3行。

【足中指(趾)淠(痹)】 腳第三趾麻痹，失去知覺。1見：陰陽(乙)4行。

足中指(趾)踝〈踝(痹)〉。2見：陰陽(甲)41-42行，脈書22簡。

【足中指(趾)廢】 足中趾麻痹，失去知覺。1見：足臂11行。

【足外反】 行走時腳掌向外翻，形成八字腳。3見：陰陽(甲)40行，陰陽(乙)3行，脈書20簡。

【足柎(跗)穜(腫)】 足背部浮腫。1見：足臂20行。

【足痛】 腳部疼痛。1見：養生方195行。

【足熱】 腳部發熱。1見：足臂14行。

【身、面、足、胻盡肖(消)】 腰身、面部、腿腳、小腿全部消瘦。1見：脈書

13 簡。

【身、面、足、胻盡盈】 腰身、面部、腿腳、小腿全部腫大。1 見：脈書 13 簡。

【身生惡氣】 身體發出腐敗難聞的氣味。1 見：武威醫簡 67 簡。

【身信(伸)而不能詘(屈)】 肌肉強直而不能彎曲。1 見：五十二病方 30 行。

【身時債】 身體時常仆倒。1 見：脈書 15 簡。

【身痛】 身體疼痛。3 見：脈書 13(2)、14 簡。

【身塞〈寒〉熱】 身體時冷時熱。1 見：脈書 15 簡。

【身熱而數驚】 全身發熱，頻頻驚厥。1 見：五十二病方 50 行。

【辛恿(痛)】 陰莖辣痛。1 見：武威醫簡 85 簡乙。

八　畫

【乳內兼(廉)痛】 乳房內側疼痛。1 見：足臂 11 行。

【乳痛】 乳房疼痛。2 見：陰陽(甲)46 行，脈書 25 簡。

乳甬(痛)。1 見：陰陽(乙)6 行。

【乳餘】 即產後雜病，又名產乳餘疾或產後乳餘。1 見：武威醫簡 65 簡。

【乳癰】 乳房癰腫。1 見：脈書 10 簡。

【兩手不到頭不得臥】 兩手不能夠伸到頭部不能安睡。1 見：武威醫簡 31 簡。

【兩胠葥急】 兩胠部位像葥刺一樣裏急牽引。2 見：居延漢簡 4：4B(2)。

【兩脾(髀)雍(癰)種(腫)】 髀骨癰腫。1 見：EPF22：80。

【卒雍(癰)】 突然癰腫。1 見：武威醫簡 87 簡甲。

【昏衄】 鼻竅出血伴見眩暈與頭痛。1 見：武威醫簡 64 簡。

【沫出】 口流唾沫。1 見：脈書 15 簡。

【泄】 腹瀉。3 見：脈書 8、9 簡，武威醫簡 82 簡甲。

【泄注】 即水瀉，大便瀉如水狀。1 見：EPF22：280。

【泔瘁(癃)】 即熱淋。1 見：武威醫簡 9 簡。

【炅中】 即熱中，內熱之症。1 見：導引圖。

【炊(吹)】 哮喘。1 見：病方 321 簡。

【牧牧耆(嗜)臥以欬】 昏昏沉沉，神志不清，愛睡覺，咳嗽。1 見：足臂 15 行。

【非時而血出】 指女子月經不正常，非時而下。1 見：脈書 10 簡。

【狐叉】 即狐疝。1 見：五十二病方 204 行。

【狗齧人】 被狗咬傷。1 見：武威醫簡 87 簡乙。

【盲】 眼瞎。1 見：萬物 W014。

【直胥(肎)攣筋】 即肎直筋攣，指肌肉強直和牽縶。1 見：五十二病方

46 行。

【空居獨怒】 未性交時陰莖勃起。1 見：武威醫簡 85 簡乙。

【股内痛】 大腿内側疼痛。2 見：足臂 14、17 行。

【股外兼(廉)痛】 大腿外側疼痛。1 見：足臂 7 行。

【股寒】 大腿發冷。1 見：敦煌漢簡 2013 簡。

【股痛】 大腿疼痛。1 見：陰陽(乙)4 行。

【股癰】 即股疽，又稱股脛疽。1 見：五十二病方 213 行。

【肩以(似)脱】 肩關節如同脱落一樣疼痛。3 見：陰陽(甲)48-49 行，陰陽(乙)7 行，脈書 27 簡。

【肩痛】 肩部疼痛。2 見：脈書 28 簡，引書 78 簡。

【苦衰】 男子因勞苦而導致性功能衰退。1 見：武威醫簡 84 簡甲。

【金夷(痍)】 即金創，指受金屬利器傷害形成的創傷。1 見：萬物 W045。

【金創】 即金瘍。7 見：武威醫簡 13、14、15、50、52、54、66 簡。

【金創内痙〈痓〉】 受金創後創口形成破傷風。1 見：武威醫簡 15 簡。

【金創内漏血不出】 受金創後血瘀於體内而不能夠流出。1 見：武威醫簡 50 簡。

【金創腸出】 受金創後腸子外露。2 見：武威醫簡 14、54 簡。

【金傷】 即金創。4 見：里耶秦簡 8-1057 簡，五十二病方 16、23、25 行。

【胥(肎)直】 肌肉强直。肎，今寫作爲“肯”。1 見：五十二病方 45 行。

【屎(矢)不化而青】 大便稀薄，完穀不化。1 見：五十二病方 51 行。

九 畫

【便赤膿餘】 小便濃赤，濃液多。1 見：武威醫簡 84 簡甲。

【前出如拳】 女子前陰挺出像拳頭，即陰挺。1 見：脈書 10 簡。

【叚(瘕)】 因飲食不消，造成腹部出現脹痛而游移不定的積塊。4 見：病方 323、336 簡，陰陽(甲)69 行，脈書 45 行。

假(瘕)。1 見。陰陽(乙)17 行。

【咽乾】 喉嚨乾渴少津。1 見：武威醫簡 63-64 簡。

【扁(偏)山(疝)】 即氣疝。3 見：陰陽(甲)60 行，陰陽(乙)15 行，脈書 38 簡。

【指端湍〈浸〉湍〈浸〉善畀(痹)】 手指尖逐漸麻木。1 見：引書 48 簡。

【施】 白處病别名。3 見：五十二病方 121(2)、127 行。

虒。1 見：五十二病方 131 行。

疮。1 見：萬物 W022。

【朏(蹞)腫】 眼眶下沿紅腫。2 見：陰陽(乙)9 行(2)。

朏(䪼)穜(腫)。4 見：陰陽(甲)53 行(2)，脈書 31、32 簡。

【朐養(癢)】　肛門瘙癢。1 見：五十二病方 265 行。

【柎(跗)上踝〈踝(痹)〉】　足背麻痹，失去知覺。1 見：脈書 26 簡。

【毒烏豙(喙)】　被烏喙箭毒所傷。1 見：五十二病方 71 行。

【毒養(癢)】　指身體染毒後導致的瘙癢。1 見：武威醫簡 73 簡。

【疣】　即馬疣。2 見：五十二病方 449、450 行。

【疥】　癬疥。2 見：五十二病方 416 行(2)。

【胠責(積)】　胸胠積悶，脹懣不適。1 見：導引圖。

【要(腰)以(似)折】　腰肢如同被折斷。3 見：陰陽(甲)36 行，陰陽(乙)1 行，脈書 18 簡。

【要(腰)尻痛】　腰部與臀部疼痛。1 見：陰陽(乙)2 行。

【要(腰)痛】　腰部疼痛。4 見：足臂 3 行，陰陽(甲)38 行，脈書 19、37 簡。

要(腰)甬(痛)。1 見：引書 51 簡。

【要(腰)痛不可以卬(仰)】　腰部疼痛而不能前俯後仰。1 見：陰陽(甲)59-60 行。

要(腰)甬(痛)不可以卬(仰)。1 見：陰陽(乙)15 行。

【逆氣】　肺氣上逆，爲沖脈病的一種症候。1 見：武威醫簡 63 簡。

【面盈】　面部浮腫。1 見：脈書 13 簡。

【面疵】　面有病色。2 見：陰陽(甲)60 行，陰陽(乙)15 行。

【面黑】　面容暗黑。1 見：陰陽脈死候 87 行。

【面皰赤】　即面皰赤，面瘡。1 見：五十二病方 455 行。

【面墨】　面色暗黑。1 見：脈書 51 簡。

【面黯如炧色】　面色灰暗，像燈燭灰燼顏色。1 見：陰陽(乙)12 行。

面黯若炧色。1 見：脈書 40 簡。

面黯若䶬(炧)色。1 見：陰陽(甲)64 行。

【面驪】　面色暗黑。1 見：脈書 37 簡。

【音(瘖)】　口啞，失音症。3 見：陰陽(甲)65 行，陰陽(乙)13 行，脈書 41 簡。

【風】　受風邪所引起的病症。1 見：脈書 14 簡。

【食不化】　飲食不化。1 見：十問 87 簡。

【食即出】　進食未經消化就排泄出來。1 見：脈書 9 簡。

【食則欲歐(嘔)】　進食後想嘔吐。1 見：陰陽(乙)10 行。

【食欲歐(嘔)】　進食後想嘔吐。1 見：陰陽(甲)55 行。

【首重足輕膿(體)軫(胗)】　頭部昏沉，足底輕飄，身體久病。1 見：却穀食氣 1 行。

【骨留(瘤)】　骨頭生瘻瘤。2 見：萬物 W009、W056。

【骨厥】　由足少陰脈受外邪侵襲而引起的疾病。1 見：陰陽(乙)13 行。

骨蹶(厥)。2見：陰陽(甲)64行，脈書41簡。

【骨雎(疽)】 即骨瘤。1見：五十二病方271行。

【馬】 同“瘑”。指腋下惡氣，俗稱狐臭。2見：足臂8行，脈書4簡。

【馬膂】 人身體外所生的大面積瘡瘍。3見：武威醫簡87簡甲，敦煌漢簡1996、2004簡。

【馬不閒(癇)】 即馬癇。1見：五十二病方145行。

【馬疣】 一種生於人體表皮的贅生物。2見：五十二病方446、449行。

【馬蛸】 即大瘡。1見：脈書6簡。

【柣(矢)叚(瘕)】 即腸梗阻。1見：脈書9簡。

【痃】 疑讀爲“瘨”。指頭昏目眩。2見：五十二病方143、144行。

十畫

【倚恿(痛)】 身體偏痛，半身疼痛。1見：武威醫簡12簡。

【唇反人盈】 口唇外翻，人中腫滿。1見：陰陽脈死候86行。

脣反人盈。1見：脈書51簡。

【唐(溏)泄】 大便稀薄；或指泄下污積粘垢。4見：足臂22行，陰陽(甲)56行，陰陽(乙)11行，脈書35簡。

【唐(溏)叚(瘕)】 指腹脹、大便溏泄、小便不利並見的病症。1見：脈書9簡。

【弱(溺)□淪】 小便白濁。1見：五十二病方191行。

【弱(溺)不利】 小便不利。1見：五十二病方173行。

【弱(溺)出白】 小便濁白。1見：脈書10簡。

【弱(溺)而痛】 小便時陰部疼痛。1見：脈書10簡。

【弱(溺)赤】 小便濃赤。1見：脈書13簡。

【息瘻(嚶)瘻(嚶)然】 呼吸時痰聲漉漉。1見：五十二病方51行。

【悒悒如亂】 頻頻哮喘。1見：脈書39簡。

【振寒】 身體惡寒戰慄。2見：陰陽(甲)41行，陰陽(乙)4行。

晨(振)塞〈寒〉。1見：脈書21簡。

【時養(癢)時痛】 一時瘙癢一時疼痛。1見：五十二病方246行。

【欬】 咳嗽。5見：足臂15行，陰陽(甲)65行，陰陽(乙)13行，脈書41簡，引書77簡。

【欬則有血】 咳嗽時吐出血絲。3見：陰陽(甲)64行，陰陽(乙)12-13行，脈書40-41簡。

【欬短氣】 咳嗽時氣不相接。2見：EPT59：428、EPT68：5。

【氣不足】 心氣虛弱。3見：陰陽(甲)63行，陰陽(乙)12行，脈書40簡。

【氣血腐闌(爛)】　人體内的氣和血腐爛。1 見：脈書 56 簡。

【氣臾】　疑指氣鬱結不暢而造成的疼痛。或疑臾爲“曳”之誤，讀爲“泄”。1 見：萬物 W008。

【氣叚(瘕)】　氣瘀積於腹中的病症。1 見：脈書 7 簡。

【氣逆】　氣上沖而不順而導致喘息迫促。1 見：武威醫簡 27 簡。

【氣脈不通】　血氣與脈息阻閉不通暢。1 見：武威醫簡 27 簡。

【氣脈壹絕】　血氣與脈息阻絕。1 見：武威醫簡 25 簡。

【氣雎(疽)】　疑爲腦爍。1 見：五十二病方 292 行。

【氣龍(聾)】　泛指聾耳病。1 見：武威醫簡 66 簡。

【浚】　指女子出血多且來勢急，即血崩。浚，同“駿”。1 見：脈書 10 簡。

【涓目泣出】　眼淚不由自主地流出。1 見：武威醫簡 84 簡甲。

【疽】　即癰疽，惡瘡。1 見：五十二病方 286 行。

雎(疽)。8 見：五十二病方 271、274、275、278、280、289、295、299 行。

【疾心腹】　心腹疾病。1 見：居延漢簡 5：18，255：22 簡。

【痂】　疥癬類皮膚病。1 見：五十二病方 359 行。

加(痂)。11 見：五十二病方 337、338、342、356(2)、360(2)、362(2)行，脈書 5 簡，武威醫簡 87 簡甲。

【病心】　患心臟患病。2 見：病方 335、337 簡。

【病心腹】　患心腹疾病。4 見：居延漢簡 211：6A(2)、211：6B、275：8 簡。

【病左足】　患左腳疾病。1 見：EPT56：339。

【病足】　患足部患病。1 見：五十二病方殘片 7。

【病背】　患背部疾病。1 見：居延漢簡 35：22A 簡。

【病最(朘)穜(腫)】　患有陰莖腫大疾病。朘，讀爲“朘”，陰莖。1 見：養生方 64 行。

【破】　癰瘡潰破。1 見：五十二病方殘片 14。

波(破)。1 見：病方 338 簡。

【索痙】　即嬰兒索痙。1 見：五十二病方 45 行。

【益(嗌)雎(疽)】　發於咽喉部位的癰疽。1 見：五十二病方 283 行。

【缺盆痛】　鎖骨上窩疼痛。2 見：足臂 8 行，陰陽(甲)69 行。

袂(缺)汾(盆)甬(痛)。1 見：陰陽(乙)17 行。

【耆(嗜)飲】　渴飲。1 見：足臂 20 行。

【耆〈嗜〉臥】　喜歡躺臥。3 見：陰陽(甲)65 行，陰陽(乙)13 行，脈書 35 簡。

者〈嗜〉臥。1 見：脈書 41 簡。

【胸痛】　胸部疼痛。2 見：脈書 18、45 簡。

胸甬(痛)。1 見：陰陽(乙)17 行。

胎(胸)痛。1見：陰陽(甲)69行。

【胻久傷】 小腿部受傷時間長。2見：五十二病方332(2)行。

【胻內兼(廉)痛】 小腿內側疼痛。1見：足臂17行。

【胻外兼(廉)痛】 小腿外側疼痛。1見：足臂7行。

【胻寒】 小腿感到寒冷。1見：足臂7行。

【胻痛】 小腿疼痛。1見：足臂11行。

【胻傷】 小腿部受傷。1見：五十二病方330行。

【胻膫(燎)】 小腿部灼傷。2見：五十二病方326行(2)。

【脅外穜(腫)】 側胸部浮腫。1見：足臂8行。

【脅痛】 側胸部疼痛。8見：足臂7、27行，陰陽(甲)41、71行，五十二病方51行，陰陽(乙)4行，脈書21、47簡。

脅甬(痛)。1見：陰陽(乙)18行。

【脅痛不耐言】 側胸疼痛而不能說話。1見：居延漢簡123∶58簡。

【脈】 脈痔。2見：五十二病方237行，脈書9簡。

【脈湿(浸)】 即白內瘴。1見：脈書2簡。

【脊痛】 脊背疼痛。3見：足臂3行，陰陽(甲)36行，陰陽(乙)1行。

【莖中恿(痛)如林(淋)狀】 陰莖疼痛如患有淋病，不能排溺。1見：武威醫簡85簡乙。

【蚖】 被毒蛇咬傷。2見：五十二病方87行，萬物W067。

【貣(蟘)食(蝕)口鼻】 口鼻被蟘蟲所蝕，即口鼻潰瘍。1見：五十二病方402行。

【貣(蟘)食(蝕)齒】 即齲齒。1見：五十二病方407行。

【起居衰】 起居不便。1見：天下至道談25簡。

【陰氣自半】 陰氣減半。1見：天下至道談25簡。

【陰衰】 男子性功能衰敗，陰莖勃起障礙。1見：武威醫簡85簡甲。

【陰寒】 男子前陰寒冷，陽痿而不舉。2見：武威醫簡84簡甲、85簡甲。

【陰㾼(痿)】 即"陽痿"，後來多寫作"陽萎"。指男子性功能喪失，陰莖不舉。2見：武威醫簡84簡甲、85簡甲。

【飢】 有饑餓感但不想吃東西。3見：陰陽(甲)63行，陰陽(乙)12行，脈書40簡。

【鬲(隔)中】 胃腔癰潰。1見：脈書6簡。

十一畫

【乾加(痂)】 無分泌物的乾燥瘖痂。1見：五十二病方360行。

【乾騷(瘙)】 即乾癬。2見：五十二病方408、418行。

【偏枯】　指中風、痿蹶等偏癱類疾病，半身不遂。1 見：養生方 168 行。

【堅痛】　腹腔積塊堅硬疼痛。2 見：脈書 6、7 簡。

【巢(臊)】　腥臊，指狐臭。1 見：五十二病方 66 行。

【帶下病】　婦科疾病。1 見：居延漢簡 255：17 簡。

【張(脹)】　脹滿。2 見：引書 35(2)簡。

【欲登高而歌，棄衣而走】　想登上高處放聲高歌，脱棄衣服而奔跑。3 見：陰陽(甲)45 行，陰陽(乙)5-6 行，脈書 24-25 簡。

【欲獨閉戶牖而處】　想關窗閉户一人獨自居處。3 見：陰陽(甲)45 行，陰陽(乙)5 行，脈書 24 簡。

【涿(瘃)】　即瘃足，凍瘡。5 見：五十二病方 428(3)、429、434 行。

【淉(灌)泣留(流)出】　不斷流眼淚。1 見：天下至道談 26 簡。

【清】　①女子經血流量大。1 見：脈書 10 簡。

②精液稀薄清冷。1 見：養生方 131 行。

【產痂】　剛形成的瘡痂。1 見：五十二病方 358 行。

【痔】　痔瘡。8 見：五十二病方 242、250、253、258、265(2)、268 行，萬物 W018。

寺(痔)。1 見：足臂 3 行。

時(痔)。2 見：陰陽(甲)38 行，陰陽(乙)2 行。

【脞(脞)瘦】　大腿消瘦。2 見：足臂 12、20 行。

【脣盡白】　口唇發白。1 見：天下至道談 60-61 簡。

【脬盈】　膀胱脹痛。1 見：五十二病方 173 行。

【虖】　哮喘。1 見：引書 77 簡。

【蛇不閒(癇)】　即蛇癇。1 見：五十二病方小標題。

【蛇齧】　被蛇咬傷。1 見：五十二病方 363 行。

【赧】　面色憋赤。1 見：脈書 2 簡。

【閉】　小便不通症，即尿閉，稱爲閉癃。4 見：陰陽(甲)57 行，陰陽(乙)11 行，脈書 5、35 簡。

【陽厥】　由足少陽脈受外邪侵襲而引起的疾病。2 見：陰陽(乙)3 行，脈書 20-21 簡。

陽蹶(厥)。1 見：陰陽(甲)40 行。

【隋(惰)】　勞損怠惰。1 見：養生方 199 行。

【魚股痛】　股四頭肌疼痛。2 見：陰陽(甲)39 行，脈書 21 簡。

【瘁(癃)】　小便不暢，又稱淋病。15 見：陰陽(甲)60 行，五十二病方 161、173、176、178、180(2)、199 行，脈書 38 簡，引書 60 簡，武威醫簡 9 簡(2)，萬物 W002、W023，居延漢簡 59：38 簡。

降(癃)。1 見：陰陽(乙)15 行。

【胎(䣛)如結】 膝膕窩像被繩索拴住。1 見：脈書 18 簡。

【胎(䣛)絲(攣)】 膝膕窩僵直。1 見：足臂 3 行。

【胎(䣛)痛】 膝膕窩疼痛。3 見：陰陽(甲)38 行，陰陽(乙)2 行，脈書 19 簡。

【淥(浸)】 一種眼病，即白內障。1 見：脈書 2 簡。

【痿(痿)病】 即痹病，指身體某一部分萎縮或失去機能而不能行動。2 見：病方 324、325 簡。

十二畫

【黃癉(疸)】 指以身黃、目黃、小便黃爲主要症狀的病症。1 見：脈書 13 簡。

【創】 瘡瘍。2 見：EPT50：26(2)。

【創恿(痛)】 瘡口疼痛。2 見：武威醫簡 63、87 乙。

【創養(癢)不恿(痛)】 瘡口瘙癢而不疼痛。1 見：武威醫簡 15 簡。

【善怒】 容易生怒氣。3 見：陰陽(甲)63 行，陰陽(乙)12 行，脈書 40 簡。

【善噫】 頻繁噯氣。1 見：陰陽(甲)55 行。

善意(噫)。2 見：足臂 17 行，陰陽(乙)10 行。

【喉中如百虫(蟲)鳴狀】 喉嚨哮喘聲如百蟲啼鳴。2 見：武威醫簡 3、79 簡。

【喉痹】 咽喉腫痛，吞咽阻塞不利。2 見：陰陽(甲)49 行，武威醫簡 63 簡。

侯(喉)淠(痹)。1 見：陰陽(乙)7 行。

脈(喉)痹。1 見：引書 83 簡。

脈(喉)踝〈踝(痹)〉。2 見：脈書 4、28 簡。

【喜信(伸)】 喜好伸展腰肢。2 見：陰陽(乙)5 行，脈書 24 簡。

喜龍〈伸〉。1 見：陰陽(甲)44 行。

【喜怒不時】 喜怒無常。1 見：十問 53 簡。

【喝喝如喘】 喘息帶嘶啞之聲，相當於哮喘。1 見：陰陽(乙)11 行。

㘈(喝)㘈(喝)如喘。1 見：陰陽(甲)63 行。

【寒】 身體發冷。2 見：陰陽(甲)44 行，陰陽(乙)5 行。

塞〈寒〉。1 見：脈書 24 簡。

【寒中】 因脾胃虛寒、寒從內生導致大便秘結。1 見：脈書 9 簡。

塞〈寒〉中。1 見：脈書 9 簡。

【寒炅】 寒熱病，俗稱發燒。8 見：居延漢簡 4：4B、27：1A、33：22、49：18、52：12 簡，EPT4：51A、EPT51：535、EPT56：318。

【寒氣在胃莞(脘)】 胃部受氣。1 見：武威醫簡 19 簡。

【寒熱】 發冷和發熱，俗稱發燒。3 見：EPT59：10、EPT59：49A、EPT59：269。

寒執(熱)。1 見：萬物 W005。

塞〈寒〉熱。1 見：脈書 15 簡。

【尋(焆)然類辛狀】　肛門灼熱疼痛，如同被辛辣之物刺激。1 見：五十二病方 265-266 行。

【强吹(欠)】　想打哈欠而打不出。3 見：陰陽(甲)56 行，陰陽(乙)11 行，脈書 35 簡。

【惡人與火】　厭惡見到人與火光。2 見：陰陽(甲)44 行，脈書 24 簡。

亞(惡)人與火。1 見：陰陽(乙)5 行。

【惡聞人聲】　討厭聽到說話聲。1 見：里耶秦簡 8-1363 簡。

【揗温(脈)如三人參舂】　指所切之脈就像三個人一起搗臼一樣混亂。1 見：足臂 21 行。

【渴】　口腔乾渴少津。1 見：脈書 15 簡。

【無膏】　全身皮膚粗糙失去潤澤。1 見：脈書 20 簡。

无(無)膏。2 見：陰陽(甲)40 行，陰陽(乙)3 行。

【痙】　即破傷風，指熱性病過程中出現的背强反張、口噤不開的病症。2 見：五十二病方 30 行，武威醫簡 63 簡。

頸(痙)。1 見：五十二病方 42 行。

【痛明(肋)】　肋骨疼痛。1 見：導引圖。

【痤】　痤瘡。2 見：萬物 W013、W020。

【痤睢(疽)】　痤瘡與癰疽。1 見：天下至道談 29 簡。

【痤瘻】　痤瘡與瘻痔。1 見：十問 92 簡。

【痤穜(腫)囊】　痤瘡，陰囊腫脹。1 見：天下至道談 29 簡。

【竣(朘)氣宛(菀)閉】　精氣閉塞。1 見：十問 48-49 簡。

【筋變(攣)難以信(伸)】　肌肉緊縶，伸展困難。1 見：五十二病方 45 行。

【筋積(癩)】　即筋疝。1 見：引書 70 簡。

【絕筋】　肌腱斷裂。1 見：足臂 23 行。

【脽痛】　臀部疼痛。1 見：足臂 3 行。

【脾(髀)不可以運】　大腿不能隨意曲伸活動。3 見：陰陽(甲)36 行，陰陽(乙)1 行，脈書 18 簡。

【脾(髀)廉痛】　大腿外側疼痛。1 見：脈書 21 簡。

【髀(髀)痛】　髀骨疼痛。1 見：導引圖。

【腄(垂)】　陰莖垂痿、疲軟。1 見：養生方 199 行。

【胥睢(疽)】　疑爲胥氣不疏之症。1 見：五十二病方 271 行。

【蛭食(蝕)】　被水蛭、螞蟥、山蛭等咬傷。1 見：五十二病方 85 行。

【詘(屈)筋】　即筋痿，指筋急而成曲狀。1 見：引書 38 簡。

【閒(癇)】　即瘨病，又稱癲癇。4 見：五十二病方 48、50(2)行，脈書 16 簡。

【項以(似)伐】　頸項像被刀砍一樣疼痛。1 見：脈書 18 簡。

【項疼不可以雇(顧)】 頸項疼痛不能回頭。1見：引書31簡。

【項痛】 後頸部疼痛。5見：足臂3行，陰陽(甲)37行，陰陽(乙)2行，脈書19、21簡。

【須(鬚)麋(眉)溉(既)化(花)】 鬚眉發白。1見：養生方207行。

【骭厥】 由足陽明脈受外邪侵襲而引起的疾病。1見：陰陽(乙)6行。

骭蹷(厥)。2見：陰陽(甲)46行，脈書25簡。

【黑子】 痣，爲疾病名。3見：病方315、317、318簡。

【黑實橐】 陰囊暗黑堅硬。1見：五十二病方193行。

【傴攣】 駝背曲脊。1見：五十二病方223行。

【傷右舭】 疑指右脅受傷。2見：居延漢簡35：22A(2)簡。

【傷右手指】 右手指受傷。1見：居延漢簡13：6簡。

【傷左乳】 左乳房受傷。1見：居延漢簡248：17簡。

【傷矢右膝】 右膝受箭傷。1見：EPS4. T2：2. 61。

【傷汗】 因出汗過量而引起身體不適的病症。8見：居延漢簡44：23、46：9A、257：6A、265：43簡，EPT4：101、EPT59：2、EPT59：49A、EPW：88。

【傷而頸(痙)】 即傷痙。2見：五十二病方34、41行。

【傷要(腰)】 腰部受傷。1見：居延漢簡227：103簡。

【傷寒】 因感受風寒濕等外因病邪所致的疾病，又泛指一切熱性病。14見：武威醫簡6、43簡，敦煌漢簡2008、2012簡，居延漢簡89：20簡，居延漢簡4：4A(2)、136：3、437：23簡，EPT51：201A、EPT59：157、EPF22：280、ESC24、ESC80。

【傷痙】 即破傷風，又名金瘡痙。1見：五十二病方30行。

傷脛(痙)。1見：五十二病方43行。

【傷頭、右手】 頭、右手受傷。1見：居延漢簡149：19；511：20簡。

【傷臟】 臟氣受損。1見：EPT9：3。

【傷癰】 癰疽。1見：養生方殘片。

【厀(膝)中穜(腫)】 膝蓋內腫脹。1見：足臂11行。

【厀(膝)外廉痛】 膝部外側疼痛。3見：陰陽(甲)41行，陰陽(乙)4行，脈書21簡。

厀(膝)外兼(廉)痛。1見：足臂7行。

【厀(膝)足筲(痿)淠(痹)】 膝蓋以下部位失去知覺。1見：陰陽(乙)6行。

【厀(膝)痛】 膝蓋疼痛。2見：導引圖，引書45簡。

【厀(膝)跳】 膝蓋僵直，不能隨意彎曲。1見：陰陽(甲)47行。

【歃(垂)】 陰莖垂軟。1見：養生方87行。

【痛】 指月經過期不停。痛，同“瘉”。1見：脈書10簡。

【腨痛】 小腿肚疼痛。2見：脈書25、45簡。

十三畫

【嗌中痛】　咽喉疼痛。2見：陰陽(甲)65行，脈書41簡。

嗌中甬(痛)。1見：陰陽(乙)13行。

【嗌乾】　咽喉乾渴。6見：陰陽(甲)60、65行，陰陽(乙)13、15行，脈書37、41簡。

【嗌乾欲飲】　咽喉乾渴想喝水。1見：陰陽(乙)18行。

【嗌渴欲飲】　咽喉乾渴常想喝水。1見：脈書46簡。

益(嗌)渴欲飲。1見：陰陽(甲)71行。

【嗌痛】　咽喉疼痛。2見：陰陽(甲)48行，陰陽(乙)7行。

嗌恿(痛)。1見：武威醫簡63簡。

【嗌腫】　咽喉紅腫。1見：陰陽(乙)8行。

嗌穜(腫)。1見：陰陽(甲)51行。

益(嗌)種(腫)。1見：脈書29簡。

【夢咢】　做惡夢。1見：萬物W043。

【意(噫)】　即噯氣，指胃腔的積氣因阻鬱上升而發出聲響，俗稱飽嗝。1見：足臂25行。

【椯(喘)息中亂】　大口呼吸，內心煩亂。1見：天下至道談37-38簡。

【溫】　溫熱病。3見：脈書15、22簡，居延漢簡7：31簡。

【溫病】　溫熱病。1見：導引圖。

【溫病不汗】　身體發熱而不出汗。1見：病方311簡。

【溫溫下溜(溜)旁(膀)急】　小便頻急。1見：武威醫簡84簡甲。

【溫〈温(脈)〉絕如食頃】　脈搏停止跳動長達約一頓飯的時間。1見：足臂22行。

【氵氣(迄)】　精疲力竭。2見：天下至道談58簡(2)。

【煩】　心胸煩熱鬱悶的症狀。1見：導引圖。

【煩心】　胸中煩熱鬱悶，又稱心煩。7見：里耶秦簡8-1937簡，足臂14、21、22(2)行，陰陽(乙)16行，萬物W006。

【煩臥不安床】　因心煩而睡不安穩。1見：武威醫簡84簡甲。

【煩懣】　煩悶。2見：EPT51：201A、EPT59：49A。

番(煩)懣。1見：EPT59：428。

潘(煩)懣。1見：EPF22：280。

【痹】　身體麻木，失去知覺。1見：武威醫簡81簡。

畀(痹)。1見：足臂20行。

踝〈蹕(痹)〉。1見：脈書5簡。

【痿】 身體痿痹。2 見：萬物 W013、W105。

【痿入中】 身體痿痹。2 見：五十二病方殘片 7(2)。

【痿痹】 肢體不能運動或喪失感覺。1 見：敦煌漢簡 2012 簡。

痿瘴〈痹〉。1 見：引書 37 簡。

【瘀】 血瘀。2 見：武威醫簡 11、12 簡。

【睡】 嗜睡，貪睡。1 見：萬物 W041。

【筭(孱)】 指身體痿軟無力、緩縱不收一類的病症。1 見：養生方 21 行。

【節(癤)】 瘡癤。1 見：萬物 W006。

【節盡痛】 全身關節疼痛。3 見：陰陽(甲)41 行，陰陽(乙)4 行，脈書 21 簡。

【腨如裂】 小腿肚如同開裂。2 見：陰陽(甲)37 行，脈書 18 簡。

【腨痛】 小腿肚疼痛。3 見：陰陽(甲)38 行，陰陽(乙)2 行，脈書 19 簡。

【腸中大懣】 腸道脹懣。1 見：EPT59：75B。

【腸痛】 腹部疼痛。2 見：脈書 10、26 簡。

腸甬(痛)。1 見：陰陽(乙)6 行。

陽(腸)痛。1 見：陰陽(甲)47 行。

【腸辟(澼)】 即痢疾。5 見：病方 309 簡，脈書 9 簡，引書 49 簡，居延漢簡 462：1、504：9 簡。

腸癖(澼)。1 見：萬物 W075。

腸辟(澼)。1 見：武威醫簡 82 簡甲。

【腸熱而渴】 腸腹灼熱而嘴巴乾渴。1 見：脈書 9 簡。

【腸積(㿗)】 即狐疝，爲現代醫學所稱的腹股溝疝。2 見：脈書 11 簡，引書 70 簡。

【腹中痛沉】 腹部疼痛。1 見：居延漢簡 582：12 簡。

【腹外腫】 腹部外側腫脹。1 見：陰陽(乙)6 行。

腹外種(腫)。1 見：脈書 25-26 簡。

腹外穜(腫)。1 見：陰陽(甲)47 行。

【腹盈】 腹部腫脹。1 見：脈書 13 簡。

【腹彭彭如膚張(脹)狀】 腹部腫脹如皮膚充盈狀。1 見：脈書 7-8 簡。

【腹張(脹)】 腹部脹滿不適或腫脹。10 見：足臂 17、22 行，陰陽(乙)10、11 行，五十二病方殘片 7，脈書 7、33、35 簡，引書 74 簡，武威醫簡 15 簡。

復(腹)張(脹)。2 見：陰陽(甲)55、56 行。

【腹痛】 脘腹、臍腹、少腹部疼痛。1 見：足臂 17 行。

腹甬(痛)。1 見：引書 72 簡。

【腹街、脊內兼(廉)痛】 腹股溝中央、脊柱內側疼痛。1 見：足臂 14 行。

【腹穜(腫)】 腹部腫脹。1 見：足臂 11 行。

【腹懣】　腹部脹滿，俗稱肚脹。1 見：武威醫簡 19 簡。

【辟】　①同“癖”，指兩脅之間疼痛。1 見：萬物 W002。

②讀爲“僻”，指口眼喎斜一類病症。1 見：引書 81 簡。

【辟病】　兩脅之間疼痛。辟，同“癖”。1 見：EPF22：655。

【辟聶(懾)】　即“聶辟”，指肌膚麻木緊縮。1 見：十問 78 簡。

【雍(臃)種(腫)】　身體浮腫。2 見：武威醫簡 26 簡，EPT53：14。

【雎(疽)病】　即癰疽。1 見：五十二病方 271 行。

【雎(疽)癰】　即癰疽。1 見：五十二病方 273 行。

【魃】　傳說中一種驚駭小孩使其生病的疫鬼，指小兒病。5 見：五十二病方 442、443(2)、445(2)行。

【鼓張(脹)】　以腹部脹大、皮色萎黄、脈絡暴露爲特徵的病症。1 見：萬物 W011。

【鼠復】　讀爲“鼠寱”，即鼠瘻，爲現代醫學所稱的淋巴結小核，小者稱爲瘰，大者稱爲癧。或讀爲“鼠腹”。1 見：五十二病方 213 行。

【腨(枕)痛】　枕骨疼痛。1 見：足臂 8 行。

【瘍(寖)】　指疾病淫浸、漫延。1 見：脈書 12 簡。

【睺(喉)瘧(痛)】　咽喉疼痛。1 見：EPT59：10。

【腸(喝)】　哮喘；或說指聲音嘶啞。1 見：足臂 15 行。

十四畫

【湯火淶〈涑〉】　被熱水燙傷或火燒傷。1 見：武威醫簡 87 簡乙。

【瘧】　瘧疾，是以間歇性寒顫、高熱、出汗爲特徵的傳染病。7 見：病方 376 簡(2)，陰陽(甲)38、41 行，脈書 15、19、21 簡。

虐(瘧)。1 見：陰陽(乙)4 行。

痁(瘧)。1 見：陰陽(乙)2 行。

【種(腫)】　癰腫，腫脹。2 見：五十二病方 274、377 行。

潼(腫)。4 見：五十二病方 196、366 行，陰陽(甲)36 行，陰陽(乙)1 行。

踵(腫)。1 見：引書 37 簡。

穜(腫)。2 見：五十二病方 194 行，養生方 64 行。

【精少】　男子精液稀少。1 見：武威醫簡 84 簡甲。

【精失】　男子精液缺失。1 見：武威醫簡 84 簡甲。

【聞木音則傷〈惕〉然驚】　聽到树木發出的響聲就驚恐不安。1 見：陰陽(甲)45 行。

聞木音則狄(惕)然驚。1 見：脈書 24 簡。

聞木音則易(惕)然驚。1 見：陰陽(乙)5 行。

【腨(腨)内痛】 小腿肚裏面疼痛。1見：足臂14行。

【腨(腨)痛】 小腿肚疼痛。1見：足臂3行。

【膏瘩(癃)】 即膏淋，指小便混濁如米泔，或如脂膏之物，尿出不暢。2見：五十二病方186行，武威醫簡9簡。

【膏叚(瘕)】 腹水患者腫脹嚴重的病症，以致患處皮膚腫得發亮，如有光澤。1見：脈書8簡。

【膏弱(溺)】 小便中帶有膏狀物的病症。1見：五十二病方192行。

【蝕】 爛瘡。1見：萬物W103。

【領〈頷〉疢】 頷部灼熱。1見：脈書25簡。

【領〈頷〉痛】 頷部疼痛。2見：陰陽(甲)49行，脈書28簡。

領〈頷〉甬(痛)。1見：陰陽(乙)7行。

【領〈頷〉頸痛】 頷部、頸部疼痛。1見：陰陽(甲)46行。

領〈頷〉頸甬(痛)。1見：陰陽(乙)6行。

【鳴如鼃(蛙)音】 腹腔内發出像蛙鳴一樣的響聲。1見：脈書8簡。

【鼻不利】 呼吸不暢。1見：武威醫簡70簡。

【鼻中生惡傷(瘡)】 鼻内生惡瘤。1見：武威醫簡64簡。

【鼻肍(鼽)】 鼻流清涕。3見：陰陽(甲)46行，陰陽(乙)6行，脈書25簡。

【鼻抉(缺)指斷】 鼻梁缺損，手指斷絕。1見：五十二病方135行。

【噎】 喉嚨進食困難。1見：陰陽(乙)13行。

饐(噎)。2見：陰陽(甲)65行，脈書41簡。

【數吹(欠)】 頻繁打哈欠。2見：陰陽(乙)5行，脈書24簡。

婁(數)吹(欠)。1見：陰陽(甲)44行。

【數熱汗出】 頻繁發熱出汗。1見：足臂11-12行。

【暴】 陰挺病。1見：脈書10簡。

【暴心痛】 心胸突然劇烈疼痛。2見：里耶秦簡8-876、8-1221簡。

【潰】 肌膚潰爛，癰瘡潰破。8見：五十二病方248、276、332、360、409行，五十二病方殘片5，武威醫簡55、61簡。

【澆】 應爲“膿耳”。1見：脈書3簡。

【熱中】 即内熱，指熱邪滯留於腸胃而不得散發。3見：陰陽(甲)60行，陰陽(乙)15行，脈書38簡。

【瘚】 氣閉、昏瘚，或四肢僵直。1見：引書63簡。

厥(瘚)。1見：引書66簡。

蹶(瘚)。1見：引書106簡。

【瘛】 即瘛瘲、癇病，俗稱抽風，又稱小兒急驚風。2見：脈書16簡，引書80簡。

【瘢】 生瘢痕。1見：五十二病方311行。

般(瘢)。6見：五十二病方14、15、318、320(2)、323行。

【瘨(癲)疾】　即癲狂病，爲精神錯亂的疾病。2見：足臂4行，五十二病方114行。

顛(癲)疾。1見：五十二病方112行。

【箭傷】　被箭矢所傷。1見：敦煌漢簡867簡。

【腸中恿(痛)】　腸道疼痛。1見：武威醫簡82簡乙。

【膕如结】　膝膕窩好像被繩子束縛着。2見：陰陽(甲)36－37行，陰陽(乙)1行。

【膚張(脹)】　即腹水，腹部腫脹。1見：脈書8簡。

盧(膚)張(脹)。1見：脈書13簡。

【膝脛寒】　膝部與小腿發冷。1見：武威醫簡84簡甲。

【瘱(脘)痛】　胃部疼痛。1見：陰陽(甲)69行。

瘱(脘)甬(痛)。1見：陰陽(乙)17行。

【瘍】　蝕瘡，痤瘡類疾病。9見：五十二病方451(3)、453、454(2)、456(2)、457行。

【瞋少腹】　小腹腫脹。1見：引書62簡。

十五畫

【諸食病】　指各種因飲食原因引起的疾病。1見：五十二病方小標題。

【諸傷】　指各種金刃、跌打所引起的出血、感染、瘀血等外傷。2見：五十二病方1、37行。

【踝厥】　由於足太陽脈受外邪侵襲而引起的疾病。1見：陰陽(乙)1行。

踝蹶(厥)。1見：陰陽(甲)37行。

【踝痛】　踝骨疼痛。1見：引書43簡。

【醉】　乳房潰爛。1見：脈書10簡。

【養(癢)】　瘙癢。8見：五十二病方419行，養生方49、50(2)、167行，脈書2、5、15簡。

僕(癢)。6見：養生方136(2)、145(4)行。

【養(癢)身】　身體瘙癢。1見：EPT54：14。

【齒痛】　牙齒疼痛。5見：足臂33行，陰陽(甲)53行(2)，脈書31、32簡。

齒甬(痛)。2見：陰陽(乙)9行(2)。

齒恿(痛)。1見：武威醫簡64簡。

【齒齲】　即齲齒，指蟲牙。1見：病方332簡。

【橐下養(癢)濕】　陰囊下面瘙癢、潮濕。2見：武威醫簡84簡甲(2)。

【橐下濕而養(癢)】 即“橐下癢濕”。1見：武威醫簡85甲-85乙。

【潞】 即“露疕”，指顯露在外的疕瘡。1見：脈書12簡。

【瘻】 瘰癧，即淋巴結核。2見：脈書4簡，萬物W024。

廔(瘻)。1見：引書92簡。

癭(瘻)。1見：足臂8行。

【篡】 口腔嚴重潰瘍。1見：脈書3簡。

【殿(瘢)】 腳跟潰爛。1見：脈書12簡。

【厲(癘)】 癘風，即麻風病。1見：脈書15簡。

【踊】 瘃足，即腳部凍瘡。1見：萬物W017。

十六畫

【膫】 小腿燒傷。1見：脈書12簡。

【薈(潰)腐】 化膿腐爛。1見：十問35簡。

【避】 陰莖回避不前。1見：養生方199行。

【頤癰】 即發作於頤面部位的癰腫。1見：五十二病方378行。

【頭恿(痛)風】 即頭風，指由風邪引起的頭部骨節疼痛。1見：武威醫簡66簡。

【頭痛】 腦袋疼痛。8見：陰陽(甲)36、37行，陰陽(乙)1-2、2行，脈書19簡，居延漢簡142：27、283：7簡，EPT51：201A。

頭瘜(痛)。3見：EPT4：101、EPT51：102、EPT51：535。

頭廌(痛)。10見：敦煌漢簡1577簡，居延漢簡4：4B、27：1A、49：18、59：37、283：7簡，EPT10：9、EPT59：157、EPT59：269、ESC80。

頭恿(痛)。4見：居延漢簡4：4A、52：12簡，EPT58：28、EPT59：49A。

頭通(痛)。1見：EPF22：280。

【頭頸痛】 腦袋、脖子疼痛。2見：陰陽(甲)40-41行，陰陽(乙)4行。

【頯及顫(顏)痛】 顴部和額頭疼痛。1見：引書97簡。

【頯痛】 顴部疼痛。1見：足臂11行。

【頰痛】 顴骨外部疼痛。3見：足臂31行，陰陽(甲)51行，脈書30簡。

頰甬(痛)。1見：陰陽(乙)8行。

【頜腫甬(痛)】 嘴部腫大疼痛。1見：陰陽(乙)7行。

領〈頜〉穜(朣)痛。1見：脈書27簡。

【頜穜(腫)】 頜部腫大。1見：陰陽(甲)48行。

【頸脊强而復(腹)大】 頰部和脊部肌肉强直，腹部膨大。1見：五十二病方50行。

【鼽】 鼻塞，流清鼻涕。2見：引書37、84簡。

肒(䶊)。1見：脈書2簡。

【蟦食】 被蟦蟲蛀蝕，相當於鼻癟一類疾病。1見：脈書3簡。

【㯉(嘶)敗】 聲音嘶啞。1見：武威醫簡68簡。

【䨲(顏)色鹿〈麄〉貍〈貍(黧)〉】 臉色粗糙、暗黃。1見：十問8簡。

【臑】 即"孕"之古字，指腫塊、膿色。1見：脈書3簡。

十七畫

【嬰兒病閒(癇)】 即胎癇，指初生兒百日內所發的癇症。1見：五十二病方48行。

【嬰兒索痙】 相當於撮口、臍風、噤風，即新生兒破傷風。1見：五十二病方45行。

【嬰兒瘛(瘈)】 即小兒瘈瘲，俗稱"抽風"，爲小兒驚風之症。3見：五十二病方51(2)、54行。

【嬰兒善泣】 剛出生的小孩喜歡哭泣。1見：雜禁方4-5簡。

【濞】 流鼻涕。讀爲"洟"。1見：萬物W026。

【濡加(痂)】 有膿液分泌的濕痂。1見：五十二病方356行。

【癉】 濕熱。2見：陰陽(甲)65行，脈書41簡。

單(癉)。1見：陰陽(乙)13行。

【癉病】 濕熱病。1見：引書33簡。

【穜(腫)橐】 陰囊腫大。2見：五十二病方193行(2)。

【臂外兼(廉)痛】 手臂外側疼痛。1見：足臂30行。

【臂厥】 由臂太陰脈和臂少陰脈受外邪侵襲而引起的疾病。2見：陰陽(乙)17、18行。

臂蹶(厥)。3見：陰陽(甲)68、71行，脈書46簡。

【臂痛】 手臂疼痛。1見：陰陽(甲)49行。

臂甬(痛)。1見：陰陽(乙)7行。

【臨事不起】 性交時陰莖不能夠勃起，即陽痿。1見：武威醫簡85簡乙。

【臨食而惡臭】 進食時討厭聞到食物的氣味。1見：里耶秦簡8-1363簡。

【闌(爛)】 燒傷。2見：五十二病方306、307行。

【髀外廉痛】 大腿外側疼痛。1見：陰陽(乙)4行。

脾(髀)外廉痛。1見：陰陽(甲)41行。

脾(髀)外兼(廉)痛。1見：足臂7行。

【麋(眉)突(脫)】 眉毛脫落。1見：脈書15簡。

【龜手】 手部皮膚裂開。1見：萬物W010。

【䫜】 當爲頭上紅色膿胞塊狀聚集物。1見：脈書2簡。

【體(體)㵒(浸)㵒(浸)痛】 身體逐漸疼痛。1見：引書33簡。

十八畫

【懣】 腹懣。1見：武威醫簡19簡。

【癑(膿)】 化膿，膿腫。1見：五十二病方殘片12。

膿(膿)。5見：脈法75、76(2)、78、79行。

【臑以(似)折】 肱骨如同折斷。3見：陰陽(甲)48-49行，陰陽(乙)7行，脈書27簡。

【臑痛】 肱骨疼痛。1見：脈書32簡。

臑甬(痛)。1見：陰陽(乙)9行。

【蟲蝕】 被蟲齧食或咬傷。2見：五十二病方390、401行。

【覆(腹)中】 腹部脹懣。1見：導引圖。

【題頏(顇)】 同於頓萃、頓卒、頓顇，羸疾貌。1見：十問46簡。

【顔寒】 額頭發冷。2見：足臂4、12行。

【顔痛】 額頭疼痛。1見：陰陽(甲)46行。

顔甬(痛)。1見：陰陽(乙)6行。

顔(顔)痛。1見：脈書25簡。

【顔黑】 額頭暗黑。2見：陰陽(甲)44行，陰陽(乙)5行。

【騷(瘙)】 癬，疥瘡。5見：五十二病方409、414(2)、417行，脈書15簡。

十九畫

【橐癰】 陰囊潰爛。1見：脈書11簡。

【穨(癩)】 即癩疝，又稱狐疝，指睾丸或陰囊腫大，重墜脹痛。24見：五十二病方195、196(2)、200(2)、206(3)、207(2)、208、209、210、213、217(2)、220、223、225、230、235行，導引圖，脈書38簡，引書70簡。

隤(癩)。2見：陰陽(甲)60行，陰陽(乙)15行。

積(癩)。3見：五十二病方211、221行，五十二病方殘片15。

【穨(癩)山(疝)】 疝氣一種，其症狀爲陰囊腫大、疼痛或腫結堅硬。1見：脈書38簡。

隤(癩)山(疝)。2見：陰陽(甲)59行，陰陽(乙)15行。

【蹱(踵)蹷(厥)】 由足太陽脈受外邪侵襲而引起的疾病。1見：脈書18簡。

【蹷】 腳部麻痹。1見：引書59簡。

【靡(糜)】 肌肉糜爛。2見：脈書2、3簡。

【癟不出】　小便不通症。1見：五十二病方158行。

【懟(懷)胠(怯)】　精神畏縮恐懼。1見：十問78簡。

【癠(膺)痛】　胸部疼痛。1見：引書65簡。

二十畫

【譮】　指怒氣。1見：萬物W044。

【灊强】　枕骨肌肉强直。1見：脈書19簡。

【爛疽】　已經潰破的癰疽。2見：五十二病方284行(2)。

【顔(顔)墨】　額頭暗黑。1見：脈書24簡。

【髼】　因接觸漆而引起皮膚過敏的漆瘡。2見：五十二病方380、383行。

二十一畫以上

【露疕】　即顯露在外的疕瘡。1見：五十二病方424行。

【齦齊齒長】　牙齦軟縮，牙齒變長。2見：陰陽脈死候86行，脈書51簡。

【廱(癰)壹(噎)】　癰喉。1見：十問92簡。

【蠚】　指蛇蠚、犬蠚等傷病。1見：萬物W015。

【癭】　頸瘤，俗稱大脖子，屬於甲狀腺腫大的一種病症。2見：五十二病方211行，脈書4簡。

【聾】　耳朵失聰。7見：足臂4、8、31行，導引圖，脈書3簡，引書95簡(2)。

【攣右脛】　右脛抽動。1見：EPT53：14。

【癰】　即癰腫。20見：病方338、339簡，五十二病方332、335(2)、364、365、369(2)行，五十二病方殘片6(2)、14，脈書3(2)、4、6、11(2)、12(2)簡。

【癰而潰】　癰腫潰爛。1見：五十二病方456行。

【癰耳】　耳癰，耳瘡。1見：萬物W018。

【癰首】　頭面浮腫。1見：五十二病方368行。

【癰痛】　癰瘡疼痛。1見：五十二病方37行。

【癰痛而潰】　癰腫疼痛而潰爛。1見：五十二病方451行。

【癰種(腫)】　浮腫，腫脹。4見：五十二病方366、367、376、377行。

【癰潰】　癰腫潰爛。1見：五十二病方332行。

【癰穜(腫)有農(膿)】　身體癰疽，伴有膿腫。1見：脈書58簡。

雍(癰)穜(腫)有膿(膿)。1見：脈法75行。

【蠱】　古病名。6見：五十二病方435、437(2)、438、441行，萬物W037。

【齲】　即齲齒，蟲牙。9見：病方326(2)、329、330(2)、332(2)簡，引書98簡(2)。

【齲齒】 蟲牙。1 見：病方 326 簡。

【鬠】 頭部瘙癢；或疑讀爲“鬖”，指頭髮散亂。1 見：脈書 2 簡。

【蠆(蠆)】 被蠍子螫傷。1 見：五十二病方 78 行。

待考、殘損疾病詞語

1. 名稱完整者：

【左右不化】 具體含義待考，或疑爲臟腑不能運化。2 見：脈書 8、9 簡。

【左右血先出】 具體含義待考，或疑爲大便時先出血。1 見：脈書 9 簡。

【冥(螟)病】 疑爲麻風病。1 見：五十二病方 134 行。

【厀(膝)外】 “外”字模糊，疑爲“厀(膝)兆(跳)”。1 見：脈書 26 簡。

【瘳癗】 具體含義待考。1 見：引書 36 簡。

【蠹】 具體含義待考。一說指手掌藏蟲而危重，即後世所說手心毒；另一說疑即瘑瘡。1 見：脈書 4 簡。

2. 名稱殘損者：

【□不閒(癇)】 即□癇，當指發出類似某種動物聲音的癲癇，具體所指不詳。1 見：五十二病方小標題。

【□外穜(腫)】 當爲外科疾病，具體所指不詳。1 見：足臂 11 行。

【□旦(癉)】 具體含義不詳。1 見：足臂 15 行。

【□炅】 即寒炅。1 見：居延漢簡 462∶1 簡。

【□病】 具體含義不詳。1 見：養生方 167-168 行。

【□痒】 具體含義不詳。或疑指女子陰部瘙癢之病。1 見：雜療方 26 簡。

【□痛】 具體含義不詳。3 見：足臂 3、7-8 行，陰陽(甲)41 行。

【□筮(噬)】 指一種動物咬傷。據殘字筆劃，疑是“蛇”字。1 見：五十二病方 458 行。

【□氣□臟】 當爲“結氣傷臟”。1 見：EPT65∶476。

【□熱膝腫】 疑爲“身熱膝腫”。1 見：EPT53∶296A。

【□闌(爛)】 即燒傷。1 見：五十二病方 306 行。

【□蠸】 疑爲一種毒蟲螫傷。1 見：五十二病方 137 行。

【付(跗)□□】 疑爲“跗上踝〈踝(痹)〉”。1 見：陰陽(甲)47 行。

【左右脛雍□】 當指兩小腿癰腫。1 見：居延漢簡 272∶35 簡。

【血□】 指一種婦科疾病，具體所指不詳。1 見：脈書 11 簡。

【折骨裂□】 當爲“折骨裂膚”，即骨頭折斷、皮肉撕裂。1 見：脈書 49 簡。

【狐□】 疑爲“狐叉”，即狐疝。1 見：五十二病方 210 行。

【股□□□痛】 當指大腿不適、疼痛。1 見：引書 47 簡。

【寒溫不□】 當指冷熱不適。1 見：五十二病方殘片 7。

【復□】　具體含義不詳。1 見：足臂 17 行。

【溺□赤黄泔白□】　當指小便赤黄，或像淘米水一樣濁白。1 見：武威醫簡 84 簡甲。

【諸□病】　具體含義不詳。1 見：五十二病方小標題。

【癃□刺】　當指淋症並伴有刺痛。1 見：EPT56：339。

【風】　可能與前面一殘字構成疾病名。1 見：萬物 W081。

【涷】　當與後面殘字構成疾病名。1 見：萬物 W028。

二、簡帛醫藥文獻藥物名稱匯釋

說明：

1. 由於常見的藥物名稱在本草書籍中均有詳細解釋，爲節省篇幅，對常見且通用的藥名僅標示“植物類藥名”、“動物類藥名”、“礦物類藥名”、“器物類藥名”，不作細釋。

2. 其餘與“簡帛醫藥文獻疾病詞語匯釋”的“說明”相同。

二 畫

【人參】 植物類藥名。6 見：武威醫簡 77、82 甲、86 甲，敦煌漢簡 563B、2012 簡，張家界古人堤醫方 1 簡正面。

【人泥】 人垢。1 見：五十二病方 306 行。

【人髮】 人的頭髮。2 見：五十二病方 8 行，武威醫簡 85 簡甲。

【九宗之草】 一種藥草，應指九宗山之草。或疑爲《爾雅·釋草》之軌鬷。1 見：胎產書 28 行。

三 畫

【三宿雄鷄】 老公雞。1 見：五十二病方 94 行。

【三宿雄鷄血】 老公雞血。1 見：養生方 113 行。

【三歲陳霍(藿)】 陳年豆葉。1 見：五十二病方 187 行。

【下贛汁】 薏苡根之汁。贛同“贛”。1 見：雜療方 52 行。

【久脂】 陳年油脂。1 見：五十二病方 342 行。

【久膏】 陳年油脂。3 見：五十二病方 132、424 行，萬物 W009。

【久溺中泥】 小便中陳久的沉澱物，又稱溺白垽，經煅製或水飛後稱人中白。1 見：五十二病方 330 行。

【土螻】 螻蛄。1 見：萬物 W093。

【大皮桐】 海桐皮。1 見：五十二病方 348 行。

【大叔(菽)】 大豆。1 見：五十二病方 286 行。

【大麥粥】 用大麥熬製的粥。1 見：武威醫簡 35 簡。

【大麥飯】 用大麥製作的飯。1 見：武威醫簡 30 簡。

【大黃】 植物類藥名。7 見：武威醫簡 31、42、46、70 簡，敦煌漢簡 2001

簡，EPT9：7A、EPT54：14。

【大黃丹】　帶有紅色的大黃。1見：武威醫簡50簡。

【女子月事布】　女子月經布。1見：五十二病方232行。

【女子布】　女子月經布。4見：五十二病方201、253、314、436行。

【女子未嘗丈夫者布】　處女月經布。1見：五十二病方441行。

【女子未嘗男子者布】　處女月經布。1見：養生方192行。

【女子初有布】　少女初次月經時所用之布。1見：五十二病方146行。

【女羅】　又名女蘿，即菟絲。1見：雜療方58行。

【小女子左蚤(爪)】　小女孩的左指甲。1見：雜禁方9簡。

【小椒】　即蜀椒。1見：武威醫簡91簡甲。

【小童弱(溺)】　童便。2見：五十二病方71、351行。

【山朱(茱)臾(萸)】　植物類藥名。2見：武威醫簡85乙、91甲。

【弓(芎)窮(藭)】　植物類藥名。3見：武威醫簡11、57、89甲。

四　畫

【丰(蜂)卵】　蜂胎。1見：五十二病方236行。

【丹】　即硃砂。4見：病方377簡，五十二病方318、454行，養生方"戲"。

【丹沙(砂)】　礦物類藥名。2見：五十二病方130行，武威醫簡86簡甲。

【予木】　即杼，櫟樹。1見：養生方54行。

【五穀(穀)】　五種主要糧食作物，即麻、黍、稷、麥、豆。1見：五十二病方94行。

【井上罋斷處土】　井口周圍瓦罋底部的泥土。斷，同"斷"。1見：五十二病方61行。

【井中泥】　井底的泥土。1見：五十二病方101行。

【井水】　井中之水。1見：雜療方41行。

【元根】　疑爲芫花之根。1見：萬物W038。

【天牡(社)】　天社蟲。2見：養生方92、94行。

【天雄】　植物類藥名。2見：武威醫簡84乙、85乙。

【少(小)嬰兒弱(溺)】　即童便。1見：五十二病方337行。

【巴豆】　植物類藥名。2見：武威醫簡29、69簡。

【巴叔(菽)】　即巴豆。2見：雜療方20、24行。

【方(防)風】　植物類藥名。8見：五十二病方259行，養生方107、175行，武威醫簡8、77、85乙、91甲簡，羅布淖爾漢簡L49B。

房(防)風。1見：養生方111行。

【方(防)葵】　植物類藥名。1見：養生方172行。

【方(肪)膏】 油脂。1見：五十二病方16行。

【比(蚍)蜉】 螞蟻別稱。1見：萬物W086。

【水銀】 礦物類藥名。7見：五十二病方318、345、361、373－374、408(2)行，敦煌漢簡563A簡。

【牛】 爲“牛肚”之省，肚讀爲“衃”，指牛血。1見：養生方53行。

【牛肉】 動物類藥名。4見：病方317簡，五十二病方342行，養生方108行(2)。

【牛車枲纍(𦆈)】 纏束在牛車轅上的麻繩。1見：養生方194行。

【牛肚】 好牛肉。1見：五十二病方67行。

【牛脂】 牛油。2見：病方324簡，五十二病方372行。

【牛煎脂】 牛油。1見：五十二病方378行。

【牛腮】 即牛角腮。2見：養生方51行。

【牛膝】 植物類藥名。3見：武威醫簡84乙、85乙、91甲。

牛厀(膝)。3見：五十二病方342行，養生方141、149行。

【牛膽】 牛的膽囊。1見：萬物W035。

【犬】 狗。1見：五十二病方41行。

【犬毛】 狗毛。1見：五十二病方306行。

【犬矢】 狗屎。3見：五十二病方112(2)、113行。

【犬尾】 疑指狗尾草，即莠草，又名光明草、穀莠子。1見：五十二病方114行。

【犬肝】 狗的肝臟。1見：雜療方12行。

【犬骨】 狗的骨頭。1見：雜療方22行。

【犬脯】 狗肉乾。1見：養生方169行。

【犬頭】 狗頭。1見：雜禁方8簡。

【犬膽】 狗膽。2見：五十二病方326、419行。

【瓦土】 燒製陶器所用之土。1見：萬物W106。

【瓦茝(苔)】 瓦屋上的青苔衣，別名屋遊。1見：養生方179行。

五　畫

【丘(蚯)引(蚓)矢】 蚯蚓糞便。1見：五十二病方61行。

【丘(蚯)引(蚓)之矢】 蚯蚓糞便。1見：雜療方79行。

【付(附)子】 植物類藥名。13見：武威醫簡6、8、17、42、57、71、81、87甲、88甲、88乙、89甲簡，EPT40：191B，張家界古人堤醫方1簡正面。

【代廬如(茹)】 代地所產的廬茹。1見：武威醫簡69簡。

【冬葵種】 冬葵子。1見：養生方105行。

【北鄉(嚮)并符】　懸挂在朝北方向兩只並列的桃符。1 見：五十二病方 437 行。

【半夏】　植物類藥名。8 見：五十二病方 378 行，武威醫簡 55、80 甲、80 乙，萬物 W016、W064，敦煌漢簡 563A，EPT9：7A。

【四榮蔡】　指四面屋檐的雜草。1 見：五十二病方 233 行。

【左麋(眉)】　女子左邊眉毛。1 見：雜禁方 11 簡。

【市土】　指草木茂盛處的泥土。1 見：胎産書 29 行。

【本】　①指堇根。1 見：五十二病方 329 行。

②指葵根。1 見：五十二病方 170 行。

③疑爲韭根。1 見：五十二病方 63 行。

【朮】　白朮。2 見：武威醫簡 8 簡，張家界古人堤醫方 1 簡正面。

茉(朮)。5 見：五十二病方 332 行(2)，養生方 121 行，武威醫簡 6、9 簡。

秫(朮)。1 見：五十二病方 85 行。

林(朮)。2 見：里耶秦簡 8-1243 簡，五十二病方 29 行。

薩(朮)。1 見：養生方 103 行。

莯。1 見：養生方 111 行。

【母馬肉】　雌馬肉。1 見：胎産書 20 行。

【玄石】　即玄水石。1 見：武威醫簡 86 簡甲。

【瓜】　當爲冬瓜。2 見：五十二病方 320 行(2)。

【瓜實】　瓜子。1 見：萬物 W082。

【甘草】　植物類藥名。10 見：里耶秦簡 8-1057 簡，五十二病方 1、17、23、44、275 行，武威醫簡 52、82 乙、88 甲、88 乙簡。

【甘逐〈遂〉】　植物類藥名。1 見：武威醫簡 70 簡。

【甘鹽】　優質鹽。1 見：五十二病方 117 行。

【白付】　即白符，白石脂。1 見：五十二病方 415 行。

白苻(符)。1 見：養生方 126 行。

白柎。1 見：五十二病方 449 行。

【白羊矢】　白羊糞。1 見：武威醫簡 48 簡。

【白沙參】　植物類藥名。1 見：張家界古人堤醫方 1 簡正面。

【白牡狗首】　白色的雄狗頭。1 見：胎産書 20 行。

【白杬(芫)本】　白芫花之根。1 見：養生方 110 行。

【白松脂】　植物類藥名。2 見：養生方 18 行，雜療方 3 行。

【白苦】　駱阮之異名。1 見：五十二病方 257 行。

【白草】　植物類藥名。或疑爲“甘草”之訛。1 見：敦煌漢簡 1060 簡。

【白茝】　即白芷。5 見：五十二病方 372 行，武威醫簡 57、88 甲、88 乙、89 甲簡。

【白密(蜜)】 凝結成晶體的蜂蜜，又稱石蜜。3見：武威醫簡4、79、83甲簡。
【白魚】 即食衣白魚，又名衣魚。1見：五十二病方215行。
【白蒿】 植物類藥名。1見：五十二病方81行。
【白膳蛇】 即白花蛇。又名褰鼻蛇、蘄蛇。1見：養生方173行。
【白衡】 植物類藥名。1見：五十二病方372行。
【白礜石】 礦物類藥名。1見：敦煌漢簡563B簡。
【白樻葉】 植物類藥名。1見：敦煌漢簡563A簡。
【白罌(嬰)丘(蚯)引(蚓)】 白頸蚯蚓。1見：養生方62行。
【白蘝】 植物類藥名。2見：五十二病方275、283行。
白斂。1見：武威醫簡55簡。
白莶。2見：五十二病方271行(2)。
白薊(蘝)。1見：五十二病方290行。
【白鷄】 即白雄雞。1見：五十二病方112行。
【白鷄毛】 白雞羽毛。1見：五十二病方8行。
【石】 當爲石脂。2見：五十二病方270行(2)。
【石公龍】 即石龍子，又名守宮。1見：EPT40：191B。
【石南草】 植物類藥名。1見：敦煌漢簡2004簡。
【石韋】 植物類藥名。5見：五十二病方185行，却穀食氣1行，養生方172、175行，萬物W002。
【石脂】 礦物類藥名。2見：武威醫簡82甲、82乙簡。
【石番】 礦物類藥名，爲“石礬”之誤。2見：萬物W003、W021。
【石膏】 礦物類藥名。6見：養生方141、217行，武威醫簡42、52、80甲簡，額濟納漢簡2000ES14SF1：5。
【石鍾乳】 礦物類藥名。1見：武威醫簡29簡。
【艾】 艾草。6見：五十二病方209、266、266、267(2)行，養生方217行。
【艾葉】 植物類藥名。1見：萬物W015。
【禾在圈垣上者】 生長在牲畜圈牆上的穀子。1見：五十二病方114行。

六 畫

【伏兔(菟)】 茯苓。1見：養生方175行。
【全虫蜕】 整條蛇蜕，完整的蛇皮。1見：五十二病方223行。
【全黑雄鷄】 黑公雞。1見：養生方65行。
【冰】 冰塊。1見：萬物W034。
【合盧】 即菴蔄。1見：五十二病方68行。
【地榆根】 植物類藥名。1見：敦煌漢簡564簡。

【地膽】　植物類藥名。1 見：武威醫簡 44 簡。

【地膽蟲】　即地膽。1 見：五十二病方 246 行。

【多螵蛸】　即桑螵蛸。1 見：EPT40：191A。

【如(茹)】　即茹草，柴胡别名。1 見：養生方 113 行。

【守宫】　即壁虎、蝘蜓，又名石龍子。因其經常守伏在屋壁宫牆，捕食蟲蛾，故名守宫。3 見：養生方 59、戲(2)。

守室〈宫〉。1 見：病方 377 簡。

【戎鹽】　礦物類藥名，又名胡鹽。1 見：五十二病方 169 行。

戎(戎)鹽。1 見：武威醫簡 16 簡。

【早(皂)莢(莢)】　植物類藥名。1 見：武威醫簡 71 簡。

莤(皂)莢。1 見：五十二病方 179 行。

蕉(皂)莢。5 見：雜療方 9、16、18、20、22 行。

【有方】　器物類藥名。古代兵器，是一種鋒利的器物。1 見：病方 323 簡。

【朱(茱)臾(萸)】　植物類藥名。5 見：五十二病方 271 行，武威醫簡 91 簡甲，萬物 W035、W092，張家界古人堤醫方 1 簡正面。

樹(茱)臾(萸)。1 見：五十二病方 275 行。

【朴】　即朴木。1 見：五十二病方 341 行。

【死人胻骨】　即死人小腿骨。1 見：五十二病方 357 行。

【死人頭】　死人頭骨。1 見：五十二病方 240 行。

【死者叕(餟)】　祭祀死者的食物。1 見：五十二病方 211 行。

【百草末】　百草末經火氣化後所餘下的灰，即百草霜。1 見：五十二病方 8 行。

【亘(恒)石】　即長石。1 見：五十二病方 56 行。

【竹】　竹竿。1 見：養生方 114 行。

【米】　稻米。3 見：五十二病方 181、270、388 行。

【米汁】　淘米水。1 見：武威醫簡 70 簡。

【米麻(糜)】　即米粥。1 見：武威醫簡 8-9 簡。

【羊】　羊肉。1 見：萬物 W033。

【羊毛】　動物類藥名。1 見：五十二病方 306 行。

【羊尼(層)】　即羊臀。1 見：五十二病方 437 行。

【羊矢】　羊屎。4 見：病方 324 簡，五十二病方 10 行，武威醫簡 18、49 簡。

【羊肉】　動物類藥名。1 見：五十二病方 100 行。

【羊頭】　動物類藥名。2 見：雜療方 26 行，萬物 W011。

【肉從(蓯)容(蓉)】　植物類藥名。1 見：武威醫簡 85 簡乙。

【芍藥】　植物類藥名。3 見：五十二病方 272、275 行，敦煌漢簡 1177 簡。

芍樂(藥)。1 見：五十二病方 271 行。

勺(芍)樂(藥)。1見：武威醫簡31簡。

勺(芍)藥。3見：五十二病方72行，武威醫簡46、55簡。

【芒草】 即莽草。1見：萬物W057。

【防己】 植物類藥名。1見：張家界古人堤醫方1簡正面。

七　畫

【利(藜)廬(蘆)】 植物類藥名。1見：武威醫簡71簡。

犁(藜)盧(蘆)。3見：五十二病方362、413、418行。

黎(藜)盧(蘆)。3見：五十二病方350、366、421行。

【攻(釭)脂】 即車軸中的潤滑油，又稱車脂。1見：五十二病方339行。

【李實】 李子。2見：五十二病方34、35行。

李石(實)。1見：敦煌漢簡563B簡。

【杏靁〈覈(核)〉中人】 即杏仁。1見：五十二病方21行。

杏亥(核)中人。1見：額濟納漢簡2000ES14SF1：5。

【杏覈(核)】 即杏仁。2見：萬物W018、W019。

【杜〈牡〉豬膏】 公豬油。1見：五十二病方398行。

【杜仲】 植物類藥名。1見：武威醫簡85簡乙。

【杜虞】 即杜衡，又名杜若。1見：雜療方3行。

【杞本】 枸杞根，即地骨皮。1見：五十二病方73行。

【每(梅)實】 即梅子。1見：萬物W034。

【汾困(菌)】 一種菌類。2見：養生方74、75行。

【沐】 即淘米汁。1見：五十二病方415行。

【牡】 讀爲“杜”，即杜衡。1見：胎產書22行。

【牡丹】 植物類藥名。1見：武威醫簡11簡。

【牡兔】 雄兔。1見：養生方121行。

【牡兔肉】 雄兔肉。1見：養生方121-122行。

【牡鳥卵汁】 雀卵汁。1見：養生方37行。

【牡彘膏】 公豬油。1見：五十二病方360行。

【牡腊】 雄豬肉乾。1見：養生方133行。

【牡鼠】 雄性老鼠。1見：五十二病方264行。

【牡鼠矢】 雄鼠屎。1見：五十二病方349行。

【牡鼠腎】 雄鼠陰莖，又名鼠印。1見：養生方89行。

【牡厲(蠣)】 動物類藥名。2見：五十二病方162行，萬物W036。

牡癘(蠣)。1見：萬物W008。

戊(牡)厲(蠣)。1見：養生方112行。

【牡螻】　當爲一種瓜蟲。1 見：養生方 95 行。
【牡螻首】　螻蛄首。1 見：養生方 92 行。
【牡麴】　小麥酒母。1 見：武威醫簡 83 簡甲。
【男子洎】　男子精液。1 見：五十二病方 15 行。
【男子惡】　男子精液。1 見：五十二病方 318 行。
【良叔(菽)】　好大豆。1 見：五十二病方 456 行。
【芥衷莢】　疑爲芥菜角。1 見：五十二病方 194 行。
【芫華(花)】　植物類藥名。1 見：五十二病方 413 行。
【豕膏】　豬油。2 見：五十二病方 418、421 行。
【貝母】　植物類藥名。1 見：EPT10：8。
見〈貝〉母。1 見：萬物 W005。
【赤石脂】　礦物類藥名。3 見：武威醫簡 56、85 乙、87 甲簡。
【赤豆初生未臥者】　剛生出不久的紅豆芽。1 見：武威醫簡 56 簡。
【赤豆麻(糜)洙(沫)】　紅豆漿。1 見：武威醫簡 32 簡。
【赤荅】　赤小豆。1 見：五十二病方 3 行。
【赤雄雞冠】　紅公雞冠。1 見：里耶秦簡 8-1363 簡。
【赤蛾(蟻)】　紅螞蟻。1 見：養生方 81 行。
【赤蜴】　紅色蜥蜴。1 見：五十二病方 340 行。
【走獸泉英】　牛羊乳汁。2 見：十問 11、96 簡。
【車戔(前)】　植物類藥名。1 見：養生方 72 行。
車踐(前)。1 見：養生方 71 行。
【車前草實】　車前子。1 見：病方 312 簡。
【車故脂】　即車轂脂，又稱車脂。1 見：五十二病方 413 行。
【邑烏卵】　雜鳥卵。1 見：養生方 89 行。
【邑棗之脂】　一種棗膏。1 見：養生方 79 行。

八　畫

【乳汁】　人乳。2 見：五十二病方 311 行，武威醫簡 16 簡。
【兔(菟)糸(絲)實】　菟絲子。1 見：武威醫簡 10 簡。
【兔毛】　兔子毛。1 見：五十二病方 310 行。
【兔皮】　兔子皮。1 見：五十二病方 139 行。
【兔產出(腦)】　新鮮兔腦。1 見：五十二病方 432 行。
【兔頭肉】　即兔頭瓜之肉，草部藥物。1 見：五十二病方 94-95 行。
【叔(菽)】　豆子。10 見：病方 309、329、330 簡，五十二病方 74、85、326、341、451、453 行，萬物 W024。

【屈居】 藺茹别名。1 見：五十二病方 413 行。

【昌(菖)蒲】 植物類藥名。3 見：武威醫簡 84 簡乙，萬物 W031，敦煌漢簡 2012 簡。

【肦膊】 豬肉脂肪，用作賦形劑。2 見：武威醫簡 88 甲、88 乙。

【東行水】 向東流的水。1 見：養生方 180 行。

【松柏】 松脂和柏實。1 見：十問 96 簡。

【松脂】 植物類藥名。2 見：養生方 104、152 行。

【析蓂】 植物類藥名，即菥蓂。1 見：里耶秦簡 8-792 簡。

【析蓂實】 菥蓂子。1 見：里耶秦簡 8-1221 簡。

【河中葯】 生長在河道内的白芷。1 見：萬物 W073。

【狗】 犬。1 見：五十二病方 262 行。

【狗陰】 狗陰莖，又稱狗鞭。1 見：胎產書 23 行。

【甾】 疑即芝。1 見：萬物 W040。

【空壘】 當爲葛藟。1 見：雜療方 4 行。

【肥牛膽】 肥牛之膽。1 見：病方 309 簡。

【肥棗】 大棗。1 見：武威醫簡 77 簡。

【肥羭】 黑色的肥母羊。1 見：五十二病方 241 行。

【肥雞】 肥壯的雞。1 見：養生方 178 行。

【苦】 疑指大苦，即豆豉。1 見：五十二病方 74 行。

【苦浸】 駱阮之異名。1 見：五十二病方 257 行。

【苦酒】 醋的古稱。1 見：五十二病方 330 行。

【苦參】 植物類藥名。1 見：武威醫簡 42 簡。

【苦瓠】 植物類藥名。1 見：養生方 62 行。

苦瓡(瓠)。1 見：萬物 W074。

【苦瓠瓣】 苦瓠籽。1 見：五十二病方 352 行。

【苺莖】 當爲莓莖，即蛇莓莖。1 見：五十二病方 458 行。

【茅】 茅根。1 見：養生方 217 行。

【采】 櫟樹。2 見：五十二病方 218 行(2)。

【長石】 礦物類藥名。1 見：武威醫簡 13 簡。

【長足】 疑即蟰蛸，爲一種長腳小蜘蛛。2 見：五十二病方 215、215-216 行。

【門冬】 ①指天門冬。1 見：養生方 74 行。

②指麥門冬。3 見：武威醫簡 80 簡甲，EPT59：695B、EPT65：476。

【青粱米】 粟米。1 見：五十二病方 92 行。

【青蒿】 植物類藥名。2 見：五十二病方 248、251 行。

【非(蜚)廉(蠊)】 即蟑螂，俗稱偷油婆。1 見：養生方 172 行。

九　畫

【亭磿(歷)】　植物類藥名。1見：五十二病方341行。

亭磨〈磿(歷)〉。3見：武威醫簡70、71簡，敦煌漢簡2001簡。

【茲(牸)肉】　母牛肉。1見：養生方102行。

【勃贏】　即薄贏。又作蒲贏、蚾贏、苐贏，爲蚌蛤之屬。1見：養生方44行。

【勉〈兔(菟)〉絲】　即菟絲子。1見：萬物W033。

【南(男)潼(童)弱(溺)】　男童便。1見：五十二病方353行。

【厚朴】　植物類藥名。3見：武威醫簡42、83甲簡，額濟納漢簡2000ES14SF1：5。

厚付(朴)。1見：EPT56：228。

厚柎(朴)。1見：五十二病方307行。

【咪糓】　牛羊乳汁。糓同"縠"。1見：十問38簡。

【封殖(埴)土】　即蟻穴丘土，爲一種質地細膩的黄色粘土。1見：五十二病方45行。

【屋榮蔡】　屋檐上的雜草。1見：五十二病方51行。

【扁(蝙)輻(蝠)】　又名伏翼。1見：五十二病方435行。

【故蒲席】　敗蒲席。1見：五十二病方12行。

【春㖢(爵)員駘】　春天的鳥雀卵。爵，同"雀"。1見：十問11-12簡。

【春日烏卵】　春天的雀卵。1見：養生方39行。

【春烏卵】　春天的鳥蛋。1見：雜療方8行。

【枯畺(薑)】　乾薑。1見：五十二病方372行。

枯橿(薑)。1見：里耶秦簡8-1221簡。

【枲垢】　疑爲麻屑，指粗麻中破爛不堪者。1見：五十二病方209行。

【枳殼】　植物類藥名。1見：EPT40：191B。

【柏實】　柏樹籽。3見：養生方殘片，十問10-11簡，武威醫簡85簡乙。

【柬灰】　即欄灰，可以用來去除色素。1見：病方375簡。

東〈柬〉灰。2見：病方315、315-316簡。

【柳付(柎)】　疑指帶花的柳枝。1見：養生方64行。

【柳蕈】　香蕈類植物。2見：五十二病方266、267行。

【段(鍛)鐵者灰】　即鐵落。1見：五十二病方446行。

【毒韭】　韭菜。1見：十問77簡。

【毒堇】　疑爲苦菜，又稱堇菜。5見：五十二病方162、164、165(3)行。

【泉英】　即走獸泉英，指牛羊乳汁。1見：十問64簡。

【洛(酪)】　奶酪。1見：養生方93行。

【活(栝)樓根】 植物類藥名。1見：武威醫簡84簡乙。

【禹熏】 伏龍肝别名。2見：雜療方13、16行。

【禹餘量(糧)】 植物類藥名。1見：武威醫簡83簡甲。

【禹竈】 伏龍肝。1見：五十二病方401行。

【秋竹】 秋季之竹。1見：五十二病方325行。

【秋烏豙(喙)】 植物類藥名。1見：五十二病方17行。

【突墨】 即竈突墨，又名百草霜，指火竈煙道中的煙末。1見：養生方195行。

【紅符】 赤石脂。1見：養生方126行。

【美瀐(截)】 優質醋。1見：養生方47行。

【美洛(酪)】 優質奶酪。1見：養生方92行。

【美桂】 即優質桂；一説爲牡桂，又稱肉桂。1見：五十二病方407行。

【美酒】 優質酒。5見：五十二病方178、344行，養生方28、165行，養生方殘片。

【美棗】 優質棗。1見：五十二病方殘片14。

【美黍米】 優質黍米。1見：五十二病方241行。

【美醬】 用豆、麥等發酵後製作成的優質調味品。1見：養生方33行。

【美醯】 優質醋。9見：五十二病方61、127、161、236、280行，養生方126行，雜療方4、12、35行。

【美鹽】 優質鹽。1見：五十二病方169行。

【胕(腐)荊箕】 已經陳腐的用荊條編成的畚箕。1見：五十二病方359行。

【胡豆】 植物類藥名。1見：居延漢簡488：1簡。

【茈】 即柴，指柴胡。1見：五十二病方368行。

【茈(柴)胡】 植物類藥名。2見：武威醫簡3、79簡。

【茈(紫)威】 植物類藥名。2見：養生方162、172行。

【茈(紫)菀】 植物類藥名。1見：武威醫簡80簡甲。

茈(紫)宛(菀)。1見：敦煌漢簡2012簡。

【茈蕅(蕿)】 紫蔘。1見：萬物W002。

【茯令(苓)】 植物類藥名。1見：張家界古人堤醫方1簡正面。

伏(茯)令(苓)。1見：EPT9：7B。

伏(茯)霝(苓)。2見：養生方51、126行。

伏(茯)靈(苓)。1見：養生方75行。

服(茯)零(苓)。1見：五十二病方411行。

備(茯)箓(苓)。1見：養生方24行。

【茹盧(蘆)本】 茹蘆根。1見：五十二病方412行。

【荊】 牡荊。1見：五十二病方184行。

【要(蔈)苕】 紫葳。1見：養生方45行。

【韭】　韭菜。4 見：十問 77、78、83、84 簡。

【食衣白魚】　即衣魚。1 見：五十二病方 215 行。

【烏韭】　植物類藥名。1 見：萬物 W081。

【烏喙】　植物類藥名。11 見：武威醫簡 3－4、6、42、56、79 簡，萬物 W006、W032、W060、W096，敦煌漢簡 2012 簡，居延漢簡 89：20。

烏豙(喙)。22 見：五十二病方 16、67、71、259、280、347、350、353、354、366、413 行，養生方 71、121、124(2)、148、149、164、172、175、178、183 行。其中五十二病方 71 行用作箭毒原料。

【烏頭】　即烏喙，亦名草頭烏。2 見：病方 324 簡，張家界古人堤醫方 1 簡正面。

【烏雄鷄】　黑公雞。1 見：五十二病方 438 行。

【烏雌鷄】　黑母雞。1 見：胎產書 27 行。

【馬右頰骨】　馬右邊的頰骨。1 見：五十二病方 451 行。

【馬左頰骨】　馬左邊的頰骨。1 見：五十二病方 451 行。

【馬矢】　馬糞。1 見：五十二病方 193 行。

【馬脫】　馬肉。1 見：養生方 149 行。

【馬膂肉】　馬的肥肉。1 見：養生方 126 行。

【馬膏】　馬肉練製的油。1 見：養生方 178 行。

【馬頰骨】　動物類藥名。1 見：五十二病方 452 行。

【馬醬】　馬肉醬。1 見：養生方 110 行。

【蚤鄉軵者】　指小蟲聚集的竹管，當爲竹蝨。1 見：養生方 21 行。

【圂土】　即鹵土，又稱鹵鹽。1 見：萬物 W041。

囷土。1 見：五十二病方 315 行。

【蝱】　蟲類。3 見：武威醫簡 11 簡，萬物 W059，敦煌漢簡 563A 簡。

【蝱頭】　動物類藥名。1 見：武威醫簡 50-51 簡。

【林(朮)根】　即白朮根。1 見：五十二病方 25 行。

十　畫

【冥蠶種】　即未孵化的蠶種。1 見：五十二病方 215 行。

【涷土】　礦物類藥名。1 見：五十二病方 431 行。

【員駘】　指鳥卵。1 見：十問 13 簡。

【弱(溺)】　小便，尿。5 見：五十二病方 90、192、248、264、418 行。

【旁(房)逢(蜂)卵】　蜂房中的蜂卵。1 見：五十二病方 212 行。

【栝樓】　植物類藥名。1 見：EPT56：228。

【桂】　植物類藥名。35 見：五十二病方 1、67、233、249、259、271、299、

303、350、441行，養生方45、85、126行，雜療方9、18、20、22行，武威醫簡3、8、10、11、31、44、46、52、79、80甲、82甲、82乙簡，敦煌漢簡2012簡，居延漢簡89：20、136：25、149：32、488：1簡，張家界古人堤醫方1簡正面。

【桃毛】 植物類藥名。2見：雜療方5、24行。

【桃可】 桃毛。2見：養生方92、94行。

【桃東枳(枝)】 朝東方向的桃枝。1見：五十二病方442行。

【桃葉】 桃樹葉子。1見：五十二病方417行。

【桃實】 桃子。1見：養生方47行。

【桃橐(蠹)矢】 桃树蛀蟲屎。1見：病方313簡。

【桐本】 桐樹根，或疑爲桐木。1見：五十二病方365行。

【桑】 桑木。1見：五十二病方373行。

【桑汁】 桑葉汁。1見：五十二病方363行。

【桑枝】 植物類藥名。1見：雜療方8行。

【桑螵蛸】 動物類藥名。1見：EPT40：191B。

桑卑(螵)肖(蛸)。1見：武威醫簡47簡。

【桔梗】 植物類藥名。10見：養生方149、172行，武威醫簡3、8、31、85乙簡，敦煌漢簡1177簡，居延漢簡136：25簡，EPT9：7A，張家界古人堤醫方1簡正面。

桔更(梗)。1見：EPT10：8。

枯〈桔〉梗。1見：武威醫簡79簡。

【殺(椴)本】 即食茱萸根。1見：五十二病方109行。

【流水】 清水。4見：五十二病方殘片7、11，雜療方7、41行。

【消石】 礦物類藥名。4見：武威醫簡46、50、77、86甲簡。

稍(消)石。1見：五十二病方22行。

【狼牙根】 即狼牙，又稱牙子。1見：五十二病方389行。

【狼毒】 植物類藥名。1見：武威醫簡87簡乙。

【班(斑)秖(蝥)】 動物類藥名。1見：武威醫簡44簡。

盤(斑)蠠(蝥)。1見：養生方81行。

【疸(饘)糗】 濃稠的炒熟米粉或面粉。1見：養生方33行。

【疾(蒺)黎(藜)】 植物類藥名。1見：五十二病方81行。

【秦林(椒)】 植物類藥名。1見：養生方112行。

【秦瘳(艽)】 植物類藥名。1見：武威醫簡81簡。

【秫米】 有粘性的穀物，即黃米。2見：五十二病方309行，養生方5行。

【羖羊矢】 黑公羊屎。2見：五十二病方337行，萬物W040。

【羖脂】 公羊油脂。1見：五十二病方354行。

【脂】　油脂。4 見：五十二病方 69、411、414(2)行。

【茈夷(荑)】　疑即燕荑。2 見：五十二病方 341、352 行。

巫(茈)夷(荑)。1 見：五十二病方 356 行。

【莎根】　似指莎草根，即香附子。1 見：萬物 W076。

【莖】　疑爲韭莖。1 見：五十二病方 63 行。

【豹膏】　豹油脂。1 見：五十二病方 344 行。

【逢(蓬)虆】　即覆盆。1 見：五十二病方 273 行。

【逢(蜂)房中子】　蜂蛹。1 見：胎產書 23 行。

【酒】　酒液。51 見：病方 312、320 簡，五十二病方 2、26、64、72、87、100、149、159(2)、172、182、185、203、223、272、276、293、317、341、412、439 行，五十二病方殘片 1、3，養生方 19、33、34、35、166、176 行，雜療方 43 行，胎產書 15、24、28 行，十問 80、81、83 簡，雜禁方 11 簡，武威醫簡 7、10、14、33、36、51、81、84 甲、84 乙簡，EPT53：141、EPT56：228、EPS4. T2：65。

酉(酒)。1 見：五十二病方 189 行。

【陳芻】　乾草料。1 見：五十二病方 180 行。

【陳葵】　陳年冬葵的根莖。1 見：五十二病方 406 行。

【陳葵莖】　陳年冬葵的根莖。1 見：五十二病方 355 行。

【陳葵種】　陳年冬葵子。2 見：五十二病方 153、192 行。

【陳黍】　陳年黍米。1 見：五十二病方 326 行。

【陳蒲】　菖蒲之陳久者。1 見：萬物 W015。

【陳稾】　陳年蒿草。1 見：五十二病方 178 行。

【陳薪】　乾柴。1 見：五十二病方 180 行。

【陳駱蘇】　陳年駱酥。1 見：武威醫簡 87 簡甲。

【陵(菱)皮攴(芰)】　即菱角。1 見：雜療方 63 行。

陵(菱)枝(芰)。3 見：五十二病方 351、353、410 行。

陵(菱)叔〈枝(芰)〉。1 見：五十二病方 419 行。

【陵槀】　即陵藁，據《名醫別錄》係甘遂別名。2 見：雜療方 12、13 行。

【高夏茈(柴)】　高夏出產的柴胡。1 見：EPT40：191B。

【者(署)苽(蓏)汁】　薯蕷之汁。署蓏，即薯蕷，又名山藥。1 見：五十二病方 251 行。

十一畫

【乾夸竈】　乾燥而大塊的竈心土。1 見：五十二病方 422 行。

【乾莓】　當爲乾莓，即蛇莓。1 見：五十二病方 460 行。

【乾桑】 植物類藥名。1見：EPT40：191B。

【乾葱】 乾枯的蔥苗。2見：五十二病方150行。

【乾薑】 植物類藥名。2見：雜療方18行，張家界古人堤醫方1簡正面。

乾畺(薑)。1見：養生方164行。

乾薑(薑)。1見：五十二病方249行。

乾桓(薑)。4見：養生方45、51、124(2)行。

【商坴(陸)】 植物類藥名。2見：萬物W011、W090。

【商〈商〉牢】 植物類藥名。1見：五十二病方274行。

【堇】 即堇菜、堇葵、石龍芮。1見：五十二病方90行。

【堇葉】 堇菜葉。2見：五十二病方166、329行。

【埶(熟)地黄】 植物類藥名。1見：EPT40：191B。

【宿鳥】 歇宿之鳥。1見：萬物W077。

【宛(菀)】 即紫菀。1見：養生方105行。

【密(蜜)】 蜂蜜。3見：武威醫簡29、80甲、82甲簡。

蠠(蜜)。3見：五十二病方174行，養生方45行，雜療方20行。

畺〈蜜〉。1見：萬物W017。

【庶】 疑爲甘蔗。1見：五十二病方350行。

【敝蒲席】 敗蒲席。1見：五十二病方102行。

【敝褐】 破舊的粗麻衣。1見：五十二病方313行。

【梓根汁】 植物類藥名。1見：萬物W004。

【梓莢】 梓樹果實，即梓樹的細長蒴果。1見：萬物W076。

【梓葉】 梓樹葉。1見：五十二病方305行。

【梓實】 梓樹果實。1見：養生方43行。

【淳(醇)曹(糟)】 酒渣。1見：養生方118行。

【淳酒】 濃度高的酒。14見：病方311、313簡，五十二病方5、141、176、259、300、301、410行，養生方148、150行，十問77簡，武威醫簡12、47簡。

敦(淳)酒。1見：五十二病方43行。

【淳酸】 濃醋。1見：EPS4. T2：65。

【淳醯】 濃醋。1見：武威醫簡89簡甲。

淳溘(醯)。1見：武威醫簡58簡。

【清】 去滓的甜酒。1見：五十二病方133行。

【理石】 礦物類藥名。1見：萬物W035。

【產豚冡(藾)】 煎茱萸，又稱食茱萸。1見：五十二病方89行。

【產齊赤】 即生薺苨，又名杏葉沙參、土桔梗。1見：五十二病方71行。

【細辛】 植物類藥名。12見：養生方112、124(2)行，武威醫簡6、8、55、77簡，萬物W016，敦煌漢簡2012簡，居延漢簡89：20、149：32簡，張家界古人堤醫方 1 簡正面。

【脯】　乾肉。3 見：養生方 31(2)、170 行。

【菌桂】　植物類藥名。5 見：里耶秦簡 8-1221 簡，五十二病方 372 行，養生方 51、124(2)行。

囷(菌)桂。1 見：五十二病方 227 行。

芶(菌)桂。1 見：養生方 112 行。

【菒(藁)草】　植物類藥名。2 見：武威醫簡 88 甲、88 乙簡。

【菩】　竹皮。1 見：養生方 85 行。

【菽醤】　豆醤。1 見：五十二病方 242 行。

叔(菽)醤。1 見：養生方 37-38 行。

【萆薢】　植物類藥名。1 見：養生方 149 行。

萆英(薢)。2 見：養生方 108、109 行。

萆奚(薢)。1 見：養生方 121 行。

【萊】　即藜，又名紅心灰藋。1 見：養生方 18 行。

【蛇】　動物類藥名。2 見：五十二病方 438 行(2)。

【蛇兑(蜕)】　動物類藥名。1 見：五十二病方殘片 1。

【蛇牀】　植物類藥名。3 見：養生方 45、85 行，雜療方 20 行。

【蛇牀實】　蛇牀子。1 見：五十二病方 360 行。

【蛇膏】　蛇油。1 見：五十二病方 358 行。

【豙(藙)之朱(茱)臾(萸)】　煎茱萸，又稱食茱萸。1 見：五十二病方 179 行。

【野彘肉】　野豬肉。1 見：五十二病方 99 行。

【野獸肉食者五物之毛】　五種食肉野獸的毛。1 見：五十二病方 237 行。

【魚】　動物類藥名。4 見：萬物 W018、W039、W057、W098。

【魚衣】　應爲水藻。1 見：五十二病方 312 行。

【鳥卵】　鳥蛋。3 見：五十二病方 117、125 行，雜療方 1 行。

【鳥產不觳者】　不能孵化的鳥蛋。1 見：養生方 57 行。

【鹿肶】　指鹿血，肶讀爲“衃”。1 見：養生方 53 行。

【鹿肉】　動物類藥名。1 見：五十二病方 99 行。

【鹿角】　動物類藥名。1 見：五十二病方 90 行。

【麥】　麥子。4 見：五十二病方 304 行(2)，養生方 28 行，EPT56：228。

【麥鞠(麴)】　用麥子做成的酒母。1 見：養生方 163 行。

【麥𪍿】　雜有麥麩的麥麵。1 見：養生方 152 行。

【麻黃】　植物類藥名。2 見：武威醫簡 42 簡，張家界古人堤醫方 1 簡正面。

【蛂贏】　即勃贏，又稱蝸牛。1 見：養生方 47 行。

弟(蛂)選(贏)。2 見：養生方 90 行(2)。

【葿莖】　盧茹莖杆。1 見：五十二病方 250 行。

【涾(酢)瀸(截)】 酸醋。1 見：養生方 169 行。

【涾(酢)滫】 因放置時間長而變成酸味的淘米汁。1 見：五十二病方 361 行。

十二畫

【黄土】 礦物類藥名。1 見：萬物 W018。

【黄牛膽】 黄牛膽囊。1 見：五十二病方 226 行。

【黄芩】 植物類藥名。11 見：五十二病方 290 行，養生方殘片，武威醫簡 15、46、82 甲、82 乙、83 甲、91 甲簡，敦煌漢簡 563A、1177 簡，張家界古人堤醫方 1 簡正面。

黄柃(芩)。2 見：五十二病方 68 行(2)。

黄黔(芩)。3 見：五十二病方 19、44、262 行。

黄魿(芩)。1 見：五十二病方 17 行。

【黄蓍(耆)】 植物類藥名。2 見：五十二病方 271 行(2)。

黄旨(耆)。1 見：五十二病方 275 行。

【黄連】 植物類藥名。2 見：武威醫簡 82 甲、91 乙簡。

【黄蜂百】 疑指露蜂房，即大黄蜂窠。1 見：養生方 33 行。

【黄蜂駘】 即黄蜂飴，又稱黄蜂蜜。1 見：養生方 32 行。

【黄雌鷄】 黄母雞。1 見：五十二病方 258 行。

【善水鬻(粥)】 好水熬製的稀飯。1 見：養生方 13 行。

【善布】 優質布匹。1 見：雜療方 5 行。

【善白布】 優質白色布匹。1 見：雜療方 11 行。

【善伐米】 優質舂米。1 見：五十二病方 270 行。

【善酒】 優質酒。1 見：五十二病方 123 行。

【善絮】 優質麻絮。1 見：雜療方 13。

【善截】 優質醋。2 見：五十二病方 349、368 行。

【善膠】 優質膠。1 見：居延漢簡 265：41 簡。

【善鬻(粥)】 好稀飯。1 見：雜療方 33 行。

【寒水】 冷水。1 見：武威醫簡 87 簡甲。

【彘(鮧)魚】 鮎魚。1 見：五十二病方 23 行。

【彘矢】 豬屎。2 見：五十二病方 316、317 行。

【彘膏】 豬油。10 見：五十二病方 14、19、37、44、284、338、345、352、452 行，萬物 W021。

【彘職(膱)膏】 豬油。1 見：五十二病方 355 行。

【復纍】 疑即覆盆子。1 見：萬物 W049。

腹纍。1 見：萬物 W011。

【景天】　植物類藥名。1 見：五十二病方 176 行。

【智(蜘)蛛】　動物類藥名。1 見：萬物 W030。

【智(蜘)蛛罔(網)】　動物類藥名。1 見：養生方 62 行。

【曾青】　礦物類藥名。3 見：武威醫簡 13、16、50 簡。

【棗】　植物類藥名。3 見：五十二病方 179、261 行，武威醫簡 80 簡甲。

【棗脂】　棗膏，用作賦形劑。2 見：養生方 45、174 行。

【棗種𪊨(麤)屑】　棗子的粗屑。1 見：五十二病方 173 行。

【棗膏】　棗泥。3 見：雜療方 20、22、24 行。

【椅桐汁】　白桐汁。1 見：養生方 82 行。

【椒】　即蜀椒。6 見：五十二病方 1、179、271、299、303 行，雜療方 9 行。

【款東(冬)】　植物類藥名。1 見：武威醫簡 80 簡甲。

【湩】　牛羊乳汁。1 見：十問 72 簡。

【湮汲】　湮汲水，即地漿。5 見：五十二病方 52、57、97、114、156 行。

【湮汲水】　地漿。1 見：五十二病方 154 行。

【湯氣】　熱水蒸汽。1 見：EPT50：26。

【滑石】　礦物類藥名。1 見：武威醫簡 10 簡。

【無(蕪)夷(荑)中覈(核)】　即蕪荑仁。1 見：五十二病方 327 行。

【萩】　青蒿別名。2 見：五十二病方 251 行，養生方 112 行。

【萩莢】　即皂莢。1 見：養生方 93 行。

【葪(芥)】　芥子。1 見：五十二病方 88 行。

【葱】　植物類藥名。3 見：病方 316 簡，五十二病方 434(2)行。

【葵】　即葵籽。2 見：五十二病方 170、171 行。

【葵】　疑爲防葵。2 見：五十二病方 420 行，萬物 W073。

【葵莖】　葵枝。1 見：五十二病方 109 行。

【葵戟】　葵莖。1 見：五十二病方 109 行。

【葵種】　葵籽。2 見：五十二病方 168、173 行。

【蛫】　螃蟹。1 見：五十二病方 86 行。

【貸(代)赭】　礦物類藥名。1 見：武威醫簡 56 簡。

貸(代)堵(赭)。1 見：張家界古人堤醫方 1 簡正面。

【賁豬肪】　公豬油。1 見：武威醫簡 58 簡。

【酢漿】　醋。1 見：武威醫簡 52 簡。

【雄隹左蚤(爪)】　公雞左腳爪。1 見：雜禁方 9 簡。

【雄黃】　礦物類藥名。5 見：五十二病方 338、408(2)、409 行，武威醫簡 86 簡甲。

【雄鷄】　公雞。1 見：養生方 30 行。

【雄鶏矢】 公雞屎。1見：五十二病方399行。

【雲母】 礦物類藥名。1見：養生方152行。

【飯焦】 鍋粑，又稱鍋焦。1見：五十二病方424行。

【黍】 黍米。3見：五十二病方85行，養生方163、165行。

【黍米】 植物類藥名。1見：養生方11行。

【黍米泔】 淘米水。1見：雜療方7行。

【黍稈】 黍莖。1見：五十二病方189行。

【黍腏】 用黍米做成的祭飯。1見：五十二病方240行。

【黍潘】 淘洗黍米的汁水。1見：五十二病方428行。

【黑叔(菽)】 黑豆。3見：病方309簡，五十二病方161、259行。

【黑騭犬卒歲以上者之心肺肝】 指年齡一歲以上的黑雄狗的心、肺、肝。1見：養生方67行。

【萮(蕑)根】 地膚根。1見：五十二病方109行。

十三畫

【慈(磁)石】 礦物類藥名。1見：武威醫簡91簡甲。

茲(慈)石。1見：武威醫簡86簡甲。

【鉛】 礦物類藥名。1見：五十二病方殘片1。

【新乳狗子】 剛出生的小狗。1見：病方314簡。

【楊思】 一種咬人的昆蟲。2見：養生方81、83行。

【榆皮】 即榆白皮。1見：五十二病方407行。

【槐東鄉(嚮)本、枝、葉】 槐樹朝東方向生長的根、枝幹和葉子。1見：五十二病方426行。

【槐莢中實】 即槐實。1見：養生方144行。

【溫水】 熱水。1見：五十二病方285行。

【溫湯】 熱水。2見：五十二病方22行，居延漢簡89：20簡。

【溫酒】 熱酒。9見：里耶秦簡8-1397簡，五十二病方6、8、24、42、237行，武威醫簡13、18、85甲簡。

【當歸】 植物類藥名。1見：敦煌漢簡563A簡。

【筴(策)蓂】 菥蓂。1見：五十二病方153行。

【節】 疑爲地節的簡稱。2見：養生方156、162行。

【署與(預)】 植物類藥名。1見：武威醫簡85簡乙。

【蒼梗蛇】 即黑花蛇。1見：養生方173行。

【蒿】 植物類藥名。2見：胎產書22行，萬物W067。

槀。1見：養生方殘片。

【蓐】　被蓐。1見：胎產書31行。

【遠志】　植物類藥名。2見：武威醫簡85簡乙，EPT40：191B。

【截】　醋。4見：五十二病方347、415行，養生方90行，萬物W009。

瀐(截)。1見：養生方86行。

【雉】　野雞。1見：五十二病方328行。

【雷矢】　雷丸。1見：五十二病方456行。

雷尾〈戻(矢)〉。1見：五十二病方48行。

【鼓〈豉〉汁】　豉豆之汁。1見：武威醫簡15簡。

鼓(豉)汁。1見：武威醫簡54簡。

【鼠㞷(腦)】　動物類藥名。1見：萬物W017。

【鼠壞(壤)】　礦物類藥名。1見：萬物W064。

【蜀椒】　即巴椒，又稱花椒。13見：五十二病方350行，武威醫簡3、6、8、11、17、57、79、87甲、89甲簡，萬物W066，敦煌漢簡2012簡，居延漢簡136：25簡。

蜀焦(椒)。2見：五十二病方275行，五十二病方殘片1。

【蜀叔(菽)】　巴豆，又名巴菽。1見：五十二病方350行。

十四畫

【僕纍(壘)】　當爲田螺。1見：五十二病方339行。

【厲(蠣)】　即牡蠣。1見：五十二病方164行。

【滿冬】　植物類藥名。1見：養生方111行。

【漆】　疑爲澤漆。2見：居延漢簡265：41、265：41簡。

桼(漆)。4見：養生方129、154、156、162行。

【漏廬(蘆)】　植物類藥名。1見：武威醫簡11簡。

扁(漏)簏(蘆)。1見：五十二病方398行。

【熏烏豙(喙)】　熏製的烏喙。1見：養生方155行。

【稱醴】　美酒，優質酒。2見：養生方29、63行。

【膏】　油脂。12見：五十二病方38、221、261、263、304、327、452(2)行，五十二病方殘片8、10，養生方102行，武威醫簡87簡乙。

【蓑(鋊)末】　即銅屑。1見：五十二病方242行。

【蜚虫】　即飛虫，指鳥類。1見：十問11簡。

【蜱蛸】　即桑螵蛸。1見：萬物W018。

卑(蜱)稍(蛸)。1見：胎產書22行。

【貍皮】　即野貍皮。1見：五十二病方100行。

【酸棗】　植物類藥名。1見：養生方103行。

【酸棗根】 植物類藥名。1見：五十二病方殘片1。
【酸漿】 酸醋。1見：五十二病方193行。
【雌隹尾】 母雞尾。1見：雜禁方7簡。
【鳴雄】 雄雞。2見：十問12簡(2)。
【齊(薺)實】 薺菜子。1見：五十二病方5行。
【詖干】 即射干。1見：養生方殘片。

十五畫

【劍】 古代金屬兵器。1見：病方323簡。
【慶(蜣)良(螂)】 動物類藥名。2見：五十二病方346、347行。
【數年陳藁】 生長多年的陳年藁草。1見：五十二病方428行。
【樊石】 礦物類藥名。1見：武威醫簡83簡甲。
蕃(礬)石。4見：雜療方16、18、22、24行。
【潘石】 即礬石。1見養生方85行。
【樓】 栝樓。2見：武威醫簡88甲、88乙。
【熱酒】 溫酒。2見：五十二病方417行(2)。
【瘨(顛)棘】 天門冬別名。2見：養生方3行(2)。
【瘨(顛)棘根】 天門冬之根。1見：養生方65行。
【稻】 稻米。1見：養生方163行。
【稻米】 稻穀碾成的米。1見：養生方11行。
【稻醴】 用稻米釀製的酒。1見：養生方12行。
【槀(藁)本】 植物類藥名。3見：病方315行(2)，養生方141行。
【穀〈穀〉】 即楮，又稱構。1見：養生方82行。
【穀汁】 穀物煮後的汁液。3見：五十二病方361行，雜療方9、11行。
【罷合】 即百合。1見：五十二病方283行。
【膠】 動物類藥名。8見：五十二病方128、133、158、168、181、307行，居延漢簡265：41簡(2)。
【蕑】 同“蘭”，即蘭草。1見：養生方18行。
【豬肉】 動物類藥名。1見：五十二病方404行。
【豬肪】 豬油。1見：武威醫簡17簡。
【豬煎膏】 豬油。1見：五十二病方48行。
【豬膏】 豬油。3見：五十二病方328、415行，養生方118行。
【豬織(膱)膏】 豬油。1見：五十二病方454-455行。
【遺弱(溺)】 小便。1見：胎產書22行。
【醇溘(醯)】 濃醋。1見：武威醫簡71簡。

【醇酒】 濃度高的酒。9 見：病方 323 簡，里耶秦簡 8-1221 簡，五十二病方 26、30、158、287 行，雜療方 43 行，居延漢簡 265：41 簡，羅布淖爾漢簡 L49A。

【髮】 人髮。1 見：五十二病方 11 行。

【駢石】 當爲石鐘乳之類礦物藥名。1 見：養生方 146 行。

【駱阮】 當爲苦參。2 見：五十二病方 255、257 行。

【駱蘇】 用駱駝乳製成的酥。1 見：武威醫簡 87 簡甲。

【樗】 同“樓”、“樗”，即臭椿。用其皮入藥，名叫樗皮、樗白皮。1 見：五十二病方 144 行。

【餘蘸】 濃蘸汁。餘，同“糗”。1 見：五十二病方 78 行。

【䮶〈貆〉膏】 貆油。1 見：萬物 W019。

【鍪醢】 酸菜醬。1 見：萬物 W036。

十六畫

【槖吾】 植物類藥名。1 見：武威醫簡 80 簡甲。

【槖莫】 疑即槖吾。2 見：病方 321 簡，五十二病方 60 行。

【澤(釋)泔】 淘米汁。1 見：五十二病方 365 行。

【澤舄(瀉)】 植物類藥名。3 見：養生方 103 行，武威醫簡 6 簡，EPT65：476。

【燕矢】 燕屎。1 見：萬物 W002。

【甑帶】 束甑的帶子。1 見：萬物 W085。

【盧茹】 藘的別名，應爲“藘茹”。1 見：五十二病方 251 行。

【臘膏】 豬油，用作賦形劑。1 見：五十二病方 240 行。

志(臘)膏。1 見：養生方 64 行。

職(臘)膏。1 見：五十二病方 21 行。

識(臘)膏。1 見：五十二病方 357 行。

【薑】 植物類藥名。14 見：雜療方 9、20 行，武威醫簡 4、8、9、31、52、79、82 甲簡，敦煌漢簡 563A、2012 簡，居延漢簡 136：25、505：16 簡，EPT9：7B。

畺(薑)。3 見：五十二病方 1、271、275 行。

彊(薑)。1 見：雜療方 22 行。

橿(薑)。2 見：五十二病方 299 行，養生方殘片。

桓(薑)。1 見：養生方 126 行。

【薑葉】 植物類藥名。1 見：萬物 W031。

【薛(糱)】 蘖米、穀芽。1 見：五十二病方 41 行。

【薛荔根】 即木連根。1見：雜療方51行。

【蓶】 藟頭。2見：五十二病方43、182行。

蝨(蓶)。2見：五十二病方433行，養生方29行。

【薪(辛)夷】 植物類藥名。2見：里耶秦簡8-1057簡，五十二病方23行。

【薪(新)雉】 即辛夷。1見：五十二病方372行。

【頭垢】 動物類藥名。1見：五十二病方172行。

【頭脂】 頭垢。2見：五十二病方350、408行。

【髶灰】 即血餘炭，頭髮灰末。1見：五十二病方342行。

【鮒魚】 鯽魚。1見：五十二病方249行。

【龍骨】 礦物類藥名。3見：武威醫簡14、54、82甲簡。

【龍慨(葵)】 植物類藥名。1見：養生方175行。

【龍須(鬚)】 石龍芻别名。2見：五十二病方154行，萬物W072。

【蟇】 即蝦蟆。1見：萬物W006。

【饡(滫)飯】 用淘米汁煮成的飯。1見，養生方176行。

十七畫

【戴糵(糝)】 即黄耆。1見：五十二病方290行。

【毚(菟)纑(蘆)實】 菟絲子别名。1見：養生方37行。

【爵(雀)罋(甕)】 即蛅蟖房。2見：胎產書21行(2)。

【薺孰(熟)乾實】 成熟乾燥的薺菜子。1見：五十二病方25行。

【螌(鼈)】 又稱團魚、甲魚等。1見：雜療方76。

【豲膏】 豬油。1見：萬物W013。

【轂中膏】 即車轂脂，又稱軸脂、轄脂、釭膏。1見：萬物W084。

【闌(蘭)】 植物類藥名。《神農本草經》有蘭草、木蘭、澤蘭、蘭茹等，與《萬物》"為毋忘"意思相合的有蘭草、蘭茹兩物。1見：萬物W040。

【闌(蘭)本】 蘭草之根。1見：里耶秦簡8-1230簡。

【闌(蘭)根】 蘭草之根。1見：五十二病方415行。

【闌(蘭)葉】 蘭草之葉。1見：雜療方78行。

【闌(蘭)實】 蘭草之籽。1見：雜療方63行。

【雈】 一種較細的蘆葦草。3見：養生方3、66、67行。

【鮮產魚】 新鮮活魚。1見：五十二病方135行。

【鮮魚】 新鮮魚。1見：胎產書23行。

【麋(蘼)蕪本】 蘼蕪根，即芎藭。2見：五十二病方76、259行。

【黿】 烏黿。1見：萬物W033。

【黿甾(腦)】 黿之腦髓。1見：五十二病方246行。

【黿板】　黿甲。1見：敦煌漢簡1177簡。

【䗪虫(蟲)】　動物類藥名。2見：武威醫簡47、50簡。

席(䗪)虫(蟲)。1見：武威醫簡91簡甲。

【鼢鼠】　動物類藥名。3見：里耶秦簡8－1057簡，五十二病方23、23－24行。

【濡漿】　濕漿。1見：五十二病方374行。

十八畫

【瞿麥】　植物類藥名。1見：武威醫簡10簡。

【礜】　礜石。7見：病方321簡，五十二病方40、60、347、350、413、421行。

【礜石】　礦物類藥名。1見：武威醫簡86簡甲。

【織(膱)豬膏】　豬油。1見：五十二病方359行。

【醪】　帶滓的酒。3見：養生方28、154、162行。

【醪勺(酌)】　藥酒。1見：養生方28行。

【醬】　醋。1見：五十二病方258行。

將(醬)。1見：養生方42行。

【雞子】　雞蛋。1見：武威醫簡59簡。

【雞子中黄者】　雞蛋黄。1見：武威醫簡59簡。

【雞卵】　雞蛋。1見：雜療方43行。

【䶄(鼫)】　即鼫鼠。1見：萬物W091。

【林示(柰)】　蘋果。1見：雜療方62行。

十九畫

【櫌桑木】　柔桑枝。1見：病方316簡。

【蠃】　蚹蠃，即蝸牛。3見：養生方92、169(2)行。

【蠃牛】　蝸牛。1見：五十二病方182行。

【襦頸】　短衣之領部。1見：五十二病方172行。

【豶膏】　閹割過的公豬油。2見：五十二病方327、356行。

【醯】　醋。20見：五十二病方60、163、189、202、216、247、274、338、346、378行，養生方27、52、126行，雜療方13、14、77行，萬物W009、W010、W011、W050。

溘(醯)。1見：五十二病方316行。

【鵲棠下蒿】　生長在鵲巢下的白蒿。1見：五十二病方191行。

二十畫

【灌青】 當爲空青、曾青一類礦物。2見：五十二病方115、116行。
灌曾。1見：五十二病方115行。
【籍（薦）之弱（蒻）】 草席上的墊子。1見：五十二病方102行。
【蘭】 ①指澤蘭。2見：五十二病方87、140行。
②指佩蘭。1見：五十二病方143行。
【蘭賓〈實〉】 蘭草籽。1見：萬物W017。
【醴】 酒劑。6見：養生方11(2)、32、141行，雜療方48、53行。
【鶵（鶵）鳥】 幼鳥。1見：萬物W012。
【竈末灰】 即竈内的柴灰，又名百草霜。1見：五十二病方57行。
【竈黄土】 即伏龍肝。2見：五十二病方115行，雜療方77行。
【鞠（麴）】 酒曲。1見：養生方163行。
【鞠（麴）汁】 酒曲之汁。1見：養生方164行。
【藍（菻）本】 即蒿本。1見：養生方85行。
【顛（堇）葵】 即水堇，一名苦堇。1見：五十二病方402行。

二十一畫以上

【續䜌（斷）根】 植物類藥名。1見：五十二病方17行。
【續斷】 植物類藥名。3見：武威醫簡84乙、85乙、91乙簡。
【鐵】 一種金屬。1見：五十二病方75行。
戴（鐵）。1見：養生方62行。
【鷄之心㛷（腦）匈（胸）】 黑雄雞的雞心、雞頭和雞胸。1見：養生方66行。
【鷄血】 動物類藥名。1見：五十二病方130行。
【鷄卵】 鷄蛋。2見：五十二病方310行，養生方35行。
【鷄㲋（纔）能卷者】 才開始交配的雄雞，即雄子雞。卷讀爲“捲”。1見：養生方77行。
【蘗米】 即粟芽。3見：五十二病方307、311行，武威醫簡83簡甲。
【蘗糗】 炒蘗米粉。1見：養生方39行。
【鬻（粥）】 稀飯。8見：病方309、310、312、343簡，里耶秦簡8-1718簡，五十二病方92(2)、439行。
【羸（蠃）中蟲】 即蝸牛肉。1見：養生方34行。
【蠶矢】 動物類藥名。1見：武威醫簡56簡。

【蠶卵】　蠶種。2見：五十二病方203行，萬物W012。

【蠶種】　蠶卵。2見：五十二病方215行(2)。

【鱣血】　鱔血。1見：五十二病方341行。

【鱣魚血】　鱔血。1見：五十二病方130行。

【鹽】　礦物類藥名。9見：五十二病方30、31、46、78、115、135、151行，萬物W009、W072。

【蠸】　瓜中的黄甲小蟲。1見：五十二病方137行。

【虋(虋)冬】　即天門冬。1見：養生方149行。

【鬱】　即鬱金。2見：五十二病方332行(2)。

【蠭(蜂)駘】　即蜂飴，指蜂蜜。1見：五十二病方362行。

【蠭(蜂)置〈蜜〉】　動物類藥名。1見：萬物W075。

【蘱】　薏苡仁别稱。2見：雜療方21、24行。

【麷】　炒麥芽。1見：十問13簡。

待考、殘損藥物名稱

1. 名稱完整者

【丈句】　當爲植物類藥名，具體所指待考。1見：EPT56：228。

【大發】　具體所指待考。1見：萬物W088。

【弓】　疑爲爲"弓(芎)窮(藭)"之省。1見：額濟納漢簡2000ES14SF1：5。

【弓大鄭】　具體所指待考。一説爲益母草；另一説爲芎藭。2見：武威醫簡88甲、88乙簡。

【石卦】　一説即石鮍，通用名爲絡石；另一説即石韋。1見：萬物W045。

【石鼠矢】　動物類藥名，具體所指待考。1見：萬物W007。

【四每】　具體所指待考。"每"或可讀爲"梅"或"莓"。1見：萬物W011。

【存付】　當爲植物類藥名，具體所指待考。1見：敦煌漢簡563A簡。

【良母脂】　可能是一種動物油脂，具體所指待考。1見：敦煌漢簡563B簡。

【府元】　具體所指待考。1見：敦煌漢簡564簡。

【河菔】　具體所指待考。一説即魚腥草；另一説爲荷莖。1見：武威醫簡91簡乙。

【柍】　疑爲藥物名。1見：五十二病方殘片1。

【浮滑】　當爲藥物名，具體所指待考。1見：萬物W028。

【海潔】　具體所指待考。或疑爲海藻。1見：敦煌漢簡1177簡。

【莫盜】　當爲藥物名，具體所指不詳。或疑爲《五十二病方》"槖莫"。1見：萬物W026。

【陰困】 應爲植物類藥名，具體所指待考。1 見：養生方 174 行。

【莪眯】 當爲植物類藥名，具體所指待考。1 見：EPT56：228。

【堉】 應爲土類物質，具體所指不詳。一說當爲一種燔燒過的泥土。1 見：五十二病方 132 行。

【補諸】 具體所指待考。1 見：EPT65：476。

【量簣】 具體所指待考。1 見：五十二病方 233 行。

【逸華】 具體所指待考。一說疑爲旋華或蕘華，另一說疑爲莨麻。1 見：五十二病方 152 行。

【蜀署】 當爲植物類藥名，具體所指待考。1 見：敦煌漢簡 563A 簡。

【澡石】 應爲礦物類物質，具體所指不詳。一說即浮石，又名海泡石。1 見：五十二病方 186 行。

【螟】 應爲動物類或蟲類物質，具體所指不詳。1 見：養生方 171 行。

【隱夫木】 具體所指待考。一說疑爲榅桲。1 見：五十二病方 188 行。

【顛首】 具體所指待考。1 見：萬物 W066。

【韓】 具體所指待考。3 見：五十二病方殘片 8(2)、9。

2. 名稱殘損者

【□石】 當爲“長石”。1 見：里耶秦簡 8-1057 簡。

【□石脂】 石脂共有五種顏色，具體所指不詳。1 見：雜療方 3 行。

【□米】 當指一種穀物，具體所指不明。1 見：五十二病方 353 行。

【□芙】 當爲“萆芙”，即萆薢。1 見：養生方 68 行。

【□朐】 一種乾肉，具體所指不詳。1 見：五十二病方 3 行。

【□□首】 疑爲“牡狗首”。1 見：養生方 115 行。

【□草蔡】 一種草芥，具體所指不詳。1 見：里耶秦簡 8-876 簡。

【□炭】 一種炭灰，具體所指不詳。1 見：五十二病方 255 行。

【□柎】 當爲一種植物。《養生方》有“柳柎”，疑指帶花的柳枝。1 見：養生方 96 行。

【□根】 當指一種植物根莖，具體所指不明。1 見：雜療方 71 行。

【□脂】 一種油脂，具體所指不明。1 見：五十二病方 344 行。

【□莢】 當爲一種植物，具體所指不明。1 見：養生方 149 行。

【□鼉(蝥)】 當爲“斑蝥”。1 見：養生方 115 行。

【□膏】 一種油脂，具體所指不明。2 見：五十二病方 1 行，養生方 102 行。

【□橐】 具體所指不詳。2 見：萬物 W043、W085。

【□薺】 當爲一種植物，具體所指不詳。或疑爲苦菜，即敗醬草。1 見：五十二病方 76 行。

【□輿】 具體所指不明。1 見：養生方 148-149 行。

【□雞】 一種禽類，具體所指不明。1 見：五十二病方殘片 1。

【□參】 疑爲“人參”。1 見：額濟納漢簡 2000ES14SF1：5。

【□羅】 疑爲“松羅”。1 見：武威醫簡 87 簡乙。

【□縈】 具體所指不明。1 見：萬物 W023。

【□雄二之血】 當爲一種動物血液，可能與“三宿雄鷄血”類似。1 見：養生方 131 行。

【井巀□】 當爲井底的泥土。1 見：五十二病方 41 行。

【北南陳陽□骨】 一種骨頭，可入藥。1 見：養生方 178 行。

【白□】 ①具體所指不明。1 見：五十二病方 407 行。

②當爲“白茝”，即白芷。1 見：武威醫簡 80 簡甲。

【冰□】 具體所指不明。1 見：萬物 W036。

【朱□】 具體所指不明。1 見：萬物 W059。

【灰□】 具體所指不明。1 見：萬物 W010。

【夾□】 具體所指不明。1 見：五十二病方 449 行。

【牡□】 當爲動物類藥名。或疑爲牡蠣。1 見：五十二病方 376 行。

【牡□膏】 一種油脂，具體所指不明。1 見：五十二病方 341 行。

【牡烏□】 與雄烏有關的一種物質，具體所指不明。1 見：養生方 117 行。

【卑□】 疑爲“卑稍”，即“蜱蛸”。1 見：武威醫簡 91 簡甲。

【肥□肉】 一種動物肉質，具體所指不明。1 見：五十二病方 255-256 行。

【厚□】 疑爲“厚朴”。1 見：養生方 149 行。

【美□】 具體所指不明。2 見：五十二病方 462 行，養生方 81 行。

【虵(蛇)□□】 應爲“蛇牀子”。1 見：武威醫簡 85 簡乙。

【烏□】 ①當爲禽獸名。具體所指不明。1 見：胎產書 26 行。

②可能是“烏喙”。1 見：養生方 26 行。

【淳□】 當爲“淳酒”。1 見：養生方 142 行。

【陽□】 一說疑即陽藿，又稱陽荷；另一說疑爲陽起石。2 見：五十二病方 188、192 行。

【鳥□】 當爲禽類藥物名，具體所指待考。1 見：養生方 103 行。

【堯□】 疑爲“堯膏”。1 見：五十二病方 394 行。

【焦□】 當爲藥物名，具體所指待考。1 見：養生方 164 行。

【榆□】 一種與榆樹相關的植物類藥物，具體所指不詳。1 見：雜療方 9 行。

【稗□】 當爲“稗(萆)薢”。1 見：養生方 74 行。

【醇□】 當爲“醇酒”。1 見：五十二病方 221 行。

【獨□】 疑爲“獨活”。2 見：五十二病方 17、227 行。

【鼢□】 當爲“鼢鼠”。1 見：里耶秦簡 8-1057 簡。

【胡】 當爲藥物名稱的語素，或指柴胡。1 見：武威醫簡 37 簡。

【梵】 當爲藥物名稱的語素，具體所指不明。1 見：武威醫簡 77 簡。
【烏】 當爲藥物名稱的語素，或指烏卵。1 見：養生方 9 行。
【蜀】 當爲藥物名稱的語素，或指蜀椒。1 見：武威醫簡 31 簡。
【犀】 疑與前面殘字構成藥物名。1 見：萬物 W090。
【葦】 當與前面殘字構成藥物名。1 見：萬物 W063。

附録　簡帛醫藥文獻論著目録

説明：

1. 以下各類目録按照先專著、後論文的時間先後順序排列，其中發表於學術網站的論文又排在期刊書籍論文之後。

2. 少量論文僅是一些期刊雜誌對簡帛醫書的某種思想與方法的摘編、介紹，没有具體的作者。爲全面反映簡帛醫藥文獻的論著情况，本目録對這些篇目進行了收集，並對其作者統一以"佚名"稱之。

3. 部分以簡帛醫藥文獻爲對象的學術論文僅見於尚未正式出版的會議論文集，本目録暫不收入。

（一）綜合性論著目録

張顯成《簡帛藥名研究》，西南師範大學出版社 1997 年。

張壽仁《醫簡論集》，（臺灣）蘭臺出版社 2000 年。

馬繼興《出土亡佚古醫籍研究》，中醫古籍出版社 2005 年。

鄭剛《出土醫藥文獻語言研究集》，汕頭大學出版社 2005 年。

戴應新《解放後考古發現的醫藥資料考述》，《考古》1983 年 2 期。

辛智科《試論出土簡帛中的醫學資料》，《陝西中醫》1986 年 9 期。

辛智科、朱紅琳《試述醫學考古資料的學術價值》，《陝西中醫》1987 年 10 期。

張顯成《簡帛醫書中的中藥異名》，《醫古文知識》1994 年 2 期。

張顯成《簡帛醫書藥名釋讀續貂》，《甘肅中醫學院學報》1994 年 4 期。

杜正勝《從眉壽到長生——中國古代生命觀念的轉變》，《中央研究院歷史語言研究所集刊》第 66 本第 2 分冊，1995 年 6 月。

張顯成《從中醫文獻看傳統訓釋——兼談中醫文獻的語言研究》，《古漢語研究》1996 年 3 期。

張顯成《簡帛醫書中的中藥異名（續一）》，《醫古文知識》1997 年 2 期。

施謝捷《簡帛文字考釋劄記（續）》，《文教資料》1998 年 6 期。

馬繼興《全國各地出土的秦漢以前醫藥文化資源》，《中醫文獻雜誌》2002 年 3 期。

馬繼興《全國各地出土的秦漢以前醫藥文化資源(續一)》,《中醫文獻雜誌》2002年4期。

馬繼興《全國各地出土的秦漢以前醫藥文化資源(續二)》,《中醫文獻雜誌》2003年1期。

馬繼興《全國各地出土的秦漢以前醫藥文化資源(續三)》,《中醫文獻雜誌》2003年2期。

馬繼興《全國各地出土的秦漢以前醫藥文化資源(續四)》,《中醫文獻雜誌》2003年3期。

馬繼興《全國各地出土的秦漢以前醫藥文化資源(續完)》,《中醫文獻雜誌》2003年4期。

張光裕、陳偉武《簡帛醫藥文獻考釋舉隅》,《湖南省博物館館刊》(第一輯),《船山學刊》雜誌社2004年。

張顯成《論簡帛的中醫藥學史研究價值》,《簡牘學研究》(第四輯),甘肅人民出版社2004年12月。

駢宇騫《出土簡帛書籍分類述略(方技略)》,《中國典籍與文化》2006年3期。

蘆琴、張瑞賢、張慕群《秦漢間藥物計量單位的考察》,《中國中藥雜誌》2006年24期。

馮春《簡帛醫籍文獻的學術價值》,《湖北中醫學院學報》2007年2期。

張如青《論出土醫學文獻的整理研究》,《上海中醫藥大學學報》2008年3期。

張俊之《古醫方中"分"之"等份"義的形成》,《西昌學院學報》(社會科學版)2008年3期。

張俊之《秦漢簡帛醫方表量的模糊性》,《簡帛語言文字研究》(第三輯),巴蜀書社2008年。

張如青、丁媛《簡帛醫學用字證〈說文〉釋義例》,《中國文字研究》(第十一輯),大象出版社2008年12月。

丁媛、張如青《百年來出土簡帛涉醫文獻概述》,《上海中醫藥大學學報》2009年2期。

張俊之《出土上古醫方中的模糊量語言》,《西華師範大學學報》2009年2期。

張俊之《出土醫方中的多音節量詞》,《西昌學院學報》(社會科學版)2009年4期。

薛茜《簡帛醫籍的發現與整理》,《井岡山醫專學報》2009年4期。

羅寶珍《簡帛病名研究》,《福建中醫學院學報》2010年3期。

羅寶珍《馬王堆簡帛、張家山漢簡文字考釋5則》,《福建中醫藥大學學報》

2011 年 3 期。

周祖亮《簡帛醫籍藥學詞彙概貌與研究》,《古籍整理研究學刊》2011 年 4 期。

丁媛、張如青《從出土文獻看中國早期的祝由療法》,《中醫藥文化》2011 年 5 期。

周祖亮、方懿林《簡帛醫藥文獻詞彙學研究綜論》,《時珍國醫國藥》2012 年 4 期。

周祖亮、張顯成《簡帛醫籍藥物學研究概述》,《中藥材》2012 年 4 期。

方成慧、周祖亮《從藥學詞語看簡帛醫籍的時代特徵》,《湖北文理學院學報》2012 年 9 期。

羅寶珍《疛疾考略》,《北京中醫藥大學學報》2013 年 1 期。

周祖亮《簡帛醫籍動植類疑難藥名例考》,《農業考古》2013 年 4 期。

張雷《簡帛針灸文獻的內容與特點探討》,《中醫藥臨床雜誌》2013 年 4 期。

陳斯鵬《戰國秦漢簡帛中的祝禱文》,《學燈》第 5 期,簡帛研究網 2008 年 1 月 1 日。

(二) 周家臺秦簡《病方》論著目錄

陳榮傑《周家臺秦簡〈病方及其他〉構詞法分析》,《樂山師範學院學報》2005 年 9 期。

劉金華《周家臺秦簡醫方試析》,《甘肅中醫》2007 年 6 期。

王貴元《周家臺秦墓簡牘釋讀補正》,《考古》2009 年 2 期。

房相楠《小談周家臺秦簡〈病方及其他〉中的短語》,《唐山學院學報》2012 年 4 期。

房相楠《〈周家臺秦簡·病方及其他〉短語研究》,《簡帛語言文字研究》(第六輯),巴蜀書社 2012 年 5 月。

陳偉《讀沙市周家臺秦簡劄記》,簡帛研究網 2002 年 5 月 5 日。

方勇《秦簡拾零二則》,簡帛網 2012 年 1 月 15 日。

（三）馬王堆漢墓醫書論著目錄[①]

1. 專著

馬王堆漢墓帛書整理小組《五十二病方》，文物出版社 1979 年。

湖南省博物館、中醫研究院醫史文獻研究室《導引圖論文集》，文物出版社 1979 年。

馬王堆醫書研究組《馬王堆醫書研究專刊》（第一輯），《湖南中醫學院學報》1980 年。

馬王堆醫書研究組《馬王堆醫書研究專刊》（第二輯），《湖南中醫學院學報》1981 年。

尚志鈞《〈五十二病方〉藥物注釋》，皖南醫學院科研科油印本（非正式出版物）1985 年 4 月。

馬王堆漢墓帛書整理小組《馬王堆漢墓帛書〔肆〕》，文物出版社 1985 年。

周一謀、蕭佐桃《馬王堆醫書考注》，天津科學技術出版社 1988 年。

周世榮《馬王堆養生氣功》，湖北科學技術出版社 1990 年。

吳長新主編《馬王堆房中養生學：中國最古老的性氣功醫學》，（臺北）氣功雜誌社 1990 年。

周一謀《中國古代房事養生學》，今日中國出版社 1990 年。

周一謀《馬王堆醫書研究文集》，湖南出版社 1992 年。

周一謀譯注、羅淵祥審校《馬王堆漢墓出土房中養生著作釋譯》，（香港）海峰出版社 1990 年 8 月第一版，今日中國出版社（北京）1992 年 11 月第二版。

魏啓鵬、胡翔驊《馬王堆漢墓醫書校釋》（壹），成都出版社 1992 年。

魏啓鵬、胡翔驊《馬王堆漢墓醫書校釋》（貳），成都出版社 1992 年。

馬繼興《馬王堆古醫書考釋》，湖南科學技術出版社 1992 年。

長青（張顯成）《馬王堆漢墓帛書房中養生典籍》，西北大學出版社 1993 年。

周一謀、彭堅、彭增福《馬王堆醫學文化》，上海文匯出版社 1994 年。

魯兆麟主校、黃作陣點校《馬王堆醫書》，遼寧科學技術出版社 1995 年。

韓健平《馬王堆出土古脈書研究》，中國社會科學出版社 1999 年。

① 本目錄部分資料參考了以下兩篇文獻：鄭豔娥《馬王堆漢墓文獻要目》，載湖南省博物館、湖南省文物研究所《長沙馬王堆二、三號漢墓 · 第一卷（田野考古發掘報告）》，文物出版社 2004 年，281–381 頁；陳松長《馬王堆帛書研究論著目錄》，載《簡帛研究文稿》，綫裝書局 2007 年，525–571 頁。

尚志鈞《五十二病方藥物文獻考》，皖南醫學院尚志鈞專輯(非正式出版物)1999 年 9 月。

周一謀《馬王堆簡帛與古代房事養生》，岳麓書社 2005 年。

周世榮《馬王堆導引術》，岳麓書社 2005 年。

严健民《五十二病方注補譯》，中醫古籍出版社 2005 年。

[美]夏德安《馬王堆醫書譯注》（英文本），美國哥倫比亞大學出版社 1998 年。

[日]江村治樹《馬王堆出土醫書字形分類索引》，關西大學文學部編，有紀書房 1987 年。

[日]小曽戶洋、長谷部英一、町泉壽郎《馬王堆出土文獻譯注叢書——五十二病方》，東京株式會社東方書店 2007 年。

2. 論文

馬王堆漢墓帛書整理小組《馬王堆漢墓出土醫書釋文(一)》，《文物》1975 年 6 期。

馬王堆漢墓帛書整理小組《馬王堆漢墓出土醫書釋文(二)》，《文物》1975 年 9 期。

中醫研究院醫史文獻研究室《馬王堆三號漢墓帛畫導引圖初步研究》，《文物》1975 年 6 期。

唐蘭《馬王堆帛書〈却穀食氣篇〉考》，《文物》1975 年 6 期。

中醫研究院醫史文獻研究室《馬王堆帛畫四種古醫學佚書簡介》，《文物》1975 年 6 期。

鍾益研(馬繼興)、淩襄(李學勤)《我國現已發現的最古醫方——帛書〈五十二病方〉》，《文物》1975 年 9 期。

中醫研究院醫史文獻研究室《1972 年和 1973 年我國出土的最古醫書》，《新醫藥學雜誌》1975 年 9 期。

[美]夏德安《馬王堆三號墓出土文獻之——醫書》，載《古代中國》（第 2 輯)，劍橋大學出版社 1976 年。

周世榮《兩千一百年前我國已經把體育鍛煉用於防病治病，請看：馬王堆三號漢墓出土的導引圖》，《體育報》1977 年 5 月 30 日。

周世榮《目疾導引法》，《體育報》1977 年 7 月 23 日。

《馬王堆三號漢墓出土醫書遣冊(並解說)》，載[日]赤井清美編《漢簡》(第 12 卷)，《書道資料集成》第 1 冊，東京堂 1977 年。

馬繼興《解放後出土文物在醫學史上的科學價值》，《文物》1978 年 1 期。

李今庸《談帛畫〈導引圖〉中的“胠積”》，《文物》1978 年 2 期。

李鼎《從馬王堆漢墓醫書看早期的經絡學說》,《浙江中醫學院學報》1978年2期。

馬繼興《中國醫學獨特的針灸療法》,載《中國古代科技成就》,中國青年出版社1978年3月。

馬堪溫《中國古代的突出成就之——脈診》,載《中國古代科技成就》,中國青年出版社1978年3月。

周世榮《從馬王堆三號墓出土的導引圖看五禽戲》,載《五禽戲》,人民體育出版社1978年。

張振平《從帛書〈五十二病方〉看先秦藥學的發展》,《山東中醫學院學報》1979年1期。

沈壽《談西漢帛畫〈導引圖〉中的"貓蹶"》,《文物》1979年1期。

沈壽《談西漢帛畫〈導引圖〉中的"引胠積"》,《文物》1979年3期。

曲祖貽《主動按摩和老年保健——從馬王堆的保健圖譜談起》,《上海中醫藥雜誌》1979年4期。

馬繼興《近年出土古醫書研究》,《醫史與文獻研究》1979年5期。

沈壽《談西漢帛畫〈導引圖〉中的"引熉"》,《文物》1979年9期。

馬繼興《馬王堆古醫書中有關藥物製劑的文獻考察》,《藥學通報》1979年9期。

唐蘭《試論馬王堆三號漢墓出土導引圖》,載《導引圖論文集》,文物出版社1979年。

馬繼興《馬王堆出土的古醫書》,《中華醫史雜誌》1980年1期。

馬繼興《〈脈法〉考釋》,《湖南醫學院學報》1980年1期。

李德驤、魏大鴻《從馬王堆三號漢墓帛畫導引圖看我國古代體操》,《華中師範學院學報》(自然科學版)1980年1期。

何宗禹《馬王堆古醫書中經絡針灸資料探討》,《中華醫史雜誌》1980年2期。

蕭琪《〈内經〉、〈難經〉中十二經脈與十一經脈學說的並存》,《山東中醫學院學報》1980年3期。

郭兵權《從馬王堆漢墓醫書談經絡及"是動"、"所生"病候》,《山東中醫學院學報》1980年4期。

崔錫章《從馬王堆醫簡的整理與考釋談中醫院校的古漢語教學》,《北京中醫學院學報》1980年4期。

馬繼興《我國最古的醫酒釀製法》,《藥學通報》1980年7期。

尚志鈞《從〈五十二病方〉應用水銀來看我國古代製藥化學的成就》,《藥學通報》1980年9期。

沈壽《西漢帛畫〈導引圖〉解析》,《文物》1980年9期。

周一謀《淺談黃老哲學與古代醫學》，馬王堆醫書研究組《馬王堆醫書研究專刊》（第一輯），《湖南中醫學院學報》1980年。

尚志鈞《〈五十二病方〉與〈山海經〉》，馬王堆醫書研究組《馬王堆醫書研究專刊》（第一輯），《湖南中醫學院學報》1980年。

蕭佐桃《從〈黃帝內經〉探討〈五十二病方〉的成書年代》，馬王堆醫書研究組《馬王堆醫書研究專刊》（第一輯），《湖南中醫學院學報》1980年。

馬繼興《〈脈法〉考釋》，載馬王堆醫書研究組《馬王堆醫書研究專刊》（第一輯），《湖南中醫學院學報》1980年。

易建純《〈天下至道談〉"七損八益"注釋》，馬王堆醫書研究組《馬王堆醫書研究專刊》（第一輯），《湖南中醫學院學報》1980年。

僮俊傑《經絡之起源及其與腧穴關係的探討》，馬王堆醫書研究組《馬王堆醫書研究專刊》（第一輯），《湖南中醫學院學報》1980年。

李鐘文《〈五十二病方〉中膏脂類藥物的探討》，馬王堆醫書研究組編《馬王堆醫書研究專刊》（第一輯），《湖南中醫學院學報》1980年。

周世榮《從馬王堆出土的導引圖看我國導引的形成和發展》，馬王堆醫書研究組編《馬王堆醫書研究專刊》（第一輯），《湖南中醫學院學報》1980年。

［日］坂出祥伸《導引考——關係古代養生術及醫學》，《池田末利博士古稀紀念·東洋學論集》，1980年9月。

張振平《談馬王堆古醫書中的膏劑》，《山東中醫學院學報》1981年1期。

付芳、李經緯《關於〈五十二病方〉的書名及其外科成就的討論》，《中華醫史雜誌》1981年1期。

黃乃健《祖國醫學肛腸病學文獻初考》，《中國肛腸病雜誌》1981年1期。

何宗禹《馬王堆醫書考證譯釋問題探討》，《中華醫史雜誌》1981年2期。

孔祥序《對帛書〈五十二病方〉外治法初探》，《成都中醫學院學報》1981年2期。

馬繼興《馬王堆漢墓醫書中藥物劑量的考察》，《中藥通報》1981年3期。

趙有臣《〈五十二病方〉中"隋"字的考释》，《文物》1981年3期。

鄒偉俊《馬王堆出土中醫文獻中多層次系統結構初探》，《文博通訊》1981年6期。

馬繼興《馬王堆古醫書中有關採藥、製藥和藏藥的記述》，《中醫雜誌》1981年7期。

周世榮《長沙馬王堆三號漢墓竹簡〈養生方〉釋文》，馬王堆醫書研究組《馬王堆醫書研究專刊》（第二輯），《湖南中醫學院學報》1981年。

僮俊傑《試論馬王堆出土文物的科學價值》，馬王堆醫書研究組《馬王堆醫書研究專刊》（第二輯），《湖南中醫學院學報》1981年。

周世榮《略談馬王堆出土的帛書竹簡》，馬王堆醫書研究組《馬王堆醫書研究專刊》(第二輯),《湖南中醫學院學報》1981 年。

吳志超、沈壽《〈却穀食氣篇〉初探》,馬王堆醫書研究組編《馬王堆醫書研究專刊》(第二輯),《湖南中醫學院學報》1981 年;又載《北京體育學院學報》1981 年 3 期。

馬繼興《〈陰陽脈死候〉考釋》,馬王堆醫書研究組編《馬王堆醫書研究專刊》(第二輯),《湖南中醫學院學報》1981 年。

沈壽《馬王堆出土帛畫〈導引圖〉考釋(上)》,馬王堆醫書研究組編《馬王堆醫書研究專刊》(第二輯),《湖南中醫學院學報》1981 年。

尚志鈞《〈五十二病方〉殘缺字試補》,馬王堆醫書研究組《馬王堆醫書研究專刊》(第二輯),《湖南中醫學院學報》1981 年。

潘遠根《從〈五十二病方〉探討先秦方劑學的成就》,馬王堆醫書研究組《馬王堆醫書研究專刊》(第二輯),《湖南中醫學院學報》1981 年。

易法銀《〈五十二病方〉疾病命名法則探討》,馬王堆醫書研究組《馬王堆醫書研究專刊》(第二輯),《湖南中醫學院學報》1981 年。

尚志鈞《〈五十二病方〉與〈神農本草經〉》,馬王堆醫書研究組《馬王堆醫書研究專刊》(第二輯),《湖南中醫學院學報》1981 年。

趙璞珊《〈五十二病方〉藥證稽要》,馬王堆醫書研究組《馬王堆醫書研究專刊》(第二輯),《湖南中醫學院學報》1981 年。

曠惠桃《我國古代飲食衛生學初探》,馬王堆醫書研究組《馬王堆醫書研究專刊》(第二輯),《湖南中醫學院學報》1981 年。

[日]赤堀昭著、龍昭玲摘譯《〈陰陽十一脈灸經〉和〈素問〉——關於〈素問〉成書的考證》,馬王堆醫書研究組《馬王堆醫書研究專刊》(第二輯),《湖南中醫學院學報》1981 年。

[日]坂出祥伸著、王炎摘譯《導引考——古代養生術與醫學的關係》,馬王堆醫書研究組編《馬王堆醫書研究專刊》(第二輯),《湖南中醫學院學報》1981 年。

[日]赤堀昭《關於〈陰陽十一脈灸經〉的研究》,(京都)《東方學報》第 53 期,1981 年 3 月。

中醫研究院醫史文獻研究室《從三種古經脈文獻看經絡學説的形成和發展》,載湖南省博物館編《馬王堆漢墓研究》,湖南人民出版社 1981 年 8 月。

陸宗達《長沙馬王堆醫書訓釋劄記》,載《説文解字通論》,北京出版社 1981 年 10 月。

尚志鈞《〈五十二病方〉簡介》,《皖南醫學院學報》1982 年 1 期。

周一謀《馬王堆竹簡養生方初探》,《醫史文獻理論叢刊》1982 年 2 期。

姚純發《馬王堆帛書〈足臂十一脈灸經〉初探》,《中華醫史雜誌》1982 年 3 期。

孫啓明《爲〈五十二病方〉“久脂”補注》,《中醫雜誌》1982年4期。

孟昭威《經絡學說的起源形成及其展望》(一),《中國針灸》1982年4期。

孟昭威《經絡學說的起源形成及其展望》(二),《中國針灸》1982年5期。

何宗禹《馬王堆醫書中有關經絡問題的研究》,《中國針灸》1982年5期。

劉精微《經絡學說的起源及經絡實質之我見》,《中國針灸》1982年5期。

錢超塵《馬王堆醫帛書抄定年代考》,《陝西中醫》1982年5期。

孫啓明《〈五十二病方〉中的古代軟膏》,《藥學通報》1982年5期。

尚志鈞《〈五十二病方〉藥物炮製概況》,《中藥通報》1982年6期。

李志道《〈足臂十一脈灸經〉學術觀點在内經中的體現》,《中醫雜誌》1982年9期。

趙友臣《帛書足臂十一脈灸經訓釋劄記》,《日本醫史學雜誌》第27期,1982年。

王淑民《我國古代的十月養胎法》,載《中國醫史文獻研究所建所論文集》(非正式出版物),1982年6月。

楊鶴年《試論〈五十二病方〉爲秦醫方書抄本——兼及〈武威漢代醫簡〉》,載《古籍論叢》,福建人民出版社1982年12月。

李建華《馬王堆三號漢墓帛畫導引圖21－25考》,《文博通訊》1983年2期。

董漢良《馬王堆漢墓帛書〈五十二病方〉中關於癃閉證治的探討》,《北京中醫學院學報》1983年3期。

潘遠根、曠惠桃《從〈五十二病方〉看先秦時期痔瘻科成就》,《中華醫史雜誌》1983年3期。

張贊臣、何宗德《帛書〈五十二病方〉有關耳鼻喉科文獻淺談》,《中華醫史雜誌》1983年3期。

于在江《帛書〈五十二病方〉有關喉科文獻淺識》,《中醫藥學報》1983年3期。

沈壽《西漢帛畫〈導引圖〉結合〈陰陽十一脈灸經〉綜探》,《成都體育學院學報》1983年4期。

孫啓明《〈五十二病方〉僕累考》,《中成藥》1983年5期。

毛良《古醫書〈脈法〉詮釋》,《上海中醫藥雜誌》1983年10期。

郎需才、曲志申《〈五十二病方〉與疣的簡便療法》,《中醫雜誌》1983年12期。

趙璞珊《馬王堆出土的醫學帛書》,載《中國古代醫學》,中華書局1983年3月。

饒宗頤《馬王堆醫書所見“陵陽子明經”佚說——廣雅補證之一》,《文史》(第20輯),中華書局1983年9月;又載《湖南考古輯刊》(第二輯),岳麓書社 1984 年 9 月。

禹新初《運用〈五十二病方〉外用方治驗三則》，《湖南中醫學院學報》1984 年 2 期。

宋經中、吴子明《試論〈五十二病方〉是我國現存最早的一部驗方集》，《湖南中醫學院學報》1984 年 2 期。

崔錫章《〈五十二病方〉語言初探》，《陝西中醫》1984 年 3 期。

何宗禹《馬王堆帛書〈足臂十一脈灸經〉有關問題的再探》，《中華醫史雜誌》1984 年 3 期。

談清霖《馬王堆漢墓帛畫導引圖的探析》，《安徽中醫學院學報》1984 年 3 期。

曠惠桃《〈五十二病方〉"痙病"探討》，《湖南中醫學院學報》1984 年 3、4 合期。

李經緯《〈五十二病方〉"腸積"之研究》，《河南中醫》1984 年 4 期。

陳湘萍《帛書〈五十二病方〉中的食養療法》，《中醫藥學報》1984 年 4 期。

余自漢《帛書〈陰陽脈死候〉和〈靈樞・經脈篇〉》，《中華醫史雜誌》1984 年 4 期。

吴伯平《從馬王堆竹簡〈養生方〉之"七損八益"探討中醫學術的發展》，《北京中醫學院學報》1984 年 6 期。

孫啓明《〈五十二病方〉駱阮、白苦、苦浸考》，《中成藥》1984 年 8 期。

李經緯《〈五十二病方〉之研究》，載《中醫年鑒》，人民衛生出版社 1984 年。

李今庸《馬王堆漢墓出土帛畫〈導引圖〉中"胠積"一病考》，載《讀古醫書隨筆》，人民衛生出版社 1984 年 6 月。

李今庸《"侍贏"疏》，載《讀古醫書隨筆》，人民衛生出版社 1984 年 6 月。

任應秋《馬王堆帛書校訛舉隅》，載《任應秋論醫集》，人民衛生出版社 1984 年 11 月。

周一謀《略論馬王堆竹木簡醫書》，《湖南中醫雜誌》1985 年 1 期。

尚志鈞《〈五十二病方〉"鬱、茈、庶、蜀椒、茱萸"考釋》，《中成藥》1985 年 1 期。

尚志鈞《〈五十二病方〉藥物考釋》，《中成藥研究》1985 年 1 期。

周世榮《談馬王堆導引圖和〈諸病源候論〉中的導引術式》，《湖南中醫學院學報》1985 年 2 期。

趙有臣《〈五十二病方〉中幾種藥物的考釋》，《中華醫史雜誌》1985 年 2 期。

孫光榮《〈養生方〉闕文試補》，《湖南中醫雜誌》1985 年 2 期。

尚志鈞《〈五十二病方〉"攻□、樗、產齊赤"考釋》，《中藥材》1985 年

3 期。

談宇文《〈五十二病方〉製劑瑣談》,《中華醫史雜誌》1985 年 4 期。

孫啓明《〈五十二病方〉“陀”釋義》,《中華醫史雜誌》1985 年 4 期。

毛良《〈足臂十一脈灸經〉的“脈”是“經筋”嗎?——與姚純發同志商榷》,《中華醫史雜誌》1985 年 4 期。

毛良《〈足臂十一脈灸經〉的“脈”是“感傳綫”嗎?——與孟昭威同志商榷》,《上海針灸雜誌》1985 年 4 期。

肖成福《祖國枯痔療法的起源及進展概況》,《中醫藥信息》1985 年 4 期。

尚志鈞《〈五十二病方〉“冥蠶種、食衣白魚、長足”考釋》,《中藥材》1985 年 4 期。

尚志鈞《〈五十二病方〉“蛫、蛇、全虫蜕”考釋》,《中藥材》1985 年 5 期。

尚志鈞《〈五十二病方〉“鱔魚血、鮒魚、蠸”考釋》,《中藥材》1985 年 5 期。

孫啓明《中藥茹蘆與藺茹考辨》,《中醫雜誌》1985 年 10 期。

[日]山田慶兒《馬王堆漢墓出土醫書三則》,載山田慶兒編《中國新發現科學史資料的研究——考釋篇》,京都大學人文科學研究所 1985 年 3 月。

[日]櫻井謙介《關於新出土與醫藥有關的文物》,載山田慶兒編《中國新發現科學史資料的研究——考釋篇》,京都大學人文科學研究所 1985 年 3 月。

[日]坂出祥伸、中島隆藏、山田慶兒《却穀食氣篇》,載山田慶兒編《中國新發現科學史資料的研究——譯注篇》,京都大學人文科學研究所 1985 年 3 月。

[日]麥穀邦夫注、周世榮釋《養生方》,《中國新發現科學史資料的研究》,京都大學人文科學研究出版 1985 年 3 月。

[日]村上嘉實《五十二病方的人部藥》,載山田慶兒編《新發現中國科學史資料的研究——論考編》,京都大學人文科學研究所 1985 年 12 月。

[日]赤堀昭《五十二病方》,載山田慶兒編《新發現中國科學史資料的研究——譯注篇》,京都大學人文科學研究所 1985 年 12 月。

尚志鈞《〈五十二病方〉用藥方法概況》,《湖南中醫學院學報》1986 年 1 期。

彭堅《經絡學説新探——馬王堆醫書與〈倉公傳〉的比較研究》,《湖南中醫學院學報》1986 年 2 期。

周一謀《從馬王堆〈導引圖〉到華佗的五禽戲》,《北京中醫學院學報》1986 年 2 期。

劉衡如《藺茹與茹蘆異同之我見》,《中醫雜誌》1986 年 3 期。

吳永貴《〈陰陽十一脈灸經〉與〈靈樞・經脈〉“是動則病”、“所產(生)病”探討》,《雲南中醫學院學報》1986 年 3 期。

孫啓明《從〈詩經〉古文字推測帛書〈五十二病方〉的成書年代》,《中華醫史雜誌》1986年4期。

尚志鈞《從藥物產地看〈五十二病方〉的產生時代》,《湖南中醫學院學報》1986年4期。

談宇文《〈五十二病方〉煎藥法》,《中醫藥信息》1986年4期。

周一謀《從馬王堆醫書看醫學源流問題》,《醫學與哲學》1986年5期。

馬繼興《馬王堆漢墓醫書的藥物學成就》,《中醫研究》1986年5期。

尚志鈞《〈五十二病方〉藥物瓣、甾、堉和量簧考釋》,《中藥材》1985年5期。

周一謀《馬王堆出土的醫書和各種文獻(上)》,《圖書館》1986年6期。

周世榮《馬王堆竹簡養生方與中國古代養生學》,《考古與文物》1986年6期。

馬繼興《馬王堆漢墓醫書的藥物學成就(續1)》,《中醫研究》1986年6期。

馬繼興《馬王堆漢墓醫書的藥物學成就(續2)》,《中醫研究》1986年7期。

馬繼興《馬王堆漢墓醫書的藥物學成就(續3)》,《中醫研究》1986年8期。

符友豐《經絡起源與灸刺》,《中醫雜誌》1986年11期。

陸肇基《〈五十二病方〉藥物考釋》,載《中醫年鑒》,人民衛生出版社1986年。

[日]坂出祥伸、喜多村利且《導引的沿革》,載《導引體要》,谷口書店1986年11月。

陳達理《〈五十二病方〉中的兒科內容小析》,《中華醫史雜誌》1987年1期。

尚志鈞《〈五十二病方〉煎藥法》,《湖南中醫學院學報》1987年1期。

符友豐《從帛書"温"字看灸法與經絡》,《實用中醫藥雜誌》1987年1期。

劉麗仙《長沙馬王堆三號漢墓出土的藥物》,《中國醫藥學報》1987年2期。

周一謀《馬王堆出土的醫書和各種文獻(下)》,《圖書館》1987年2期。

孫啓明《〈五十二病方〉藥物選釋》,《浙江中醫學院學報》1987年2期。

尚志鈞《〈五十二病方〉藥物厚柎、朴、白付考釋》,《中藥材》1987年2期。

尚志鈞《〈五十二病方〉百草末、屋榮蔡、禾、陳稿、荊箕藥物考釋》,《中藥材》1987年3期。

曠惠桃《馬王堆〈胎產書〉對優生學的貢獻》,《湖南中醫學院學報》1987年3期。

孫啓明《〈五十二病方〉湶石考》,《中華醫史雜誌》1987年3期。

裘錫圭《馬王堆醫書釋讀瑣議》,《湖南中醫學院學報》1987年4期。

陳國清《〈足臂十一脈灸經〉淺探》,《中華醫史雜誌》1987年4期。

張喜德《帛書〈五十二病方〉校注譯析二則》,《陝西中醫學院學報》1987年4期。

秦發中《試述〈五十二病方〉對外科學的貢獻》,《河北中醫》1987年4期。

尚志鈞《〈五十二病方〉藥物灶末灰、灶黃土、甕鹽處土、圂土、井中泥、凍土考釋》,《中藥材》1987年4期。

尚志鈞《〈五十二病方〉藥物丹、水銀、青考釋》,《中藥材》1987年5期。

陳湘萍《〈五十二病方〉研究概況》,《中醫雜誌》1987年5期。

劉藝、王和鳴《從〈五十二病方〉看先秦時期的骨傷科成就》,《福建中醫藥》1987年5期。

裘錫圭《馬王堆三號漢墓"養生方"簡文釋讀瑣議》,《湖南考古輯刊》(第四輯),岳麓書社1987年。

付芳《馬王堆出土醫書研究進展》,載《中醫年鑒》,人民衛生出版社1987年。

尚志鈞《〈五十二病方〉藥物消石、恒石、澡石、封殖土考釋》,《中藥材》1988年1期。

孫其斌、苟延德《〈五十二病方〉的按摩醫學》,《中華醫史雜誌》1988年1期。

袁瑋《〈五十二病方〉祝由療法淺析》,《湖南中醫學院學報》1988年1期。

萬細叢《〈五十二病方〉外治法初探》,《湖南中醫學院學報》1988年1期。

周一謀《馬王堆醫書與房中養生》,《長壽》1988年2期。

王寧《〈五十二病方〉丰卵考》,《中華醫史雜誌》1988年3期。

賴雷成《〈五十二病方〉析疑四則》,《國醫論壇》1988年3期。

孫啓明《〈五十二病方〉膠、隱夫木考》,《中華醫史雜誌》1988年3期。

孫啓明《〈五十二病方〉"不瘤"釋義》,《中華醫史雜誌》1988年4期。

袁鍾《生殖文化:馬王堆醫書的牝牡、〈內經〉的陰陽》,《中華醫史雜誌》1988年4期。

尚志鈞《〈五十二病方〉藥物"葥根、筴蓂、茈夷"考釋》,《中藥材》1988年4期。

梁茂新《從〈五十二病方〉看先秦時期的藥學成就》,《中醫研究》1988年4期。

鍾鋒《說"茈"》,《湖南中醫雜誌》1988年5期。

尚志鈞《〈五十二病方〉藥物"蒿、青蒿、白蒿"考釋》,《中藥材》1988年6期。

王明輝《世界上第一部性研究專著》,《科學博覽》1988年11期。

孫啓明《〈帛書〉"治"與〈內經〉"治"》,《中醫雜誌》1988年12期。

張標《語詞劄記(二)》,《文史》(第30輯),中華書局1988年7月。

趙章忠《〈五十二病方〉兒科内容淺析》,載《中醫年鑒》,人民衛生出版社1988年。

沈壽《西漢帛畫〈導引圖〉考辨》,《成都體育學院學報》1989年1期;又載《浙江體育科學》1989年1期;又載《體育文化導刊》1989年1期。

柴瑞霽、柴瑞靄《馬王堆醫書文物與仲景若干本草用藥考證》,《湖南中醫學院學報》1989年1期。

周世榮《馬王堆醫書合陰陽方探秘》,《楚風》1989年1期。

尚志鈞《〈五十二病方〉與〈肘後方〉勘比分析(上)》,《中醫臨床與保健》1989年1期。

尚志鈞《〈五十二病方〉與〈肘後方〉勘比分析(下)》,《中醫臨床與保健》1989年2期。

馬研《〈馬王堆醫書考注〉評價》,《湖南中醫學院學報》1989年2期。

周一謀《馬王堆房中書與古代性醫學》,《中華醫史雜誌》1989年2期。

吳中朝《〈五十二病方〉灸方淺析》,《山西中醫》1989年2期。

劉鈞正《〈五十二病方〉"庶"考》,《楚風》1989年2期。

杜永流《試論〈五十二病方〉對時間中醫學的貢獻》,《四川生理科學雜誌》1989年3期。

周一謀《我國古代房中養生術——〈馬王堆醫書房中術與古代性醫學〉之二》,《楚風》1989年3期。

潘遠根《馬王堆醫書〈雜療方〉考辨》,《湖南中醫學院學報》1989年3期。

潘遠根《馬王堆帛書埋胞圖考證》,《中華醫史雜誌》1989年4期。

肖成福《先秦〈五十二病方〉痔瘺疾病初探》,《中國醫藥學報》1989年5期。

尚志鈞《〈五十二病方〉"五穀、米、穀汁、澤泔、黍潘"考釋》,《中藥材》1989年5期。

張志遠《從〈五十二病方〉論證藥治四事》,《山西中醫》1989年5期。

董尚樸《〈五十二病方〉成書時地考》,《中醫藥學報》1989年5期。

劉麗仙《長沙馬王堆三號漢墓出土藥物鑒定研究》,《考古》1989年9期。

吳中朝、楊兆民《試論〈足臂十一脈灸經〉"皆灸×脈"對針灸治療學的貢獻》,《江蘇中醫》1989年12期。

王心東《〈五十二病方〉中人部藥的應用初探》,《中醫藥學報》1990年1期。

張敏智、劉進《從〈五十二病方〉與〈内經〉之方劑分析看其書特點與形成時間》,《貴陽中醫學院學報》1990年1期。

劉吉善《論馬王堆醫書中的生殖醫學》,《湖南中醫學院學報》1990年

1 期。

萬芳《〈萬物〉與〈五十二病方〉有關藥物内容的比較》，《中國醫藥學報》1990 年 2 期。

孫曼之《〈五十二病方〉箋識二則》，《中華醫史雜誌》1990 年 2 期。

李學勤《〈馬王堆漢墓醫書校釋〉序》，《四川大學學報》（哲學社會科學版）1990 年 2 期。

魏啓鵬《帛書〈却穀食氣〉研究》，《四川大學學報》（哲學社會科學版）1990 年 2 期。

胡劍北《馬王堆醫書中的時間醫學思想探討》，1990 年 2 期。

潘少華《〈五十二病方〉活血化瘀藥初探》，《中醫藥學報》1990 年 2 期。

彭堅《馬王堆醫書學術研究一瞥——上篇：帛書經脈四種》，《湖南中醫學院學報》1990 年 3 期。

周一謀《馬王堆醫書研究》，《湖南中醫學院學報》1990 年 3 期。

周一謀《馬王堆醫書考注散論》，《醫學與哲學》1990 年 4 期。

劉士敬、張曉陽、錢超塵《釋〈五十二病方〉“澡石”》，《中醫函授通訊》1990 年 4 期。

严健民《〈五十二病方〉“頭脂”釋義》，《中華醫史雜誌》1990 年 4 期。

孫啓明《〈五十二病方〉“膞”考》，《中華醫史雜誌》1990 年 4 期。

王玉川《〈五十二病方〉“臂少陰脈”名實考：兼論手厥陰脈名之演變》，《北京中醫學院學報》1990 年 5 期。

李盛華、潘文《〈五十二病方〉對傷科外治法的貢獻》，《中國中醫骨傷科雜誌》1990 年 5 期。

周一謀《略論馬王堆醫學的養生思想》，《醫史文獻》1990 年 6 期。

辛智科《試論馬王堆出土竹簡〈養生方〉》，《陝西中醫》1990 年 6 期。

李書田《〈五十二病方〉成書年代考》，《中醫函授通訊》1990 年 6 期。

陸肇基《〈陰陽十一脈灸經〉與經絡學說的形成》，載《中國中醫藥年鑒》，人民衛生出版社 1990 年。

付芳《〈五十二病方〉成書、方藥源流考釋》，載《中醫年鑒》，人民衛生出版社 1990 年。

龍月雲《馬王堆醫書訓釋考——從“殹”字考成書年代》，載《中華全國首屆馬王堆醫書學術討論會論文專集》，湖南中醫學院科研處，1990 年 10 月。

［日］赤堀昭譯注《〈足臂十一脈灸經〉和〈陰陽十一脈灸經〉》，載《中華全國首屆馬王堆醫書學術討論會論文專集》，湖南中醫學院科研處，1990 年 10 月。

瞿嶽雲《審其外應以知其内——對〈陰陽脈死候〉的探討》，載《中華全國首屆馬王堆醫書學術討論會論文專集》，湖南中醫學院科研處，1990 年 10 月。

周國平《試論馬王堆醫書氣功學成就》，載《中華全國首屆馬王堆醫書學術討論會論文專集》，湖南中醫學院科研處，1990 年 10 月。

盧嶽華《淺談〈胎產書〉養胎思想的學術地位》，載《中華全國首屆馬王堆醫書學術討論會論文專集》，湖南中醫學院科研處，1990 年 10 月。

吳正治《馬王堆醫書心身醫學思想初探》，載《中華全國首屆馬王堆醫書學術討論會論文專集》，湖南中醫學院科研處，1990 年 10 月。

潘遠根《馬王堆醫書性學勾玄》，載《中華全國首屆馬王堆醫書學術討論會論文專集》，湖南中醫學院科研處，1990 年 10 月。

[日]日原轉《關於江陵張家山漢簡〈脈書〉與馬王堆醫帛的比較分析》，載東京大學中國哲學研究會《中國哲學研究》1990 年 12 月。

張琪、王子良《對馬王堆醫書的探討》，《黑龍江中醫藥》1991 年 1 期。

严健民《〈五十二病方〉物理療法概述》，《湖南中醫學院學報》1991 年 1 期。

張延昌、吕玉蘭、杜維祥《〈五十二病方〉中的護理思想》，《甘肅中醫》1991 年 1 期。

周大成《〈五十二病方〉中所見麻風病的口腔表徵》，《口腔醫學縱橫》1991 年 1 期。

李學勤《〈引書〉與〈導引圖〉》，《文物天地》1991 年 2 期。

潘少驊《〈五十二病方〉烏頭的運用》，《杏苑中醫文獻雜誌》1991 年 2 期。

馮世綸《〈馬王堆漢墓帛書〉與〈傷寒雜病論〉和〈内經〉》，《國醫論壇》1991 年 2 期。

廖育群《秦漢之際針灸療法理論的建立》，《自然科學史研究》1991 年 3 期。

熊繼柏《試析〈足臂十一脈灸經〉中幾個病候》，《湖南中醫學院學報》1991 年 3 期。

陳湘萍《帛書〈五十二病方〉對食療法的貢獻》，《四川中醫》1991 年 5 期。

陳勤《〈五十二病方〉中動物藥應用的初步探討》，《中國中藥雜誌》1991 年 8 期。

趙璞珊《馬王堆三號漢墓出土竹簡〈十問〉著作時代初議》，《上海中醫藥雜誌》1991 年 11 期。

馬繼興《馬王堆帛書中的呼吸養生法及其哲學思想基礎：提要》，《醫史文獻理論叢刊》1991 年 12 期。

廖育群《馬王堆出土醫籍》，載《岐黄醫道》，遼寧教育出版社 1991 年 11 月。

朱書功《馬王堆房中醫書》，載《中國古代房中房室養生集要》，中國醫藥科技出版社 1991 年 10 月。

王輝《出土醫學簡帛劄記》，載《慶祝武伯倫先生九十華誕論文集》，三秦出版社 1991 年 9 月。

李書田《〈五十二病方〉的文字通用及意義研究》，《四川中醫》1992 年 1 期。

梁茂新《〈五十二病方〉“產齊赤”考》，《中華醫史雜誌》1992 年 2 期。

潘文《淺談黃芪在〈五十二病方〉中的應用及其他》，《甘肅中醫學院學報》1992 年 2 期。

張慎斌《馬王堆古方香袋防病觀察》，《貴陽中醫學院學報》1992 年 3 期。

郭建生、王小娟《馬王堆〈養生方〉性藥探討》，《湖南中醫學院學報》1992 年 4 期。

龍月雲《馬王堆醫書注釋辨疑》，《湖南中醫學院學報》1992 年 4 期。

李和平《〈五十二病方〉中油膏法的應用》，《甘肅中醫學院學報》1992 年 4 期。

周一謀《馬王堆醫書與養生保健》，《食品與健康》1992 年 6 期。

周一謀《帛書〈養生方〉及〈雜療方〉中的方藥》，《福建中醫藥》1992 年 6 期。

李零《馬王堆房中書研究》，《文史》（第 35 輯），中華書局 1992 年 6 月。

劉宗漢《長沙馬王堆出土帛書〈經脈書〉研究之一——從帛書〈經脈書〉論〈內經〉經脈走向體係的二元性》，《文史》（第 36 輯），中華書局 1992 年 8 月。

劉宗漢《長沙馬王堆出土帛書〈經脈書〉研究之二——帛書〈經脈書〉的定名和水平估價》，《文史》（第 37 輯），中華書局 1993 年 3 月。

李零《馬王堆房中書的內容和術語》，載《古代中國》（第 17 輯），劍橋大學出版社 1992 年。

［日］福宿孝夫《關於道家的〈導引圖〉研究——文字解讀與體操姿態》，《宮崎大學教育部紀要》（人文科學），1992 年。

周世榮《我復原了〈導引圖〉》，《中國文物報》1992 年 10 月 11 日。

彭堅《帛書〈脈法・相脈之道〉初探》，《中華醫史雜誌》1993 年 2 期。

周一謀《“寒頭暖足”好——馬王堆帛書〈脈法〉的養生精論》，《健康之友》1993 年 2 期。

周一謀《從馬王堆漢墓文獻看性生活的“益”和“損”》，《健康之友》1993 年 2 期。

毛永森《“大”、“泰”、“太”字辨析》，《青海醫學院學報》1993 年 2 期。

史常永《馬王堆漢墓醫書考釋》，《中華醫史雜誌》1993 年 3 期。

陳農《〈馬王堆帛醫書〉的胎產生育觀》，《上海中醫藥雜誌》1993 年 8 期。

裘錫圭《讀簡帛文字資料劄記・馬王堆竹簡〈合陰陽〉一則》，《簡帛研究》（第一輯），法律出版社 1993 年 10 月。

魏啓鵬《馬王堆古佚書的道家與醫家》，載《道家文化研究》（第三輯），上海古籍出版社 1993 年 8 月。

胡翔驊《帛書〈却穀食氣〉義證》，載《道家文化研究》（第三輯），上海古籍出版社 1993 年。

張顯成《釋簡帛醫書中的“戒”》，《甘肅中醫學院學報》1994 年 1 期。

焦一鳴、王放、徐愛華《淺述〈五十二病方〉汗法的運用》，《杏苑中醫文獻雜誌》1994 年 1 期。

范德奎《敷法在〈五十二病方〉中的運用》，《成都中醫學院學報》1994 年 1 期。

文鑄、孫中堂《讀馬繼興先生〈馬王堆古醫書考釋〉》，《中華醫史雜誌》1994 年 1 期。

廖名春《帛書導引圖題記“備欮”考》，《古漢語研究》1994 年 2 期。

黃龍祥《從〈五十二病方〉“灸其泰陰、泰陽”談起——十二“經脈穴”源流考》，《中醫雜誌》1994 年 3 期。

朱華德《方劑的起源：從“神農嘗百草”到“伊尹製湯液”》，《山東中醫學院學報》1994 年 3 期。

孫啓明《〈五十二病方〉蹦與薜別釋》，《中華醫史雜誌》1994 年 3 期。

黃龍祥《經脈病候考》，《中華醫史雜誌》1994 年 4 期。

尚志鈞、劉曉龍《〈五十二病方〉厚柎再討論》，《山東中醫雜誌》1994 年 4 期。

劉釗《關於馬王堆和張家山出土醫書中兩個詞語解釋的辨正》，《古籍整理研究學刊》1994 年 5 期。

連劭名《馬王堆三號墓竹簡〈十問〉注釋補正》，《考古》1994 年 5 期。

喻燕姣《馬王堆醫書與飲食療法》，《華夏文化》1994 年 6 期。

申先甲《馬王堆出土醫籍》，載《中國春秋戰國科技史》（百卷本中國全史），人民出版社 1994 年 1 月。

馬繼興《馬王堆古醫書中的呼吸養生法》，載《馬王堆漢墓研究文集——1992 年馬王堆漢墓國際學術討論會論文選》，湖南出版社 1994 年 5 月。

劉樂賢《馬王堆醫書與睡虎地秦簡日書》，載《馬王堆漢墓研究文集——1992 年馬王堆漢墓國際學術討論會論文選》，湖南出版社 1994 年 5 月。

喻燕姣《淺談〈胎產書〉在現代優生學上的價值》，載《馬王堆漢墓研究文集——1992 年馬王堆漢墓國際學術討論會論文選》，湖南出版社 1994 年 5 月。

［美］夏德安著、陳松長譯《〈五十二病方〉與越方》，《馬王堆漢墓研究文集——1992 年馬王堆漢墓國際學術討論會論文選》，湖南省出版社 1994 年 5 月。

［日］大西克也《帛書五十二病方的語法特點》，《馬王堆漢墓研究文集——1992 年馬王堆漢墓國際學術討論會論文選》，湖南省出版社 1994 年 5 月。

周一謀《從竹簡〈十問〉等看道與養生》，載《道家文化研究》（第 5 輯），上海古籍出版社 1994 年 11 月。

李建民《馬王堆漢墓帛書〈禹藏埋胞圖〉箋證》,《中央研究院歷史語言研究所集刊》第 65 本第 4 分册,1994 年 12 月。

唐世昌《從長沙馬王堆漢墓出土的導引圖看中國先秦時期的導引形式》,《東方氣功》1995 年 1 期。

張顯成《釋馬王堆醫書中的"澡"、"蠑"》,《中華醫史雜誌》1995 年 2 期。

張顯成《"產"有"生、活、鮮"義——淺談詞義的感染》,《文史知識》1995 年 2 期。

倪世美《馬王堆帛書〈養生方〉"加"義明辨》,《成都中醫藥大學學報》1995 年 2 期。

王心東《〈五十二病方〉治則學初探》,《中國中醫基礎醫學雜誌》1995 年 4 期。

孫啓明《〈五十二病方〉鵲棠考辨》,《中華醫史雜誌》1995 年 4 期。

周一謀《談馬王堆醫書中的食療食補方(上)》,《食品與健康》1995 年 5 期。

周一謀《談馬王堆醫書中的食療食補方(下)》,《食品與健康》1995 年 6 期。

喻燕姣《淺談馬王堆醫書祝由療法》,《華夏文化》1995 年 6 期。

何振輝、顏燕銀《古代中醫治療破傷風方藥淺析》,《中國中醫骨傷科》1995 年 6 期。

王繼昌《道家〈養生長壽術〉與馬王堆漢墓〈導引圖〉》,《中國氣功》1995 年 7 期。

王立《馬王堆醫書中性學文獻概論》,《中醫雜誌》1995 年 10 期。

闞曉光、白善吉、車離《馬王堆醫書脈診水平初探》,《江蘇中醫》1995 年 12 期。

李建民《馬王堆漢墓帛書"人字圖"考釋》,《大陸雜誌》1995 年 5 月。

林昭庚、鄢良《針灸理論的形成》,載《針灸醫學史》,中國中醫藥出版社 1995 年 7 月。

[日]吉川忠夫《〈却穀食氣篇〉與〈導引圖〉》,載《古代中國人的不死幻想》,東方書店 1995 年 4 月。

周一謀《論戰國醫文摯——以馬王堆竹簡〈十問〉所載史實爲依據》,《醫古文知識》1996 年 1 期。

林佩沖、劉士敏《淺論〈五十二病方〉治療癃閉的灸及按摩法》,《甘肅中醫》1996 年 2 期。

陳力、黄新建《從〈萬物〉和〈五十二病方〉看春秋戰國時期藥物學發展狀況》,《湖南中醫學院學報》1996年2期。

祁宏《“祝由”探析》,《浙江中醫學院學報》1996年3期。

孫啓明《〈五十二病方〉“取石大如拳”思辨》,《中華醫史雜誌》1996年4期。

張顯成《馬王堆醫書藥名試考》,《湖南中醫學院學報》1996年4期。

張顯成《馬王堆醫書疑難藥名考釋二則》,《甘肅中醫學院學報》1996年4期。

張顯成《馬王堆醫書藥名“汾囷”試考》,《中華醫史雜誌》1996年4期。

張顯成《馬王堆佚醫書釋讀劄記》,《簡帛研究》(第二輯),法律出版社1996年9月。

張顯成《〈馬王堆古醫書考釋〉補正》,《湖南省博物館四十周年紀念論文集》,湖南教育出版社1996年9月。

喻燕姣《馬王堆醫書祝由術研究四則》,《湖南省博物館四十周年紀念文集》,湖南教育出版社1996年9月。

徐莉莉《馬王堆漢墓帛書〔肆〕所見稱數法考察》,《古漢語研究》1997年1期。

鄧春源、劉洪秀《追溯文字演變,精研醫學文獻——竹帛醫書別體字選編》,《醫古文知識》1997年1期。

韓健平《出土古脈書與三部九候說》,《中華醫史雜誌》1997年1期。

孫啓明《〈馬王堆帛書〉中“麋蕪本”別釋》,《中華醫史雜誌》1997年2期。

張麗君《〈五十二病方〉祝由之研究》,《中華醫史雜誌》1997年3期。

靳士英、靳樸《〈五十二病方〉“疕”病考》,《中華醫史雜誌》1997年3期。

劉釗《馬王堆帛書〈五十二病方〉中一個久被誤釋的藥名》,《古籍整理研究學刊》1997年3期。

聶耀、李永清、高美先《從〈五十二病方〉看先秦時期中藥學發展概況》,《内蒙古醫學院學報》1997年3期。

曾仁山《〈五十二病方〉“身疕”之我見》,《中華醫史雜誌》1997年4期。

徐莉莉《論〈馬王堆漢墓帛書〔肆〕〉的聲符替代現象及其與“古今字”的關係》,《華東師範大學學報》(哲學社會科學版)1997年4期。

劉士敬、朱倩《“相脈之道”考析》,《中華醫史雜誌》1997年4期。

宋興《〈養生方〉“筭”義質疑》,《成都中醫藥大學學報》1997年4期。

徐國興、徐新建《堇菜屬幾種藥用植物的本草考證》,《中藥材》1997年7期。

劉吉善《中國最早醫書有針法:論馬王堆醫書中的“久”》,《湖北中醫雜誌》1997 年增刊。

李建民《中國古代“禁方”考論》,《中央研究院歷史語言研究所集刊》第 68 本第 1 分冊,1997 年 3 月。

徐莉莉《帛書〈五十二病方〉中巫術醫方的認識價值》,《學術集林》(總第 10 期),遠東出版社 1997 年 8 月。

朱越利《馬王堆帛簡書房中術產生的背景》,《中華醫史雜誌》1998 年 1 期。

張麗君《〈五十二病方〉物量詞舉隅》,《古漢語研究》1998 年 1 期。

夏慶、劉士敬《帛書〈陰陽十一脈灸經〉與簡本〈脈書·十一經脈〉的相互訂正》,《甘肅中醫學院學報》1998 年 1 期。

吳裕存《也談“七損八益”》,《安徽中醫臨床雜誌》1998 年 2 期。

王興國、杜洪柱、王旭《唾咒法考略》,《中醫藥研究》1998 年 2 期。

李維秀《〈黃帝內經素問〉“七損八益”之我見》,《中華醫史雜誌》1998 年 3 期。

呂利平、郭成傑《馬王堆漢墓〈導引圖〉探索與辨析:從陰陽五行與五時、五方談起》,《成都體育學院學報》1998 年 3 期。

鄭孝昌《簡帛醫籍研究的力作——評張顯成〈簡帛藥名研究〉》,《中華醫史雜誌》1998 年 4 期。

蔡鐵如《馬王堆醫書對心身醫學的貢獻》,《中醫雜誌》1998 年 5 期。

趙平平、洪儷鳳《試論〈脈書〉與〈經脈〉之異同》,《國醫論壇》1998 年 6 期。

黃代秀《〈五十二病方〉中幾種輔料在製藥上的應用》,《中藥通報》1998 年 7 期。

王輝《“祝由”新解》,《文史》(第 44 輯),中華書局 1998 年 9 月。

徐莉莉《馬王堆漢墓帛書(肆)的聲符替代字研究》,《漢語文字學刊》(第 1 輯),漢語大詞典出版社 1998 年 2 月。

胡文輝《〈十一脈灸經〉考》,《湖南省博物館文集》(第四輯),《船山學刊》雜誌社 1998 年 4 月。

喻燕姣《馬王堆醫書養生思想淺析》,《湖南省博物館文集》(第四輯),《船山學刊》雜誌社 1998 年 4 月。

李學勤《評〈簡帛藥名研究〉》,《中國文物報》1998 年 6 月 2 日。

周世榮《馬王堆竹簡養生方與中國古代養生學》,載《金石瓷幣考古論叢》,岳麓書社 1998 年 9 月。

荀曉燕、余濤《讀〈簡帛藥名研究〉》,《簡帛研究》(第三輯),廣西教育出版社 1998 年 12 月。

張顯成《試論用“語流音變”理論解讀簡帛藥名——兼論古音的研究》,載

《中國傳統醫藥新論》，中醫古籍出版社 1998 年 10 月。

夏慶、邢福軍、劉士敬《帛書〈陰陽十一脈灸經〉及簡本〈脈書・十一經脈〉對〈靈樞〉有關文字的考證》，《甘肅中醫學院學報》1999 年 3 期。

談宇文《〈五十二病方〉蛇傷方藥簡析》，《湖南中醫學院學報》1999 年 3 期；又載《中華醫史雜誌》1999 年 4 期。

張顯成《談"甗"、"漿"、"甗漿"的意義——權威辭書訓釋訂誤兼談簡帛文獻的語料價值》，《西南師範大學學報》（哲學社會科學版）1999 年 4 期。

徐莉莉《帛書〈五十二病方〉中的"財"》，《辭書研究》1999 年 6 期。

丛春雨《論醋在敦煌遺書、馬王堆古醫方中的臨床應用》，《敦煌研究》2000 年 2 期。

姚純發《淺談馬王堆帛書〈五十二病方〉》，《中華醫史雜誌》2000 年 3 期。

孫啓明《帛書"茜莢"別釋》，《中華醫史雜誌》2000 年 4 期。

何志國《我國最早的人體經脈模型的發現與研究》，《文物天地》2000 年 3 期。

李建民《馬王堆的數術世界》，載《方術・醫學・歷史》，南天書局有限公司 2000 年 6 月。

胡文輝《從〈五十二病方〉看五言、七言詩的起源》，載《中國早期方術和文獻》，中山大學出版社 2000 年 12 月。

周浩禮、吳植恩《馬王堆房中書的性養生理論及其文化內涵》，《醫學與社會》2001 年 6 期；又載《中國性科學》2002 年 1 期。

李觀榮、易群、張永玲等《從雙包山與馬王堆相關背景探討經脈漆雕年代》，《中華醫史雜誌》2001 年 2 期。

劉吉善《馬王堆醫書"强食產肉"新解》，《湖南中醫學院學報》2001 年 2 期。

孫啓明《〈行氣銘〉與〈十問〉等的相關研究》，《醫古文知識》2001 年 3 期。

孫啓明《〈五十二病方〉"人病馬不癇"之"不"字談》，《中華醫史雜誌》2001 年 4 期。

梁銀峰《先秦漢語的新兼語式——兼論結果補語的起源》，《中國語文》2001 年 4 期。

田建輝、王琳《馬王堆〈帛書・經脈篇〉脈氣流注思想管窺》，《浙江中醫雜誌》2001 年 7 期。

朱越利《馬王堆帛書房中術的內容》，《簡帛研究(2001)上冊》，廣西師範大學出版社 2001 年 9 月。

羅維前著，鄔文玲譯《痛的溯源——論痛、厥與經脈中氣循環理論的形成》，《簡帛研究(2001)上冊》，廣西師範大學出版社 2001 年 9 月。

徐莉莉《帛書〈陰陽十一脈灸經〉甲、乙本異文考察》，《中國文字研究》

（第二輯），廣西教育出版社 2001 年 10 月。

毛良《古醫書的“脈”是血脈，非“灸療傳感”》，《中華醫史雜誌》2002 年 2 期。

孟美菊、王建民《帛書〈五十二病方〉“者”字用法淺析》，《黔西南民族師範高等專科學校學報》2002 年 2 期。

李海峰《從馬王堆醫帛書到〈靈樞・經脈〉看經絡學説的起源和發展》，《中醫文獻雜誌》2002 年 4 期。

談宇武、談宇文《〈五十二病方〉烏頭中毒解救方藥簡析》，《中華醫史雜誌》2002 年 4 期。

樊賢進《馬王堆〈導引圖〉部分功法淺析》，《安徽中醫臨床雜誌》2002 年 5 期。

梁銀峰《帛書〈五十二病方〉和〈武威漢代醫簡〉中的特殊使役句及其在後世的演變》，《古文字研究》（第 24 輯），中華書局 2002 年 7 月。

張俊之、張顯成《帛書〈五十二病方〉數量詞研究》，《簡帛語言文字研究》（第一輯），巴蜀書社 2002 年 11 月。

呂利平、周毅《從〈導引圖〉等文物看中華養生文化》，《安慶師範學院學報》（社會科學版）2003 年 2 期。

朱越利《馬王堆帛簡書房中術的理論依據（上）》，《宗教學研究》2003 年 2 期。

朱越利《馬王堆帛簡書房中術的理論依據（下）》，《宗教學研究》2003 年 3 期。

孟蓬生《〈五十二病方〉詞語拾零》，《中國語文》2003 年 3 期。

陳近朱《〈馬王堆漢墓帛書〔肆〕〉“數・量・名”形式發展探析》，《中文自學指導》2003 年 5 期。

王家鷺、蘇侗志《馬王堆醫書針灸學成就初探》，《湖南中醫雜誌》2003 年 6 期。

呂利平、郭成傑《清輝四轍的中華養生文化——從〈行氣玉佩銘〉、〈導引圖〉和〈引書〉談起》，《北京體育大學學報》2004 年 2 期。

張正霞《〈五十二病方〉詞彙二題》，《中華醫史雜誌》2004 年 4 期。

雷震《吐納行氣術與保健治療功——試析漢簡〈引書〉和帛畫〈導引圖〉》，《成都體育學院學報》2004 年 6 期。

沈晉賢《從巫祝用“土”到以“土”爲藥論——兼論馬王堆醫書巫祝用土》，《安徽大學學報》（哲學社會科學版）2004 年 6 期。

張顯成《從馬王堆醫書俗字看簡帛俗字研究對後世俗字及俗字史研究的意義》，《湖南省博物館館刊》（第一輯），《船山學刊》雜誌社 2004 年 7 月。

楊金生、李經緯《〈五十二病方〉醫療器物與技術之研究》，《中華醫史雜誌》2005年1期。

張正霞《帛書〈五十二病方〉聯合式復音詞》,《樂山師範學院學報》2005年1期。

李家浩《馬王堆漢墓帛書祝由方中的“由”》,《河北大學學報》(哲學社會科學版)2005年1期。

金仕榮、姚純發《馬王堆帛書〈脈法〉〈陰陽脈死候〉考疑》,《中醫藥學刊》2005年2期。

徐時儀《〈五十二病方〉補釋二則》,《醫古文知識》2005年3期。

肖賢彬《〈馬王堆漢墓帛書〉所反映的上古動補式》,《遼寧大學學報》(哲學社會科學版)2005年4期。

王震、邱丕相、李志明《從導引圖與養生功法的流變探研中國健身氣功的本質特徵》,《體育科學》2005年7期。

孔曉明《祝由辨》,《中國中醫基礎醫學雜誌》2005年8期。

周一謀《解說帛書〈脈法〉中的“寒頭暖足”》,《湖南省博物館館刊》(第二輯),岳麓書社2005年12月。

張顯成《馬王堆醫書中的新興量詞》,《湖南省博物館館刊》(第二輯),岳麓書社2005年12月。

佚名《世界最古老的體療圖——導引圖》,《亞大傳統醫藥》2006年1期。

崔華峰、吳富東《淺議〈靈樞·經脈〉對〈帛書〉十一脈經絡理論的發展》,《山東中醫藥大學學報》2006年3期。

黃作陣《馬繼興〈馬王堆古醫書考釋〉的訓詁特點及成就》,《北京中醫藥大學學報》2006年3期。

劉遠航《從“導引圖”論古代運動醫學》,《體育文化導刊》2006年9期。

曠惠桃、潘遠根《馬王堆〈胎產書〉的優生學思想》,《中國中醫藥報》2006年12月28日。

何麗敏《帛書〈五十二病方〉通假字形體關係研究》,《科教文匯》2007年1期。

劉瑞明《帛書〈五十二病方〉“人病馬不癇”考證》,《中醫文獻雜誌》2007年4期。

劉樸《對西漢初期導引式分類及名稱的研究——從西漢初期的竹簡和帛畫中的導引式名稱和比較研究來看其時代導引式命名特徵》,《山東體育學院學報》2007年5期。

劉慶宇《“朐”字考證》,《中醫藥文化》2007年6期。

張正霞、辛波《帛書〈五十二病方〉成書年代考證》,《文物春秋》2007年6期。

朱玲《〈五十二病方〉劑型考釋》,《中藥材》2007年12期。

［韓］金永日、李鼎《古醫籍中幾對形近致誤字考辨》,《中醫藥文化》2008年1期。

李叢《〈五十二病方〉禁咒内容研究》,《江西中醫學院學報》2008年2期。

李書田《馬王堆古醫書異文通用說略》,《國醫論壇》2008年2期。

韋公遠《馬王堆導引健身功》,《武當》2008年2期。

裘珍玲《對馬王堆導引圖中引腰痛動作的剖析》,《湖北體育科技》2008年2期。

石全福、王宫博《從馬王堆醫書到〈黄帝内經〉看經絡辨證的早期發展》,《針灸臨床雜誌》2008年11期。

何麗敏《馬王堆史書、醫書所反映的上古聲母現象研究——以通假字爲例》,《簡帛語言文字研究》(第三輯),巴蜀書社2008年5月。

張顯成《〈馬王堆漢墓帛書〉兩種醫書用字現象考》,載《簡帛文獻論叢》,巴蜀書社2008年8月。

王卉《馬王堆漢墓〈導引圖〉研究綜述》,《湖南省博物館館刊》(第五輯),岳麓書社2009年4月。

劉玉堂、賈海燕《馬王堆帛書〈五十二病方·祛疣〉所涉之巫術與民俗》,《中南民族大學學報》(人文社會科學版)2009年1期。

劉慶宇、趙鴻君《"嬰兒索痙"再考辨》,《上海中醫藥雜誌》2009年2期。

高也陶《馬王堆出土醫書與〈黄帝内經〉成書上限》,《江西中醫學院學報》2009年3期。

張雷《馬王堆帛書〈五十二病方〉釋讀再探3例》,《安徽中醫學院學報》2009年5期。

劉樸《對西漢帛畫〈導引圖〉和竹簡〈引書〉中的器械治療導引式的比較研究》,《山東體育學院學報》2009年5期。

何清湖、周興《馬王堆古醫書養生思想淺談》,《中醫藥文化》2009年5期。

陳少明《〈五十二病方〉中肛腸疾病釋疑與學術探討》,《上海中醫藥雜誌》2009年6期。

何麗敏、劉芳池《帛書〈五十二病方〉通假字語音關係研究》,《安徽文學》2009年6期。

魏燕利《東晉之前存在導引式的二重證據——從文獻傳說到考古發現》,《體育學刊》2009年10期,。

楊仕哲《馬王堆醫書的解剖學知識》,《中華醫史雜誌》2010年1期。

陳紅梅《〈五十二病方〉編寫體例探討》,《天津中醫藥大學學報》2010年1期。

賈海燕《〈五十二病方〉中的巫術與民俗》,《中華醫史雜誌》2010年2期。

劉芳池、何麗敏《馬王堆史書、醫書所反映的上古韻部現象研究——以通假字爲對象》,《銅陵學院學報》2010 年 4 期。

姚海燕《〈導引圖〉與〈引書〉的比較分析》,《中華醫史雜誌》2010 年 5 期。

張正霞《帛書〈五十二病方〉的漢語史價值——從爲〈漢語大字典〉補充語料出發》,《重慶文理學院學報》(社會科學版)2010 年 5 期。

鄧丙成《〈五十二病方〉記載的鮮藥外治皮膚病經驗》,《中國中西醫結合皮膚性病學雜誌》2010 年 5 期。

劉先萍、王震、周廣瑞《馬王堆導引術鍛煉對中老年女性情緒影響的實驗研究》,《上海體育學院學報》2010 年 5 期。

劉先萍、王震、王自友《健身氣功·馬王堆導引術鍛煉對中老年女性心境改善的實驗研究》,《中國體育科技》2010 年 5 期。

劉慶宇、曲如意《"疕"之含義考辨》,《中醫藥文化》2010 年 5 期。

張雷《馬王堆帛書〈五十二病方〉出土 37 年來國内外研究現狀》,《中醫文獻雜誌》2010 年 6 期。

張正霞《帛書〈五十二病方〉偏正式復音詞論析》,《内江師範學院學報》2010 年 9 期。

趙海燕《馬王堆房中書——房中那事兒》,《老年人》2010 年 10 期。

李鋭《讀〈天下至道談〉劄記一則》,《簡帛語言文字研究》(第五輯),巴蜀書社 2010 年 6 月。

范常喜《馬王堆漢墓醫書〈十問〉劄記一則》,《湖南省博物館館刊》(第六輯),岳麓書社 2010 年 3 月。

王卉《〈導引圖〉題記"鷂北"淺議》,《湖南省博物館館刊》(第六輯),岳麓書社 2010 年 3 月。

王卉《讀〈養生方〉劄記》,《湖南省博物館館刊》(第七輯),岳麓書社 2010 年 4 月。

劉欣《馬王堆漢墓帛書〈五十二病方〉研究綜述》,《中國學研究》(第十三輯),濟南出版社 2010 年 7 月。

孫基然、劉洋、孫麗娜等《唐以前"牡痔、牝痔"病名考》,《中華醫史雜誌》2011 年 1 期。

穆長帥、王震《從經絡學説的視角探研健身氣功——馬王堆導引術的健身原理》,《中國運動醫學雜誌》2011 年 2 期。

劉玉環《馬王堆帛書藥名補釋五則》,《昆明學院學報》2011 年 2 期。

陳紅梅《帛書〈五十二病方〉成書年代新探》,《圖書館工作與研究》2011 年 5 期。

涂海强《〈馬王堆漢墓帛書·五十二病方〉之文獻用名考證——以"酸漿"同物異名理論辨析》,《求索》2011 年 12 期。

李健兵《漢代健身圖譜〈導引圖〉探源》，《蘭臺世界》2011 年 23 期。

張雷《帛書〈五十二病方〉的十宗“最”》，《中國中醫藥報》2011 年 4 月 1 日。

陳紅梅《帛書〈五十二病方〉卷首目錄探討》，《時珍國醫國藥》2012 年 2 期。

劉樸《西漢初期健康導引術式名稱中哲學問題的探討》，《西安體育學院學報》2012 年 2 期。

楊天仁、劉雲平《〈五十二病方〉中酒療法的運用淺析》，《中醫藥信息》2012 年 3 期。

陳光田《論長沙馬王堆出土醫學資料的分類與價值》，《河南師範大學學報》（哲學社會科學版）2012 年 3 期。

張雷《〈五十二病方〉“信”字辨正》，《中醫文獻雜誌》2012 年 4 期。

劉釗《說“魃”》，《中國典籍與文化》2012 年 4 期。

佚名《〈五十二病方〉中的拔罐療法》，《中國中醫藥現代遠程教育》2012 年 23 期。

周祖亮《〈馬王堆漢墓帛書〔肆〕〉釋文校勘劄記》，《簡帛語言文字研究》（第六輯），巴蜀書社 2012 年 5 月。

廣瀨薰雄《〈五十二病方〉的重新整理與研究》，《文史》（第 99 輯），中華書局 2012 年 6 月。

周波《馬王堆帛書〈養生方〉、〈雜禁方〉校讀》，《文史》（第 99 輯），中華書局 2012 年 6 月。

周祖亮《試論帛書〈五十二病方〉的方藥淵源與傳承》，《時珍國醫國藥》2013 年 1 期。

陳澤林《中國罐療法溯源——〈五十二病方〉角法研究》，《天津中醫藥》2013 年 2 期。

張雷、蔡榮林、胡玲《馬王堆帛書〈五十二病方〉灸療學成就》，《中國針灸》2013 年 3 期。

劉玉環《〈馬王堆漢墓帛書〔肆〕〉補釋》，《貴州師範大學學報》（社會科學版）2013 年 3 期。

鮑燕《〈五十二病方〉記載皮膚病史料特點探析》，《中國中醫基礎醫學雜誌》2013 年 4 期。

陳洪、何清湖《〈脈法〉教你穿衣戴帽》，《中國中醫藥報》2013 年 5 月 23 日。

相魯閩《帛書篆文〈五十二病方〉》，《河南中醫》2013 年 8 期。

陳劍《馬王堆帛書〈五十二病方〉、〈養生方〉釋文校讀劄記》，《出土文獻與古文字研究》（第五輯），上海古籍出版社 2013 年 9 月。

廣瀨薰雄《馬王堆漢墓帛書〈導引圖〉整理瑣記（三題）》，《出土文獻與古文字研究》（第五輯），上海古籍出版社 2013 年 9 月。

范常喜《〈五十二病方〉劄記一則》，簡帛網 2006 年 9 月 6 日。

劉釗《"瘻" 字源流考》，復旦大學出土文獻與古文字研究中心網站 2009 年 5 月 8 日。又載《書馨集》，上海古籍出版社 2013 年 12 月。

蔡偉《〈馬王堆漢墓帛書〉劄記三則》，復旦大學出土文獻與古文字研究中心網站 2009 年 6 月 19 日。

劉釗《馬王堆漢墓帛書〈雜療方〉校釋劄記》，復旦大學出土文獻與古文字研究中心網站 2010 年 1 月 20 日。又載《古文字研究》（第 28 輯），中華書局 2010 年 10 月，又載《書馨集》，上海古籍出版社 2013 年 12 月。

另附：馬王堆一號漢墓出土藥物研究論著目錄

何祚成《長沙馬王堆一號漢墓出土的藥物》，《新醫藥學雜誌》1973 年 2 期。

南京藥學院、中國科學院植物研究所、中醫研究院、馬王堆一號漢墓中醫中藥研究組《藥物鑒定報告》，載《長沙馬王堆一號漢墓出土動植物標本的研究》，文物出版社 1978 年。

鄭志學、葉自儁、童葵塘等《仿馬王堆一號漢墓出土中草藥的實驗研究》，《上海中醫藥雜誌》1980 年 6 期。

謝宗萬《一號漢墓出土藥物的本草考證》，馬王堆醫書研究組《馬王堆醫書研究專刊》（第二輯），《湖南中醫學院學報》1981 年。

黃道生《從馬王堆一號漢墓出土藥物探討古代預防醫學思想》，《浙江中醫雜誌》1983 年 8 期。

季柏新等《對一號漢墓中辛味藥物傳統認識與現代藥理研究》，載《中華全國首屆馬王堆醫書學術討論會論文專集》，湖南中醫學院科研處 1990 年 10 月。

（四）張家山漢代醫簡論著目錄

張家山二四七號漢墓竹簡整理小組《張家山漢墓竹簡》，文物出版社 2001 年。

張家山二四七號漢墓竹簡整理小組《張家山漢墓竹簡》（釋文修訂本），文物出版社 2006 年。

高大倫《張家山漢簡〈脈書〉校釋》，成都出版社 1992 年。

高大倫《張家山漢簡〈引書〉研究》，巴蜀書社 1995 年。

史常永《江陵張家山漢墓醫簡》，載《中醫年鑒》，人民衛生出版社

1986年。

江陵張家山漢簡整理小組《江陵張家山漢簡〈脈書〉釋文》，《文物》1989年7期。

連劭名《江陵張家山竹簡〈脈書〉初探》，《文物》1989年7期。

施歆民《江陵張家山漢簡〈脈書〉釋文》，載《中醫年鑒》，人民衛生出版社1990年。

馬繼興《張家山漢簡〈脈書〉中的五種古醫籍》，《中醫雜誌》1990年5期。

馬繼興《張家山漢簡〈脈書〉中的五種古醫籍（續）》，《中醫雜誌》1990年6期。

史常永《張家山漢簡〈脈書〉〈引書〉釋文通訓》，《中華醫史雜誌》1992年3期。

高大倫《江陵張家山漢簡〈脈書〉病名考釋》，《四川大學學報》（哲學社會科學版）1992年4期。

高毓秋《張家山漢簡〈脈書〉〈引書〉訓釋述要》，載《中國中醫藥年鑒》，中國中醫藥出版社1993年。

李鼎《〈脈書〉臂五脈與手六脈及其經穴主治關係的分析》，《上海中醫藥大學上海市中醫藥研究院學報》1996年2期。

辛立、陳易新《關於〈脈書〉和〈靈樞・經脈篇〉中"脈"的探討》，《中國針灸》1999年1期。

侯書偉、胡志强、譚奇文《〈脈書・十一脈〉新探》，《北京中醫藥大學學報》1999年3期。

杜勇《張家山漢簡〈脈書〉古病名釋義》，《湖北中醫雜誌》1997年5期。

陳國清、韓玉琴《張家山漢簡〈脈書〉與五行學說》，《上海中醫藥雜誌》1997年2期。

符友豐《從鼠疫流行看漢簡〈脈書〉》，《醫學與哲學》2002年12期。

鄧統湘《張家山漢簡〈脈書〉副詞用法調查》，《宜賓學院學報》2005年7期。

何有祖《張家山漢簡〈脈書〉、〈算數書〉劄記》，《江漢考古》2007年1期。

金永日《〈脈書〉對中醫理論體系影響之探討》，《中醫文獻雜誌》2008年5期。

郝慧芳《張家山漢代醫簡古〈脈書〉中的異體字》，《山西中醫學院學報》2008年6期。

張家山漢簡整理小組《張家山漢簡〈引書〉釋文》，《文物》1990年10期。

彭浩《張家山漢簡〈引書〉初探》，《文物》1990年10期。

李學勤《〈引書〉與〈導引圖〉》，《文物天地》1991年2期。

連劭名《張家山漢簡〈引書〉述略》，《文獻》1991年4期。

史常永《張家山漢簡〈脈書〉〈引書〉釋文通訓》,《中華醫史雜誌》1992 年 3 期。

吳志超《張家山漢簡導引專著述探》,《體育文史》1995 年 5 期。

鄧春源《張家山漢簡〈引書〉譯釋(續編)》,《醫古文知識》1994 年 2 期。

鄧春源《張家山漢簡〈引書〉譯釋(續完)》,《醫古文知識》1996 年 4 期。

王曉萍《江陵張家山漢簡〈引書〉對養生學的貢獻》,《中醫文獻雜誌》1997 年 3 期。

趙毅《〈引書〉推拿手法述評》,《按摩與導引》2002 年 3 期。

劉釗《〈張家山漢墓竹簡〉釋文注釋商榷(一)》,《古籍整理研究學刊》2003 年 3 期。

陳斯鵬《張家山漢簡〈引書〉補釋》,《江漢考古》2004 年 1 期。

李發《讀張家山漢簡〈引書〉劄記》,《四川理工學院學報》(社會科學版) 2005 年 1 期。

路永照《沉睡 2000 多年的下肢導引法——〈引書〉下肢導引法撮要》,《中華養生保健》2008 年 1 期。

劉樸《對漢簡〈引書〉健康導引法中身體部位名稱及動作術語的考釋》,《山東體育學院學報》2008 年 9 期。

劉樸《漢竹簡〈引書〉中健康導引法的複原及特徵研究》,《體育科學》2008 年 12 期。

高二煥《張家山漢簡〈引書〉通假字初探》,《簡帛語言文字研究》(第三輯),巴蜀書社 2008 年 5 月。

劉樸《漢竹簡〈引書〉中徒手治療導引法的複原及特徵研究》,《體育科學》2010 年 9 期。

常儷馨《張家山醫簡虛詞整理研究》,《簡帛語言文字研究》(第四輯),巴蜀書社 2010 年 5 月。

余劍《張家山漢簡〈脈書〉、〈引書〉修辭舉要》,《簡帛語言文字研究》(第五輯),巴蜀書社 2010 年 6 月。

姚海燕《〈引書〉中幾則趣味導引》,《中醫藥文化》2011 年 1 期。

陳魏俊《張家山漢簡〈脈書〉考釋四則》,《中山大學學報》(社會科學版) 2013 年 1 期。

(五) 阜陽漢簡《萬物》論著目錄

阜陽漢簡整理組《阜陽漢簡〈萬物〉》,《文物》1988 年 4 期。

中國簡牘集成編輯委員會《中國簡牘集成》第十八卷《萬物》,敦煌文藝出版社 2005 年。

胡平生、韓自强《〈萬物〉略說》,《文物》1988 年 4 期。

佚名《阜陽發現我國最早本草古籍〈萬物〉》,《中醫函授通訊》1988 年 5 期。

張振平《〈萬物〉略說商討一則》,《文物》1989 年 1 期。

萬芳、鐘贛生《〈萬物〉與〈五十二病方〉有關藥物内容的比較》,《中國醫藥學報》1990 年 5 期。

陳力《對阜陽漢簡〈萬物〉所載藥物和疾病的整理》,《湖南中醫學院學報》1991 年 2 期。

董源《〈萬物〉中部分植物名稱古今考》,《中國科技史料》1995 年 4 期。

謝宗萬《關於漢簡〈萬物〉中所載藥物基原的思考》,《中國中藥雜誌》2001 年 12 期。

朱玲《〈萬物〉與〈五十二病方〉的藥物學比較》,《中醫藥學報》2007 年 5 期。

(六)《武威漢代醫簡》論著目錄

甘肅省博物館、武威县文化館《武威漢代醫簡》,文物出版社 1975 年。

張延昌、朱建平《武威漢代醫簡研究》,原子能出版社 1996 年。

馬繼興《武威漢代醫簡》(影印本),華夏出版社 1999 年。

中國簡牘集成編輯委員會《中國簡牘集成》第四卷《武威醫藥簡》,敦煌文藝出版社 2005 年。

張延昌《武威漢代醫簡注解》,中醫古籍出版社 2006 年。

甘肅省博物館、甘肅省武威县文化館《武威旱灘坡漢墓發掘簡報——出土大批醫藥簡牘》,《文物》1973 年 12 期。

中醫研究院醫史文獻研究室《武威漢代醫藥簡牘在醫學史上的重要意義》,《文物》1973 年 12 期。

羅福頤《對武威漢代醫藥簡的一點認識》,《文物》1973 年 12 期。

張天《介紹我國第一部方劑學著作——武威漢代醫藥簡》,《科學普及》1977 年 9 期。

孟祥魯《〈武威漢代醫簡〉瑣談》,《山東中醫學院學報》1979 年 4 期。

柴中元、董漢良、李均烈《〈武威漢代醫簡·瘀方〉的臨床應用》,《中醫藥學報》1981 年 4 期。

于豪亮《釋漢簡中的草書》,載《于豪亮學術文存》,中華書局 1985 年。

何雙全《〈武威漢代醫簡〉釋文補正》,《文物》1986年4期。

劉綱《〈武威漢代醫簡〉"大黃月"考釋》,《中藥材》1986年5期。

劉綱《〈武威漢代醫簡〉藥物炮製》,《中華醫史雜誌》1987年1期。

王輝《〈武威漢代醫簡〉疑難字求義》,《中華醫史雜誌》1988年2期。

張標《語詞劄記(二)》,《文史》(第30輯),中華書局1988年7月。

陳直《武威旱灘坡漢墓出土醫藥方匯考》,載《文史考古論叢》,天津古籍出版社1988年。

林寶成、張作君《武威漢代醫簡牘簡介》,《甘肅中醫》1990年2期。

朱久育、朱久珍《略論武威漢代醫簡中耳鼻喉科成就》,《甘肅中醫學院學報》1991年2期。

張延昌《〈武威漢代醫簡〉中的外治療法》,《甘肅中醫》1991年2期。

陳國清《〈武威漢代醫簡〉釋文再補正》,《考古與文物》1991年4期。

張延昌《〈武威漢代醫簡〉痹證方藥考》,《甘肅中醫》1991年4期。

施謝捷《武威、馬王堆漢墓出土古醫籍雜考》,《古籍整理研究學刊》1991年5期。

張定華《武威醫簡中的中醫男科學成就》,《甘肅中醫》1992年2期。

張延昌《從〈武威漢代醫簡〉治久咳方談肺腎關係》,《甘肅中醫學院學報》1992年4期。

丁銘、王和鳴《〈武威漢代醫學簡牘〉骨傷方藥探析》,《中國中醫骨傷科》1994年2期。

沈頌金《漢代醫學簡的價值及其研究》,《西北史地》1994年3期;又載於《中國史研究動態》1994年8期。

張延昌《淺談〈武威漢代醫簡〉中的活血化淤》,《甘肅中醫》1994年3期。

張延昌、李林、王琴《淺談〈武威漢代醫簡〉對痛證的論述》,《甘肅中醫學院學報》1994年4期。

張顯成《"槖吾"即"鬼臼"——簡帛醫書短劄》,《成都中醫學院學報》1995年1期。

張延昌《武威漢代醫簡出土後的研究現狀》,《甘肅科學學報》1995年2期。

李牧《麻風第一方考》,《中華醫史雜誌》1995年2期。

張麗君《〈武威漢代醫簡〉"刃㝎"考釋》,《中華醫史雜誌》1996年1期。

張麗君《〈武威漢代醫簡〉"肦膊"考》,《中華醫史雜誌》1996年2期。

張定華、孫其斌《從〈武威醫簡〉看仲景學說》,《甘肅中醫》1996年2期。

薛媛《〈武威漢代醫簡〉中的針灸學特點》,《甘肅中醫》1996年3期。

藍壽梅《〈武威漢代醫簡〉的辨證論治》,《中華醫史雜誌》1997年4期。

祝中熹《簡牘醫著——〈治百病方〉》,《絲綢之路》1997年4期。

张延昌《武威漢代醫簡研究簡介》，《亞洲醫藥》1997 年 11 期。

杜勇《〈武威漢代醫簡〉考釋》，《甘肅中醫》1998 年 1 期。

杜勇《〈武威漢代醫簡〉42、43 簡考釋》，《甘肅中醫》1998 年 5 期。

張劍峰《〈武威漢代醫簡〉的五官病治療特點》，《甘肅中醫》1998 年 6 期。

劉明武《中醫活血化瘀理論溯源》，《遼寧中醫雜誌》1998 年 11 期。

郝晉東、鄭俊江《武威漢代醫簡的針灸學內容》，《中國針灸》1999 年 10 期。

趙光樹、余國友《〈武威漢代醫簡〉與〈五十二病方〉的藥物學比較研究》，《中國中藥雜誌》2000 年 11 期。

李具雙《〈武威漢代醫簡〉的用字特點》，《中醫文獻雜誌》2001 年 2 期。

李具雙《"膏藥" 考》，《中醫文獻雜誌》2002 年 2 期。

孫其斌、唐致霞《〈武威漢代醫簡〉中的推拿手法》，《蘭州醫學院學報》2002 年 2 期。

張延昌《30 年來武威漢代醫簡研究進展》，《中華醫史雜誌》2002 年 3 期。

張延昌《簡述武威漢代醫簡的出土經過及文獻整理》，《時珍國醫國藥》2002 年 12 期。

張延昌《一部具有文獻學價值的考古資料》，《中華醫學寫作雜誌》2002 年 17 期。

張延昌《武威漢代醫簡中的藥名異寫》，《中華醫學寫作雜誌》2002 年 19 期。

沈則民、李鈞烈《〈武威漢代醫簡〉中瘀方的臨床應用》，《浙江中醫雜誌》2002 年 8 期。

張延昌《武威漢代醫簡出土後的研究現狀（續）》，《甘肅科技》2002 年 9 期。

張延昌《武威漢代醫簡中的民間外治法》，《中國民間療法》2002 年 9 期。

張延昌《〈武威漢代醫簡〉與〈五十二病方〉中的調護方法比較》，《湖南中醫藥導報》2002 年 11 期。

張延昌、張宏武《武威漢代醫簡出土 30 年來發表著作論文題錄》，《中醫文獻雜誌》2003 年 4 期。

劉金華《〈武威漢代醫簡〉校讀五則》，《南京中醫藥大學學報》（社會科學版）2003 年 4 期。

何茂活、程建功《武威漢代醫簡中的古今字和異體字》，《河西學院學報》2003 年 6 期。

張延昌《武威漢代醫簡出土文物對藥學貢獻考證》，《中醫藥學刊》2003 年 7 期。

林進忠《武威漢代醫簡的行草書法》，（臺灣）《藝術學報》2003 年 27 期。

何茂活、謝繼忠《武威漢代醫簡中的通假字和訛誤字》,《甘肅聯合大學學報》(社會科學版)2004 年 3 期。

張正霞《〈武威漢代醫簡〉構詞法分析》,《寧夏大學學報》(人文社會科學版)2004 年 1 期。

何茂活《〈武威漢代醫簡〉“父且”考辨》,《中醫文獻雜誌》2004 年 4 期。

張延昌、吳秖驤、田雪梅等《〈武威漢代醫簡〉句讀補正注解(一)》,《甘肅中醫》2004 年 6 期。

張延昌、吳秖驤、田雪梅等《〈武威漢代醫簡〉句讀補正注解(二)》,《甘肅中醫》2004 年 7 期。

張延昌、吳秖驤、田雪梅等《〈武威漢代醫簡〉句讀補正注解(三)》,《甘肅中醫》2004 年 8 期。

張延昌、吳秖驤、田雪梅等《〈武威漢代醫簡〉句讀補正注解(四)》,《甘肅中醫》2004 年 9 期。

張延昌、吳秖驤、田雪梅等《〈武威漢代醫簡〉句讀補正注解(五)》,《甘肅中醫》2004 年 10 期。

張延昌、楊扶德、田雪梅等《〈武威漢代醫簡〉方藥注解(一)》,《甘肅中醫》2004 年 11 期。

張延昌、楊扶德、田雪梅等《〈武威漢代醫簡〉方藥注解(二)》,《甘肅中醫》2004 年 12 期。

張延昌、楊扶德、田雪梅等《〈武威漢代醫簡〉方藥注解(三)》,《甘肅中醫》2005 年 1 期。

張延昌、楊扶德、田雪梅等《〈武威漢代醫簡〉方藥注解(四)》,《甘肅中醫》2005 年 2 期。

張延昌、楊扶德、田雪梅等《〈武威漢代醫簡〉方藥注解(五)》,《甘肅中醫》2005 年 3 期。

張延昌、楊扶德、田雪梅等《〈武威漢代醫簡〉方藥注解(六)》,《甘肅中醫》2005 年 4 期。

徐莉莉《武威漢代醫簡異體字考》,《天津師範大學學報》(社會科學版)2005 年 1 期。

張延昌、田雪梅、張宏武等《〈武威漢代醫簡〉的內科學成就(一)》,《甘肅中醫》2005 年 5 期。

張延昌、田雪梅、張宏武等《〈武威漢代醫簡〉的內科學成就(二)》,《甘肅中醫》2005 年 6 期。

張延昌、田雪梅、張宏武等《〈武威漢代醫簡〉的內科學成就(三)》,《甘肅中醫》2005 年 7 期。

張延昌、楊扶德、田雪梅等《武威漢代醫簡的中藥學成就》,《甘肅中醫》

2005年8期。

張延昌、楊扶德、田雪梅等《武威漢代醫簡的中藥學成就(續)》,《甘肅中醫》2005年9期。

張延昌、田雪梅、楊扶德等《武威漢代醫簡原簡牘成書的歷史背景探析》,《甘肅中醫》2005年10期。

張延昌、田雪梅、楊扶德等《武威漢代醫簡中外、婦、五官科方藥及應用》,《甘肅中醫》2005年11期。

張延昌、田雪梅、楊扶德等《武威漢代醫簡中針灸、推拿學成就》,《甘肅中醫》2005年12期。

張顯成《〈武威醫簡〉異體字初探》,《中國文字研究》(第六輯),廣西教育出版社2005年。

姜良鐸、劉承《〈武威漢代醫簡〉方藥臨床應用價值初探》,《中華醫史雜誌》2006年1期。

張延昌、孫其斌、楊扶德等《〈武威漢代醫簡〉與〈傷寒雜病論〉方藥淵源》,《中華醫史雜誌》2006年2期。

何茂活《武威漢代醫簡異體字補議》,《甘肅廣播電視大學學報》2007年1期。

何茂活、程建功《〈武威漢代醫簡〉用字的構形模式分析——武威醫簡用字"六書"分析之一》,《廣州大學學報》(社會科學版)2007年5期。

陳魏俊《武威漢代醫簡字詞考釋簡述》,《阿壩師範高等專科學校學報》2007年1期。

楊森、鄭訪江、祁琴《武威漢代醫簡終古毋子治之方注解》,《甘肅中醫》2007年6期。

張昌瑞、鄭訪江《武威漢代醫簡中骨傷科方藥及應用探析》,《甘肅醫藥》2008年2期。

李大卓《〈武威醫簡〉用藥特點探析》,《光明中醫》2008年11期。

何茂活《從〈武威漢代醫簡〉説"轉注"和"假借"——武威醫簡用字"六書"分析之二》,《河西學院學報》2009年1期。

段禎《淺談〈武威漢代醫簡〉中的量詞及其分佈特徵》,《甘肅中醫學院學報》2009年2期。

段禎《芻論〈武威漢代醫簡〉中的量詞用法》,《甘肅中醫學院學報》2009年4期。

王盼、程磐基《〈武威漢代醫簡〉"瘅""泔瘅""五瘅"探討》,《中醫文獻雜誌》2009年5期。

毛照海、李國福、張慧等《武威漢代醫簡辨證論治理論思想探析》,《中國中醫基礎醫學雜誌》2009年8期。

田雪梅、王智明《〈武威漢代醫簡〉之瘀方治療類風濕關節炎 42 例》，《中醫研究》2009 年 9 期。

段禎《〈武威漢代醫簡〉“和”“合和”正義》，《甘肅中醫學院學報》2010 年 1 期。

段禎《〈武威漢代醫簡〉“行解”義證》，《中醫文獻雜誌》2010 年 2 期。

何茂活《武威醫簡語言文字學價值述要》，《河西學院學報》2010 年 3 期。

陳魏俊《武威漢代醫簡考釋二則》，《四川文物》2010 年 3 期。

王海東、王智明、田雪梅《運用武威漢代醫簡“魯氏青行解解腹方”治療風濕病體會》，《中醫研究》2010 年 3 期。

何茂活《“嬰桃”考辨》，《中華醫史雜誌》2010 年 4 期。

何茂活《〈中國簡牘集成·武威醫藥簡〉標注本指疵》，《中醫文獻雜誌》2010 年 4 期。

陳魏俊《武威漢代醫簡“大黄丹”考釋》，《中醫文獻雜誌》2010 年 5 期。

何茂活《武威醫簡用字與今習用字偏旁歧異類析》，《甘肅中醫學院學報》2010 年 5 期。

段禎《〈武威漢代醫簡〉方劑劑型及製用法述略》，《甘肅中醫學院學報》2010 年 6 期。

李貴生《從武威漢代醫簡看〈說文解字〉的編纂動因及其價值》，《甘肅中醫學院學報》2010 年 6 期。

王福林《〈武威漢代醫簡〉方藥治療寒濕型痹證驗案舉隅》，《甘肅中醫》2010 年 7 期。

王智明、吴燕、田雪梅等《運用武威漢代醫簡“治東海白水侯所奏方”治療風濕病體會》，《中國民族民間醫藥》2010 年 10 期。

段禎《〈武威漢代醫簡〉“大黄丹”考證》，《中醫研究》2010 年 11 期。

陳魏俊《武威漢代醫簡方藥藥理分析四則》，《中國醫學圖書情報雜誌》2011 年 2 期。

王福林、席恒《〈武威漢代醫簡〉方藥治療坐骨神經痛驗案》，《北京中醫藥大學學報》2011 年 4 期。

袁仁智《武威漢代醫簡校注拾遺》，《中醫研究》2011 年 6 期。

田雪梅、王智明《武威漢代醫簡辨證治痹思想探析》，《中醫研究》2011 年 8 期。

王智明、吴燕、田雪梅《武威漢代醫簡中藥外治法初探》，《中醫研究》2011 年 8 期。

何茂活《武威醫簡同源詞例解——兼以〈五十二病方〉爲證》，《甘肅中醫學院學報》2012 年 1 期。

彭達池《武威漢代醫簡劄記三則》，《中醫文獻雜誌》2012 年 1 期。

袁仁智、肖衛瓊《武威漢代醫簡 87 校注拾遺》,《中醫文獻雜誌》2012 年 6 期。

段禎、王亞麗《〈武威漢代醫簡〉"弖藭"臆說》,《中國中醫基礎醫學雜誌》2013 年 9 期。

古川《一部距今 1900 年的醫方書——武威醫簡》,《健康報》1983 年 9 月 18 日。

張延昌《武威漢代醫簡最早提出了"活血化瘀"治法》,《中國中醫藥報》1992 年 7 月 17 日。

張延昌、孫其斌、楊扶德《武威漢代醫簡爲探討〈傷寒論〉方藥淵源提供了依據》,《中國中醫藥報》2005 年 12 月 5 日。

張延昌《武威漢代醫簡中的食療內容》,《中國中醫藥報》1995 年 1 月 9 日。

張延昌《武威漢代醫簡》,《蘭州日報》1999 年 2 月 22 日。

[日]赤堀昭《武威漢代醫簡研究》,(京都)《東方學報》第 50 期,1978 年。

[日]村上嘉實《漢墓發現的醫書與〈抱朴子〉》,(京都)《東方學報》第 58 期,1981 年。

(七) 其他散見醫藥簡牘論著目錄

方懿林、周祖亮《〈里耶秦簡〔壹〕〉醫藥資料初探》,《中醫文獻雜誌》2012 年 6 期。

耿鑑庭《漢簡裏的醫藥疾病資料》,《江西中醫藥》1957 年 4 期。

趙友琴《流沙墜簡中敦煌醫方簡初探》,《上海中醫藥雜誌》1986 年 6 期。

黃騰輝《兩張漢簡醫方的啓示》,《上海中醫藥雜誌》1988 年 4 期。

范新俊《敦煌醫簡醫方用藥小議》,《甘肅中醫學院學報》1990 年 4 期;又載於《上海中醫藥雜誌》1990 年 9 期。

羅福頤《祖國最古老的醫方》,原載《文物參考資料》1956 年 9 期;又載於《中醫雜誌》1956 年 12 期。

陳直《璽印木簡中發現的古代醫學史料》,《科學史集刊》1958 年 1 期。

張壽仁《居延漢簡、教煌漢簡中所見之病例與藥方值》,《簡牘學報》1978 年 8 期。

馬明達《漢代居延邊塞的醫藥制度》,《甘肅師大學報》1980 年 4 期。

戴應新《解放後考古發現的醫藥資料考述》,《考古》1983 年 2 期。

劉大松《我國最古的醫方》,《中醫藥學報》1984 年增刊。

張壽仁《居延漢代醫簡之證、方、藥值再探》,《簡牘學報》1985 年 9 期。

李均明《居延漢簡中的“病書”牒》,《文物天地》1988 年 2 期。

徐元邦《居延漢簡中所見記吏卒病傷述》,《中國歷史博物館館刊》1989 年 12 期。

孫其斌《〈居延漢簡〉中的醫務制度》,《中華醫史雜誌》1993 年 2 期。

孫其斌《從“居延漢簡”看〈傷寒論〉》,《甘肅中醫》1993 年 3 期。

高大倫《居延漢簡中所見疾病和疾病文書考述》,《簡牘學研究》(第二輯),甘肅人民出版社 1998 年 10 月。

李振宏《漢代居延屯戍吏卒的醫療衛生狀況》,《中原文物》1999 年 4 期。

孫其斌、許福明《〈居延漢簡〉中的醫務制度》,《中華醫史雜誌》1993 年 2 期。

趙宇明、劉海波、劉掌印《〈居延漢簡甲乙篇〉中醫藥史料》,《中華醫史雜誌》1994 年 3 期。

李戎《居延漢簡醫、藥、傷、病簡文整理研究報告》,《醫古文知識》2001 年 4 期。

徐海榮《居延漢簡“支滿”、“丈滿”辨》,《中國史研究》2005 年 4 期。

孫其斌《從〈居延漢簡〉〈居延新簡〉看〈傷寒論〉》,《甘肅中醫》2006 年 7 期。

馮驪、上官緒智《漢代軍隊醫療保障制度初探》,《河南大學學報》(社會科學版)2006 年 3 期。

裘錫圭《居延漢簡中所見疾病名稱和醫藥情況》,《中醫藥文化》2008 年 6 期。

范立香《漢代河西戍邊軍隊的醫療衛生問題淺析》,《黑龍江史志》2009 年 24 期。

樊普《從居延漢簡看漢代西北屯戍的醫療制度》,《和田師範專科學校學報》2011 年 4 期。

高元武《從出土居延漢簡看漢代戍邊吏卒醫療保障制度》,《廣東第二師範學院學報》2011 年 6 期。

孫其斌、蘇建兵《〈居延新簡〉中的醫藥簡》,《甘肅中醫》2002 年 4 期。

周祖亮、方懿林《居延新簡所記醫藥信息述略》,《中醫文獻雜誌》2011 年 2 期。

丁媛、張如青《張家界古人堤出土醫方木牘“治赤穀方”考釋》,《中華醫史雜誌》2011 年 4 期。

（八）以簡帛醫藥文獻爲研究對象的學位論文目錄

韓健平《馬王堆古脈書研究》，北京大學博士學位論文 1996 年。

王建民《〈馬王堆漢墓帛書〔肆〕〉俗字研究》，西南師範大學碩士學位論文 2002 年。

張正霞《〈五十二病方〉構詞法研究》，西南師範大學碩士學位論文 2003 年。

張俊之《秦漢簡帛方劑文獻量詞研究》，四川師範大學碩士學位論文 2003 年。

王震《馬王堆導引圖技理研究》，上海體育學院博士學位論文 2004 年。

孔慧紅《〈五十二病方〉與巫術文化》，陜西師範大學碩士學位論文 2006 年。

陳魏俊《武威漢代醫簡疑難詞考論》，中山大學碩士學位論文 2006 年。

樊普《建國以來全國各地出土的醫藥史料》，廈門大學碩士學位論文 2006 年。

于文霞《〈五十二病方〉和〈武威漢代醫簡〉副詞比較研究》，華東師範大學碩士學位論文 2007 年。

何麗敏《馬王堆史書、醫書通假字研究》，西南大學碩士學位論文 2007 年。

劉慶宇《簡帛疾病名研究》，上海中醫藥大學博士學位論文 2007 年。

吳婷《〈武威漢代醫簡〉形聲字研究》，西南大學碩士學位論文 2009 年。

丁媛《從出土簡帛看中國早期時空醫學思想》，上海中醫藥大學碩士學位論文 2009 年。

劉欣《馬王堆醫書〈五十二病方〉校讀與集釋》，復旦大學碩士學位論文 2010 年。

張雷《馬王堆帛書〈五十二病方〉研究》，安徽大學碩士學位論文 2010 年。

穆長帥《健身氣功・馬王堆導引術鍛煉對中老年女性體質影響的實驗研究》，上海體育學院碩士學位論文 2010 年。

杜鋒《〈五十二病方〉及其所載“茱萸”相關藥名考辨》，北京中醫藥大學碩士學位論文 2011 年。

張本瑞《出土簡帛外治法文獻釋讀與研究》，上海中醫藥大學碩士學位論文 2011 年。

管駿捷《馬王堆古醫書病名、藥名例釋》，華東師範大學碩士學位論文 2011 年。

羅寶珍《簡帛病癥文字研究》，福建師範大學博士學位論文 2011 年。

劉立勳《武威漢代醫簡文字編及集釋》，吉林大學碩士學位論文 2012 年。

周祖亮《簡帛醫籍詞語研究》，西南大學博士學位論文 2012 年。

楊豔輝《簡帛醫書文字研究》，西南大學博士學位論文 2014 年。

[美]夏德安《五十二病方：翻譯和綜述》，加利福尼亞大學博士學位論文 1982 年。

參考文獻

［1］郭靄春《黄帝内經素問校注》，人民衛生出版社 1992 年。

［2］山東中醫學院、河北醫學院《黄帝内經素問校釋》，人民衛生出版社 1992 年。

［3］郭靄春《黄帝内經靈樞校注語譯》，天津科學技術出版社 1992 年。

［4］河北醫學院《靈樞經校釋》，人民衛生出版社 2009 年。

［5］淩耀星《難經校注》，人民衛生出版社 1991 年。

［6］《神農本草經》（孫星衍、孫馮翼輯），人民衛生出版社 1982 年。

［7］劉渡舟《傷寒論校注》，人民衛生出版社 1991 年。

［8］何任《金匱要略校注》，人民衛生出版社 1990 年。

［9］葛洪《肘後備急方》，人民衛生出版社 1987 年。

［10］葛洪《抱朴子》，中華書局 1954 年。

［11］陶弘景《名醫別錄》（尚志鈞輯校），人民衛生出版社 1986 年。

［12］陶弘景《本草經集注》（尚志鈞、尚元勝輯校），人民衛生出版社 1994 年。

［13］楊上善《黄帝内經太素》（王洪圖、李雲增補點校），科學技術文獻出版社 2000 年。

［14］王冰《補注黄帝内經素問》，人民衛生出版社 1963 年。

［15］孫思邈《備急千金要方》（影印本），人民衛生出版社 1982 年。

［16］孫思邈《千金翼方》（李景榮等校釋），人民衛生出版社 1998 年。

［17］王燾《外臺秘要》，人民衛生出版社 1982 年。

［18］尚志鈞《〈證類本草〉輯釋》，安徽科學技術出版社 2003 年。

［19］蘇頌《本草圖經》（尚志鈞輯校），皖南醫學院 1983 年油印本。

［20］張君房《雲笈七籤》，中華書局 2003 年。

［21］李時珍《本草綱目》（劉衡如點校），人民衛生出版社 1982 年。

［22］張介賓《類經》，人民衛生出版社 1965 年。

［23］趙學敏《本草綱目拾遺》，人民衛生出版社 1983 年。

［24］程國彭《醫學心悟》（田代華整理），人民衛生出版社 2006 年。

［25］吳謙等《醫宗金鑑》，人民衛生出版社 1982 年。

［26］丁光迪主編《諸病源候論校注》，人民衛生出版社 1991 年。

［27］尚志鈞《本草拾遺輯釋》，安徽科學技術出版社 2002 年。

［28］［日］丹波康賴《醫心方》（高文鑄等校注），華夏出版社 1996 年。

[29] 郭靄春《黃帝内經詞典》，天津科學技術出版社 1991 年。
[30] 孫詒讓《周禮正義》（影印本），中華書局 1987 年。
[31] 孫希旦《禮記集解》（影印本），中華書局 1989 年。
[32] 楊伯峻《春秋左傳注》（修訂版），中華書局 1990 年。
[33] 高亨《老子正詁》，中華書局 1959 年。
[34] 王先謙《莊子集解》，中華書局 1983 年。
[35]《呂氏春秋》，上海書店 1986 年。
[36] 王逸《楚辭章句》，岳麓書社 1989 年。
[37] 司馬遷《史記》，中華書局 1959 年。
[38] 班固《漢書》，中華書局 1962 年。
[39] 劉安《淮南子》，中華書局 1954 年。
[40] 許慎《說文解字》（影印清陳昌治刻本），中華書局 1963 年。
[41] 劉熙《釋名》，中華書局 1985 年。
[42] 陳壽《三國志》，中華書局 1987 年。
[43] 范寧《博物志校證》，中華書局 1980 年。
[44] 顧王野《宋本玉篇》（影印本），中國書店 1983 年。
[45] 慧琳《一切經音義》，上海古籍出版社 1986 年。
[46] 陳彭年《鉅宋廣韻》（影印本），上海古籍出版社 1983 年。
[47] 丁度《集韻》，上海古籍出版社 1985 年。
[48] 郝義行《爾雅義疏》，上海古籍出版社 1983 年。
[49] 郝義行《山海經箋疏》（影印本），巴蜀書社 1985 年。
[50] 行均《龍龕手鏡》（影印本），中華書局 1983 年。
[51] 李昉等《太平御覽》，上海古籍出版社 2008 年。
[52] 段玉裁《說文解字注》（影印本），上海古籍出版社 1981 年。
[53] 朱駿聲《說文通訓定聲》（影印本），中華書局 1984 年。
[54] 錢繹《方言箋疏》，上海古籍出版社 1984 年。
[55] 馬辰瑞《毛詩傳箋通釋》，中華書局 2008 年。
[56] 陳立《白虎通疏證》，中華書局 1996 年。
[57] 廖育群《岐黃醫道》，遼寧教育出版社 1991 年。
[58] 陳松長《馬王堆簡帛文字編》，文物出版社 2001 年。
[59] 張顯成《先秦兩漢醫學用語匯釋》，馬蜀書社 2002 年。
[60] 呂亞虎《戰國秦漢簡帛文獻所見巫術研究》，社會科學出版社 2010 年。

後　　記

2009年秋，筆者始受業於西南大學張顯成教授門下，攻讀博士學位。根據本人的專業方向與科研規劃，與先生共同商定，博士學位論文就以簡帛醫藥文獻爲基礎，探討其中的語言詞彙問題。而在做學位論文之前，必須要完成的工作就是全面校核已經整理刊佈的簡帛醫藥文獻，搜羅相關研究資料。在張老師的熱情幫助與悉心指導下，歷時一年有餘，初步完成了對各種簡帛醫藥文獻的校核與注釋。

2010年，筆者申請教育部人文社科基金研究項目，有幸獲得立項資助。於是在原有工作的基礎上，對簡帛醫書中的詞語進行重點訓釋。其間，方懿林老師在散見簡牘醫藥文獻整理、各種研究論著搜集、引文資料校核、附錄製作等方面，做了大量工作。

在這本小書即將付梓之際，我要衷心感謝張顯成老師的幫助與指導。得益於張老師的教誨，筆者纔涉入簡帛學領域並小有收穫。張老師在1997年就出版了專著《簡帛藥名研究》，並發表了許多相關研究論文，這些成果給了我很大幫助。在與張老師交流過程中，他對本領域的學術研究常常有一些獨特視角與精辟見解，讓我廣開眼界，受益良多。得知小書準備出版，張老師欣然賜序並給予鼓勵。

在完成小書的過程中，我們參考和引用了時賢的大量研究成果。諸位先生的相關研究論著與觀點，給了我們很多提示和啓發；復旦大學出土文獻與古文字研究中心網站、簡帛網、簡帛研究網等专业網站發佈的相關論文也給我們提供了許多幫助。雖然小書對時彦成果的引用盡可能予以注明，但是由於書稿體例、信息所限等原因，肯定還會有許多缺失與遺漏。在此，特向給本書以種種幫助的各位專家致謝。

本書的出版，得到了廣西中醫藥大學各級領導的關心與支持，獲得廣西高校人才小高地建設創新團隊項目建設經費資助，謹致以衷心的感謝！學苑出版社馬紅治先生在審稿、編輯過程中付出了辛勤的勞動，在此深表謝意！

由於我們的水平有限，書中肯定還存在不少問題，真誠期待專家和讀者給予批評指正。

周祖亮

2013年12月

ISBN 978-7-5077-4499-6

定价：180.00元